国家卫生健康委员会"十四五"规划教材

全国高等学校教材

供医学影像学专业用

医学影像设备学 第5版

Equipments of Medical Imaging

主　编　韩丰谈
副主编　李　彪　李林枫　李晓原　雷子乔

编　委（以姓氏笔画为序）

于广浩（牡丹江医学院）　　　　　　　赵雁鸣（哈尔滨医科大学）
卢钦棠（福建医科大学）　　　　　　　郝利国（齐齐哈尔医学院）
刘燕茹（内蒙古科技大学包头医学院）　钟晓茹（暨南大学）
李　彪（上海交通大学医学院）　　　　姚旭峰（上海理工大学）
李林枫（天津医科大学）　　　　　　　殷志杰（滨州医学院）
李哲旭（上海健康医学院）　　　　　　浦仁旺（大连医科大学）
李晓原（中山大学中山医学院）　　　　常世杰（中国医科大学）
何乐民（山东第一医科大学）　　　　　韩丰谈（山东第一医科大学）
宗会迁（河北医科大学）　　　　　　　雷子乔（华中科技大学同济医学院）
赵太春（遵义医科大学）

编写秘书
齐现英（山东第一医科大学）
何乐民（兼）

人民卫生出版社
·北 京·

图书在版编目（CIP）数据

医学影像设备学 / 韩丰谈主编. —5 版. —北京：
人民卫生出版社，2022.6（2025.1重印）
全国高等学校医学影像学专业第五轮规划教材
ISBN 978-7-117-33072-5

Ⅰ. ①医…　Ⅱ. ①韩…　Ⅲ. ①影像诊断－医疗器械学
－医学院校－教材　Ⅳ. ①R445

中国版本图书馆 CIP 数据核字（2022）第 080629 号

人卫智网	www.ipmph.com	医学教育、学术、考试、健康， 购书智慧智能综合服务平台
人卫官网	www.pmph.com	人卫官方资讯发布平台

医学影像设备学
Yixue Yingxiangshebeixue
第 5 版

主　　编：韩丰谈
出版发行：人民卫生出版社（中继线 010-59780011）
地　　址：北京市朝阳区潘家园南里 19 号
邮　　编：100021
E - mail：pmph @ pmph.com
购书热线：010-59787592　010-59787584　010-65264830
印　　刷：保定市中画美凯印刷有限公司
经　　销：新华书店
开　　本：850×1168　1/16　印张：21
字　　数：592 千字
版　　次：2000 年 11 月第 1 版　2022 年 6 月第 5 版
印　　次：2025 年 1 月第 5 次印刷
标准书号：ISBN 978-7-117-33072-5
定　　价：72.00 元
打击盗版举报电话：010-59787491　E-mail：WQ @ pmph.com
质量问题联系电话：010-59787234　E-mail：zhiliang @ pmph.com
数字融合服务电话：4001118166　E-mail：zengzhi @ pmph.com

全国高等学校医学影像学专业第五轮规划教材修订说明

医学影像学专业本科教育始于 1984 年，38 年来我国医学影像学专业的专业建设、课程建设及教材建设都取得了重要进展。党的十九大以来，国家对高等医学教育提出了新要求，出台了《"健康中国 2030"规划纲要》《国家积极应对人口老龄化中长期规划》《关于加强和改进新形势下高校思想政治工作的意见》等重要纲领性文件，正在全面推动世界一流大学和世界一流学科建设。教材是教学内容的载体，不仅要反映学科的最新进展，而且还要体现国家需求、教育思想和观念的更新。第五轮医学影像学专业"十四五"规划教材的全面修订，将立足第二个百年奋斗目标新起点，面对中华民族伟大复兴战略全局和世界百年未有之大变局，全面提升我国高校医学影像学专业人才培养质量，助力院校为党和国家培养敢于担当、善于作为的高素质医学影像学专业人才，为人民群众提供满意的医疗影像服务，为推动高等医学教育深度融入新发展格局贡献力量。

一、我国高等医学影像学教育教材建设历史回顾

1. 自编教材 1984 年，在医学影像学专业建立之初，教材多根据各学校教学需要编写，其中《放射学》《X 线物理》和《X 线解剖学》在国内影响甚广，成为当时教材的基础版本。由于当时办医学影像学（原为放射学）专业的学校较少，年招生人数不足 200 人，因此教材多为学校自编、油印，印刷质量不高，但也基本满足当时教学的需要。

2. 协编教材 1989 年，随着创办医学影像学专业的院校增加，由当时办医学影像学专业最早的天津医科大学发起，邀请哈尔滨医科大学、中国医科大学、川北医学院、泰山医学院、牡丹江医学院等学校联合举办了第一次全国医学影像学专业（放射学专业）校际会议。经协商，由以上几所院校联合国内著名的放射学家共同编写本专业核心课与部分基础课教材。教材编写过程中，在介绍学科的基础知识、基本理论、基本技能的基础上，注重授课与学习的特点和内容的更新，较自编教材有了很大进步，基本满足了当时的教学需要。

3. 规划教材 1999 年，全国高等医学教育学会医学影像学分会成立后，由学会组织国内相关院校进行了关于教材问题的专题会议，在当年成立了高等医药院校医学影像学专业教材评审委员会，组织编写面向 21 世纪医学影像学专业规划教材。

2000 年，由人民卫生出版社组织编写并出版了国内首套 7 部供医学影像学专业使用的统编教材，包括《人体断面解剖学》《医学影像物理学》《医学电子学基础》《医学影像设备学》《医学影像检查技术学》《医学影像诊断学》和《介入放射学》。

2005 年，第二轮修订教材出版，增加了《影像核医学》和《肿瘤放射治疗学》，使整套教材增加到 9 部。同期，我国设立医学影像学专业的学校也由 20 所增加到 40 所，学生人数不断增长。

2010 年，第三轮修订教材完成编写和出版，增加了《医学超声影像学》，使该套教材达到 10 部。此外，根据实际教学需要，将《人体断面解剖学》进行了系统性的修改，更名为《人体断面与影像解剖学》。此时，我国设立医学影像学专业的学校也增加到 80 所，年招生人数超过 1 万人。第三轮教材中的《医学影像检查技术学》《医学影像诊断学》《介入放射学》《影像核医学》和《肿瘤放射治疗学》还被评为了普通高等教育"十二五"国家级规划教材。

2017 年，第四轮修订教材完成编写和出版。在广泛征求意见的基础上，将《人体断面与影像解剖学》更名为《人体断层影像解剖学》，将《影像核医学》更名为《影像核医学与分子影像》。该套教材编写更加规范，内容保持稳定。全部理论教材品种都配有相应的数字化网络增值服务，开启移动学习、线上学习新模式。同步配套编写的学习指导与习题集，更加便于学生复习和巩固理论知识。

前四轮规划教材的编写凝结了众多医学教育者的经验和心血，为我国的高等医学影像学教育做出了重要贡献。

二、第五轮医学影像学专业规划教材编写特色

近年来，国家对高等教育提出了新要求，医学影像学发展出现了新趋势，社会对医学影像学人才有了新需求，医学影像学高等教育呈现出新特点。为了适应新时代改革发展需求，全国高等学校医学影像学专业第四届教材评审委员会和人民卫生出版社在充分调研论证的基础上，决定从 2020 年开始启动医学影像学专业规划教材第五轮的修订工作。

1. 修订原则

（1）**教材修订应符合国家对高等教育提出的新要求**。以人民满意为宗旨，以推动民族复兴为使命，以立德树人为根本任务，以提高质量为根本要求，以深化改革为根本出路，坚持"以本为本"，推进"四个回归"，培养合格的社会主义建设者和接班人。

（2）**教材修订应反映医学影像学发展的新趋势**。医学影像学多学科交叉的属性更加明显，人工智能技术在医学影像学领域的应用越来越普遍，功能影像和分子影像技术快速发展。

（3）**教材修订应满足社会对医学影像学人才的新需求**。社会对医学影像学人才的需求趋于多样化，既需要具有创新能力和科研素养的拔尖人才，又需要具有扎实的知识和较强实践能力的应用型人才。

（4）**教材修订应适应医学影像学高等教育的新特点**。医学影像学高等教育的新特点包括：信息化技术与医学影像学教学的有机融合，教师讲授与学生自学的有机融合，思想政治教育与专业课教育的有机融合，数字资源与纸质资源的有机融合，创新思维与实践能力的有机融入。

2. 编写原则与特色

（1）**课程思政融入教材思政**：立德树人是高等教育的根本任务，专业课程和专业教材的思政教育更能充分发挥润物无声、培根铸魂的作用。通过对我国影像学发展重大成果的介绍，对我国医学影像学专家以及普通影像医务工作者勇于担当、无私奉献、生命至上、大爱无疆精神的解读，引导当代高校医学生树立坚定的文化自信。

（2）**统筹规划医学影像学专业教材建设**：为进一步完善医学影像学专业教材体系，本轮修订增加三本教材：新增《医学影像学导论》，使医学影像学专业学生能够更加全面了解本专业发展概况；新增《医学影像应用数学》，满足医学影像学专业数学教学的特殊需求；新增《医用放射防护学》（第 3 版），在前两轮教材编写中，该教材作为配套辅导教材获得良好反馈，鉴于目前对医学生提高放射防护意识的实际需要，本轮修订将其纳入理论教材体系。

（3）**坚持编写原则，打造精品教材**：坚持贯彻落实人民卫生出版社在规划教材编写中通过实践传承的"三基、五性、三特定"的编写原则："三基"即基本知识、基本理论、基本技能；"五性"即思想性、科学性、创新性、启发性、先进性；"三特定"即特定对象、特定要求、特定限制。精练文字，严格控制字数，同一教材和相关教材的内容不重复，相关知识点具有连续性，内容的深度和广度严格控制在教学大纲要求的范畴，力求更适合广大学校的教学要求，减轻学生负担。

（4）**为师生提供更为丰富的数字资源**：为提升教学质量，第五轮教材配有丰富的数字资源，包括教学课件、重点微课、原理动画、操作视频、高清图片、课后习题、AR 模型等；并专门编写了与教材配套的医学影像学专业在线题库，及手机版医学影像学精选线上习题集系列供院校和学生使用；精选部分教材制作线上金课，适应在线教育新模式。不断发掘优质虚拟仿真实训产品，融入教材与教学，解决实践教学难题，加强影像人才实践能力的培养。

第五轮规划教材将于 2022 年秋季陆续出版发行。希望全国广大院校在使用过程中，多提宝贵意见，反馈使用信息，为下一轮教材的修订工作建言献策。

2022 年 3 月

主编简介

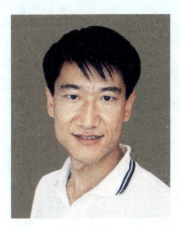

韩丰谈

男，1965年7月出生。山东第一医科大学放射学院影像设备学教研室主任，教授。第七届和第八届全国医用电器标准化技术委员会医用X射线设备及用具分技术委员会委员。从事高校教学工作35年，历任卫生部、国家卫生和计划生育委员会"十一五""十二五""十三五"规划教材《医学影像设备学》主编（本科用），《医学影像设备安装与维修》主编。主编人民卫生出版社教材15部，副主编1部，参编2部。山东省省级精品课程"医学影像设备学"负责人、主讲教师；山东省省级优质课程群"医学影像设备学"负责人、主讲教师；山东省省级"实验示范中心"主讲教师；山东省省级成人教育特色课程"医学影像设备学"负责人。先后为本科生讲授"医学影像物理学""电工学""模拟电子技术""数字电子技术""医学影像设备学""医学影像设备安装与维修学"等多门课程。在国家级核心期刊上公开发表论文20余篇；荣获省级一流教材1项，省级高等教育教学成果二等奖4项、三等奖1项；山东高等学校优秀科研成果三等奖1项；校级一等奖3项。

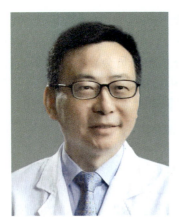

李 彪

男，1963年10月出生。博士，教授，主任医师，博士研究生导师。上海交通大学医学院附属瑞金医院核医学科主任。致力于分子核医学的基础研究和临床应用，包括核素多模态影像诊断及核素治疗等。承担国家重点研发项目和国家自然科学基金多项课题。获上海市优秀学科带头人、上海市科技启明星等称号。以第一完成人获上海市科技进步奖5项。已发表论文150余篇，其中SCI收录50余篇。目前任中华医学会核医学分会委员、肿瘤学组副组长、中国医师协会核医学医师分会常委、上海市核学会副理事长等职。

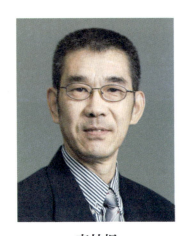

李林枫

男，1963年5月出生。天津医科大学医学影像学院影像设备学教研室主任。从事教学工作33年，主要从事医学成像原理和医学影像设备相关的教学和研究工作。参与天津医科大学医学影像专业和医学影像技术专业的教学体系建设。多次获得"优秀教师"和"最受学生喜爱教师"称号。参编多部人民卫生出版社规划教材的编写工作。在各级学术刊物上发表学术论文多篇，获得国家专利1项。

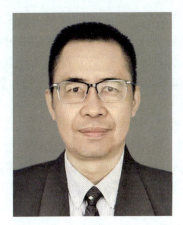

李晓原

男，1965 年 4 月出生。中山大学中山医学院副教授，硕士研究生导师，现任广东省生物物理学会理事。曾任中国生物医学工程学会医学物理分会理事、中国生物医学工程学会医学物理分会医学生物物理专业委员会副主任委员、《中国医学物理学杂志》编委。从事教学工作 36 年。主要从事医学院学生的"医学物理学""医学影像物理学""医学影像设备学""医用传感器"等课程的教学及相关研究工作。参与编写人民卫生出版社出版的《医学影像设备学》《医学物理学》等教材 15 部，在国内外期刊发表学术论文 70 余篇。

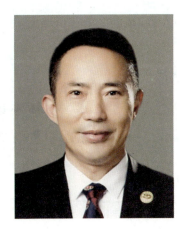

雷子乔

男，1974 年 8 月出生。医学博士，主任技师，三级教授，硕士研究生导师。华中科技大学同济医学院附属协和医院放射科技师长。现任中华医学会影像技术分会副主任委员、中国医师协会医学技师专业委员会副主任委员。在国内外权威期刊及核心期刊发表论文 30 余篇，其中 SCI 收录论文多篇。主编"国家级"规划教材 7 部，主编专著 1 部，副主编及参与编写高校教材及专著 10 余部。主持湖北省自然科学基金面上项目及其他省级课题 8 项，参与多项国家级、省部级课题研究，先后获得湖北省科学技术进步奖二等奖和武汉市科技进步奖。

前　言

　　国家卫生健康委员会"十四五"规划教材《医学影像设备学》(第5版)是在前4版教材使用情况的基础上,由全国医学影像设备学专家共同编写而成。第5版教材的主要特色是纸数融合,对数字内容进行了极大丰富,为便于学生学习和复习考试,配套编写了线上题库;为便于教学,各章添加了重点微课和各种影像设备的基本操作、基本结构小视频。为加强实验教学,供各校任选的实验增加到11个,并增添了主要实验的演示小视频。

　　在分析总结前4版教材使用情况的基础上,继续贯彻"三基"(基本理论、基本知识和基本技能)、"五性"(思想性、科学性、先进性、启发性和适用性)和"三特定"(特定对象、特定目标和特定限制)的指导思想和原则,根据专业培养目标的要求,结合教学和临床实践,编写中力求简明扼要、条理清楚、层次分明,以介绍医学影像设备的基本结构、基本工作原理、性能参数、质量控制为重点,尽可能结合医学影像设备的发展现状,删减了一些过时的内容,增加了部分新的内容。

　　全书共分九章和实验部分。第一章简要介绍了医学影像设备学的研究对象、重要性、发展历程和分类,使学生了解该领域的历史和现状;第二章至第八章分别介绍了X线机、CT、MRI、超声和核医学等成像设备的基本结构、工作原理、性能参数、质量控制等;第九章介绍了医学影像信息系统。实验部分精选了11个任选实验并配有演示视频。

　　在本书编写过程中,编写秘书、山东第一医科大学的齐现英副教授在本教材的收稿及整理过程中做了大量工作,在此表示衷心的感谢!

　　在第5版教材修订过程中,尽管各位编者已倾尽全力,但仍难尽如人意,疏漏之处在所难免,恳请广大师生和读者批评指正,以便再版时改正。

韩丰谈

2022年6月

目　录

数字资源 AR 互动

第一章　绪　　论

现代化的医院必须通过医学影像设备才能充分发挥其社会效益和经济效益。培养具有一定理论基础和实际技能的医学影像学人才，是医学教育的重要任务之一。"医学影像设备学"就是为完成这一任务而开设的专业基础课程。"医学影像设备学"立足于"医学影像数学""医学影像物理学""医学电子学"等课程，服务于"医学影像检查技术学""医学影像诊断学"等课程。

本章要求掌握医学影像设备的研究对象及分类、主要内容、学习要求；熟悉 X 线机、CT、MRI、超声成像、核医学成像等设备的发展历程及应用特点，了解医学影像信息系统的作用和构成以及医学影像治疗设备的发展。

第一节　概　　述

一、研究对象

"医学影像设备学"的研究对象是医学影像设备。医学影像设备是指利用专门的成像机制，以非介入方式获取受检者（活体）内部组织形态和 / 或功能影像的设备。广义地讲，凡是能够为医生提供受检者（活体）组织、器官影像的仪器、机器和设备以及与之配套的机械装置和辅助装置都属于医学影像设备。

医学影像设备主要包括：① X 线设备，如 X 线机（X-ray machine）、X 线计算机体层摄影（X-ray computed tomography，X-CT）设备，简称 CT；②磁共振成像（magnetic resonance imaging，MRI）设备，简称 MRI；③超声成像设备；④核医学成像设备，如单光子发射计算机体层成像（single photon emission computed tomography，SPECT）设备、正电子发射体层成像（position emission tomography，PET）设备、SPECT/CT、PET/CT、PET/MRI 等融合设备。

另外，计算机 X 线摄影（computed radiography，CR）、数字 X 线摄影（digital radiography，DR）、数字减影血管造影（digital subtraction angiography，DSA）等设备的主要构成部件，如各种探测器、作为控制和图像重建用的计算机、作为数字图像显示终端的显示器（监视器）、印制照片的激光相机等，都属于医学影像设备。介入放射学设备和三维立体定向设备是在图像的引导下实施诊断或治疗，均属于医学影像设备。热成像仪、医用内镜等也能为医生提供所需要的影像，也属于医学影像设备。

二、重要性

通过医学影像设备可获得受检者组织、器官相应的影像，使医生了解受检者体内病变的部位、范围、形状以及与周围器官的关系等信息，扩展了医生的感官；有的设备还能观察脏器功能的改变，对诊断疾病具有至关重要的作用。利用各种成像机制所获取的影像相互印证，提高了诊断正确率。影像诊断已成为临床诊断的重要依据，医学影像设备的装备条件在一定程度上可体现医院的诊疗水平。

医学影像设备的发展促进了医学的发展，改变了医生传统的工作方式。特别是图像后处理技术的发展,可使医生在手术前即可见到与手术所见基本相同的病人体内病变的三维结构、状态,据此可事先制订适当的手术方案,提高了手术成功率,缩短了手术时间。医学影像设备已成为医生不可缺少的"眼睛",是实施精准医疗的前提,是医用手术机器人得以实施的基础。

<h2 align="center">三、主要内容</h2>

"医学影像设备学"重点研究各种医学影像设备的作用、结构、工作原理、主要参数、质量保证、日常维护与保养,具有理论性、实践性都很强的特点。

<h2 align="center">四、学习要求</h2>

1．要有坚实的基础知识 "医学影像设备学"的主要基础课程是"英语""计算机""医学影像数学""医学影像物理学""医学影像电子学"。在该课程的学习中,应及时复习相关的基础理论知识,以便提高对各种影像设备的理解,进而提高影像检查技术水平和影像诊断水平。

2．要有勤学苦练、大国工匠的精神 在"医学影像设备学"学习中,除掌握基本理论外,还应着重于方法、技能和技巧的培养和训练。技能的培养和训练大部分要在示教、实验、实习中完成。学在于勤,巧在于练,只有勤学苦练,才能熟能生巧。在学习过程中,要重视基本功的训练,熟练掌握各种工具、仪表、机械的使用和操作,认真完成各项实验和技能训练,发扬专注、精益求精、严谨、一丝不苟、爱岗敬业的大国工匠精神。

3．要养成善于思索的习惯 医学影像设备千差万别,作用、结构和工作原理也是多种多样,想用统一的模式解决医学影像设备中的各种事项和问题是不可能的。本课程主要讲授医学影像设备的基本作用、基本原理和主要参数。在本课程的学习中,必须养成善于思索的习惯,也就是养成善于根据医学影像设备的具体结构、工作原理、故障现象,灵活运用所学的知识和方法,进行具体分析,从而提高解决实际问题的能力。

4．要提高安全意识,养成严谨细致的工作作风 在"医学影像设备学"学习、实践中,稍有疏忽,就可能造成重大损失乃至危及人身安全。马马虎虎、粗枝大叶是工作中的大敌,必须戒除;在学习过程中必须养成严谨细致的作风。做实验时,不仅要注意安全用电,而且要爱护设备,态度严肃认真、一丝不苟。

5．要善于积累技术资料 从某种意义上讲,资料就是经验。因为资料是在学习和实践中积累起来的,资料积累得越多,经验就越丰富,分析问题的思路就越开阔,解决问题的办法就越多;所以,每一个从事医学影像的工作者,从开始工作,就应该注意资料的搜集和积累,不仅要积累自己在实践中得到的资料,而且要学习别人在实践中提供的资料,丰富自己的理论知识、提高自己的业务水平。

6．要发扬勇攀高峰、敢为人先的创新精神 创新是一个民族、一个国家的灵魂,各种医学影像设备只有不断地创新,才能更好地服务于临床、服务于病人。不忘初心、牢记使命,让我们在科技创新的大道路上奋勇前进、敢为人先、勇攀高峰。

(韩丰谈)

<h1 align="center">第二节 发 展 历 程</h1>

医学影像设备的发展史,就是一部不断创新、不断完善的发展史。

1895 年 11 月 8 日,德国物理学家伦琴在做阴极射线管高压放电实验时,发现了一种肉眼看不见的、但具有很强穿透能力的、能使某些物质发出荧光和使胶片感光的未知射线,称为 X 射线,简称 X 线。并利用 X 线为其夫人的手掌拍摄了一张 X 线照片,这便是世界上第一张 X 线照片。X线的发现震撼了全世界，为世界科技史增添了光辉的一页。1901年12月10日，伦琴荣获首届诺贝尔物理学奖。世人为纪念其不朽功绩，又将X线称为伦琴射线或伦琴线。X线广泛应用于多个领域，特别是在临床诊断上发挥了极其重要的作用，形成了放射诊断学(radiology)。此后的120多年，随着科学技术的进步，特别是现代计算机技术的发展，医学影像设备也随之发展，影像诊断的准确性、敏感性、特异性、快速性、无创伤性不断提高，已从单一的X线常规诊断发展到包括CT、MRI、超声成像(US)、SPECT、PET、SPECT/CT、PET/CT、PET/MRI等多种成像技术组成的影像诊断学(diagnostic imaging)；并开拓了在影像动态监视下诊断和治疗的介入放射学(interventional radiology)。

一、X线机的发展

X线发现伊始即用于医学临床。X线成像是基于X线的物理特性：具有直线传播、穿透性强、荧光效应和感光效应等特点。由于受检者不同器官、组织间的密度、厚度存在差别，当X线透过受检部位时，被吸收(衰减)的程度不同，到达成像装置的X线辐射强度便有差别，因此可形成黑白对比不同的图像。最初，X线检查仅适用于密度差别明显的骨折和体内异物的诊断，随着技术的不断发展，各种X线设备相继出现，逐步适用于其他病变的检查。

迄今，作为X线机首要部件的X线管(X-ray tube)，经历了四次重大发展：①从早期的含气管发展到真空管，提高了X线辐射强度的可控性(1913年)，使X线机由初始阶段发展到实用阶段；②从固定阳极发展到旋转阳极，提高了X线管的输出功率和图像质量(1929年)，使X线机进入提高完善阶段；③高速旋转阳极和复合材料阳极靶面的开发应用，进一步提高了X线管的输出功率和连续使用能力(20世纪60年代)；④整管旋转、阳极直接冷却、电子束定位方式，使X线管连续使用能力提高到一个更高的水平(2003年)。

作为X线机核心部件的高压发生装置，早期使用感应线圈供电，裸高压线、裸X线管方式，不能防电击、防辐射。1910年发展为工频升压、高压真空管整流方式。1928年制成高压电缆，X线机发展到可以防电击、防辐射的方式。到20世纪60~70年代自动控制、程序控制技术应用到X线机，大型X线机变得十分复杂、庞大，但总体上仍属于分离元器件产品。1982年，采用逆变方式的中频高压发生装置达到实用化，此后，高压发生装置的工作频率不断提高，目前，高频高压发生装置已大量应用于临床，加之计算机技术的应用，高压发生装置已进入集成化时代，高压发生装置得到了由繁到简、脱胎换骨的进化。

早期利用X线的荧光效应，使用荧光屏作为X线机的成像装置，进行X线透视。由于荧光屏式透视得到的图像亮度低，因此医生必须在暗室中才能看清图像，工作极其不便。1951年研发出了影像增强器(image intensifier, I.I)，I.I的诞生，将工业电视技术引入X线领域，出现了X线电视(X-ray television, X-TV)。由于X-TV式透视得到的图像亮度高，因此医生可在明室中进行诊断，将医生从暗室中解脱出来，使X线机发生了一次划时代的革命，X-TV透视于是成为基本的诊断手段。1961年，隔室操作多功能遥控床出现，并逐步得到广泛应用，胃肠检查进入遥控时代，使医生从辐射现场解脱出来。从20世纪60~90年代，电影技术和录像技术也曾被引入X线领域，作为心血管专用机动态器官检查影像的主要记录方式。随着动态平板探测器(flat panel detector, FPD)的广泛应用，X-TV式透视也将逐渐成为历史。

随着计算机技术应用于X线机，20世纪80年代先后出现了CR、DR和DSA，使X线机进入数字化阶段。CR利用成像板(image plate, IP)采集X线摄影信息(1982年)，经计算机处理后获得图像。DR利用平板探测器采集信息(1995年)，经计算机处理后获得图像。它们均使用数字存储、网络传输、专用监视器显像，计算机技术得到了充分应用，数字影像设备将影像设备推向高科技的前沿。DSA诞生于1980年。DSA可使医生实时观察、记录心血管造影结果，不必等待快速换片机冲洗照片，更不必等待复杂的电影胶片冲洗过程。这对心血管造影检查是十分可贵的。DSA 诞生后很快受到医生欢迎，并得到了大力发展。此前，心血管专用 X 线机是最复杂、庞大的机组。DSA 的软件功能代替了笨重的快速换片器，以及使用十分复杂的电影摄影机。心血管专用 X 线机从此得以简化。动态平板探测器的应用使心血管专用 X 线机得到了进一步简化和提升。

目前，CR、DR 和 DSA 已广泛应用于临床检查。CR、DR 和 DSA 强大的数字图像后处理功能提高了 X 线诊断的准确性，且具有曝光剂量小和宽容度大等优点。CR、DR 和 DSA 所获得的数字图像均可直接纳入图像存储与传输系统（picture archiving and communication system，PACS）。DSA 具有微创、实时成像、对比度分辨力（分辨力俗称分辨率）高、安全、简便等特点，从而扩大了血管造影的应用范围。20 世纪 90 年代中期，随着 X 线实时高分辨力平板探测器的发明，DR 逐步兴起，并逐步取代了 CR，广泛应用于临床诊断。目前，DR 不仅具有静态摄影检查功能，而且已经发展到动态摄影技术，可实现实时、快速、连续地 X 线数字化图像采集、显示等，实现 X 线平板探测器的透视摄影功能，目前这种动态平板探测器已用于心血管造影检查和胃肠道造影检查。

放射诊断作为医学影像学的基本检查，通过 X 线机的透视和摄影两种选择性检查及综合应用，为临床检查提供了重要的、确切的诊断信息。大量的临床实践表明，X 线机可应用于受检者全身各系统（包括呼吸、循环、泌尿生殖、骨骼、中枢神经等）疾病的检查，已成为临床医学不可缺少的重要组成部分。X 线机，这一技术密集型产品，作为医学影像设备大家庭的一名老成员，至今仍是基本的和有效的临床检查设备之一；X 线诊断，特别是对肺、骨骼、胃肠道和心血管（尤其是冠状动脉）的诊断，仍占有重要的或主导的地位。

综上所述，X 线机的发展经历了五个阶段：①初始阶段；②实用阶段；③提高完善阶段；④影像增强器阶段；⑤数字化阶段。

二、CT 设备的发展

1972 年，英国工程师豪斯菲尔德（G.N.Hounsfield）在英国放射学会学术会议上宣布世界上第一台用于颅脑影像检查的 CT 设备研制成功。并于 1979 年与科马克共同荣获诺贝尔生理学或医学奖。这是电子、计算机和 X 线技术相结合的产物。CT 图像的密度分辨力和空间分辨力高，这种临床诊断价值高而又无创伤的医学影像技术一经神经放射学家安布罗斯（Ambrose）应用于临床，即引起医学界的极大关注并广泛应用，极大地促进了医学影像学的发展，被誉为自伦琴发现 X 线以来医学影像学的又一里程碑，为现代医学影像学奠定了基础。

CT 以横断面体层成像为主，不受成像体层外组织的干扰；CT 的密度分辨力高，能分辨出 0.1%～0.5% X 线衰减系数的差异，比普通的 X 线检查的密度分辨力高 10～20 倍；并且能用 CT 值做定量分析。自 1972 年之后的 50 年来，CT 设备不断发展，扫描时间由最初的 3～5min 缩短至 0.5s，空间分辨力也提高到 0.1mm 量级。CT 在医学影像诊断中占据重要地位，特别是对颅脑以及腹部的肝、胆、胰和后腹膜腔、肾、肾上腺等病变的影像诊断占据主导地位。20 世纪 80 年代先后研制开发的超高速 CT（ultra-fast CT，UFCT）、螺旋 CT（helical/spiral CT，SCT），以及目前已广泛投入临床使用的多层螺旋 CT（multi-slice spiral CT，MSCT）（2～640 层），使其临床应用范围和诊断效果进一步扩大和提高，CT 透视机、移动式 CT 机等特殊 CT 也逐步应用于临床。

目前 CT 设备的发展方向主要体现在以下几个方面：①提高扫描速度；②提高图像质量；③拓展应用范围；④减少受检者受照剂量。

1. 提高扫描速度　这是 CT 诞生以来，一个一直持续的话题，它主要包括提高扫描速度以及提高图像重建和图像处理速度两方面。CT 扫描速度越快越能清晰地定格人体运动器官，这一点对心脏扫描、急症和小儿的检查尤为关键。早期 CT 主要在提高轴向扫描速度方面做研究，随着多层螺旋 CT 的发展，如何提高容积扫描速度越来越为人们所关注。而图像重建和图像处理速度的提高则为提高工作效率提供了前提条件。

图像重建和图像处理速度的提高得益于计算机技术的飞速发展，目前，普遍采用的是并行处理、多工作站流水作业，利用多处理器的工作站，采用 SCSI 硬盘阵列存储数据。在传输方面普遍采用光缆传输、千兆网络传输。为了适应 3D 功能和特殊诊断的需要，研发了专用的图像处理软件，从而大大提高了大数据量下的处理速度，提高了医生的工作效率，减小了医生的劳动强度。随着智能化诊断处理软件的广泛应用，医学影像诊断效率亦将得到大幅度的提升，漏诊、误诊率亦将大幅度下降。

2．提高图像质量

（1）空间分辨力（spatial resolution）：是指在高对比度条件下（对比度差异大于 10%），鉴别出细微差别的能力，是图像中可辨认的临界物体空间几何长度的最小极限，即对细微结构的分辨能力。对于容积扫描，垂直于 z 轴的 (x,y) 平面内的轴向空间分辨力，与扫描视野成反比，与重建矩阵成正比。采用 (x,y) 平面飞焦点技术可获得加倍的原始数据，从而使分辨力大大提高，最高可达 0.17mm（30lp/cm）。

（2）z 轴图像空间分辨力：在单排探测器阶段，z 轴图像空间分辨力很低，其高低与轴向扫描的厚度成反比，厚度越小，重建出来的 z 轴图像空间分辨力越高。在多层螺旋 CT 诞生后，由于探测器的排间隔与各排探测器的单元间隔相同，并且扫描可以采用无间隙的容积扫描，因此 z 轴图像在特定的扫描视野时，可以和轴向图像空间分辨力相同，这就是所谓的各向同性。同时，z 轴方向飞焦点技术可以使 z 轴方向的数据加倍，相当于 CT 探测器的排数加倍，从而使 z 轴图像空间分辨力也达到了 0.17mm（30lp/cm）。

（3）时间分辨力：是指 CT 扫描图像分辨运动器官部位的能力。多层螺旋 CT 进行容积扫描时，时间分辨力可分为轴向时间分辨力和 z 轴时间分辨力。轴向时间分辨力：垂直于 z 轴的平面内的时间分辨力；也可以理解为轴向扫描时间的倒数，但通常是直接用扫描时间来表示时间分辨力，当然扫描时间越短越好。为了获得快速的扫描，有的采用气动驱动技术使旋转一周的时间缩短到 0.27s，有的采用双源技术将两套数据叠加，从而使重建图像所需的扫描时间缩短到83ms。z 轴时间分辨力：传统 CT 的 z 轴方向扫描数据是通过一层一层的轴向数据叠加获得的，在 z 轴方向没有时间上的一致性，对于普通多层螺旋 CT 可在较短的时间内完成这种数据的叠加，这就是它的时间分辨力，实际上对于普通多层螺旋 CT 来讲，所谓 z 轴时间分辨力也就是容积时间分辨力，即完成整个扫描所需的时间，但是对于 320 排以上的 CT 则不同，由于探测器宽度足以覆盖整个器官，它在 z 轴方向的数据是同时获得的，因此 z 轴方向上没有时间差异。

3．拓展应用范围

（1）心脏扫描：是随着多层螺旋 CT 扫描速度加快，特别是 64 排多层螺旋 CT 出现以后迅速发展起来的。心脏是运动器官，为了显示心脏尤其是冠状动脉图像，CT 的扫描速度必须非常快，一般来说只有小于 0.5s/ 周的 CT 机，才能较好地完成心脏扫描。

心脏成像通常使用半重建算法（cardiac half reconstruction，CHR），即心脏单扇区重建技术，来提高时间分辨力，在一个心动周期中，以设定相位为中心，提取 240° 的数据（180° 加上 X 线的扇角）来进行重建。心脏多扇区重建利用心电门控技术从不同的心动周期和不同排列的探测器，收集同一相位但不同角度的原始数据，从原有的单扇区中划分出多个同一相位的小扇区，从而达到提高有效时间分辨力的目的。

双源 CT 轴向时间分辨力可达 75ms，可在一个心动周期完成扫描而无需采用多扇区重建，从而获得更逼真的图像。

（2）CT 灌注成像（CT perfusion imaging）：灌注（perfusion）是血流通过毛细血管网时，将携带的氧和营养物质输送给组织细胞的重要功能。利用影像学技术进行灌注成像可测量局部组织血液灌注，了解其血流动力学及功能变化，对临床诊断及治疗均有重要参考价值。CT 灌注成像在显示形态学变化的同时,反映生理功能的改变,是一种功能成像。目前经常使用的有脑组织灌注成像、肝灌注成像等。

(3)双能量成像:双能量 CT 成像的基本原理是 X 线与物质相互作用时的衰减定律。单能谱射线与单一物质相互作用时,其衰减值是不变的;而用两种有差值的能谱射线对同一种物质进行照射后,可利用该物质在两种不同辐射能的衰减值来计算衰减差,最终由计算机图像处理系统完成双能图像的重建。简单地说就是利用不同穿透力的两种射线扫描同一部位,得出不同的图像相减以后,可以看到用一种射线扫描看不到的东西,特别是密度差别不大的软组织(如肌腱韧带等)。

双能量技术的关键是如何实现能量的分离。目前在 CT 临床应用中的双能成像方法主要有两种:一种是双源 CT 扫描机,它采用两个 X 线管产生两种不同的辐射能量对受检者的同一部位进行扫描检查;另一种以高分辨力 CT(high resolution CT,HRCT)为代表,它采用单个 X 线管,由专门设计的高频高压发生器为其提供快速切换的高、低管电压,使其瞬间产生高、低不同的辐射能,达到双能 CT 检查的目的。

(4)CT 仿真内镜(virtual endoscope,VE)技术:CT 仿真内镜技术是以容积扫描为基础,对图像信息进行特殊的三维后处理,重建出的图像效果类似于电子内镜所得图像,故称为 CT 仿真内镜。

4. 减少辐射剂量

(1)硬件方面:提高 CT 探测器的灵敏度和宽度,目前探测器已发展到第四代。第一代为气体探测器;第二代为晶体探测器;第三代为固态陶瓷探测器;第四代为光子探测器。灵敏度、信噪比一代比一代高,而且出现了能覆盖单个器官的宽体探测器。

普遍采用高频 X 线机,配合适当的准直器和滤过器,减少射线的辐射危害。

(2)软件方面:管电流调制技术、四维实时剂量调节技术、前瞻性心电门控等技术的采用,可减少受检者一半以上的辐射剂量。

经过全球多中心研究证实,使用迭代技术可以仅使用相当于原来 40%～50% 的剂量,即可获得较原来更好的图像质量。该技术可以应用于包括血管、心脏在内的各种 CT 检查。虽然迭代技术需要大量的数据运算,但由于现代计算机技术的发展,使迭代重建速度很快,因此广泛应用于临床。

三、MRI 设备的发展

20 世纪 80 年代初开始应用于临床的 MRI 设备,是一种崭新的非电离辐射式医学影像设备。它通过测量人体组织中氢质子的 MR 信号,实现人体任意层面成像。MRI 设备的组织分辨力高,能显示体内器官及组织的形态、成分和功能,MR 信号含有较丰富的组织生理、生化特征信息,可提供器官、组织或细胞新陈代谢方面的信息。

1946 年,美国科学家布洛克(Block)和普赛尔(Purcell)分别发现,含奇数质子或中子的原子核自身可产生自旋运动,自旋的进动产生磁矩(magnetic moment),并在其周围形成一个小磁场,在一定的条件下,可以产生共振,即磁共振(magnetic resonance,MR)。为此,他们荣获了 1952 年的诺贝尔物理学奖。1972 年,美国科学家劳特伯(Lauterbur)成功地获得了 MRI 图像,使 MRI 在近年得到了长足的发展,为此他和英国科学家曼斯菲尔德(Mansfield)共同荣获 2003 年的诺贝尔生理学或医学奖。MRI 是利用含奇数质子的原子核在磁场内共振所产生的信号经计算机重建成像的一种影像学技术。MRI 图像的软组织分辨力高,调整梯度磁场的方向和方式,可直接获取横、冠、矢状断面和任意角度的体层图像。迄今,MRI 已广泛用于全身各系统的影像检查,其中以中枢神经系统、心血管系统和盆腔实质脏器、四肢关节和软组织等效果最好;近年来,MRI 腹部诊断效果已达到或优于 CT 的水平,颅脑影像的分辨力在常规扫描时间下提高了数千倍,显微成像的分辨力达到 50～100μm,现已成为医学影像诊断设备重要的组成部分之一。生物体

MR 波谱（magnetic resonance spectroscopy，MRS）分析具有无创伤性地检查机体物质代谢的功能和潜力。功能 MRI（functional MRI，FMRI）主要用于研究脑组织的生理解剖，并为脑部手术设计提供各部分脑组织的功能区分布情况以及诊断超早期脑梗死。

1. 磁体 磁体是 MRI 设备的核心部件之一，近年来，磁体向着高场强、短腔磁体、开放式及专用机发展。2000 年美国食品药品监督管理局（FDA）已批准全身 3.0T 系统用于临床。现在 7.0T 系统已投入临床应用研究，9.2T、11.7T 系统已应用于实验研究。目前 1.5T 的磁共振系统最短磁体长度仅为 1.2m，超导开放式磁体的场强已达到 1.0T，高场系统近年来在市场上占据的份额正在逐步提高。另一方面低场开放式设备的市场状况一直较好，随着高、中场设备技术不断地移植到低场开放型设备，低场设备的功能与图像质量也得到了不断改善。低场开放式 MRI 设备因具有较好的性价比，故已广泛应用于临床检查。用于关节、心脏、血管（特别是肢体血管）等部位的专用 MRI 设备已陆续上市，其中不少是由各较小公司独立研发的小型专用 MRI 设备。

2. 梯度系统 其作用是空间定位，是 MRI 设备的主要构成部分，它在很大程度上决定了 MRI 的性能，是提高 MRI 速度的关键。近年来梯度技术有了明显的进步。采用级联脉宽调制（pulse width modulation，PWM）功率级构成的增强梯度放大器已可提供 2 000V 的输出电压，500A 的输出电流，能支持任意形状的梯度脉冲波形，支持各种高速、实时成像。利用目标梯度磁场设计方法，对梯度线圈电感进行优化，使其实现高速通断、输出幅度更高。对全身应用，梯度场强度达到 45mT/m，爬升时间短至 200ms，切换率达到 200mT/（m·ms）。随着对梯度线圈更高的性能要求，对梯度线圈的长度、功率损耗、缓解刺激神经末梢及声学噪声等方面提出了更高的要求，在梯度线圈设计方面已采用一些新方法。

3. 射频系统 其线圈技术经历了线性极化线圈、圆形极化线圈或正交线圈、相控阵线圈及全景化一体线圈、全景成像矩阵（total imaging matrix，TIM）技术几个阶段，加上多通道采集技术的发展，使 MRI 的图像分辨力、扫描速度和对比度都有了前所未有的质的飞跃。对于超高场 MRI 设备，射频线圈的发展基本与高场强磁体结构的发展同步。多元阵列式全景线圈的发展十分迅速，支持并行扫描的线圈技术的发展也很迅速；目前已能支持最优化的 4、8、16、32、64、128 接收通道的配置；支持 3～4 倍的图像采集加速，3MHz 带宽/通道的射频系统，模数转换器（ADC）速度极大提高，可进行全数字化采集（混频-滤波-模拟处理环节）。高性能的射频系统可获得更高的信噪比和图像质量，更好地支持功能成像和磁共振特殊成像的应用。

4. 采集技术和重建系统 MRI 系统技术的改进，系统实时能力的提高使现在 MRI 扫描采集和图像重建的数据量大幅度增加。现代脉冲序列和扫描技术设计，集中在更高的采集效率。非线性 K 空间轨迹技术、K 空间数据共享技术、不完整数据的采集、与并行成像技术有关的重建方法都是当前热门的研究领域。随着计算机技术的迅猛发展，目前重建速度可达到 1 700 幅/s，实现在线处理。

5. 软件技术的发展 临床应用和科研是 MRI 的发展灵魂，随着 MRI 设备硬件的发展，各种新软件层出不穷，充分展示了 MRI 在提前预知疾病、及早发现疾病、全面评估疾病、进行疾病治疗等全方位应用上的新技术进展。

消除 MRI 最难克服的运动伪影、金属伪影和磁敏感伪影的螺旋桨（propeller）技术，也称为刀锋（blade）技术。实现高分辨力实时磁共振血管成像（MRA），可以使全身任何部位的血管都能获得分辨力高于 DSA 的血管增强信息（空间分辨力可达 250μm，可多达 50 个时相）。实现超早期乳腺微小病变的诊断和鉴别诊断技术，可实现双侧乳腺的矢状位、轴向高时间分辨力、高空间分辨力同时成像，可一次对比剂完成双侧乳腺上百层采集，得到双侧乳腺造影增强的信息，不但如此，还可以对任何不同时相的影像进行减影，从而更加清楚地了解病变的增强情况，相信此先进技术很快会受到临床科室的广泛欢迎。熔岩（lava）技术也称为感应（vibe）技术、繁荣（thrive）技术，可以实现腹部三维容积超快速多期动态增强检查，从而敏感地发现早期微小病灶。MRS

的主要发展有：多体素 3D MRS，3.0T MRI 设备已开拓了多种频谱功能，目前已可实用的有 ^{31}P、^{13}C、^{19}F、^{23}Na 频谱等。前几年已实现的多体素 MRS 等已经在高场 MRI 设备上普及。扩散张量成像是增加采集方向（55～256 个方向），克服成像结构内的水各向异性扩散特征的成像方法，目前主要用于脑白质束成像。由于采集方向增加和分辨力提高，现已可获得三维的脑白质束图像。FMRI 已经在高场设备上普及，如多层显示的脑功能性成像；实时显示的 FMRI；3D 重建的 FMRI 等。MR 心肌灌注成像（含应力性灌注成像）已经普及，且有部分厂家已将其推广到 1.0T MRI 设备上；采用 K- 空间螺旋采集的 MRA 可获得极好的冠状动脉图像，且可进行 3D 重建等。

四、超声成像设备的发展

超声成像设备是利用超声波的透射和反射现象，对人体组织器官形态结构进行观察的检查设备。它具有实时、无创、简单易行、可移动等优点，临床应用十分广泛。可与其他医学影像设备形成互补。

超声成像设备于 20 世纪 50 年代初期应用于临床。70 年代实时超声成像设备得到应用。其间，超声成像设备由早期的幅度调制型（A 型）超声诊断仪发展为辉度调制型（M 型）超声诊断仪，又发展为二维显示的 B 型超声诊断仪。80 年代声学多普勒效应用于超声诊断仪（D 型）。90 年代三维超声诊断仪和介入超声诊断仪得以实现。现在已经有多种多样的超声诊断仪供临床应用。近年来超声造影技术发展迅速，对于鉴别病变性质、评估肿瘤的治疗效果具有重大意义。

与 X 线等其他物理医学成像方法相比，超声脉冲回声法使医学检测的灵敏度、信息量获得很大提高，避免了辐射危害，提高了安全性，医学超声成像从 A 型超声发展到显示解剖结构的黑白 B 型超声成像技术，又发展到显示动态血流的频谱和彩色多普勒技术，70 年代初推出了世界上第一台适用于临床的彩色血流二维成像装置，引起了超声界的震动，被称为超声诊断乃至医学影像技术的一次革命。近二十年来多普勒超声诊断技术发展极为迅速，现已成为心血管系统疾病诊断和其他系统脏器血循环情况观察必不可少的工具。超声医学不仅在影像诊断学获得长足的发展，并不断演化催生出超声治疗学和超声介入诊断治疗学，把超声无创、实时诊断融入治疗中，如超声引导下穿刺活检或治疗、术中监测或高能聚集超声治疗肿瘤等。

随着微电子技术和超高速计算机技术的发展，超声在医学领域的涉及面越来越广泛，超声医学仪器的种类也复杂繁多，20 世纪 90 年代以来，彩色超声血流成像仪已进入实时、多功能、高性能阶段，基本能满足临床诊断需求。尤其近二十年来综合技术的发展，出现了数字化"彩超"，使超声诊断技术可以为医生更加方便地观察人体内部组织形态提供实时、全面的信息。宽频、高频和密集振元等高精尖材料技术也使超声换能器的发射和采集实现性能跳跃。近年来，超声矩阵换能器技术突破了瓶颈，可以实时获得空间声束的信息，从而实现了心脏实时三维成像的一次大革命，动态三维超声成像及实时三维（四维）超声成像为广大的医学工作者和受检者带来全新的超声图像模式。

目前，各种新型成像技术不断涌现，并在临床上得到较好的应用，如组织多普勒成像、组织应变和应变率成像、超声造影成像、组织谐波成像及三维实时成像等，为超声诊断组织病理形态、血流灌注和运动力学等方面提供了更精确、更敏感的信息，为临床提供了非常有意义的指导。超声诊断和超声介入治疗将随着科学技术进步，得到更好的发展和应用。

五、核医学成像设备的发展

核医学成像设备是通过测量人体某一脏器或组织对标记有放射性核素药物的选择性吸收、聚集和排泄等情况，观察其代谢功能，实现人体功能成像的装置。它是一种以脏器内外正常组织与病变组织之间的放射性浓度差别为基础的脏器或病变的成像方法。放射性核素成像过程是将标记好的放射性药物引入体内（口服、静脉注射、皮内注射或鞘内注射），在体外用成像设备对体内放射性药物的分布进行探测，可以从不同角度反映人体脏器内细胞的功能、脏器的血流供应及分布、脏器的代谢过程、抗原或受体的分布特性等，即所谓功能和代谢成像。一般情况下，由于疾病引起的功能性改变早于形态学改变，因此核医学成像有利于疾病的早期诊断和基础医学研究。

放射性成像的基本条件是具有能够选择性聚集在特定脏器或病变的放射性核素或放射性核素标记的化合物，使该脏器或病变与邻近组织之间的放射性浓度差达到一定程度；核医学成像仪器可探测这种放射性浓度差，并根据需要以一定的方式显示成像。

核医学成像设备最早出现在 1951 年，由美国加利福尼亚大学的卡森（Cassen）研制出第一台线性扫描机。扫描机由闪烁探头、电子测量电路、同步记录装置和机械扫描装置构成。闪烁探头在人体表面作弓字形匀速运动，连续进行计数率的定点测量、移位和同步记录，再通过打印机将体内的放射性分布图打印出来，进行分析诊断。虽然扫描机只能进行静态成像，并且空间分辨力和扫描速度都很低，但在此后的 20 多年中一直作为核医学成像设备使用。

1957 年由郝·欧·安格（Hal O Anger）研制成功的 γ 照相机是第一次用一次成像技术代替逐点扫描方式的扫描机，是核医学成像设备突破性的进步。与扫描机相同的是，γ 照相机也是探测发射单光子 γ 射线的放射性核素。Anger 型的 γ 照相机由直径达 40cm 的大视野探头、机架、检查床和采集处理计算机构成。大视野的探头可以进行静态、动态和全身扫描，使核医学成像检查的应用领域得到极大扩展。直到目前 γ 照相机仍然在核医学科的影像检查中占有一席之地。

1974 年基于 Anger 型 γ 照相机的 SPECT 设备面世。SPECT 设备是在 γ 照相机的机架上安装了旋转装置，使探头可以围绕受检者身体旋转，进行体层图像采集所必需的 360° 扫描。SPECT 设备消除了不同体层放射性的重叠干扰，可以单独观察某一体层内的放射性分布，不仅有利于发现深部和较小的病变，还能更准确地进行放射性分布的定量分析，又一次大幅提高了核医学成像的地位。

与 SPECT 设备几乎同时出现的另一类核医学成像设备是 PET 设备。与 SPECT 设备的不同处在于，PET 设备探测的是发射正电子的放射性核素。PET 设备是利用围绕受检者对向分布的多对探头采集来自正电子湮没辐射的一对 γ 光子进行的符合成像。由于发射正电子的同位素如碳、氮、氧和氟所合成的示踪化合物与人体内自然存在的物质接近，可实际参与人体的生理生化和代谢过程，可更早期地从分子水平发现病变。因此在肿瘤、神经和心血管领域获得了深入广泛的应用。值得指出的是，在双探头 SPECT 系统上安装符合探测电路及相应的处理软件，就可以用 SPECT 设备实现部分 PET 设备扫描功能，从而降低了检查费用。

SPECT 设备和 PET 设备目前已经成为核医学乃至分子影像检查主要的成像设备。但核医学成像检查仍未解决的问题是图像的空间分辨力较低，并且是功能成像，对病灶的解剖分布和空间位置关系显示不清晰。此外，γ 光子在受检者体内存在的衰减校正问题仅依靠 SPECT 设备或 PET 设备自身的图像也无法解决。基于这两个原因，自 2000 年以来，已经将这两类设备与 CT 或 MRI 设备相结合，构成了 SPECT/CT、PET/CT 和 PET/MRI 这样的融合影像设备。CT 的引入不仅解决了上述空间定位和衰减校正问题，还提供了 CT 自身的诊断优势，从而把两类影像检查的优点相互结合，生成融合图像，优势互补，使受检者一次检查即可得到丰富的诊断信息，有效提高了医学影像检查的准确度和效率，也能降低受检者的检查和治疗费用支出。

SPECT 设备和 PET 设备目前研究和发展的方向包括：进一步改进系统灵敏度和空间分辨力、提高图像重建速度和精度、增强与 CT 或 MRI 设备的融合能力、采用呼吸门控或心电门控等手段获得"运动"时相的图像、扩展临床应用功能等。通过这些研究可以逐渐克服核医学成像设备的固有缺点，使其更有效地发挥功能代谢成像的优势，为临床提供更清晰、更准确的检查结果。

六、现代医学影像设备体系的建立

随着X线机、CT、MRI、超声成像和核医学成像设备的不断发展,介入放射学自20世纪60年代兴起,于70年代中期逐步应用于临床,近年来尤以介入治疗发展迅速。因其具有微创、安全、经济等特点,深受医生和受检者的重视和欢迎,现正处于不断发展和完善的过程中。20世纪90年代备受人们瞩目的立体定向放射外科学设备,用于放射治疗设备治疗时的定位。常用的放射治疗设备有医用直线加速器(medical linear accelerator)、赛博刀(cyberknife)、螺旋体层放射治疗系统(TOMO)和γ刀(γ-knife)等,由于它们可不做开颅手术治疗一些脑部肿瘤和其他一些病变,故深受临床欢迎。介入放射学设备和立体定向放射外科学设备都是由医学影像设备给予引导或定位来实施治疗的设备,两者都属于医学影像设备的范畴。

综上所述,现代医学影像设备可分为两大类,即医学影像诊断设备和医学影像治疗设备。多种类型的医学影像诊断设备与医学影像治疗设备相结合,共同构成了现代医学影像设备体系。

(韩丰谈)

第三节　各种医学影像设备的应用特点

一、诊 断 设 备

按影像信息载体的不同,现代医学影像诊断设备可分为① X线设备,包括X线机和CT设备;② MRI设备;③ US成像设备;④核医学成像设备;⑤热成像设备;⑥医用内镜。

(一)X线设备

X线设备通过测量透过人体的X线来实现人体成像。X线成像反映的是人体组织的厚度、密度变化,显示的是脏器的形态,而对脏器功能和动态方面的检测较差。通过对比剂的使用,可提高受检组织与周围组织的密度差别,进而扩大X线设备的诊断应用范围。此类设备主要有普通X线机、数字X线机和CT设备等。

用X线作为医学影像信息的载体,应考虑两个制约因素,即分辨力和衰减系数。从分辨力来看,为获得有价值的影像,X线波长应小于1.0cm。另一方面,X线透过受检者时,将会衰减。若衰减过大,在测量透过受检者的X线时,由于噪声的存在,将导致测量结果失去意义;反之,若X线透过受检者时几乎无衰减,则因无法区分受检者对X线的衰减也使测量结果失去意义。只有波长为 $1×10^{-12}$ ～ $5×10^{-11}$ m 的X线,其波长比所要求的图像分辨力短得多,并沿直线传播,且透过受检者时对大部分组织呈现出明显的衰减差别,才能应用于X线诊断。

在X线设备中,常规X线机图像分辨力较高,可达到100lp/cm,且使用方便、价格较低,早已广泛应用于各级医院。但它得到的是受检者各层组织图像重叠在一起的二维平面图像,不能区分病变的深度,且对软组织病变的分辨力低。数字X线设备可方便地进行图像的处理、存储、传输,便于接入PACS,扩大了诊断范围,便于进行胃肠和心脏等部位的诊断。CT图像的清晰度很高,空间分辨力可达到0.17mm,可分辨的组织密度差别为0.5%,并可确定受检脏器的位置、大小和形态变化,也可通过灌注成像等方法,获得功能代谢图像。

(二)MRI设备

MRI设备通过测量受检部位氢核发出的MR信号,实现对受检者任意方向体层成像。其空间分辨力一般为0.5～1.7mm,不如CT设备高;但其组织分辨力远优于CT设备。它可清楚显示骨骼、软骨、肌肉、肌腱、脂肪、韧带、神经、血管等各种组织结构。此外它还有一些特殊的优点:① MRI剖面的定位完全是通过调节梯度磁场,用电子方式确定的,可方便地在任意方向上按照要求选择体层面进行体层成像；②对软组织的分辨力优于 X 线机、CT 设备，能非常清楚地显示脑灰质与脑白质；③ MR 信号携带着丰富的反映受检部位生理、生化特性的信息，可获得受检部位的功能图像，而 X 线机、CT 设备一般只能获得受检部位的形态图像；④可在活体组织中探测到体内化学物质的成分和含量，可提供受检者内部器官或细胞新陈代谢方面的信息；⑤无电离辐射，不存在辐射危害，目前尚未发现 MRI 对受检者存在危害的报道。

MRI 设备的缺点：①近年来成像速度虽有很大提高，但与 CT 设备相比，成像时间仍较长；②植入金属假体的受检者，特别是植入心脏起搏器或神经刺激器的受检者，禁止进入 MRI 检查室，不能进行 MRI 检查；③设备价格昂贵。

总之，MRI 设备可作任意层面的体层检查，可反映受检者分子水平的生理、生化等方面的功能特性，对某些疾病（如肿瘤）可作早期或超早期诊断，是一种很有发展前途和潜力的高技术医学影像设备。

（三）超声成像设备

超声成像设备分为利用超声回波的超声诊断仪和利用超声透射的超声 CT 设备两大类。超声诊断仪根据其显示方式不同，可以分为 A 型（幅度显示）、B 型（辉度显示）、D 型（多普勒成像）、M 型（运动显示）等。目前医院中使用最多的是 B 型超声诊断仪，俗称 B 超，其横向分辨力可达到 2mm 以内，所得到的软组织图像清晰而富有层次。超声多普勒系统可实现各种血流参量的测量，是 20 世纪 90 年代以来广泛应用的超声技术。随着超声对比剂的发展，超声造影也成为近年来越来越受重视的新技术。临床上，超声设备在检查甲状腺、乳房、心血管、肝脏、胆囊、泌尿系统脏器和女性生殖系统脏器等方面有其独到之处。至于超声 CT 设备，因其扫描时间较长、分辨力低，尚需进一步改进与提高；但因它是一种非侵入式、无损伤的诊断设备，故很有可能成为重要的影像设备。

利用超声作为医学影像信息的载体，从分辨力考虑，其波长也应小于 1.0cm，才有可能适用于研究受检者。诊断用超声频率应高于 0.15MHz；但因频率越高衰减越强，故对较深部位的诊断，常选用的频率为 1～3MHz；而对较浅部位如眼球，可选用 20MHz。与 X 线不同，超声成像通常是利用回波（反射波）成像，由已知的声速来计算传播深度。在适用于软组织成像的波段内，由于空气对声波呈现明显的衰减特性；而 X 线则不存在这一问题，空气对 X 线的衰减作用可忽略不计，因此，受检者的某些部位不宜用超声检查，特别是肺部。但整个胸部并非全被肺部所覆盖，左胸的前面有一个称为心脏窗口的非覆盖区，通过这个"窗口"仍可用超声（如超声扇扫诊断仪）检查疾病，这种检查正在日益受到重视。应当指出，利用空气对声波呈现明显的衰减特性，亦可用超声对肺部某些疾病做一些定性诊断。

X 线成像与超声成像之间的一个重要区别是对受检者有无危害。就 X 线来说，尽管现在已经显著降低了诊断用剂量，但其危害仍值得重视。实践表明，长期大剂量的电离辐射将增加癌症、白内障等疾病的发病率。而目前诊断用超声剂量还没有使受检者发生不良反应的报道。

此外，X 线在体内沿直线传播，不受组织差异的影响，是其有利的一面；但其不利的一面是难以有选择地对所指定的平面成像。而超声检查可自由、实时地对受检部位进行多切面扫查。对超声波来说，不同物质的折射率变化范围相当大，这将造成影像失真；但它在绝大部分组织中的传播速度是相近的，骨骼和含有空气的组织（如肺）除外。超声和 X 线的不同特性，决定了其各自适宜的临床应用范围。例如：骨关节与软组织有良好的密度对比，X 线检查至今仍是骨骼肌肉系统影像诊断的基本检查；超声脉冲回波法适用于腹部实质性结构或心脏的成像，而利用 X 线对腹部检查只能观察部分器官的形态，采用 X 线造影方法则可显示空腔性脏器的形态和功能方面的改变。

20 世纪 80 年代初，超声内镜问世。它是将超声探头和内镜连在一起，在内镜的引导下，将超声探头送入体内进行扫描，所得到的信息要比在体表上扫描获得的信息准确、详细。目前这类设备主要用线形和扇形两种扫描方式；采用凸式扫描做彩色多普勒和 B 型图像显示较为少见。

（四）核医学成像设备

核医学成像设备是通过有选择地测量摄入体内的放射性核素所发出的 γ 射线来实现成像的设备。此类设备主要有 γ 照相机、SPECT 设备和 PET 设备，以及融合设备 SPECT/CT、PET/CT、PET/MRI 等。

γ 照相机既是形态成像仪器，又是功能成像仪器。临床上可用它对脏器进行静态或动态照相检查；动态照相主要用于心血管疾病的检查。因为 SPECT 设备具有 γ 照相机的全部功能，又增加了体层成像功能，所以明显提高了诊断病变的定位能力；加上各种新开发出来的放射性药物，从而在临床上得到日益广泛的应用。SPECT 设备在动态功能检查或早期诊断方面有其独到之处，其缺点是图像分辨力不如 X 线机和 CT 设备，操作中要使用放射性药物，比较麻烦。PET 设备可用病人物质组成元素（如 ^{15}O、^{11}C、^{13}N 等）来制造放射性药物，特别适合做病人生理和功能方面的研究，尤其是对代谢功能的研究；其缺点是在其附近需要有生产半衰期较短的放射性核素的加速器和建立放射化学实验室，而且费用较昂贵。

之所以核医学成像的横向分辨力很难达到 1.0cm；且图像比较模糊。是因为核医学成像所用的放射性物质浓度较低，穿出体外的光子数有限。相比之下，X 线成像具有较高的分辨力和较低的量子噪声。但 X 线成像只显示解剖学形态结构，不能对疾病的功能改变进行诊断。

PET 设备作为核医学成像设备发展的新动向，日益受到临床工作的重视。它是目前唯一用解剖形态方式进行功能、代谢和受体成像的设备。将发射正电子的放射性同位素标记在示踪化合物上，再注射到研究对象体内，这些示踪剂就可对活体进行生理、生化过程的示踪，显示生物物质相应的生物活动的空间分布、数量及时间变化，以达到研究病人病理和生理过程的目的。由于 PET 设备所需的放射性药物是与病人体内自然存在的物质相似，因此 PET 设备也被称为"病人生化代谢成像"设备。双探头 SPECT 设备相合探测正电子成像的成功应用，大大地提高了正电子成像技术在临床中的应用。

20 世纪 90 年代后期，随着图像技术的发展，使医学影像学又产生了新的飞跃，核医学成像图像和 CT 图像或 MRI 图像相融合是整个核医学成像设备发展的方向，功能图像与解剖图像的相互完善与优势互补，形成了一种全新的影像学，即解剖 - 功能影像学。而这种新颖的成像设备将成为 21 世纪最重要的医学影像设备，PET/CT、PET/MRI 就是其代表。它们能将 PET 设备在细胞和分子水平反映的生理和病理特点，与 CT 设备或 MRI 设备在组织水平反映的结构变化有机地结合在一起。二者融合在一起并不是 PET 设备功能和 CT 设备或 MRI 设备功能的简单相加。例如 PET/CT 所具备的同机图像融合功能，可利用 X 线对核医学图像进行衰减校正，从而获得原本各自不具备的功能。同机 CT 图像与 PET 图像进行图像融合时，因为 PET 设备和 CT 设备共用一个机架、同一检查床和同一图像处理工作站，所以能进行 PET 图像和 CT 图像的精确定位，可方便地实现准确的同机图像融合。PET/CT 从根本上解决了核医学图像解剖结构不清晰的缺点，同时又通过采取 CT 图像对核医学图像进行全能量的校正，使核医学图像真正达到定量分析的目的，可以更早期、灵敏、准确、客观地诊断和指导治疗多种疾病，对肿瘤的早期诊断、神经系统的功能检查和冠心病的诊断等起着越来越重要的作用。在 SEPCT 设备和 PET 设备基础上配置 CT 设备实现衰减校正（attenuation correction，AC）与同机图像融合，可同时获得病变部位的功能代谢状况和精确解剖结构的定位信息，使核医学成像发展到功能解剖概念的时代。

（五）热成像设备

热成像设备是通过测量体表的红外信号和体内的微波信号，实现受检者成像的设备。红外辐射能量与温度有关，热成像就是利用温度信息成像。

研究受检者的温度分布，对了解受检者生理状况、诊断疾病具有重要意义。影响体表温度的因素很多，其中最主要的是皮下毛细血管网的血流情况；此外，皮肤温度还受其他因素的影响，如疼痛感受器、化学受体、丘脑下部等。由于出汗而形成的局部热蒸发损失，也需予以考虑。由于血流受控于刺状血管舒缩中心，其四肢的交感神经系统主要控制着血管舒缩的节律，因此热成像设备的用途：①评价血流分布是否正常；②评价交感神经系统的活动；③研究皮下组织所增加的代谢热或动脉血流通过热传导使体温升高的情况。

医用热成像设备一般包括红外成像、红外照相、红外摄像和光机扫描成像等。光机扫描热成像仪将受检者的热图像转变为连续变化的图像电信号，经放大处理即可在显示器上显示可见的热像。其温度分辨力可达 0.1～0.01K，且具有灵敏度高、空间分辨力高等优点；目前已成功地用于乳腺癌的普查和诊断、血管闭塞情况的检查和诊断以及妊娠的早期诊断等。还有一种热释电摄像机，将输入的热辐射由红外透镜聚焦，在摄像管靶面上产生空间和强度变化与热体温度分布相同的电荷图形，最后把反映温度情况的电信号转变为视频信号输出。热释电摄像机在整个红外光谱区响应相当平稳，又无需制冷，具有电子扫描、与电视兼容等优点，是一种很有发展前途的热成像系统。但目前它存在着灵敏度低、工作距离近、性能指标比光机扫描热成像仪差的缺陷，有待于进一步完善与提高。

体内以电磁波方式向外传播的热辐射，其中含有微波成分。微波成像系统借助体外的微波天线接收体内传出的微波，并通过高灵敏度的热辐射计测量体内温度。如测量某一特定频率的信号，即可得到从体表到某一深度的平均温度；若采用多波段辐射计，并对测量数据做适当处理，就能推断出不同深度组织的温度。如以温度为参变量，则可获得不同深度的体层图像。

由于引起受检者组织温度的异常分布有多种原因，因此，热成像设备得不到准确的诊断结果，它所提供的信息仅供参考。

（六）医用内镜

前述各种医学影像设备虽然在某种程度上能显示出人体的内部组织形态，但这种显示是间接的、非直观的。真正能做到直观的仪器，目前只有内镜。利用内镜，能使人眼直接看到人体内脏器官的组织形态，从而提高了诊断的准确性。内镜的诊疗优势，已成为医学界的共识。

医用内镜的种类很多，目前临床上用得最多的是电子内镜。

电子内镜应用了微电子和计算机等高新技术，其功能比光导纤维内镜更强大，是内镜的一大进步。它主要由内镜、光源、视频处理中心、视频显示系统、图像与受检者数据记录系统及附属装置组成。其最大的特点是采用电荷耦合器件（charge coupled device，CCD）摄像机将观察到的物像由光信号转换成电信号，并传输到视频中心进行处理，达到最终显示的目的。传输到监视器上的图像还可记录下来，用视频打印机打印；也可传输到另一场所进行同时观察，并可放大 80～100 倍以观察微小病变。

20 世纪 80 年代初，超声内镜问世。胶囊内镜是 20 世纪末新发展起来的一种无损伤性的消化道疾病影像诊断设备，由胶囊内镜、阵列传感器、数据记录仪和图像分析工作站等组成。M2A™ 式胶囊大小为 26mm（L）×11mm（D），重量为（4.45±0.35）g，其光学视野范围为 140°，放大 8 倍，最小分辨力 <0.1mm，可运行 6～8h。传感器为 8 片 40mm 直径柔性传感器，固定于腹部，用于接受胶囊通过消化道时所获得的图像和数据。然后，将数据信息传送到数据记录仪中记录保存，记录时间 >10h。图像分析工作站可使医师观看并分析受检者的检查结果，保存特定的图像，并可在会诊记录和报告中加上注解，视频显示频率为 5～40 帧 /s。

胶囊内镜最终将把普通内镜技术所能观察的区域扩展到全消化道。真正实现无创伤、无需镇静、无交叉感染和不影响日常工作，且周转快、效率高。

此外，激光内镜、三维内镜和仿真内镜亦在发展之中。前者是将诊断与治疗功能结合在一起的新一代内镜。后者可提供立体图像，能使许多高难度的手术得以顺利实施，且大大提高了手术的安全系数，是内镜发展史上又一新进展。

几种典型医学影像设备的比较如表 1-1 所示。

表1-1　几种医学影像设备的比较

比较内容	X线设备	MRI设备	US设备	PET设备
信息载体	X线	电磁波	US波	γ射线
检测信号	透过的X线	磁共振信号	反射回波	511keV湮没光子
获得信息	密度、厚度	氢质子密度、T_1、T_2、血流速	密度、传导率	辐射指数（radiation index）分布
结构变化	组织的形状、密度不同	组织的生理、生化变化	组织弹性和密度改变	标志物的不同浓度
影像显示	组织的大小与形状（二维、三维）	组织的形态、生理状态变化、生化状态变化（二维、三维）	组织的大小与形状（二维、三维、四维）	示踪物的流动与代谢吸收物（三维）
成像平面	任意平面	任意平面	任意平面	任意平面
成像范围	断面（方向）全身	全身	断面（方向）自由	全身
空间分辨力	<1mm	<1mm	2mm	10mm、3mm
影像特点	形态学	形态学	线性动态	生理学
信号源	X线管	质子	压电换能器	摄取标志物
探测器	X线探测器	射频接收线圈	压电换能器	闪烁计数器
典型用途	检测肿瘤	脑肿瘤成像	观察胎儿生长，检测肿瘤、心脏病	监测脑中葡萄糖代谢
侵袭	有对比剂侵袭	无对比剂侵袭	无对比剂侵袭	RI注射侵袭
安全性	辐射危险	无辐射危险、有强磁场吸引力	安全	辐射危险
价格	高	高	低	高

二、医学影像治疗设备

近几年来，随着精准医疗的推广，医学影像诊断设备与医学影像治疗设备必将进一步融合；随着机器人技术的进步，各种医用机器人必将逐渐步入各级医院。

（一）介入放射学设备

介入放射学是在20世纪70年代初期以穿刺（Seldinger）技术为基础而发展起来的一个微创医学的分支，是以影像诊断学为基础，并在影像设备的导向下，利用经皮穿刺和导管技术等，对一些疾病进行非手术治疗或者用以取得组织学、细菌学、生理和生化材料，以明确病变性质。

所谓介入放射学（interventional radiology）设备，就是借助高精度计算机控制的影像设备，通过导管深入体内，对疾病直接进行诊断与治疗的一种新型设备。它的问世，使某些疾病由不可治变为可治，使治疗的难度由大变小，使有创伤变成微创伤甚至无创伤，使病人免受或减轻手术之苦，操作比较安全，治疗效果也较好。利用介入放射学设备开展诊疗工作，对提高某些心血管病、脑血管病、肿瘤等重大疾患的诊疗水平，提高治愈率与存活率，改善生活质量，发挥了重要作用。

医学影像设备的导向是完成介入治疗的关键。导向用医学影像设备主要有DSA设备、超声成像设备、CT设备和MRI设备等。特别是20世纪80年代初发展起来的DSA设备问世后，由于它能实时、清楚、准确地向术者提供穿刺针和导管的位置、局部血管或生理管道系统的结构、介入治疗后栓塞或扩张的效果等有关介入诊疗的信息，因而具有很大的优越性，目前DSA设备已基本取代了常规心血管造影设备。而计算机的发展，使DSA设备向智能化、网络化，综合快速数据处理能力、无胶片处理方式、尽可能低的X线剂量和操作方便的界面、灵活的图像后处理技术发展，从而为介入放射学提供了有力的保证，未来智能诊断系统也可减少医生大量的阅片工作量。

介入性导管应具备以下条件：①适合的几何造型及硬度；②较好的弹性和柔韧性；③扭力顺应性（为减小扭力顺应性，管壁置入金属网）；④形状具有记忆性；⑤血液与组织相容性；⑥可进行高温高压消毒或化学消毒；⑦可进行放射性跟踪；⑧管壁光滑、管腔满足流量压力的要求，摩擦系数适宜。根据用途不同，介入性导管可分诊断用导管和治疗用导管两类。前者包括心血管、脑血管造影导管，肝、肾、胰、脾等内脏器官用导管十余种。这种导管要有一定耐压性和满足大流量的要求（15～25ml/s）。后者如消化道治疗导管、肿瘤化疗用导管、射频消融导管、溶栓导管、二尖瓣球囊扩张导管等。

导管附件有用于血管或腔管的内支架（stent）；有用于永久性栓塞的弹簧圈（coil）；以及用于引导导管的导丝（guild wire）等。其中内支架又可分为自扩式、球囊扩张式和热记忆式三种。

在21世纪，应用微电子、分子生物学和基因工程的新成果，集多功能如内镜、超声、血流压力测量等于一体的新一代治疗导管及传输装置将进一步发展；生物适应性良好的材料、内支架、留置用导管的研制和临床应用将有助于进一步提高介入治疗水平。开放式MRI设备及其相配套器具的开发以及超声的配合使用，将使介入治疗向低辐射或无辐射方向发展。医学影像设备的不断开发与进步，如实时和立体成像引导下的介入性操作，以及新的抗癌药物、栓塞剂和基因疗法的应用，将进一步提高介入治疗的精度与疗效。

（二）立体定向放射外科设备

立体定向放射外科（stereotactic radio surgery，SRS）或称立体定向放射治疗（stereotactic radiotherapy，SRT），是一门新的医疗技术。它是利用X线机、CT设备、MRI设备或超声成像设备等模拟定位设备，加上立体定向支架装置对体内病变区做高精度定位；经过专用放疗计划系统（具有三维显示和计算功能的计算机）做出最优放疗计划；运用边缘尖锐的小截面光子束（MeV级）以等中心照射方式聚焦于病变区（位于等中心处），按放疗计划作单平面或多个非共面的单次或多次剂量照射。照射时，由于照射野边缘剂量下降很陡，就像用刀切一样，因此，用γ射线时称为γ刀，用X线时称为X刀（X-knife）；但它并不是将病变切除，而是用放射线杀死肿瘤细胞。

γ刀的主体结构是一个半球形金属屏蔽系统，其中排列着201个^{60}Co源，每个^{60}Co源均有双重不锈钢屏蔽，它所发出的γ射线经准直校正后，形成一个笔形束，聚焦于半球的中心。准直分为内外两层，外层与^{60}Co源一起固定于主机内；内准直为半球形头盔，根据孔洞直径分为4mm、8mm、14mm、18mm四种，以适应不同大小的病变。也可以通过堵塞部分准直孔来适应不同形状的肿瘤。病人需戴上立体定向头架利用CT设备、MRI设备或模拟定位X线机进行定位。治疗时，病人平卧在治疗床上，剂量计算由专用计算机完成。

X刀与γ刀相似，只不过其主机是常用的电子直线加速器，用它作为产生X线的放射源，进行数个弧形照射，以达到治疗的目的。但其等中心的精度应作精细的调整，使其误差尽可能小于通常放疗要求值±1mm。病变的立体定位仍由CT设备、MRI设备或模拟定位X线机来完成。其坐标参考系是固定病人的专用支架或负压垫。专用支架或负压垫固定在治疗床的床面上，专用支架或负压垫固定病人，并可随治疗床做6个维度的运动（上下、前后、左右、床体绕垂直轴旋转、床体绕横轴旋转、床面绕纵轴旋转），根据病变图像坐标进行调节，以使病变定位在治疗机架的等中心。病人通常仰卧于治疗床上，调节治疗床使病变对准机架的等中心。根据治疗计划确定的输出剂量率（剂量值/度）、旋转角度、初始角、停止角以及适当口径的附加准直器，直线加速器机架边旋转边照射。如将治疗机架与治疗床均旋转某一角度，可在此新的平面内重复上述旋转照射。根据治疗计划，可采用多个这样的非共面旋转照射平面作照射，但每次照射均需将病变聚焦于等中心（病变区）；而正常组织剂量则被分散于一个较大的立体角区域内。

γ刀与X刀相比，各有其优缺点。前者机械精度高，易操作；但非常昂贵，须现场装源且5～10年更换^{60}Co源，照射体积及形状改变范围小，只能治疗颅内病变。后者相对便宜，既可作X刀又可作放疗，按病变需要，治疗时其体积和形状变化范围大，剂量准确；但机械精度差一些，须用计算机控制照射,操作较复杂。

总之,立体定向放射外科设备具有以下优点:①以立体影像定位;②形成立体剂量分布;③易选择合适的剂量进行照射;④肿瘤受到最大剂量照射但周围正常组织的照射量较小;⑤适于治疗小的、边界清楚的肿瘤。它完全符合现代放射治疗发展的高剂量、高精度、高疗效及低损伤的主流方向。

(三)医学图像处理与医用机器人导航

医生需要利用医学图像配准与融合技术,把解剖图像与功能图像有机结合,使人体内部的结构信息、功能信息、三维表面扫描模型等多元数据反映在同一幅图像中,从而更加准确直观地提供人体生理、解剖和病理等信息,为手术的规划提供全面、准确、量化的人体信息模型。图像处理子系统将标定结果实时显示在计算机屏幕上,并将标定参数传输给机器人,机器人自动根据外科手术操作的具体情况和实时标定参数精确地完成定位,同时实时显示机器人末端在术前三维模型场景中的位置及详细位姿信息,使术者全面掌握机器人末端所处位置的详细解剖信息,从而实现机器人手术的导航定位。

(四)医学影像设备与人和环境的关系

医学影像设备、人和环境之间的关系如图1-1所示。

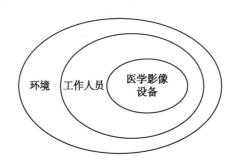

图1-1 医学影像设备、人和环境之间的关系

医学影像设备需专业技术人员细心操作,定期保养、检修,才能充分发挥设备的潜能并降低故障率。人为因素造成设备损坏或医疗事故时有发生。医学影像设备必须在合适的环境中才能正常地工作,如环境条件达不到设备要求,设备工作将不稳定、图像质量将受影响、无关人员可能受到辐射危害、设备故障率将大幅提高,或严重缩短设备的使用寿命。

(韩丰谈)

思考题

1. 医学影像设备学的研究对象是什么?
2. 简述医学影像设备的定义。
3. 医学影像设备主要包括哪些设备?

第二章 X线发生装置

X线发生装置是X线机、CT设备的主要组成部分，它通常由X线管、高压发生器、控制台三部分构成，其主要作用是产生X线并控制X线的穿透能力和曝光量。X线管的作用是产生X线。高压发生器为X线管提供产生X线的必要条件：①为X线管阴极灯丝提供灯丝加热电压，使阴极发射出热电子；②为X线管阳极和阴极之间提供直流高压，即管电压（峰值），以获得高速运动的电子束轰击阳极靶面而产生X线。控制台的作用是控制X线的穿透能力和曝光量，以得到符合诊断要求的图像。X线的穿透能力通过调节管电压来实现。曝光量通过调节毫安秒（mAs）来实现，即通过调节流过X线管的管电流（平均值）和曝光时间来实现。

通过本章的学习，掌握X线发生装置的组成及各部分的作用；X线管的发展方向；固定阳极X线管的基本结构及各部分的作用；旋转阳极X线管、特殊X线管的结构和特点；高压发生器的作用及组成；高压变压器、高压元器件的作用和特点；控制台对电路的基本要求。熟悉X线管的焦点；X线管的特性和参数；高压变压器的构造和工作原理；基本电路的构成。了解X线管的管套；X线管的冷却；单元电路的作用和工作原理。

第一节 X 线 管

X线管也称为球管或管球，其作用是产生X线，是X线发生装置的核心部件。

1895年，德国物理学家伦琴发现X线时，X线管是含两个电极（阴极和阳极）和少量气体的密封玻璃管，称为克鲁克斯（Crookes）管。克鲁克斯管接通高压后，管内气体电离，电子经加速后撞击阳极靶面而产生X线，这种X线管的管电流和管电压不能分别调节，且功率小、寿命短、X线质量不稳定。

1913年，柯立芝（Coolidge）发明了高真空热阴极固定阳极X线管（stationary anode X-ray tube），又称为Coolidge管。这种X线管管内真空度高，电子由热阴极发射，并由加在阳极和阴极两端的高管电压所形成的强电场加速，撞击阳极靶面产生X线，改变阴极灯丝工作温度就能调节管电流的大小，管电流和管电压可以分别调节。1923年，双焦点固定阳极X线管研制成功，使一只X线管同时具有两种不同的焦点尺寸和功率特性。由于固定阳极X线管的阳极靶面是固定不动的，高速电子束轰击阳极靶面的固定位置，因此，功率小、焦点大是固定阳极X线管的主要缺点。目前，固定阳极X线管主要用于低功率移动式X线机、牙科X线机等设备。

1927年成功研制出旋转阳极X线管（rotating anode X-ray tube），由于旋转阳极X线管具有功率大、焦点小的优点，问世以后便得到了迅速发展。20世纪60年代旋转阳极转速达到了9 000r/min，70年代出现了金属外壳旋转阳极X线管。近年来，随着CT技术的日新月异，CT设备用X线管也得到了迅猛发展。目前广泛应用的是旋转阳极X线管。

自伦琴发现X线以来，医用X线管逐步向大功率、小焦点和专用化方向发展：①功率大，在管电压和毫安秒不变的情况下，可增大管电流，从而缩短曝光时间，这样可减少运动模糊，得到清晰的影像。②焦点小，半影就小，可减小几何模糊，得到清晰的图像。③专用化，如CT设备用X线管热容量大，适合CT设备大范围连续扫描的特点。

一、固定阳极 X 线管

（一）结构

如图 2-1 所示，固定阳极 X 线管主要由阴极（cathode）、阳极（anode）和玻璃壳等三部分组成，其结构特点是阳极固定不动。

1. 阴极 阴极由灯丝（filament）、聚焦罩、阴极套、玻璃芯柱等组成，如图 2-2 所示。其主要作用是发射热电子和聚焦，使撞击阳极靶面的电子束具有一定的形状和大小，形成 X 线管的实际焦点。

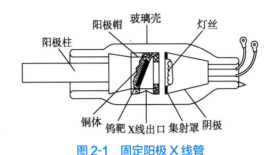

图 2-1　固定阳极 X 线管　　　　图 2-2　固定阳极 X 线管的阴极结构

（1）灯丝：由钨丝制成，其作用是发射热电子。诊断用 X 线管的灯丝都绕制成小螺线管状。

灯丝通电后，温度逐渐升高，到一定温度（约 2 100K）后开始发射热电子。灯丝发射特性曲线如图 2-3 所示。对于给定的灯丝，在一定范围内，灯丝电流越大，灯丝温度就越高。调节灯丝加热电流的大小即可改变灯丝发射热电子的能力。从图 2-3 可以看出：①调节灯丝温度的高低即可改变灯丝发射热电子的能力；②灯丝发射热电子的能力与灯丝温度成指数关系。

一般情况下，灯丝的工作温度越高、点燃时间越长，钨的升华就越多，灯丝寿命就越短。缩短灯丝的点燃时间可适当延长灯丝的寿命。

X 线管阴极常装有两根长短、粗细不同的灯丝，长的灯丝可发射较多的热电子，以便形成大焦点；短的灯丝可发射较少的热电子，以便形成小焦点。这种具有两个焦点的 X 线管称为双焦点 X 线管。阴极一般有 3 根引线：1 根为公用线，其余 2 根分别为大、小焦点灯丝加热的引线，如图 2-4 所示。

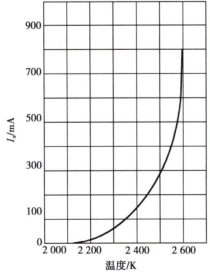

图 2-3　灯丝发射特性曲线

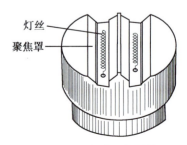

图 2-4　双焦点阴极结构

（2）聚焦罩：又称为聚焦槽、集射罩或阴极头，由镍或铁镍合金制成。其主要作用是对灯丝发射的热电子进行聚焦，为使电子聚焦成束状飞向阳极，常将灯丝装入被加工成圆弧直槽或阶梯直槽的聚焦罩内，迫使电子束呈一定形状和尺寸飞向阳极，达到聚焦的目的。

2．阳极　其主要作用是阻挡高速运动的电子束而产生 X 线并将产生的热量散发（辐射、传导）出去；其次是吸收二次电子和散乱射线。

固定阳极 X 线管的阳极结构由阳极头、阳极帽、可伐圈和阳极柄等四部分组成，如图 2-5 所示。

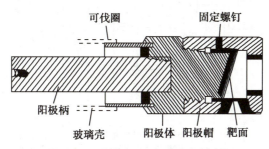

图 2-5　固定阳极 X 线管的阳极结构

（1）阳极头：由靶面和阳极体组成。靶面的作用是承受高速运动的电子束的轰击，产生 X 线，称为曝光。曝光时，只有 1% 左右的电子束动能转换为 X 线能，其余均转化为热能，从而使靶面温度很高。靶面材料常采用产生 X 线效率高且熔点高的金属钨（熔点为 3 370℃），称为钨靶，但钨的导热性能差，为便于散热，常将厚度为 1.5～3.0mm 的钨用真空熔焊的方法焊接到导热率较大的无氧铜制成的阳极体上。这样制成的阳极头不但产生 X 线效率高，而且具有良好的散热性能。

固定阳极 X 线管的靶面静止不动，高速运动的电子束总是轰击在靶面固定的同一位置上。由于单位面积上所承受的最大功率是一定的（200W/mm²），因此固定阳极 X 线管的功率较小。

高速运动的电子束轰击靶面时，部分电子将从靶面反射和释放出来，这部分电子称为二次电子。二次电子有害无益，其能量较大（约为原来的 99%），轰击到玻璃壳内壁上，将使玻璃壳温度升高而释放气体，降低管内真空度或使玻璃壳击穿。二次电子再经玻璃壳反射并经阳极吸引再次轰击靶面时，由于没有经过聚焦，因此将产生焦点外散乱 X 线，使 X 线图像清晰度下降。

（2）阳极帽：又称为阳极罩或反跳罩，固定在阳极头上，并罩在靶面的四周。因它与阳极同电位，故它可吸收 50%～60% 的二次电子，并可吸收一部分散乱 X 线，从而保护 X 线管玻璃壳并提高图像清晰度。阳极帽的头部圆口面对阴极，是高速运动的电子束轰击靶面的通道。下部圆口是 X 线的辐射通道，有的 X 线管在此圆口处加上了一层金属铍片，其作用是吸收软 X 线，降低受检者皮肤剂量。

（3）可伐圈：是阳极和玻璃壳的过渡连接部分，通常由铁镍钴合金制成的膨胀圈与玻璃喇叭两部分封接而成。

（4）阳极柄：其作用是固定 X 线管并将曝光时产生的热量传导出去。它与阳极体相连，其管外部分浸在管套内的绝缘油中，通过与油之间的热传导，将靶面的热量传导出去。

3．玻璃壳　玻璃壳又称为管壳。其作用是将阴极和阳极固定在一起并保持管内的高真空度（1.33×10⁻⁵Pa）。常用耐高温、绝缘强度高、膨胀系数小的钼玻璃制成。玻璃壳内如含有少量气体，就会引起 X 线图像质量下降，并会使灯丝氧化，缩短灯丝寿命。

固定阳极 X 线管的主要优点是结构简单、价格低。其缺点是焦点尺寸大、瞬时负载功率小。仅适用于小型 X 线发生装置。

（二）X 线管的焦点

在 X 线成像系统中，对 X 线成像质量影响最大的因素之一就是 X 线管的焦点（focus）。

1. 实际焦点 实际焦点是指靶面瞬间承受高速运动电子束轰击的面积。呈细长方形，也称为线焦点。实际焦点的宽度主要取决于聚焦罩的形状、宽度和深度。聚焦罩多采用圆弧直槽或阶梯直槽结构，其电位分布如图 2-6 所示。

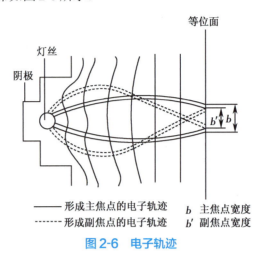

图 2-6　电子轨迹

靶面承受高速运动的电子束轰击的面积越大，X 线管的容量就越大，可以进行连续、大功率曝光。

2. 有效焦点 有效焦点是指实际焦点在 X 线投照方向上的投影。实际焦点在垂直于 X 线管长轴方向的投影，称为标称焦点。标称焦点是有效焦点的特殊情况。X 线管特性参数表中标注的焦点为标称焦点。标称焦点为一无量纲的数值，如 2.0、1.2、1.0、0.8、0.6 或 0.3 等。

有效焦点与实际焦点之间的关系，如图 2-7 所示。

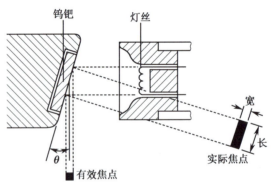

图 2-7　实际焦点与有效焦点

设实际焦点宽度为 a，长度为 b，则投影后的长度为 $b\sin\theta$，宽度不变，即

$$有效焦点 = 实际焦点 \sin\theta \tag{2-1}$$

式中，θ 表示阳极靶面与 X 线投照方向的夹角。

当投照方向与 X 线管长轴垂直时，θ 角称为靶角或阳极倾角。其数值一般为 7°~20°。X 线成像时，为减小几何模糊而获得清晰的图像，要求有效焦点越小越好。减小有效焦点面积可通过减小靶角来实现，但靶角太小时，由于 X 线辐射强度分布的变化，投照方向的 X 线辐射强度将大幅减少，因此靶角要合适，一般固定阳极 X 线管的靶角为 15°~20°。也可以通过减小实际焦点面积以减小有效焦点面积，但实际焦点面积减小后，受 200W/mm² 的限制，X 线管的容量也将随之减小。

3. 有效焦点与成像质量 有效焦点尺寸越小，图像清晰度就越高；有效焦点越大，几何模糊就越大，图像清晰度就越低。固定阳极 X 线管，在靶角一定时，减小有效焦点，势必减小实际焦点,X线管的功率随之减小,曝光时间需增加,这将会引起运动模糊。可见,减小有效焦点面积以提高图像清晰度与增大X线管的功率以减小运动模糊不可兼得。

4. 焦点的方位性　X线呈锥体辐射,照射野内不同方向上的有效焦点大小、形状是不同的。使用时应注意保持实际焦点中心、X线输出窗中心与投影中心三点一线,即X线中心线应对准图像中心。

5. 焦点增胀　在一定的管电压下,管电流越大,电子束的电子数量越多,在电子之间库仑斥力的作用下,使焦点尺寸出现增大的现象,称为焦点增胀。焦点增胀会引起X线图像清晰度下降。

二、旋转阳极X线管

旋转阳极X线管因产生X线时阳极是旋转状态而得名,它也由阴极、阳极和玻璃壳三部分组成,其结构如图2-8所示。

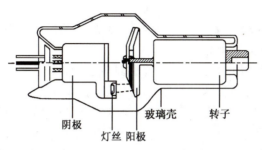

图2-8　旋转阳极X线管的结构

高速运动的电子束由偏离X线管中心轴线的阴极射出,轰击到转动的靶面上,如图2-9所示。由于高速运动的电子束轰击靶面所产生的热量,被均匀地分布在转动的圆环面上,承受电子束轰击的面积因阳极旋转而大大增加(实际焦点的尺寸和空间位置不变),使热量分布面积大大增加,因此可有效地提高X线管功率,并通过适当减小实际焦点和靶角,使有效焦点减小。

旋转阳极X线管的最大优点是瞬时负载功率大、焦点小。目前,旋转阳极X线管的功率多为20~50kW,高者可达150kW,而有效焦点多为2.0、1.2、0.8、0.6,微焦点可达0.3、0.1,甚至0.05,从而大大地提高了图像的清晰度。

旋转阳极X线管与固定阳极X线管相比,除了阳极结构有明显不同外,其余相差不大。旋转阳极X线管的阳极主要由靶面、转子、转轴和轴承套座等组成,如图2-10所示。

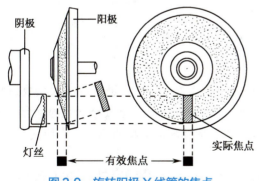

图2-9　旋转阳极X线管的焦点

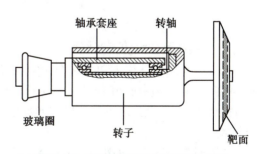

图2-10　旋转阳极X线管的阳极结构

1. 靶盘与靶面　靶盘为直径70~150mm的单凸状圆盘,其中心固定在钼杆上,钼杆的另一端与转子相连,要求具有良好的运动平衡性。靶角为6°~17.5°。用纯钨制成的靶盘与靶面,靶面使用不久就会出现表面龟裂、粗糙现象,致使X线管辐射X线的能力下降。用铼钨合金作靶面,钼或石墨作靶基,制成的钼基铼钨合金复合靶或石墨基铼钨合金复合靶,如图2-11所示。铼钨合金复合靶靶面晶粒细致，龟裂、粗糙情况减轻，且靶体质量轻、热容量大，可有效提高X线管连续负荷能力。有的设备还在靶盘上开几条径向的防膨胀缝以消除机械应力，进一步减轻龟裂现象，如图2-12所示。

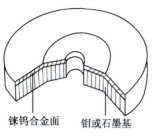

铼钨合金面　钼或石墨基

图2-11　合金复合靶结构

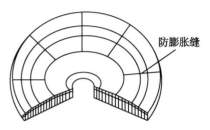

防膨胀缝

图2-12　消除机械应力的阳极靶面

2．转子　转子由无氧铜制成，通过钼杆与靶盘连为一体，转子转动时，靶盘和靶面随之转动。其表面黑化，以提高热辐射能力。

曝光结束、旋转阳极启动电机断电后，转子因惯性将有较长的静转时间（从切断电源到转子停止转动所用的时间），普通转速旋转阳极X线管的静转时间一般为数分钟至几十分钟，高速旋转阳极X线管的静转时间一般为数小时。静转是无用的空转，制造噪声且磨损轴承。曝光结束后，一般需对旋转阳极进行制动，这样可减少噪声，延长轴承的寿命，进而延长X线管的寿命。对高速旋转阳极X线管来讲，制动可使旋转阳极迅速越过临界转速（引起共振的临界转速为5 000～7 000r/min），避免X线管震碎。对于低速旋转阳极X线管，如果转子的静转时间低于30s，就说明轴承已明显磨损。

3．轴承与轴承的润滑　轴承由耐热合金钢制成，可以承受较高的工作温度（约400℃）。为避免过多的热量传导至轴承，把阳极端的转轴外径做得较细或用管状钼杆，可减少热传导，少量由阳极靶面传导过来的热量则大部分通过转子表面辐射出去。轴承的润滑剂采用固体润滑材料，如二硫化钼、银、铅等。新型CT球管轴承选用液态镓合金作为润滑剂，使轴承磨损大大减轻，延长了球管的使用寿命。

旋转阳极X线管与固定阳极X线管的散热方式不同，靶面受高速运动电子束轰击所产生的巨大热量主要依靠热辐射进行散热，散热效率低，连续负荷后阳极热量急剧增加，靶盘温度不断上升。为防止由此造成的X线管损坏，有些X线管装置内设有温度限制保护装置，可对X线管给予相应的保护。

三、特殊X线管

（一）金属陶瓷大功率X线管

大负载曝光需使用大功率X线管。用玻璃壳制成的普通X线管，在进行连续大负载摄影时，随着X线管使用时间的增长，灯丝和阳极靶面龟裂边缘处钨的升华，会使玻璃壳内壁形成黑色的钨沉积层，钨沉积层可与阳极相连形成第二阳极，致使部分高速运动的电子轰击玻璃壳，使其击穿损坏。

为了消除钨沉积层的影响，延长X线管的寿命，研制出了一种金属陶瓷大功率X线管。金属陶瓷大功率X线管的灯丝和阳极靶盘与普通旋转阳极X线管相似，如图2-13所示。只是玻璃壳改为由金属和陶瓷组合而成。金属部分位于X线管中间部位并接地，以吸收二次电子，对准焦点处开有铍窗以使X线通过。金属靠近阴极一端嵌入陶瓷内，采用铌（Nb）过渡，用铜焊接。金属靠近阳极一端嵌入玻璃壳中。玻璃与陶瓷部分起绝缘作用。

金属陶瓷大功率X线管，消除了玻璃壳因钨沉积层所致X线管损坏的危险，故可将灯丝加热到较高温度,以提高 X 线管的负荷。亦可在低管电压条件下使用较大的管电流进行摄影,解决了普通 X 线管大功率使用时会因玻璃壳击穿而损坏的问题。

大功率金属陶瓷绝缘 X 线管,如图 2-14 所示。其具有大直径(120mm)铼钨合金复合靶盘、小靶角(9°~13°)。阳极在两端有轴承支撑的轴上旋转,用陶瓷绝缘,装在接地的金属管壳内,管壳装在钢制管套中。工作时还需使用一个外接的油循环热交换器。油循环热交换器的油管插入注满绝缘油的 X 线管管套内,通过油泵、油管和热交换器,将管套内的油冷却。

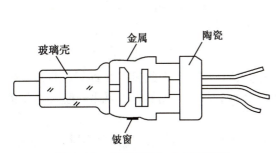

图 2-13 金属陶瓷大功率 X 线管

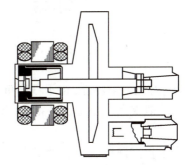

图 2-14 大功率金属陶瓷绝缘 X 线管

(二)三极 X 线管

1. 结构 三极 X 线管是在普通 X 线管的阴极与阳极之间加了一个控制栅极(control grid),故又称为栅控 X 线管。三极 X 线管的其他部分与普通 X 线管相同,只是阴极的结构比较特殊,如图 2-15 所示。

2. 控制原理 如图 2-16 所示,当栅极对阴极加一个负电压(-5~-2kV)或负脉冲电压时,可使阴极发射的热电子完全飞不到阳极上,不会产生 X 线。当负电压或负脉冲电压消失时,阴极发射的热电子在阳极与阴极之间的强电场作用下飞向阳极,产生 X 线。由于脉冲电压信号无机械惯性延时,控制灵敏,因此可实现快速连续 X 线摄影,摄影频率可达 200 帧/s。

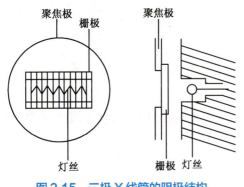

图 2-15 三极 X 线管的阴极结构

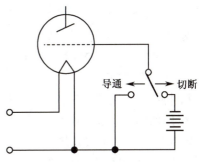

图 2-16 三极 X 线管的控制原理

三极 X 线管有时还可制成一个没有实体栅极而有特殊形状的聚焦杯,如图 2-17 所示,灯丝与聚焦杯相互绝缘,负偏压加到聚焦杯和灯丝之间,它也具有三极 X 线管的栅控特性。通过负偏压可以控制电子束横截面积的大小,当负偏压较低时,将有一部分电子飞向阳极,并能聚焦起来形成很窄的电子束,以获得很小的焦点,即微焦点。例如,给聚焦罩加一个低于 X 线管截止电压的负偏压,如 -400V,那么该负偏压将使阴极发射的电子聚焦,从而可获得 0.1 的微焦点。若负偏压值再低,可获得更小的焦点,这就是微焦点 X 线管的工作原理。微焦点 X 线管常用于 X 线放大摄影。

3. 特性 三极 X 线管的特性,不仅取决于灯丝加热电流和管电压,还取决于栅极电位的变化。三极 X 线管兼有高压开关管和 X 线管双重作用。

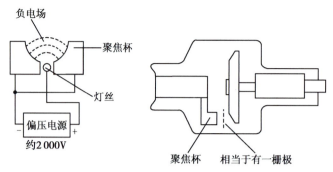

图 2-17　无栅三极 X 线管

（1）灯丝发射特性：由于栅极负电位对电子束起着阻碍作用，因此栅控 X 线管的灯丝发射特性要比一般 X 线管的差。获得相同的管电流，栅控 X 线管的灯丝加热电流要比一般 X 线管的大得多。

为了提高栅控 X 线管的管电流，将灯丝与聚焦罩相互绝缘，负电位加在聚焦罩上。这样，聚焦罩既起着聚焦作用，又起着栅极作用。阴极装有两组灯丝，同时加热，同时发射热电子，在聚焦罩的作用下使两束电子束轰击到靶面的位置稍有差异，形成近似高斯分布的焦点，从而获得 X 线辐射强度分布较为合理的焦点，灯丝发射特性也得到了改善。

（2）截止特性：不同管电压时，管电流截止的栅极电位也不同，如图 2-18 所示。例如，在电容充放电 X 线机中，当管电压为 125kV 时，截止管电流的栅极电位为 −2.5kV。

（3）时间控制特性：在栅控 X 线管的栅极和阴极之间加矩形负脉冲电压，可实现瞬时曝光。理论上讲，瞬时曝光可短到 10μs，但由于高压电缆对地存在分布电容，因此栅控 X 线管实用的瞬时曝光时间临界值为 1ms。

目前，已经能制造最大管电流可达数百 mA 的三极 X 线管，X 线脉冲持续时间可短到 1～10ms。三极 X 线管主要应用于 X 线电影摄影、X 线电视、电容充放电式 X 线机上。

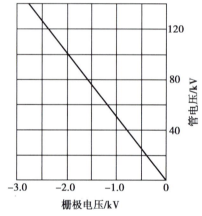

图 2-18　三极 X 线管的截止特性

（三）软 X 线管

1. 特点　当对乳房等软组织进行 X 线摄影时，用普通 X 线管得不到满意的摄影效果。为提高 X 线图像的对比度，需使用大剂量的软 X 线，为此一般使用软 X 线管来产生软 X 线。

软 X 线管的特点：①X 线输出窗的固有滤过小；②在低管电压时能产生较大的管电流；③焦点小。

2. 结构　与一般 X 线管相比，软 X 线管的结构特点：①铍窗；②钼靶；③极间距离短。

（1）铍窗：软 X 线管的输出窗口一般用金属铍制成，铍对 X 线的吸收性能低于玻璃，固有滤过很小，软 X 线极易通过铍窗，可获得大剂量的软 X 线。

（2）钼靶：软 X 线管的靶面一般由钼或铑制成。临床试验证明，软组织摄影时最适宜的 X 线波长是 0.06～0.09nm。而软 X 线管在管电压高于 20kV 时，除辐射连续 X 线外，还能辐射出波长为 0.07nm 和 0.063nm 的特征 X 线，如图 2-19 所

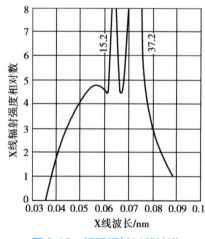

图 2-19　钼靶辐射 X 线波谱

示。摄影时主要利用钼靶辐射的特征X线。一般要加上0.03mm厚的钼片对波长小于0.063nm的稍硬X线进行选择性吸收而使其滤除，同时波长大于0.07nm的较软X线被钼片本身吸收，余下的软X线正好适合于软组织摄影。

（3）极间距离短：普通X线管的极间距离为17mm左右，而软X线管的极间距离一般只有10～13mm。由于极间距离缩短，阳极和阴极之间的电场强度增大，在相同灯丝加热电流情况下，软X线管的管电流比一般X线管的管电流要大。另外，软X线管的最高管电压不超过60kV。

（四）CT设备用X线管

目前CT设备用X线管靶面多采用新型复合靶结构，配有较大体积的石墨基以增大热容量。外壳多为金属或陶瓷材料，如图2-20所示。

CT设备用X线管同时配有油循环装置以使产生的热量尽快扩散。如图2-21所示，油循环装置通过油管与管套内绝缘油相通，由马达控制，通过绝缘油将管套内热量传递出来，同时油循环装置上备有风扇，及时将热量扩散。有些CT设备的油循环速率随油温的升高而加快，以加快热量的散发。

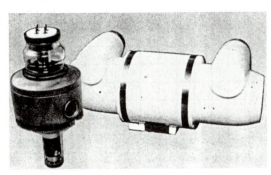

图2-20　X线管与管套

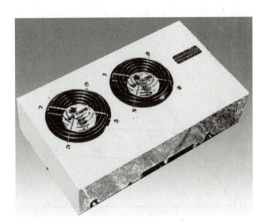

图2-21　油循环装置

CT设备开机自检后要预热（warm up）球管，也叫训练球管。即从低曝光条件（如50mA）开始曝光，逐步增加曝光条件进行曝光，直到用正常的工作条件进行曝光。例如某公司9000HP型CT设备预热曝光4次，曝光条件依次为50mA、100mA、150mA、200mA，管电压均为120kV。若不按操作规程预热球管，则球管容易损坏，带来很大的经济损失。

四、特性与参数

X线管的特性与参数因X线管的型号不同而不同。只有熟悉、掌握各种X线管的特性曲线、电参数及构造参数后，才能正确地使用X线管，并在参数允许范围内，充分发挥X线管的最大效能。

（一）特性

1.阳极特性曲线　阳极特性曲线是在一定的灯丝加热电流（I_f）下，管电流（I_a）与管电压（U_a）之间的关系。

阴极灯丝发射的电子大致可以分为三个区域：①灯丝前端发射出来的电子，在静电场作用下飞往阳极，这部分电子的运动不受阻力；②灯丝侧面发射出来的电子，在空间发生交叉后飞向阳极，它们的运动要受到一定的阻力；③灯丝后端发射出来的电子，由于前方电子的排斥和灯丝的阻挡作用，部分电子滞留在灯丝后方，形成"空间电荷"。

当管电压为直流时，阳极特性曲线如图2-22所示。图中I_f表示灯丝加热电流，当灯丝加热电流为I_{f1}时，曲线可分为两段：①OA_1段，此时由于管电压较小，灯丝后方存在大量的空间电荷，随着管电压的升高，空间电荷逐渐减少，飞往阳极的电子数目随之增加，即管电流随管电压升高而增大，这段曲线反映了空间电荷起主导作用，可近似看为直线，管电流与管电压成正比，故该段曲线所在区域称为比例区；②A_1B_1段，此时管电流不再随管电压增加而明显上升，趋向饱和，该段曲线所在区域称为饱和区。在饱和区，管电流与管电压基本无关，管电流的大小主要由灯丝加热电流决定。当灯丝加热电流从I_{f1}增大到I_{f2}时，阳极特性由曲线OA_2B_2表示，由于灯丝发射的电子数目增多，相同管电压下，管电流变大；同时由于空间电荷增多，管电流达到饱和时的管电压随之升高。

2. 灯丝发射特性曲线 灯丝发射特性曲线是在一定的管电压下，管电流(I_a)与灯丝加热电流(I_f)之间的关系。如图 2-23 所示，XD_{51}型 X 线管在单相全波整流电路中的大焦点灯丝发射特性曲线。由图 2-23 可见，由于空间电荷的作用，在同一灯丝加热电流时，100kV 获得的管电流较 60kV 的大，而要得到同一管电流，100kV 时要比 60kV 时所需的灯丝加热电流小。由此可知，欲使管电流不随管电压的变化而变化，就必须对空间电荷进行补偿。补偿原则：当管电压变高时，适当减小灯丝加热电流。反之，当管电压变低时，则适当增加灯丝加热电流，以使管电流不随管电压的变化而变化。

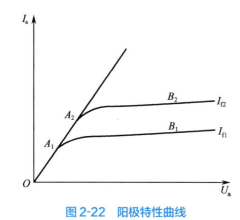

图 2-22　阳极特性曲线

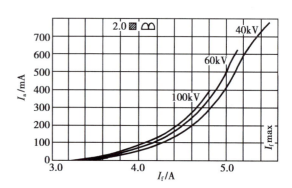

图 2-23　XD_{51}型 X 线管大焦点灯丝发射特性曲线

注：大焦点为2，单相全波整流。

（二）电参数

X 线管常见的电参数有灯丝加热电压、灯丝加热电流、最高管电压、最大管电流、最长曝光时间、容量、标称功率、热容量等。

1. 最高管电压 最高管电压是 X 线管阳极与阴极两极间可加的最高电压峰值，其单位为 kV。它由 X 线管的长度、形状、绝缘介质的种类及管套的形状决定。X 线管工作时，管电压不得高于最高管电压，否则，将导致管壁放电、甚至击穿而使 X 线管损坏。

2. 容量 容量是 X 线管在安全使用条件下，单次曝光或连续曝光而无任何损坏时所能承受的最大负荷量。

（1）影响因素：增大容量的途径，通常有 5 个：①增大焦点面积；②减小靶面倾角；③增加阳极转速；④增大焦点轨道半径；⑤减小管电压波形的纹波系数。

容量还与曝光时间有关，曝光时间增长，容量将相应减小。单次曝光时间越长，阳极所产生的热量就越多，X 线管的容量就越小；多次连续摄影因阳极热量的积累，X 线管的容量就更小；由于透视时间一般较长，且必要时还需点片，因此透视、点片用 X 线管的容量最小。另外，容量还与整流方式有关，管电压波形的纹波系数越小，容量越大；反之则小。

（2）标称功率：同一只 X 线管的容量是一个不确定量，为了便于比较，通常将一定整流方式和一定曝光时间下 X 线管的最大负荷称为 X 线管的标称功率，也称额定容量或代表容量。

固定阳极 X 线管的标称功率是指在单相全波整流电路中，曝光时间为 1s 时的容量。例如，

XD_4-2•9/100 型 X 线管的标称功率为小焦点(1.8)2kW,大焦点(4.3)9kW,最高管电压为 100kV。

旋转阳极 X 线管的标称功率是指在三相全波整流电路中,曝光时间为 0.1s 时的容量。例如,XD_{51}-20•40/125 型旋转阳极 X 线管的标称功率为小焦点(1.0)20kW,大焦点(2.0)40kW,最高管电压为 125kV。

(3)表示方法:可分为瞬时负荷与连续负荷两种。

1)瞬时负荷的容量表示方法:曝光时间为数毫秒到数秒的单次摄影称为瞬时负荷。瞬时负荷的容量常用瞬时负荷特性曲线表示。图 2-24 为 XD_{51}-20•40/125 型旋转阳极 X 线管大焦点瞬时负荷特性曲线。图 2-24 中,横轴表示曝光时间,纵轴表示管电流,管电压为参变量,曲线下方为可使用范围,曲线上方为过荷范围。它可以直接指明在一定的整流方式、管电压和管电流条件下,所允许的最长曝光时间。这对安装和调试 X 线机很有帮助。X 线管型号不同,其瞬时负荷特性曲线也不同;同一只 X 线管大、小焦点的瞬时负荷特性曲线也不相同;整流方式变化时,X 线管的瞬时负荷特性曲线亦将发生变化。

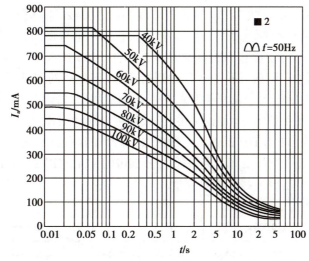

图 2-24　XD_{51}-20•40/125 型 X 线管大焦点瞬时负荷特性曲线
注:大焦点为 2,单相全波整流,50Hz 交流电

由于电源电压有波动、各测量仪表均存在误差及 X 线机本身的因素,实际使用 X 线管时,允许使用的最大负荷只能按容量的 85%~90% 设计。在使用中要注意合理选定曝光参数,大、中型 X 线机一般均设有容量保护(限制)装置,当单次摄影选择的曝光条件过高,超过 X 线管的最大允许使用的容量时,摄影将不能进行,且过载指示灯持续亮或闪烁,同时蜂鸣器发出蜂鸣声以提醒操作者降低曝光条件,以防 X 线管因过荷工作而损坏。

2)连续负荷的容量表示方法:曝光时间为 10s 以上的透视称为连续负荷。在 X 线机说明书中对 X 线管连续负荷的容量一般有如下两种标注方法:①连续使用时的容量。例如,某 X 线管的容量为 200W 连续使用。②限定管电压、管电流和透视时间。例如,某 X 线管的容量为 100kV、3.5mA 连续使用。

3. 热容量　连续多次摄影或透视与点片摄影交替进行的曝光称为混合负荷。瞬时负载特性曲线,只能说明单次摄影的安全容量,而不能说明混合负荷温升和散热的关系。对于混合负荷,用 X 线管的热容量来替代容量则更为合理。

(1)定义:曝光时,阳极靶面将产生大量的热。生热的同时伴随着冷却,如果生热快,散热(又称冷却)慢,则阳极将积累热量。其他条件一定时,阳极积累的热量越多,冷却速率越大。单位时间内传导给介质的热量称为散热率(又称冷却率)。X 线管处于最大冷却率时,允许承受的最大热量称为热容量。

热容量的单位是焦耳（J），即

$$1J = 1kV（有效值）\times 1mA（有效值）\times 1s \tag{2-2}$$

热容量的单位目前还用热单位（heat unit，HU）来表示，即

$$1HU = 1kV（峰值）\times 1mA（平均值）\times 1s \tag{2-3}$$

单相全波整流情况下，两者的换算关系：$1HU = 0.77J$。

（2）生热与冷却特性曲线：生热特性曲线表示在生热率一定时，热量积累和曝光时间的关系。根据此曲线可确定 X 线管在不同的生热率下，可连续与断续工作的时间。如果 X 线管的累积热量达到了热容量，应停止使用，休息一段时间后方可再次使用。否则，靶面上被高速运动电子束轰击的部分将熔化而使 X 线管损坏。

冷却特性曲线表示曝光结束后，阳极上的热量散发与冷却时间的关系，即热量与冷却时间的关系。根据此曲线可确定 X 线管的最短休息时间。

生热和冷却两种特性曲线通常画在一起。例如，XD_{51}-20·40/125 型旋转阳极 X 线管的生热和冷却曲线，如图 2-25 所示。图 2-25 中，上升曲线为生热曲线，下降曲线为冷却曲线。各条生热曲线表示在不同的生热率（曝光条件）下，阳极上累积的热量与曝光时间的关系。使用 X 线管时，阳极上的热量累积不得超过它的热容量。图 2-25 中，500HU/s 生热曲线表示在该曝光条件下，经 7.5min 的连续曝光，阳极累积的热量达到最高值，但生热的同时，伴随着冷却，冷却曲线显示，冷却率也为 500HU/s，即当阳极累积的热量达到最高值时，其冷却率亦达到最高值，生热和冷却保持相对平衡，在此条件下，理论上讲，X 线管可以连续工作，但实际使用时应留有余地。由冷却曲线可知，要将约 11 万 HU 的热量全部散去（即冷却到室温），所需时间为 7.5min。另外，从曲线上还可以看出，透视时只要曝光条件不大于 500HU/s（425HU/s、340HU/s）的生热率，即使长时间连续透视，也不会超出 X 线管的热容量。

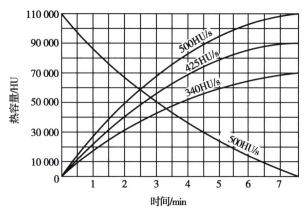

图 2-25　XD_{51}-20·40/125 型旋转阳极 X 线管生热和冷却特性曲线

X 线管装入管套后的生热与冷却特性曲线（无风扇辅助冷却）如图 2-26 所示。由图 2-26 可知，X 线管装入管套后的热容量约为 130 万 HU，是原来的 12 倍，但冷却速率却下降了。无风扇吹冷时，最大冷却速率是 320HU/s。需经过 210min 才能将 130 万 HU 的热量全部散发出去。

（三）构造参数

凡由 X 线管的结构所决定的非电性能的参数或数据都属于构造参数，例如，阳极靶面的靶角、有效焦点尺寸、外形尺寸、质量、管壁的滤过当量、冷却和绝缘方式、旋转阳极 X 线管的阳极转速及最大允许工作温度等。这些参数一般都标注在 X 线管的技术手册中，更换 X 线管时需仔细阅读、查验。

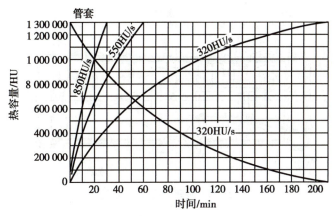

图 2-26　X线管装入管套后的生热和冷却特性曲线

五、管　套

X线管的管套是放置X线管的特殊容器，现代X线管的管套均为防电击、防散射、油浸式管套，其结构常随用途不同而有所差别。

1.固定阳极X线管管套　此类管套的基本结构如图 2-27 所示。整个管套是由薄铜板或铝等金属制成。这种管套体积小，管套内高压部件对地的距离很短，靠变压器油绝缘。管套的一端或两端装有耐油橡胶或金属制成的膨胀器，以适应油的胀缩，防止管套内油压增加。管套内壁衬有薄铅层，以防与成像无关的X线射出。管套中央有一圆口，称为窗口，由透明塑料或有机玻璃制成凹形，向内凹以接近X线管，使油层厚度减小，从而增加X线输出剂量。通过窗口可以观察X线管灯丝的亮度及靶面状况。管套一侧的两边，各装有一只高压插座，以便连接高压电缆。另外，为了减少对人体有害的软X线，通常在窗口前放置一定厚度的铝滤过片。有些管套为了避免焦点外X线的射出，在窗口处还装有杯状的铅窗。

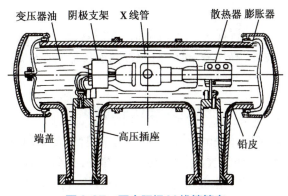

图 2-27　固定阳极X线管管套

整个管套内充满变压器油，作为绝缘和冷却用。灌油孔多在窗口附近或管套两端。有的管套无专用灌油口，可用窗口兼之。

2.旋转阳极X线管管套　旋转阳极X线管管套与固定阳极X线管管套类同，只是管套的阳极端内侧设有旋转阳极启动电机的定子线圈。定子线圈的引线接线柱固定在阳极端内层封盖上，且与高压绝缘，以便和控制台内的旋转启动电路连接，如图 2-28 所示。

有些大功率X线管的管套，在玻璃壳外壁（靠近阳极侧）或管套外壁设置一个温控开关，当油温达到 70℃ 时，温控开关动作，切断曝光控制电路，使X线管不能曝光，以防X线管损坏。

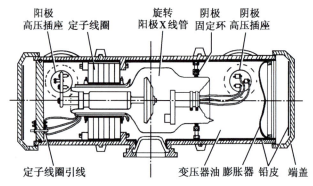

阳极   旋转   阴极 阴极
高压插座 定子线圈 阳极X线管 固定环 高压插座

定子线圈引线   变压器油 膨胀器 铅皮 端盖

图 2-28 旋转阳极 X 线管管套

3. 组合机头　为了使小型X线机轻便,将X线管、灯丝变压器及高压变压器等共同组装在一个充满变压器油的密封容器中,称为组合机头。管套多为圆筒形,无需高压电缆和高压插座,其结构简单,如图2-29所示。

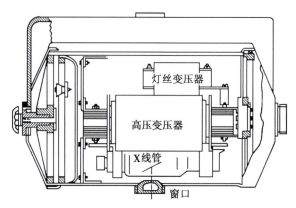

灯丝变压器

高压变压器

X线管

窗口

图 2-29 组合机头结构图

20世纪80年代出现的中、高频X线机,因高压变压器、灯丝加热变压器及高压整流器等部件的体积大大减小,使X线管、高压变压器、灯丝加热变压器装在一起成为可能,形成了新一代的大功率组合机头。

六、X 线管的冷却

高速运动的电子束轰击阳极靶面时产生X线的效率很低,如采用钨靶,管电压为40~150kV时,只有0.4%~1.3%的动能转变为X线,其余转变为热能,这些热能如果不能迅速消散,就会使X线管温度过高而不能正常工作。由此可见,X线管的散热、冷却非常必要。

固定阳极X线管的功率较小,阳极靶面产生的热量通过阳极体传导给阳极柄,再由绝缘油进行冷却。普通旋转阳极X线管阳极靶面产生的热量主要通过热辐射进行冷却。

热交换器法在大功率X线管中广泛使用,热交换器由油泵、散热器、风扇、弹性软管等组成,并配有温度传感器。油泵、散热器、风扇等用软管和X线管连接,一进一出,当X线管温度高于设定值时,热交换器开始工作,循环泵将X线管管套中热的绝缘油抽出,将已经冷却的绝缘油送回管套内,如此反复循环,以保证X线管的正常工作。

近年来,随着CT、DSA及其他大功率X线装置的应用,对X线管的冷却提出了更高的要求。水冷机冷却法在高端CT设备、DSA设备中已经广泛使用。水冷机主要由制冷系统、水路系统和控制系统组成。制冷系统由压缩机制冷系统组成,包括压缩机、冷凝器、冷凝风机、热力膨胀阀、板式换热器和制冷剂管路等。水冷机采用强制冷方式，内有独立的循环水泵，可将水冷机外水箱中的水液吸出送至水冷机中的制冷系统中的板式换热器进行冷却，然后再送回水箱不断循环。

（卢钦棠）

第二节　高压发生器

高压发生装置又称为高压发生器（high voltage generator），俗称油箱，它是X线发生装置的重要组成部分。

高压发生器的作用：①为X线管灯丝提供加热电压；②为X线管提供直流高压；③如配有两只或两只以上X线管，还需切换X线管。

高压发生器由高压变压器、灯丝变压器、高压整流器、高压交换闸（配两只或两只以上X线管时用）、高压插座等高压元器件组成，如图2-30所示，按要求组装后置于方形或圆形钢板制成的箱体内。箱体内灌注变压器油，以加强各部件之间的绝缘和散热，箱体必须牢靠接地，以防高压电击造成的危害。

高压发生器的发展主要经历了两个阶段。

工频阶段：早期高压发生器的工作频率为50Hz或60Hz，设备体积大、质量较重、输出电压波形脉动率高、单色性差、软射线多。曝光参数的控制精度、重复性和稳定性都很差，导致图像质量不高。

中、高频阶段：自20世纪70年代开始，随着电子技术的发展，利用直流逆变将高压变压器的工作频率提高到中、高频。工作频率在400～20 000Hz范围的称为中频，工作频率大于20 000Hz的称为高频。高频逆变高压发生器体积显著变小、质量明显变轻，管电压和管电流输出更加稳定，曝光时间控制更加精确。现代X线设备一般都采用高频高压发生器。

目前，高频高压发生器的发展趋势主要集中在高频化、小型化、模块化、高性能化和智能化等几个方面。

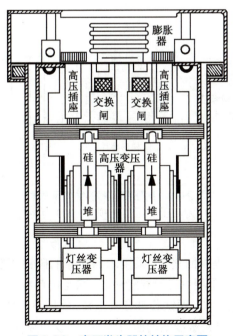

图2-30　高压发生器的结构示意图

一、高压变压器

高压变压器的工作原理与普通变压器相同，是将低压交流电转换为高压交流电的器件。其输出的高压交流电经整流后为 X 线管提供所需要的直流高压。其特点如下。

（1）次级输出电压高：诊断用 X 线机管电压（峰值）为 30～150kV，治疗用 X 线机管电压可达 200～300kV 或更高。可见，高压变压器应具有很高的绝缘要求。

（2）瞬间负载大，连续负载小：摄影时，负载是瞬间的，瞬间负载大，管电流可达数百毫安甚至上千毫安，但曝光时间很短，从几毫秒至数秒；透视时，虽然工作时间较长，但是管电流很小，连续负载小，一般不超过 5mA，X-TV 透视式 X 线机透视管电流为 1mA 左右。

（3）设计容量小于最高输出容量：由于诊断用高压发生器瞬间负载大、连续负载小，因此高压变压器的容量就可以按最高输出容量的 1/5～1/3 设计。

（4）次级中心点接地：高压变压器采用两个次级线圈同相串联、次级中心点接地的方式。

（5）浸在绝缘油中：高压变压器需浸在绝缘油中使用，绝缘油具有很好的绝缘能力和流动性，既满足绝缘要求，又起到散热作用，可提高各部件间的绝缘性能和散热效率。

1. 构造 高压变压器由铁芯、初级线圈（初级绕组）、次级线圈（次级绕组）、绝缘材料和固定件等组成，如图 2-31 所示。

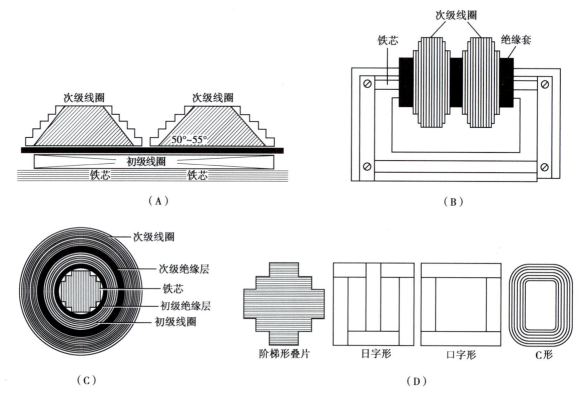

图 2-31 高压变压器的结构示意图

（A）高压变压器上臂纵向剖面图；（B）为高压变压器正视图；（C）为高压变压器上臂横向剖面图；（D）为口字形、日字形和 C 形铁芯外形图。

（1）铁芯：主要是给磁通提供回路，多采用表面涂漆的硅钢片叠制成闭合"口"字形或"日"字形；现代诊断用 X 线机广泛采用"C"形卷绕铁芯，它是用带状冷轧硅钢片经过卷绕、成形、退火、浸漆等多种工序加工而成。"C"形铁芯具有质量轻、体积小等特点。

（2）初级线圈：高压变压器初级线圈的匝数较少，一般为数百匝，线径较粗；所加电压不高，一般不超过 500V，但瞬间通过的电流很大，中型以上诊断用 X 线机摄影时可达几百安培。初级线圈多采用高强度的漆包线、玻璃丝包线或扁铜线，将线圈分若干层绕在绝缘纸筒上。有的高压变压器将初级线圈绕成两个，视电源电压情况，同相串联或并联后使用，在接线时需注意线圈的同名端或异名端。

高压变压器初级线圈导线的线径较粗，直流电阻很小，一般在1Ω以下，但通过的电流较大，电压降不容忽视。

（3）次级线圈：高压变压器次级线圈总匝数在数万到数十万匝，输出的交流电压很高（30～150kV），多绕成匝数相同的两个线圈同相串联在一起，套在初级线圈外面。通过它的电流很小，一般在1 000mA以下。

为了增强线圈的抗电强度和机械强度，防止突波电压冲击时出现断线现象，次级线圈的开始和最后两三层都用绝缘强度高、线径较粗的漆包线绕制。

有的高压变压器为了防止次级高压袭击初级回路，保证人员和设备的安全，在初级、次级之间加一层不闭合的薄铜片，并将其接地以作为屏蔽层。

诊断用X线机的高压变压器都采用两个次级线圈同相串联，次级中心点接地的方式，这样可使高压变压器的绝缘要求降低一半。

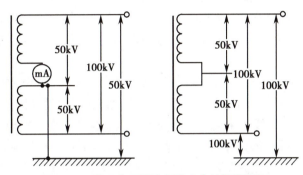

图2-32　高压变压器次级中心点接地原理图

因高压次级中心点接地后可获得与大地相同的零电位，故次级两根输出线的任何一根对中心点的电压，仅为两根输出线间电压的一半，如图2-32所示。例如，高压变压器次级输出的电压为100kV，中心点接地后，每根次级输出线对中心点（地）的电位差都是50kV，这就将高压元器件的耐压要求从100kV降到50kV。另外，由于次级中心点电位为零，可以把电流表串接在次级中心点处，安装在控制台上，使控制台免受高压威胁，从而保证操作人员的安全。

为了防止电流测量回路断路而使中心点电位升高，设有保护装置。多数X线机是在两个中心点接线柱上并联一对放电针或一个纸介电容器，当中心点对地电位升高时，放电针放电或电容器击穿，将次级中心点对地短路，起到保护作用。有的X线机在次级中心点的两个接线柱上，并联一只放电管，当次级中心点电位升高时，放电管起辉导通，同样能起到保护作用，并可提醒操作者，电流测量回路存在断路故障。

2.工作原理　高压变压器同普通变压器工作原理一样，遵循下述基本工作原理。

（1）变压比：在理想状态下，初级电压、次级电压和线圈匝数之间的关系为

$$\frac{U_1}{U_2}=\frac{N_1}{N_2}=K \tag{2-4}$$

式中，U_1为初级电压；U_2为次级电压；N_1为初级线圈匝数；N_2为次级线圈匝数；K为变压器的变压比。K是变压器的重要技术参数之一。

对于一个变压比一定的变压器，输出电压随输入电压的增减而增减。也就是说，调节高压变压器的初级输入电压，可以获得不同数值的次级电压。因此，可通过调节自耦变压器输出电压来调节加到高压变压器初级线圈上的电压，进而调节X线管的管电压。

高压变压器是升压变压器,次级电压 U_2 极高,其线圈匝数 N_2 也很大。在确定高压变压器的变压比 K 时,应力求在最大负载时使自耦变压器引起的损耗最小。使此时的高压变压器初级电压尽量接近电源电压。

(2)能量守恒:当高压变压器本身的能量损耗忽略不计时,根据能量守恒定律,初级输入功率等于次级输出功率。即

$$P_1 = U_1 I_1 \qquad P_2 = U_2 I_2 \qquad U_1 I_1 = U_2 I_2 \tag{2-5}$$

式中,P_1 为初级输入功率;P_2 为次级输出功率;U_1 为初级电压;U_2 为次级电压;I_1 为初级电流;I_2 为次级电流。从式(2-5)可以看出,当变压器的功率一定时,电流与电压成反比,即输出电压越高,输出电流越小。这就是设计高压变压器时次级线圈线径细、初级线圈线径粗的原因。

对于大功率高压变压器,工作时初级回路中电流很大,这就要求电源内阻必须有较小的阻值,才能保证电源电压降不超过某一允许值,进而保证管电压预示的准确性;对于小功率高压变压器,工作时初级回路中电流较小,对电源内阻的要求也可适当放宽。

3. 过渡过程 当变压器接入电网时,励磁电流不是立即达到稳定状态,而是经历一个不稳定的过程,即过渡过程,亦称为暂态过程。

(1)暂态电流:在过渡过程中,励磁电流瞬间峰值有时可达到负载电流的 10 倍以上。过渡过程中的励磁电流通常称为暂态电流(也称过渡电流)。暂态电流大小与接通时磁通的相位和铁芯中的剩磁有密切关系。

当高压变压器在电源电压零相位时接通,若铁芯中有剩磁,且剩磁的方向与接入时磁通的方向相同,那么这个总磁通将远远超过铁芯的饱和磁通,结果就会产生很大的暂态电流。

(2)暂态电流的影响:X 线发生装置的曝光动作频繁且高压变压器通电时间短,若不采取措施防止暂态电流,在每次曝光的开始,将由于暂态电流过大而使管电压降低,进而影响 X 线的输出。另外,过大的暂态电流将使高压器件的绝缘强度下降而容易被击穿、损坏。

(3)减小暂态电流的措施:通常采用三种方式减小暂态电流,①偶数脉冲曝光;②高压变压器接通时与前一次曝光最后一个脉冲反相;③曝光前将高压变压器直流预磁,曝光时高压变压器反相接通。

(4)突波电压:如果高压变压器在电源电压最大(即相位角为 90°)时接通,由于磁通的变化从零开始,因此没有暂态电流。但在高压变压器的次级线圈将产生 1.5 倍正常值大小的脉冲电压,此脉冲电压称为突波电压,简称突波。

由于 X 线机的曝光动作频繁且高压变压器通电持续时间短,若不采取措施防止突波电压,在高电压曝光开始时,高压元器件将被突波电压击穿。因此,X 线机一般设有防突波电路或使高压变压器在交流电源过零时接通,以防产生突波电压,保护高压部件免遭击穿、损坏。

目前 X 线机的曝光时间多为偶数个脉冲,并且在电源电压零相位时将高压变压器接通,就是为了防止高压变压器的暂态电流过大及突波电压过高对 X 线机的影响。

二、高压元器件

(一)灯丝变压器

灯丝变压器是为 X 线管提供灯丝加热电压的降压变压器。双焦点 X 线管需配备两个结构相同、规格不同的灯丝变压器。

1. 结构 灯丝变压器由铁芯、初级线圈和次级线圈组成,如图 2-33 所示。

(1)铁芯:一般用涂漆硅钢片以交错叠片的方法制成"口"字形或"C"字形,有的铁芯还将有线圈的一臂叠成阶梯形。

(2)初级线圈:因流过初级线圈的电流很小,故采用导线直径小于 1mm 的漆包线,分数层绕

在用黄蜡绸或绝缘纸包好的阶梯形臂上，层间用绝缘纸绝缘，总匝数为1 000匝左右。初级线圈可直接绕在经绝缘后的铁芯上，或绕在绝缘筒上再套在铁芯外面。

（3）次级线圈：因次级线圈流过的电流较大，多用直径为2mm左右的纱包或玻璃丝包圆铜线，分几层绕制，总匝数多为数十匝。初级、次级之间用绝缘强度较高的绝缘筒作绝缘材料。

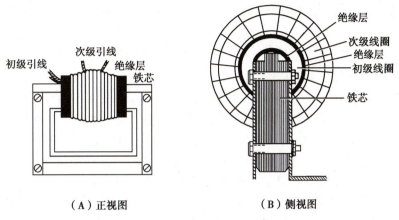

（A）正视图　　　　　　　（B）侧视图

图2-33　灯丝变压器的结构

2. 特点

（1）次级线圈电位很高：由于灯丝变压器的次级线圈为X线管灯丝提供加热电源，与X线管的阴极相连，当X线管曝光时，灯丝变压器次级线圈的电位与阴极负高压等电位，致使灯丝变压器次级线圈具有很高的对地电位，因此要求灯丝变压器初级与次级之间、次级对地之间具有良好的绝缘，绝缘强度不能低于高压变压器最高输出电压的一半。

（2）降压变压器：灯丝变压器初级电压在100～220V之间，次级电压在5～12V之间，功率在100W左右。

（二）高压整流器

高压整流器是一种将高压变压器次级输出的交流高压整流为脉动直流高压的电子元件。

高压变压器次级输出的交流高压，如果直接加到X线管两端，正半周时，灯丝发射的电子能飞向阳极，产生X线；负半周时，阳极电位比阴极电位低，灯丝发射的电子飞不到阳极，X线管不辐射X线。这种利用X线管本身整流作用整流的X线机称为自整流X线机。显然，自整流X线机不能充分发挥X线管的效能。同时，因负半周无X线产生，逆电压很高，容易导致高压元器件的击穿、损坏。除小型X线机采用自整流方式外，现代大、中型X线机，都设有高压整流电路，利用高压整流器，将高压变压器输出的交流高压变成脉动直流高压。将脉动直流高压的正极加到X线管的阳极，而将脉动直流高压的负极加到X线管的阴极。这样，无论正半周还是负半周，X线管都能产生X线，克服了自整流X线机仅在正半周产生X线的缺点。

早期的X线机通常采用高压真空二极管作为整流器，随着半导体工业的发展，现代X线机的高压整流器都采用高压硅整流器，也称为高压硅堆。与高压真空二极管相比，高压硅堆具有寿命长、体积小、机械强度高、绝缘性能好、性能稳定、正向压降小等优点，这对简化电路、缩小高压发生器体积非常有利。在使用高压硅堆时，要求将其浸入变压器油内，油温不得超过70℃，且反向峰值电压不得超过额定值，以防击穿、损坏。

高压硅堆的结构如图2-34所示，它是由许多单晶硅做成的二极管以银丝同向串联而成，从绝缘性、耐热性和经济因素考虑，外壳一般采用环氧树脂。由于硅和环氧树脂的热膨胀系数差别很大，同时考虑到耐压，每个硅二极管首先用硅胶加以密封，然后填充环氧树脂。高压硅堆的两端有与管内相接的多种结构的引出线端，以便根据需要装上不同形式的插脚。

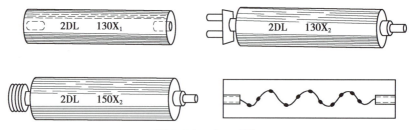

图 2-34　高压硅堆

2DL 130X$_1$、2DL 130X$_2$、2DL 150X$_2$ 为整流硅堆的型号。

（三）高压电缆、高压插头与插座

大、中型 X 线机的高压发生器和 X 线管是分开组装的，两者之间通过两根绝缘要求很高的电缆线连接在一起，即高压电缆。高压电缆的作用是将高压发生器产生的直流高压输送到 X 线管的两端，同时把灯丝加热电压输送到 X 线管的阴极灯丝。高压插头、插座是高压电缆与 X 线管和高压发生器的连接器件。为装卸方便，并保证高压绝缘，高压电缆的两端各安装一个高压插头，而 X 线管管套上和高压发生器上都设有高压插座，连接时只要将高压插头插入相应的高压插座内即可。连接高压电缆时，特别要注意高压发生器与 X 线管插座之间"+"连接"+"，"−"连接"−"。否则，X 线管不会曝光，甚至会因所加反向电压过高而击穿、损坏。

1. 高压电缆　高压电缆既要有一定的截面积，以达到一定的耐压强度，传输高压；又要尽可能减小截面积，使其柔软，以适应 X 线管头经常移动和高压电缆弯曲的需要。考虑到加工和制造的方便，目前 X 线机所用的高压电缆，一般多用非同轴高压电缆，如图 2-35 所示。其各部分构造和作用如下。

（1）导电芯线：位于高压电缆的最内层，每根芯线都由多股铜丝制成，外包厚度约 1mm 的绝缘橡胶皮，其绝缘要求为能承受 50Hz、1 000V 交流电实验 5min 而不被击穿。电缆芯线数目不一，有二芯、三芯、四芯等几种。二芯线供单焦点 X 线管使用，三芯线供双焦点 X 线管使用，四芯线供三极 X 线管使用。芯线的作用除传送高压外，阴极侧电缆还传送 X 线管灯丝加热电压。

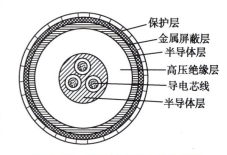

图 2-35　非同轴高压电缆的结构

（2）高压绝缘层：位于导电芯线外侧，主要由天然橡胶制成，厚度为 4.5~20mm，呈灰白色。目前，也采用高绝缘性能的塑料作高压绝缘层，直径可做得较细，机械强度和韧性都较好。高压绝缘层的耐压要求一般为 50~200kV 的峰值电压。高压绝缘层的作用是使导电芯线的高电压与地之间绝缘。

（3）半导体层：由具有半导体性能的橡胶制成，紧包在高压绝缘层外，呈灰黑色，厚度为 1.0~1.5mm。

当高压电缆的高压绝缘层与金属屏蔽层接触良好时，两者之间无静电场产生；但是当高压绝缘层与金属屏蔽层某处接触不良时，会形成高压静电场，使两者之间的空气电离。空气电离产生的臭氧会加速绝缘橡胶的老化，破坏其绝缘性能。

在高压绝缘层与金属屏蔽层之间加上一层半导体材料，可以使高压绝缘层表面电荷流动，使电荷汇集到金属屏蔽层上接地，以此消除了静电现象。由于半导体层不仅能够均匀高压绝缘层的表面电场，而且能够防止空气电离产生臭氧，因此也称为防臭氧层。

非同轴电缆的导电芯线外围还有一层半导体层，称为内半导体层，它的作用是使芯线与高压绝缘层间的静电场分布均匀。因非同轴高压电缆的电场分布不均匀，在凸起的地方，单位面积电荷密度增大，故容易引起电缆击穿；借助内半导体层，可使电场分布均匀，从而避免了凸起部分发生电击穿的危险。同轴结构的高压电缆由于电场分布均匀，因此无需加内半导体层。

（4）金属屏蔽层：由直径不大于 0.3mm 的镀锡铜丝编织而成，编织密度不小于 50%。也可用镀锡铜丝网带重叠包绕，但接合部必须接触良好。金属屏蔽层必须紧包在半导体层上，并在高压电缆的两端与高压插头的金属喇叭口焊接在一起，借固定环接地，使之与大地同电位。其主要作用：一旦高压电缆击穿，导电芯线的高压便与金属屏蔽层短路，而金属屏蔽层通过固定环接地，从而保护操作者和受检者的安全。

（5）保护层：位于高压电缆的最外层，老式电缆多用棉纱、涤纶线编织而成，裹在电缆外部，现多用塑料代替。其作用是加强对高压电缆的机械保护，减少外部损伤，并能防止有害气体、油污和紫外线对高压电缆的危害。

高压电缆的主要参数是耐压值，高压电缆的最大允许耐压值与管电压的波形有关；纹波系数愈大，最大容许耐压值就愈小。在高压次级中心点接地时，由于每根高压电缆只承受高压变压器输出电压的一半，因此，高压电缆的耐压值可降低一半。

2. 高压插头与插座　它们工作在高电压下，对耐压的要求很高，多由机械强度大、绝缘性能好的压塑性材料或橡胶制成。目前，各厂家生产的高压插头与插座都采用国际电工委员会（International Electrotechnical Commission，IEC）标准，可通用、互换，如图 2-36 所示。

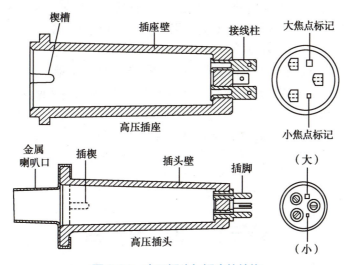

图 2-36　高压插头与插座的结构

高压插座的底部有三个压铸的铜制接线柱，接线柱上端钻有约 1cm 深的圆孔，供高压插头上的插脚插入。高压插头的头端压铸有三个铜制插脚，每个插脚的根部钻有一个小的引线孔，导电芯线由此孔伸出，并焊接在插脚根部的槽沟内。高压电缆与高压插头间的空隙部分，要用松香和变压器油等配好的绝缘填充物灌满，以提高绝缘强度。高压插头底端镶有铜制喇叭口，以便与高压电缆金属屏蔽层相焊接，并通过高压电缆固定环与高压发生器箱体或 X 线管管套连接。金属喇叭口可以改善接地处的电场分布，不使电力线过于密集。

高压插头三个插脚呈等腰三角形排列，插入时要注意插脚的方位。插紧时，插脚就会紧密地与插座的接线柱接触。此时不可强力扭转，以免损坏插脚。为了正确插入和防止高压插头转动，目前多在高压插座口处铸有一楔槽，高压插头尾侧铸有一相应的插楔，插入时插楔对准楔槽，插入后需用固定环固定。另外，为了保持良好的绝缘，避免高压放电，需在高压插头外表面均匀涂上一层脱水凡士林或硅脂，再将高压插头插入高压插座中。

（四）高压交换闸

部分诊断用 X 线机，为适应不同诊断工作的需要，有时配备两只 X 线管。一只用于透视和点片摄影，另一只用于摄影或特殊检查。由于两只 X 线管共用一个控制台和高压发生器，同一时间内又只能允许一只 X 线管工作，因此必须经过交换装置把高压发生器产生的灯丝加热电压和管电压送到不同的 X 线管上，这种交换装置称为高压交换闸（high voltage switching brake）。

高压交换闸不仅要切换管电压和灯丝加热电压，而且动作十分频繁，因此在结构上要求牢固，且有很高的绝缘强度和机械强度。为了保证触点接触良好，减小接触电阻，要求触点面积大，并有足够的接触压力。

目前，高压交换闸多为电磁接触器式，一般由两组高压交换闸组成，一组用来做 X 线管阳极高压的交换，另一组用来做 X 线管阴极高压和灯丝加热电压的交换。两组高压交换闸同步工作。其结构和工作原理与普通接触器相同，当线圈通电后，衔铁动作使触点闭合，将所选用的 X 线管接到相应的电路中。高压交换闸的线圈、衔铁和触点均需浸在高压发生器的变压器油中。线圈的工作电压多为交流 110V 或 220V，也可用直流电。

（五）变压器油

变压器油（transformer oil）又称为绝缘油（insulating oil），它盛放在高压发生器油箱和 X 线管管套内，起绝缘和散热作用。其主要特点：①绝缘强度高。高压发生器内变压器油的绝缘强度一般应达到 30kV，X 线管管套内变压器油的绝缘强度要求更高，应达到 40kV。②燃烧点高，要求为 150～160℃。③闪燃点高，要求为 135～150℃。④导热系数高，能起到良好的散热作用。⑤化学性能稳定。⑥黏度低，易于对流和散热。⑦凝固点低，一般要求为 −45～−15℃，变压器油凝固点温度即为油的标号，如 45 号油其凝固点为 −45℃。⑧颜色一般为浅黄、暗红或水白，透明无悬浮物。

绝缘强度是变压器油最主要的技术参数，它与变压器油的含水量相关，含水量增加会降低变压器油的绝缘强度。由于变压器油易吸收空气中的水蒸气，因此不能使变压器油长期暴露在空气中。变压器油受电场、光线、高温、氧气、水分、杂质（如铜屑、铁屑、铅屑）等的影响，其绝缘性能会下降，这种现象称为变压器油的老化。对于老化的变压器油，一般经过滤法再生后可继续使用。

（宗会迁）

第三节　控　制　台

控制台最初以实现 X 线管在曝光过程中的管电压、管电流和曝光时间三个基本参量的控制为主要任务，一般称为三钮制控制台，最短曝光时间为 0.02～0.04s。

1950 年至 1960 年期间，出现了二钮制控制台，即在 X 线曝光前只预选管电压值和代表曝光量的 mAs 值。

1970 年以后出现了单钮制控制台，在曝光操作过程中，只需选定管电压，使 X 线曝光参量的调节和操作程序大为简化。

单钮制控制台出现不久，由于计算机技术在 X 线发生装置的应用，又出现了零钮制控制台。按人体脏器分类设置部位按钮，摄影前，只需根据受检者的胖瘦程度和受检部位及投照方向，按动相应的部位按钮，便可从计算机存储器中调出相应的曝光条件程序，受检部位的曝光参数即自动选定，使操作程序进一步简化。为满足摄影条件灵活搭配的需要，三钮制控制台仍被普遍使用。X 线成像的控制装置随着电工技术、电子管技术、晶体管技术、大规模集成电路技术、模拟电子技术、数字电子技术、高频逆变技术、单板计算机及单片机控制技术发展而不断改进。

一、对电路的基本要求

对电路的基本要求是能够调控 X 线管辐射 X 线的穿透能力、辐射强度和曝光时间。

（1）可调管电流：能给 X 线管灯丝提供一个在规定范围内可以调节的加热电压，以调节管电流,达到控制X线辐射强度的目的。

（2）可调管电压：能给X线管提供一个很高且可以调节的管电压,使X线管灯丝发射的热电子加速、聚焦以轰击阳极靶面产生X线,达到控制X线穿透能力的目的。

（3）可调曝光时间：使供给X线管的高压在预定的时间内接通和切断,以准确控制X线的曝光时间。

二、基 本 电 路

诊断用X线机的基本电路由四个单元电路构成。

（1）电源电路：其作用是为其他各单元电路提供所需的各种不同电压的交流电和直流电。该电路一般由电源闸刀开关或空气开关、电源线、电源保险丝（熔断器）、开关机按钮和接触器等元器件构成。为便于对电源输入电压进行观察和调节,还设有电源电压表及电源电压调节器,有的还设有电源电压自动调整装置等。

（2）X线管灯丝加热电路：其作用是为X线管灯丝提供可调的加热电压,以调节管电流。

（3）高压发生电路：其作用是为X线管提供所需的管电压。

（4）控制电路：其作用是控制各单元电路的工作。这是基本电路中所用元器件最多、结构最复杂的电路,除有脚闸、手开关、各种继电器、接触器和限时器等基本元件与电路外,还按X线机的功能不同而设有透视、点片摄影、普通摄影、滤线器摄影、体层摄影等操作控制电路。

上述单元电路有机地组合在一起,它们之间既有各自的独立性,又有相互的制约性,任一单元电路发生故障,都将影响X线发生装置的正常工作。各单元电路的相互关系如图2-37所示。

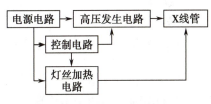

图 2-37　基本电路构成方框图

大型X线发生装置的电路还设有各式各样的保护电路,但一台完整的X线发生装置,其电路主要由上述四个单元电路构成,它们之间互相配合、协调工作。

X线发生装置与配套使用的各种辅助装置配合,完成各种投照检查任务。由于辅助装置有多有少,结构也不相同,因此其电路也不一致。辅助装置电路包括X线管支持装置电路、电动诊视床电路及X-TV、高压注射器等装置的电路。

三、单元电路简介

（一）电源电路

电源电路是机器的总电源,通过它给机器各单元电路供电。该电路机件体积较大,导线线径较粗。主要元件有：电源接触器、电源保险丝、自耦变压器、电源电压补偿调节装置、指示仪表等。

（二）X线管灯丝加热电路

灯丝加热电路是为X线管灯丝提供加热电压的电路。因它可实现管电流调节,故又称为管电流调节电路。它分为灯丝加热初级电路和灯丝加热次级电路。灯丝加热次级电路与X线管的阴极灯丝相连。

曝光时间一定时,X线的量就由管电流的大小来决定;而管电流的大小取决于灯丝辐射热电子的能力,灯丝辐射热电子的能力由灯丝温度决定;灯丝加热电流I_f越大,灯丝温度越高,灯丝辐射热电子的能力越强。灯丝加热电流由灯丝加热电压决定。这些关系可用如下流程表示：

灯丝加热电压U_f↑→灯丝加热电流I_f↑→灯丝温度↑→灯丝辐射热电子的能力↑→管电流I_a↑→X线辐射强度↑。

可见,管电流的调节可通过改变灯丝变压器初级电压来实现。实际电路中,多采用在初级电路中串联电位器来调节管电流。电阻↑,其上压降↑,灯丝初级电压↓,灯丝温度随之↓,管电流↓;

反之,管电流↑。对透视来说,由于管电流很小,一般为几毫安,但要求在曝光时能连续调节,因此透视管电流调节电路一般都利用半可调电阻;对摄影来说,由于管电流变化很大,从几十到数百毫安,但曝光时不进行调节,因此摄影管电流调节电路一般是由若干个抽头的可调电阻构成。

为稳定管电流,并确保大管电流摄影时 X 线管灯丝安全,中、大型 X 线机灯丝加热初级电路中都设稳压器。

如图 2-38 所示,由于空间电荷的作用,管电流不仅与灯丝加热电流有关,而且与管电压的变化有关。致使管电流和管电压不能分开调节。为解决这一问题,X 线管灯丝初级电路里常设有空间电荷补偿装置。

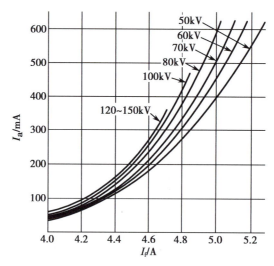

图 2-38　X 线管灯丝加热特性

空间电荷补偿的基本原理:通常采用改变灯丝加热电压的办法来补偿管电压变化对管电流造成的影响,即在增加管电压 U_a 的同时,相应地减小灯丝加热电压 U_f,使管电流 I_a 保持不变。该关系可用如下流程表示:

$$U_a \uparrow \begin{cases} \text{空间电荷效应使 } I_a \uparrow \\ \text{空间电荷补偿使 } U_f \downarrow \to I_a \downarrow \end{cases} \} \to I_a \text{ 不变}$$

根据上述分析,可以得出多数三钮制控制 X 线机灯丝加热电路的结构模式,如图 2-39 所示。

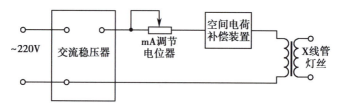

图 2-39　灯丝加热电路的结构模式

在中、高频 X 线机灯丝加热电路中,采用直流逆变电路,获得中、高频脉冲交流电,给灯丝变压器供电,通过调节脉冲交流电的频率和脉宽或仅调节脉宽,即可实现管电流调节。

(三)高压发生电路

高压发生电路包括高压初级电路和高压次级电路。

1. 高压初级电路　其作用是管电压调节、控制、预示及补偿。

(1)管电压调节电路:调节管电压就能有效地控制 X 线的穿透能力。由于人体各组织部位密度、厚度的差异很大,这就要求设备必须有一个调节范围很宽的管电压调节系统,以满足从手指关节至腰椎侧位等各部位对 X 线穿透能力的需求。中小功率诊断用 X 线机的管电压调节范围为30～90kV（调节比为3）；大功率诊断用X线机的管电压调节范围为30～150kV（调节比为5）。

（2）管电压控制电路：其作用是控制X线管管电压的"接通"或"断开"，可分为如下三种方式：①用接触器控制高压初级电路；②用晶闸管控制高压初级电路；③初级、次级配合控制与三极X线管控制。

（3）管电压预示与管电压补偿电路：在X线摄影时，管电压值决定照片的对比度，同时对照片的密度也有很大影响。实验表明，X线管的管电压比正常值高10%时，照片的感光量将增加60%～70%；管电压比正常值低10%时，照片的感光量则减弱40%～50%。可见，管电压的准确测量和指示，对方便操作和获得理想的照片对比度和密度是非常必要的。

1）管电压预示：其作用是在X线管未加负载（空载）时，先测量初级电压，再根据高压变压器的变压比，计算出次级电压，预先将本次曝光X线管两端可能加的实际管电压指示出来，故称为管电压预示。

2）管电压补偿：X线管曝光时，由于电源电阻、自耦变压器阻抗、高压变压器阻抗及其他器件内阻的存在，电路中将产生电压降。管电流越大，产生的电压降也越大，这样，就使X线管两端的实际管电压要小于预示的管电压值。管电压补偿电路的作用就是在不同管电流时，使管电压的预示值与曝光时实际加到X线管两端的管电压值相同或相近。

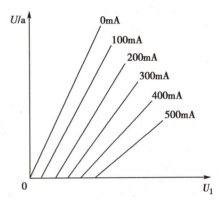

图2-40　高压初级空载电压与管电压的关系

实验表明，在不同的管电流时，高压变压器初级空载电压 U_1 与实际管电压 U_a 的关系如图2-40所示。由图2-40可知，管电流为零时，曲线是经过原点的直线（即空载曲线），随着管电流的增加，曲线的变化规律是向右平移量越来越大、斜率越来越小。

管电压补偿的基本原理：根据预选管电流的大小，对管电压预示值进行平移补偿和斜率补偿，以预先增加高压变压器的空载初级电压 U_1，补偿负载时的电压降，使管电压预示值等于负载时实际管电压值。

2．高压次级电路　是指由高压变压器次级线圈至X线管两极所构成的回路，其作用是高压整流和管电流测量。

（1）高压整流电路：中型诊断用X线机的高压次级电路通常采用单相全波桥式高压整流电路，其特点是在高压交流电的任一半周，X线管都有电流通过，都能产生X线。

如图2-41所示，该电路由四个高压硅堆 D_1～D_4 构成单相全波整流桥，两个交流输入端分别接到高压变压器B次级输出的两端。高压变压器次级中心点接地。

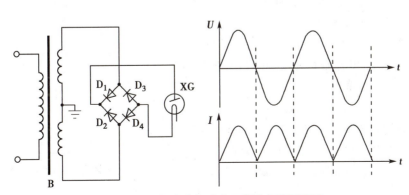

图2-41　单相全波桥式高压整流电路及波形
XG为X线管。

（2）管电流测量电路：在单相全波整流电路中，一般将通过高压变压器中性点的交流电流整流后，再用直流管电流表进行测量。由于高压变压器线圈的匝与匝之间、层与层之间、线圈与线圈之间、线圈与地之间及高压电缆导电芯线与地之间均可形成分布电容，有高压时便会产生电容电流（0.5～3mA）。此电容电流也经整流进入管电流表内，致使管电流表读数高于实际管电流值。电容电流对透视管电流影响很大，在透视管电流测量电路中必须加装电容电流补偿电路。电容电流补偿方法较多，一般采用电阻分流法或变压器补偿法。在摄影管电流测量电路中，因电容电流相对摄影管电流而言很小，可以忽略，故可不予补偿。

现代医学在临床方面对放射诊断提出了越来越高的要求，要求X线诊断设备具备功率大、曝光时间短、工作频率高、剂量稳定、图像质量好等特性。为了达到上述要求，除了采用大功率、小焦点的旋转阳极X线管外，必须提高高压发生器的输出功率并改善管电压的波形。由于高压发生器的输出功率不仅与管电压、管电流的大小有关，而且与管电压、管电流的纹波系数（脉动率）有关，其纹波系数越小，输出功率越大。可采用三相多波整流高压次级电路改善脉动率。纹波系数的定义为

$$\varepsilon = \frac{U_{\max} - U_{\min}}{U_{\max}} \times 100\% \tag{2-6}$$

式中，$U_{\max}$ 为整流输出电压最大值；$U_{\min}$ 为整流输出电压最小值。

为了获得更高的直流电压，通常采用倍压整流电路。在倍压整流电路中，高压变压器的次级电压利用高压整流器和高压电容器而变成恒定的电压；空载时，其最大值是高压变压器次级电压最大值的两倍。

3. 毫安秒测量电路　摄影曝光时间在 0.5s 以下时，普通的管电流表不能正确指示管电流值。为此，短时间曝光，就要使用指示值与管电流和曝光时间的乘积成正比的曝光量（mAs）表来测量。目前常使用保持型的电子 mAs 表和数字式 mAs 表。

（四）控制电路

1. 限时电路　其作用是控制X线曝光时间的长短，以准确地控制X线的曝光量（管电流一定时）。目前，大中型X线机一般采用电子限时电路控制曝光时间的长短。在控制X线曝光时间的方法上，过去一般是将限时电路的控制接点串接在高压接触器的线圈电路中，用控制高压接触器的工作时间来达到控制曝光时间的目的。由于所使用的交流接触器本身固有的响应时间，使最短曝光时间受到限制。目前，大中型X线发生装置已广泛使用晶闸管无触点开关，代替常用的交流接触器。这样，可根据限时电路的信号，直接控制高压的接入和关断，能够准确、有效地做到零相位接入高压，避免过电压的产生。

电子限时电路的工作原理：电子限时电路多种多样，但其限时的基本工作原理都是利用电容器 C 和电阻 R 构成的 RC 充放电特性。

如图 2-42 所示，合上开关 K_1（K_2 断开），直流电源 E 便通过电阻 R_1 对电容器 C 充电，电容器两端的电压 U_C 由零开始逐渐增加，开始增加较快，以后逐渐减慢，待充电到 $U_C = E$ 时，充电电流等于零，U_C 也不变了，如图 2-43 所示。充电电流在开关 K_1 接通瞬间最大（等于 E/R），随着 U_C 的上升而逐渐减小，充电电流开始减小很快，随后逐渐减慢，如图 2-44 所示。

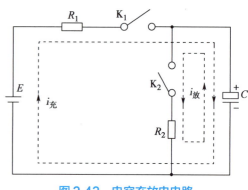

图 2-42　电容充放电电路

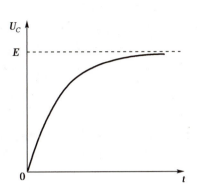

图2-43 充电时电容器两端电压变化曲线

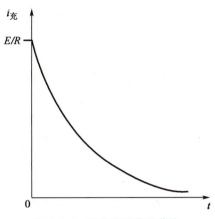

图2-44 充电电流变化曲线

充电的快慢与 R_1C 乘积的大小有关。R_1C 乘积愈大,充电愈慢;R_1C 乘积愈小,充电愈快。充电电压 E 与电容器两端的电压有如下关系:

$$U_C = E(1 - e^{-t/R_1C}) \tag{2-7}$$

则:

$$t = R_1C \ln \frac{E}{E - U_C} \tag{2-8}$$

若 C、E 为定值,当 U_C 为某一设定值时,则 t 与 R_1 成正比。

$\tau = R_1C$ 称为充电回路的时间常数,它表示充电到 $U_C = 0.632E$ 所需的时间。

充电完毕,将 K_1 断开,合上 K_2,电容器 C 就会通过电阻 R_2 放电,放电电流开始下降较快,以后逐渐减慢;R_2C 乘积愈小,放电愈快,放电时间常数为 $\tau = R_2C$。

可见,要使电容器两端电压改变,是需要时间的,并且一般电容器两端的充电电压 U_C 控制在 $0.632E$ 的线性范围内。当 C 一定时,限时时间 t 与 R_1 成正比。

2. 自动曝光控制电路 自动曝光控制(automatic exposure control,AEC)电路是在 X 线通过受检部位后,以达到胶片上所需的感光剂量(即胶片密度)来决定曝光时间,即胶片感光剂量满足后,自动终止曝光。为此,自动曝光控制电路也称为 mAs 限时电路。

自动曝光控制电路分为光电管式自动曝光控制电路和电离室式自动曝光控制电路。

(1)光电管自动曝光控制电路:利用光电倍增管的光电效应来达到控制曝光时间的目的,目前已很少采用。

(2)电离室自动曝光控制电路:利用电离室(ionization chamber)内气体电离的物理效应,使 X 线胶片在达到理想密度时切断曝光。它比光电管自动曝光系统的应用范围广泛,在各种诊断 X 线机的摄影中几乎都可采用。

电离室的结构为两个金属平行电极,中间密封惰性气体。两极板间加上直流高压,惰性气体作为绝缘介质并不导电。当 X 线摄影时,X 线光子能量被两极间的气体分子吸收,使气体分子电离产生自由电子和正离子,电子和正离子在强电场作用下,相向移动而形成电离电流,电离电流的大小与 X 线辐射强度成正比。利用这一物理特性,将电离室置于受检者与胶片暗盒之间,X 线摄影时,穿透受检者之后的 X 线,使电离室产生电离电流。此电离电流作为输入控制信号,待 X 线胶片达到一定密度时,令执行元件切断曝光。由上所述,当 X 线辐射强度大时,电离电流大,曝光时间短;反之,如 X 线辐射强度小,电离电流小,X 线曝光时间则自动延长。

电离室的外形尺寸为 400mm×400mm×15mm。根据人体各种生理部位摄影的需要,在电离室某些有利区域安置"测量野"。一般每个电离室表面装有两个或三个面积约为 $50cm^2$ 的测量野,多采用"三野结构"。三个测量野多安置于电离室表面中心位置,以使胶片中心的受检部位图像密度适当。但也因一些器官对称于人体某部位,如肺摄影时就可使用对准于两肺中心的测量野。三个测量野可根据不同部位摄影的要求,用开关选择单独使用或任意组合。

具有"三野"的电离室剖视图如图2-45所示。三个测量野是用喷雾法将导电物质喷涂在塑料薄片上,然后夹在一些密度低的泡沫塑料之中,周围的保护环与连接线也都是喷涂的导电物质,这样,就保证在X线胶片上不留下任何部分的影子。整个电离室除测量野外都用泡沫塑料填充,然后用两块很薄的铜板夹住,以保证电离室表面的机械强度

为适应不同摄影部位所采用的不同测量野的电离室如图2-46所示。

对于目前广泛应用的平板探测器数字X线摄影(DR)设备,由于平板探测器自身就是由无数个探测单元所组成,勿需另加自动曝光控制电路。工程上,仅在平板探测器中选取具有代表位置的区域进行加权平均从而自动调整曝光时间。

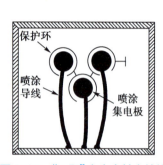

图 2-45 "三野"电离室基本结构

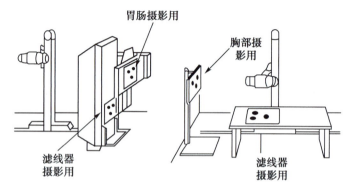

图 2-46 各种摄影用的"三野"电离室

3. 旋转阳极启动、延时与保护电路 其作用是在摄影准备时,让旋转阳极启动,经一定的延时时间,使旋转阳极加速达到额定转速,如果旋转阳极因故不能启动旋转,保护电路不允许摄影曝光,可防止X线管靶面熔化。使用旋转阳极X线管的X线机均设有旋转阳极启动、延时、保护电路。

旋转阳极启动电机的定子安装在X线管玻璃壳的外壁、靠近阳极端,由铁芯和线圈构成,如图2-47所示。定子包括启动线圈和工作线圈,这两个线圈都镶嵌在圆形定子铁芯上,且在空间上形成90°的空间角。一般情况下,启动线圈和工作线圈由同一单相电源供电(图2-48),为使两个线圈中的电流在时间上有一相位差,以便形成旋转磁场,使电机的转子带动旋转阳极转动,可在启动线圈中串接剖相电容器C进行移相,此种电机称为电容剖相式电机。启动转矩的大小与电容器C的容量成正比,提高电容器的容量,可加大启动转矩。也可通过提高启动电压来加

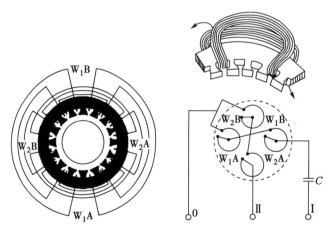

图 2-47 旋转阳极定子线圈的结构与连接

大启动转矩,待旋转阳极正常运转后,再将此电压降低。由于旋转阳极启动电机工作时间不长,启动电压亦可不变。

新型 X 线管对靶面的转动方向没有具体要求。旋转阳极启动基本电路如图 2-48 所示。

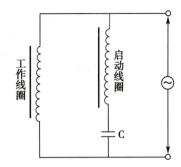

图 2-48 旋转阳极定子线圈基本电路

中型诊断用 X 线机一般采用低速旋转阳极 X 线管,当电源频率为 50Hz 时,其阳极转速理论值为 3 000r/min,实际转速为 2 800r/min 左右。在大型 X 线机中,为了提高 X 线管的功率,常采用高速旋转阳极 X 线管;采用 4 倍频以提高阳极转速,其阳极理论转速可达 12 000r/min,实际转速可达 9 000r/min 左右。

由于阳极的惯性作用,曝光结束断电后,阳极将继续运转一段时间。这样,旋转阳极不但会产生噪声而且增加了阳极轴承的磨损,缩短了 X 线管的使用寿命,因此装备旋转阳极 X 线管的中、大型 X 线机一般均配备旋转阳极刹车装置。尤其是装备高速旋转阳极 X 线管的大型 X 线机都装有旋转阳极刹车装置,刹车装置一旦损坏,就绝对不能启动 X 线机。对高速 X 线管来说,无论是启动过程还是制动过程都存在一个临界转速,在临界转速附近 X 线管整体将会产生一定幅度的振动,严重时可大大缩减整个 X 线管的寿命。临界转速的具体数值与 X 线管的结构和材料特性有关,一般在 5 000～7 000r/min 之间,在启动和制动时都需要尽量快地使转子迅速越过临界转速,避免 X 线管损坏。

旋转阳极启动电路通电后,先检测启动线圈和工作线圈的得电是否正常。只有当工作线圈和启动线圈得电工作均正常时,延时器才开始延时,经过 1s 左右的延时,旋转阳极达到规定的转速后,旋转阳极延时、保护电路才允许 X 线机曝光。

4. X线管安全保护电路 其作用是防止操作者因选择曝光参数过大而造成 X 线管摄影曝光时超负荷损坏。X 线管的正确使用是保证 X 线管安全和延长 X 线管寿命的根本措施。

每只 X 线管都有最大额定规格,即最大允许容量,如果使用不当,超过它的极限,就会造成 X 线管的损坏。为了避免这种情况的出现,保证每次曝光都是在它允许的最大负载之下进行,大、中型 X 线机中都设有 X 线管容量保护电路。

X 线管的瞬时负载大小,主要决定于管电压、管电流和曝光时间三参数的乘积。X 线管容量保护电路的设计依据是 X 线管瞬时负载特性曲线。例如,XD$_{51}$-20·40/125 型旋转阳极 X 线管瞬时负载特性曲线如图 2-49 所示,对每个焦点、每次摄影选择管电流和曝光时间所对应的坐标点,都应落在所选管电压瞬时负载特性曲线之下,如果落在曲线之上,保护电路就要动作,自动阻止曝光。

X 线管容量保护电路也称容量限制电路、过载保护电路或瞬时负载保护电路。它可从电路结构上防止操作者在选择摄影条件时超过 X 线管的额定负载,属于一次性预置保护,即防止 X 线管一次负荷(一次曝光)过载的保护。对因额定值内的连续重复曝光而出现的累积性过载不起保护作用。对累积性过载问题,应根据 X 线管和管套的热容量特性,严格遵守该管的曝光间隔要求,保证相邻两次曝光之间有足够的间隔时间,以便让 X 线管冷却,这样才能确保 X 线管的安全。

一些 X 线机中除了设有 X 线管容量保护电路外,还设有过管电压保护电路、过管电流保护电路和冷高压保护电路等。

5. 操作控制电路 其作用是控制 X 线发生装置,完成各种曝光;并能协同某些机械动作,完成临床技术要求。例如,台次选择、透视及点片摄影、一般摄影、滤线器摄影、体层摄影、间接摄影、双向血管造影等操作控制,可通过开关或计算机发出信号,命令执行机构,使 X 线发生装置产生 X 线。

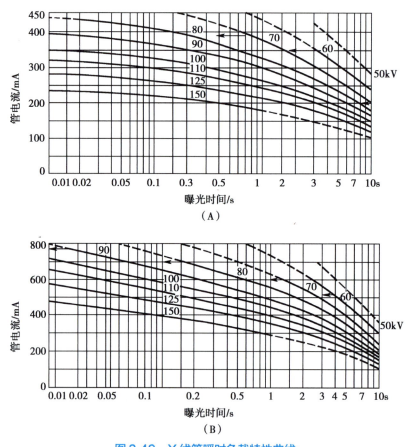

图 2-49 X 线管瞬时负载特性曲线

（A）为小焦点是 1 50Hz 交流电、单相全波整流时，X 线管瞬时负载特性曲线；
（B）为大焦点是 2 50Hz 交流电、单相全波整流时，X 线管瞬时负载特性曲线。

（宗会迁）

思考题

1. 简述 X 线管的作用与结构。
2. 简述固定阳极 X 线管阳极的构造与各部分的作用。
3. 与固定阳极 X 线管相比，说明旋转阳极 X 线管的优点。
4. 简述高压发生器的作用与结构。
5. 简述高压整流器的作用。
6. 简述高压电缆的结构和功能。
7. 对电路的基本要求是什么？
8. 简述控制台的功能。

第三章 普通X线设备

诊断用X线设备是利用透过人体后X线的辐射强度差异而形成图像的设备,一般具有透视、点片摄影、普通摄影、滤线器摄影、立位摄影和体层摄影等功能。根据成像时用不用计算机进行图像重建和图像处理,诊断用X线设备可分为普通X线设备和数字X线设备。本章主要介绍普通X线设备的结构与分类、常用外围装置、常规X线机、程控X线机、高频X线机以及医用X线电视系统等。

第一节 基本结构

一、概 述

临床应用的普通X线设备除普通X线透视、点片摄影设备(胃肠机)和普通摄影X线设备(拍片机)等综合(通用)型X线设备外,还有各种提供特殊检查的专用X线设备,如心血管造影X线机、消化道造影X线机、乳腺X线机、床边X线机、牙科X线机、口腔X线机、手术X线机、模拟定位X线机等。

(一)普通X线设备基本结构

普通X线设备因使用目的不同,其结构有很大差别,但基本结构都由主机和外围设备两大部分组成。主机也称X线发生装置(第二章已详细介绍),由X线管装置、高压发生器、控制台等构成,其主要任务:产生X线并控制X线的穿透能力强弱、辐射强度的大小和曝光时间的长短。外围设备是根据临床检查需要而装配的各种机械装置和辅助装置,包括诊视床、摄影床、X线管组件支持装置、成像装置以及各种配套装置,其基本结构如图3-1和图3-2所示。

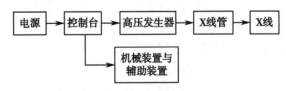

图3-1 普通X线设备构成方框图

(二)分类

普通X线设备可根据其X线管的标称功率、高压变压器的工作频率、X线管的最大管电流、结构形式、用途等分为多种类型。

1.按X线管的标称功率分类 按X线管的标称功率,普通X线设备可分为10kW、15kW、20kW、30kW、50kW、80kW、100kW等。

2.按X线管的最大管电流分类 按X线管的最大管电流,普通X线设备可分为10mA、30mA、50mA、100mA、200mA、300mA、400mA、500mA、800mA、1 000mA、1 250mA等,有的可达3 000mA。根据管电流的大小,普通X线设备又可分为小型X线机、中型X线机和大型X线机。

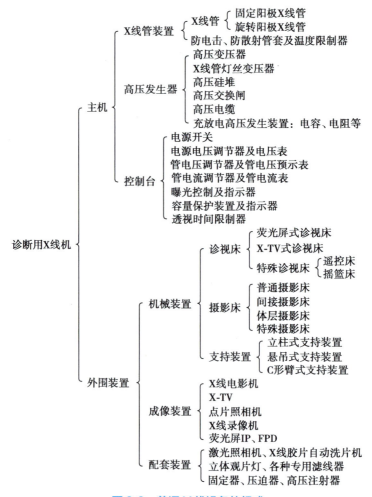

图 3-2　普通 X 线设备的组成

（1）小型 X 线机：小型 X 线机的管电流≤100mA，最高管电压为 50～100kV。

（2）中型 X 线机：中型 X 线机的管电流为 200mA、300mA、400mA，最高管电压为 100～125kV。

（3）大型 X 线机：大型 X 线机的管电流≥500mA，最高管电压为 125～150kV。这类 X 线机多配有两只或两只以上的旋转阳极 X 线管；在外围装置方面，多数配有 X-TV、摄影床和诊视床；整机结构复杂，输出功率较大，使用范围广，可一机多用。

3．按高压变压器的工作频率分类　根据高压变压器工作频率的高低，普通 X 线设备可分为工频 X 线机、中频 X 线机和高频 X 线机。通常把高压变压器的工作频率为 50Hz 或 60Hz 的 X 线机称为工频 X 线机；高压变压器的工作频率在 400～20 000Hz 范围内的 X 线机称为中频 X 线机；高压变压器的工作频率＞20kHz 的 X 线机称为高频 X 线机。中频 X 线机和高频 X 线机均采用了直流逆变技术，也称为逆变式 X 线机。

4．按用途分类　普通 X 线设备按用途可分为综合型 X 线机和专用型 X 线机两类。

（1）综合型 X 线机：此类 X 线机具有透视、摄影或特殊检查等多种功能，适合对受检者各部位做多种疾病的 X 线检查，是小、中型医院普遍使用的 X 线机。

（2）专用型 X 线机：专用型 X 线机是为满足临床诊断工作的特殊需要或适应某些专科疾病的检查而设计的，配有各种专用的外围装置。如乳腺摄影 X 线机、牙科 X 线机、口腔全景 X 线机、手术 X 线机、模拟定位 X 线机等。

5．按结构形式分类　普通 X 线设备按结构形式通常可分为便携式 X 线机、移动式 X 线机和固定式 X 线机等三大类。

（1）便携式X线机：此类X线机结构简单，重量轻，装卸方便，X线管装置和高压发生器常融合成组合机头。整机的机件可装在手提箱或背包内携带，对供电电源要求不高，一般照明电源即可使用。有的具有直流逆变组件，在没有交流电源时，可使用直流电源（如蓄电瓶）供电。便携式X线机适合在医院外做流动性检查，但因输出功率小，只能做临时性透视和较薄部位的摄影。

（2）移动式X线机：此类X线机结构紧凑，体积小，X线发生装置和外围装置组装在小车架上。小车架由人力或电力驱动，可方便地在一定范围内移动。目前，移动式X线机多采用高频高压发生器，体积小，重量轻，输出功率大，与X线管装置融合成组合机头，已成为床边X线摄影的重要设备。有的移动式X线机X线管支持装置采用小型C形臂，配备X-TV系统，可用于手术监视和介入治疗。

（3）固定式X线机：此类X线机组件多而重，体积大，结构复杂，需安装在专用机房内使用；对供电电源和接地装置的要求比较严格；功能较多，可做多种X线检查。

普通X线设备的分类除上述外还有很多，如按使用目的可分为透视X线机、摄影X线机、胃肠X线机、心血管造影X线机等；按高压整流形式可分为自整流X线机、单相全波整流X线机、三相全波整流X线机、倍压整流X线机等。

二、普通X线透视与点片摄影附属装置

X线透视是利用人体各组织对X线具有不同的吸收作用而实现的一种检查方法。其过程是，射入人体的X线，在穿透过程中，部分能量因吸收、散射而消失，其余能量经人体不同组织的衰减后射出，携带着人体内部的结构信息，经荧光屏或X-TV系统转换为透视图像。

点片摄影是对透视过程中发现的病灶及其周围组织进行的重点拍片，简称为点片，也称为实时摄影，以适时记录有诊断价值的图像。点片摄影时，要求胶片能被迅速送入曝光区，即送到透视观察媒介的正前方，胶片中心要正对透视观察媒介中心，然后曝光，把透视观察到的病灶及其周围组织的图像抓拍下来。从点片摄影的角度说，透视对点片摄影起定位和病灶观察作用；从透视的角度说，点片摄影是透视图像的记录手段。

（一）诊视床

诊视床一般与点片架搭配，是用于普通X线透视与点片摄影的附属装置，这样的搭配不仅可以满足透视需要，还可以方便地进行点片摄影。

1．一般诊视床　一般诊视床由床体、点片架、点片架平衡装置、动力系统等几部分组成，如图3-3所示。床体由底座、床身和床面组成。点片架供透视和点片摄影用，也称为点片摄影装置或点片装置。动力系统一般有两套：一套是床身回转动力系统，多用单相或三相电机提供动力，经减速箱变速后，由蜗轮、蜗杆或齿轮组带动床身回转；另一套是床面移动动力系统，多用单相电机提供动力，经减速箱变速后，由链条带动床面移动。一般诊视床具有如下功能。

（1）床身回转功能：床身能在+90°～-15°之间电动回转，并可停止在任意角度位置，以适应各种不同角度的透视观察和点片摄影需要。

（2）床面移动功能：床面能电动伸出，水平位时一般向头侧可伸出50～100cm，向足侧可伸出20～50cm。

（3）点片架移动功能：透视时，可单手手动移动点片架，使其进行上下、左右、前后方向的移动，以便寻找病灶。发现病灶后，可由透视切换为点片摄影，此时，点片架由电磁锁止器自动锁止、固定在一定的位置上。

2．遥控床　遥控床是一种新型诊视床，它将X-TV和诊视床合理组合，具有普通诊视床的各项功能，并实现全部机械运动电动化。遥控床的床身回转、床面移动、点片架的三维运动、锁止、压迫器动作和缩光器调节等，都采用了电动有线控制，全部可在控制室的控制台上进行遥控

操作。为防止运动过位造成危险，各种机械运动均设有限位和限位保护开关。遥控床分为床下X线管式和床上X线管式两种。

（1）床下X线管式遥控床：如图3-4所示，多由传统的诊视床改进而来，X线管位于床下，成像装置位于床上。点片架上设有各种动作的操作开关，既可遥控操作，也可进行近台操作。这种遥控床由于点片架上的影像增强器和胶片等与受检者的距离较近，因此图像放大率小，有利于提高图像质量。另外，床下X线管式遥控床也便于X线防护。其缺点：①X线管位于床下，活动范围受限；②因点片架距床面太近而使受检者转动不便；③所使用的点片架多为有暗盒式，工作效率低。

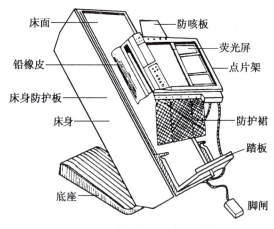

图3-3　一般诊视床的基本结构

图3-4　床下X线管式遥控床

（2）床上X线管式遥控床：如图3-5所示，这种遥控床把成像装置设计在床面以下，点片架多改用无暗盒式。床面上方只有X线管及其支持装置和一个机械压迫器，使整个诊视床的结构更加紧凑、合理。透视过程中受检者转动身体不受成像装置的妨碍。并且，X线管的位置与普通摄影相同，很容易兼用作普通摄影。同时，X线管和床面间的距离可调，有的调整距离可达到150cm，可满足胸部摄影需求。X线的投照方向可以向受检者足侧及头侧各倾斜30°，更有利于病灶的观察。床上X线管式遥控床的缺点是不利于X线防护。

3．摇篮床　如图3-6所示，摇篮床是一种功能更全、自动化程度更高的遥控床。其结构多采用固定底座和C形滑槽，实现了床身的垂直、水平和负角度回转。床身回转范围为±90°。在0°～90°时，回转速度为90°/16s；在−90°～0°时，回转速度为90°/32s。床面可绕其纵轴做±720°旋转。在水平位置时，床面可向头端伸出50cm，向脚端伸出20cm，横向可移动25cm。X线管和

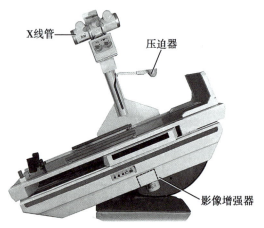

图3-5　床上X线管式遥控床

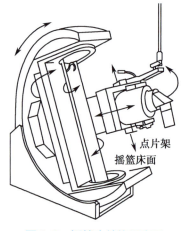

图3-6　摇篮床结构示意图

成像装置可绕受检者纵轴做±90°旋转。可见,摇篮床可在受检者不动的情况下,方便地对受检者做任意方向投照。

摇篮床除具有遥控床的全部功能外,还具有以下优点:①受检者被固定在凹形床面上,身体随床面可做±360°~±720°旋转,在受检者身体不动的情况下,可方便地进行各种角度的透视和点片摄影,这也是摇篮床名称的由来。②在受检者身体不动的情况下,X线管和成像装置可一起绕受检者旋转,以便对受检者同一部位进行不同角度的观察。

(二)点片架

点片架是透视和点片摄影时用于承载X线管和成像装置的机械装置,被安装在诊视床上,并与透视媒介合理搭配,形成一个既方便透视又方便点片摄影的机械装置。

1.结构　点片架由主框架、透视媒介安装框、储片区、送片系统、控制盒、滤线器、遮线器、压迫器、防咳板和防护裙等组成。

透视媒介指荧光屏、X-TV等,可直接安装在主框架上,较大的影像增强器要专设天轨悬吊系统以平衡其质量。送片系统把等候在储片区的暗盒适时地送入透视媒介的正前方进行摄影,它适用于多种规格的片盒,并可进行水平或垂直方向的分割曝光。送片系统有手动式和电动式两种。电动送片由电机带动,可自动完成定位、曝光、复位和分割换位,为下次送片做好准备。控制盒主要用于诊视床的移动和点片架的电动控制,是对透视和点片摄影进行集中控制的组件。在对胶片进行分割曝光时,为使每幅图像分割清楚,除遮线器要做相应调整外,在暗盒的前面还要用铅制隔板进行遮挡,使同一张胶片上的几幅图像互不影响,图像边缘整齐、清晰。有的点片架所配的遮线板是一套独立机构,与胶片分割方式选择机构连动。有的则与压迫器组合在一起,在分割摄影时选择相应的压迫器。

2.分类　根据暗盒的不同,点片架可分为有暗盒式和无暗盒式两种。

(1)有暗盒式点片架:有暗盒式点片架的结构如图3-7所示。

透视过程中需要点片摄影时,将送片手柄自最右端向左拉动,带动片夹和暗盒向左侧的透视媒介正前方移动,此时透视自动停止,且点片架上下、左右、前后运动自动锁止;同时,X线管大焦点灯丝增温、旋转阳极启动,为点片摄影做曝光准备。当暗盒到达摄影位置时,可自动或手控曝光。曝光结束后必须将送片手柄拉回原位(最右端)。否则,X线机将不能透视。手柄长时间不予归位,还会因旋转阳极定子线圈长时间通电而引起X线管过热,甚至造成X线管大焦点灯丝烧断。

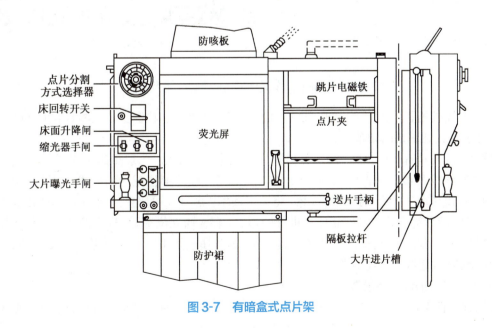

图3-7　有暗盒式点片架

51

（2）无暗盒式点片架：无暗盒式点片架一般装配在遥控床和摇篮床上。此装置胶片的装卸、传送，仅对胶片本身操作，适用于工作量较大的医院。图3-8是该装置中的送片系统，送片系统由储片盒、胶片传送机构、增感屏和收片盒等组成。

储片盒一次可装多至50张同一规格的胶片。拍片时，吸盘从储片盒拾取一张胶片送入传片机构，传到一对增感屏之间，增感屏夹紧胶片后将其送到摄影等待位置，点片摄影命令发出后，按预定分割方式将胶片传送至曝光位置，进行曝光。全片曝光完毕后，增感屏打开，胶片被传送到收片盒；如分割曝光尚未结束，则胶片随增感屏退至摄影等待位置，同时增感屏打开，胶片在增感屏内移动一下，将未曝光部分移动到增感屏中间后增感屏再夹紧，为下一次曝光做好准备。

由于胶片在储片盒中无任何间隔地放在一起，如果空气湿度太大，可造成胶片相互粘贴，因此，要求机房内空气相对湿度不大于80%。胶片在传送过程中有较多的摩擦，如果空气干燥又会产生静电放电，无暗盒装置需设防静电装置，并要求环境相对湿度不小于40%。总之，在使用中应严格控制机房空气的相对湿度，必要时，使用去湿机或加湿机。

传片机构要求使用适当大小、形状和厚度的胶片。胶片不符合标准时，容易引起卡片。机器设有胶片计数和取出与返回检测，一旦胶片卡片则不能再传送胶片，以防止浪费更多的胶片。有的点片架可同时装两个不同尺寸的储片盒，此类点片架称为双通道无暗盒装置；有的在同一通道上也可使用两种尺寸的胶片，但收片盒是共用的，可接受来自任何通道和不同尺寸储片盒送出的胶片。

目前，随着数字平板技术的应用，点片摄影也随之实现了数字化，如图3-9所示的全数字胃肠X线机，不需专门装配送片系统，即可兼做数字X线摄影。

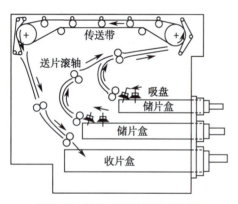

图3-8 无暗盒送片系统示意图

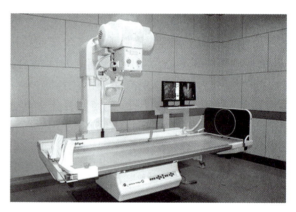

图3-9 全数字胃肠X线机

三、普通摄影X线机及其附属装置

摄影X线机是利用X线检测器（胶片、IP板、平板探测器）检测穿过受检部位后的X线，获得受检部位永久性图像的设备。

摄影X线机具有一般摄影、滤线器摄影、立位摄影等功能。一般摄影是X线通过受检者后直接到达X线检测器而获得图像的方法，多用于儿童、较薄部位或诊断要求不高的摄影；滤线器摄影是X线通过受检者后经过滤线器，将散射线"过滤"掉，再照射到X线检测器以获得图像的方法；立位摄影是受检者取站立体位进行的摄影，有普通立位摄影，也有滤线器立位摄影。以上各种摄影功能的实现，均需配以各种附属装置，其附属装置主要有X线管组件支持装置、摄影床、立位摄影架、遮线器和滤线器等。

（一）X线管组件支持装置

X线管组件支持装置主要用于在X线摄影时把X线管组件夹持固定在一定位置，使X线管以一定距离和角度对摄影成像介质（胶片、IP暗盒、平板探测器等）进行曝光，并保证摄影时X线管处于稳定状态。

X线摄影中，根据不同部位和位置，要求X线中心线能以不同的方向投照受检者，并要求源-像距可调。为尽量减少移动受检者，要求X线管能做上下、左右和前后三个方向的移动，能绕X线管长轴、水平短轴转动。以上各种运动，都是在其支持装置夹持下实现的。为实现上述要求，最简单的支持装置由立柱、滑架、横臂和组件卡环组成。立柱是支持装置的主体，由轨道支扶以保持直立状态。横臂近端由滑架支持并与立柱联系在一起，其末端设有X线管组件卡环。

横臂本身能做伸缩移动，滑架能带动横臂在立柱上上下移动，立柱能沿支扶轨道移动，这样就实现了X线管组件的三维移动。一般立柱移动范围大于300cm，滑架升降范围大于150cm，横臂伸缩范围大于24cm。有的立柱其横臂不能伸缩，用于配合浮动床面摄影床，以保证X线中心线始终正对滤线器中心。

绕X线管长轴的转动由X线管组件在卡环中转动完成，该转动较少使用，没有指标规定。绕X线管水平短轴的转动由横臂绕自身长轴转动完成。要求转动范围在±90°以上。另一种转动是横臂绕立柱纵轴的转动，由横臂与滑架之间的转轴实现或由立柱整体自转实现，要求转动范围不小于±90°。

综上所述，X线管组件支持装置应具有携带X线管组件完成三维移动和三个转动的功能，如图3-10所示。六维运动要求轻便、灵活，都有锁止机构，组件位置确定后由锁止机构锁止，保证曝光过程中X线管组件的稳固。

普通摄影用X线管组件支持装置分落地式、悬吊式和C形臂等几种形式。

1. 落地式　立柱是落地式X线管组件支持装置的主体，为方筒形、钢板结构，且顶端设有滑轮。X线管和滑架质量由位于立柱内的平衡砣平衡。立柱内外都设有轨道，其中外设轨道供滑架使用，内设轨道供平衡砣使用。由钢丝绳经传动轮联系滑架和平衡砣。该类结构具有结构简单、安装方便、成本低等特点。落地式X线管组件支持装置从结构上可分为地轨式及摄影床一体化式。

（1）地轨式：分双地轨式和天地轨式两种，其外形如图3-11所示。

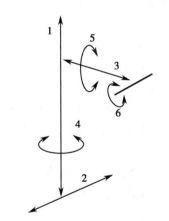

图3-10　X线管头支架活动示意图

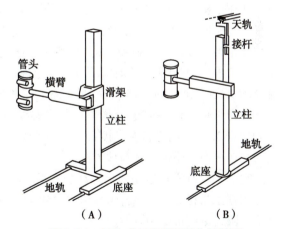

图3-11　地轨式X线管组件支持装置
（A）双地轨式；（B）天地轨式。

1）双地轨式：立柱固定在底座上；底座由两条地轨支持，并能在地轨上滑动，以带动立柱和X线管组件在双地轨上纵向水平移动。这种立柱支持方式对机房高度无特殊要求，但地面上有两条地轨，显得不整洁。

2）天地轨式：立柱由一条地轨和一条天轨支持，其主体由立柱和接杆组成。接杆可上下伸缩，以在一定范围内适应不同高度的房间。天轨不承重，只起支持作用。这种结构形式地面上只有一条轨道，较为整洁。

（2）摄影床一体化式：立柱的纵向运动 2 条轨道固定在摄影床的一侧，结构紧凑。但立柱纵向运动轨道较短，其纵向移动范围较落地式小。例如，配备立式胸部摄影架，在胸部摄影架上进行摄影受到一定的限制；另外如果暗盒托盘或探测器与立柱固定在一起的话，则给有角度 X 线摄影带来不便。其外形如图 3-12 所示。

2. 悬吊式 由固定纵向天轨、移动横轨（滑车架）、滑车、伸缩吊架、横臂、控制盒和 X 线管组件等组成，其外形如图 3-13 所示。

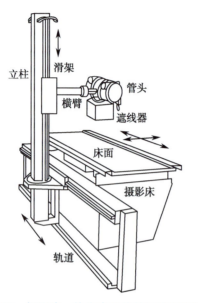
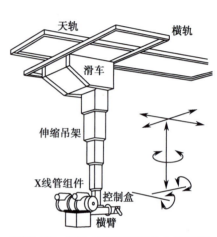

图 3-12　摄影床一体化式 X 线管组件支持装置　　图 3-13　悬吊式 X 线管组件支持装置

固定纵向天轨被牢牢地固定在天花板上或专用过梁上，它承担着天轨以下悬吊部分的全部质量。移动横轨带着滑车、伸缩吊架，可在固定天轨上做纵向和横向水平运动，纵向运动范围为 2~3m，横向运动范围为 1~2m。上述两种运动完成 X 线管组件在水平面的二维运动，而伸缩吊架本身的竖向伸缩，则完成第三维的上下运动，范围为 1.5m 左右。

伸缩吊架一般由 5 节伸缩节构成，第 1 节固定，下面 4 节均能做上下伸缩活动，且每一节都套在上一节里，其内由轨道和轴承导向，稳定性好。横臂装在伸缩吊架最后一节的下端。横臂的一端装配 X 线管组件的固定卡环，另一端装配控制盒和把手。X 线管组件可在卡环内转动，横臂可绕自身长轴转动（>±90°），横臂可绕吊架纵轴转动（360°），实现了 X 线管组件三个方向的转动。为保证 X 线管组件位置角度确定后的稳定性，上述六维运动均由锁止机构固定。目前，锁止机构大多采用电磁锁止与释放方式。

控制盒上设有六维运动锁止与释放开关（触摸或按键），由电子电路控制锁止机构控制 X 线管组件的锁止与释放。X 线管组件沿横臂纵轴旋转角度可用指针式指示，也可用数字显示，或数字显示与圆盘刻度滚珠指示并用。

悬吊式 X 线管组件支持装置与落地式 X 线管组件支持装置相比，结构复杂、安装难度较大、成本相对较高。但因为悬吊式 X 线管组件支持装置能充分利用机房顶部空间，具有运动灵活、操作方便、运用范围广的特点，所以特别适用于多功能 X 线摄影。

3. C 形臂 C 形臂是为了适应各种不同的 X 线特殊检查而设计的，名称因其形状而来。C 形臂的一端安装 X 线管和遮线器，另一端安装成像装置，如影像增强器、电视摄像机、平板探测器等。C 形臂可以和悬吊式 X 线管支持装置相结合，组成悬吊式 C 形臂支持装置；也可以与专用底座结合，组成落地式 C 形臂支持装置，如图 3-14 所示。

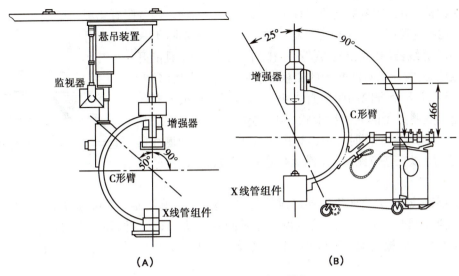

图 3-14 移动 C 形臂 X 线机
(A)悬吊式C形臂;(B)落地式C形臂。

由于 C 形臂结构紧凑,占据空间少,并能沿槽移动和绕水平轴转动,活动范围大且灵活,因而特别适用于心血管系统的 X 线检查。小型移动式 X 线机装配 C 形臂后,特别适合做床边 X 线检查和在手术室使用。其最大优点是检查时无需移动受检者。

(二)遮线器

遮线器又称缩光器、限束器,安装在 X 线管管套窗口位置,用来遮去不必要的原发射线和部分焦点外散射线、控制 X 线照射野的大小和形状、减少受检者受照剂量和提高图像清晰度。摄影用的遮线器内部还设有强光源和反射镜,模拟 X 线管焦点的位置,以便指示照射野大小、形状和中心线。

自 X 线管焦点辐射出的 X 线向四周辐射,在管套窗口对 X 线照射野进行了初步限定,以满足常用距离上最大的照射野。实际使用所需要的最大范围,不能在窗口过分限制,而是在窗口外加遮线器进行控制。

1.工作原理 利用可调间隙的铅板,遮去由窗口射出的不必要的原发射线和部分焦点外散射线,从而控制、改变实际需要的照射野大小和形状。

X 线管焦点(源)、铅板的位置和间隙与照射野之间的关系如图 3-15 所示。其间的尺寸比例关系是 $A/B = a/b$。其中 A 是焦点到铅板的距离,B 是源-像距。a 是铅板间隙尺寸,b 是照射野尺寸。使用 X 线机时,应先调好源-像距,再调照射野尺寸,即通过调节 a 的大小满足 b 的大小要求。b 的大小应略大于受检部位的尺寸。

2.基本结构 根据结构形式不同,遮线器可以分为不同类型,如遮线板、遮线筒、活动遮线器、多层遮线器以及可变圆形照射野遮线器等。遮线器类型不同,遮线效果和应用也不同。

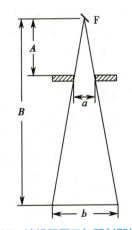

图 3-15 遮线器开口与照射野的关系

(1)遮线板:是在管套窗口附加的一块铅板,铅板中有一个适当大小的方形或圆形口,铅板开口中心以 X 线中心线为中心。这样,根据开孔的大小,就会在一定距离上得到一定范围的照射野。实用中一般备有多块开有不同孔径的遮线板,在各板上标明特定距离的照射野大小,以便选用。这种遮线板在小型和手术 X 线机中仍有使用。

（2）遮线筒：由铁或铜板制成圆柱形、圆锥形或方锥形，内壁附有铅板。遮线筒的口径各异。口径不同，控制的照射野大小也不一样。摄影时可依据实际所需合理选用。

（3）活动遮线器：由可调间距、正交排列、连续安置，且能开闭的两组铅板组成。两对能开闭的铅板，分两层垂直排列，每对铅板的开闭决定一个方向的照射野大小。调节两对铅板的开闭程度，就能改变照射野的大小和形状，同一层相对的两铅板总是以 X 线中心线为对称轴同时开闭。如图 3-16 所示。活动遮线器效果更理想，可以在任意距离上，满足任意尺寸和长宽比例的照射野需要。

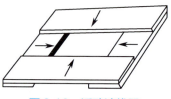

图 3-16　活动遮线器

（4）多层遮线器：为进一步改善遮线效果，出现了多层遮线器。多层遮线器是由几组遮线板组成的遮线器，同一方向的多对遮线板工作时同步活动，只是它们到焦点的距离不同，活动幅度也不同，上组遮线板活动幅度较小，下组遮线板活动幅度较大，上下两组遮线板具有共同的照射野。

为吸收遮线铅板产生的散射线，在两组铅板之间设有吸收散射线的铅质方筒，可减少散射线向周围散射。另外，遮线器的外壳也具有一定吸收散射线的能力。

多层遮线器还设有软射线滤过板更换轨道，结构上有插槽式和转盘更换式。插槽式有上口插入式和下口插入式。插入一块薄的铜或铝滤过板，即可吸收软射线。转盘更换时将几种常用的滤过板都镶嵌在一个圆盘上，安装在遮线器上口，选用哪一种滤过板，就将它转至窗口的下方。

（5）可变圆形照射野遮线器：为了适应影像增强器的使用，出现了可变圆形照射野遮线器。该类型遮线器具有类似照相机光圈的虹膜结构，但都是铅质叶片，能有效吸收不必要的原发射线和部分焦点外散射线。在使用中可电动控制改变照射野直径，使照射野与影像增强器的圆形输入屏形状对应。结构有单片遮线板式和叶瓣式，后者可以电动控制，连续调节照射野的直径，多在 X 线透视或心血管造影设备中使用。

3. 活动遮线器　现在使用的多为多层式活动遮线器。根据驱动方式不同可分为手动式和电动式。两种遮线器的结构及工作原理基本相同，只是调整的动力驱动不同，手动式多用于 X 线摄影，电动式多用于 X 线透视。

（1）手动式遮线器：直接用手通过机械传动开闭遮线器的遮线板，控制照射野的大小和形状。摆体位时，检查技术人员靠近 X 线管组件，可直接操作。其操作方式有旋钮式和拨杆式两种。遮线器内部多设有照射野的指示灯，有的还装有中心线指示器。

（2）电动式遮线器：电动式遮线器的结构与手动式遮线器基本相同，只是遮线板的移动动力由两个微型电机提供。控制电机的正、反转及动作时间，即可将照射野调整到适当大小。纵横两个方向的多叶遮线板的开闭，是由两个微型电机通过两套减速器和传动机构控制的。电机的转动由手控开关和限位开关控制，有的电动式遮线器可随透视距离的改变自动调节，以保持照射野大小不变，在点片摄影时，自动转换成与所选胶片规格和分割方式相对应的照射野大小。心血管造影设备中的遮线器光栅还可以以 X 线中心线为轴顺时针或逆时针旋转，以达到更好控制照射野的目的。

（3）照射野的指示：如图 3-17 所示，摄影用遮线器用灯泡模拟焦点位置，灯光经镜面反射进入 X 线通道，经下组遮线板遮挡，模拟出照射野范围。现在光源部分，大多采用自动关灯装置，开启后到达预定时间自动关灯。这样可以减少操作步骤，避免忘记关灯而缩短灯泡寿命。光源所用灯泡多采用低

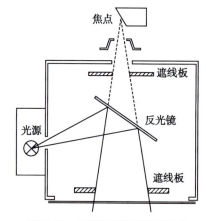

图 3-17　照射野指示灯原理图

压供电的卤素灯泡,功率在100W左右。更换灯泡时要注意安装位置准确,不然会引起照射野指示误差。

(三)滤线器

自X线管发出的X线(原发射线)透过人体时,一部分因与人体组织发生康普顿效应,使其传播方向改变而形成散射线。散射线作用于胶片,会使胶片产生灰雾,图像模糊,从而降低图像质量。滤线器的作用是滤除部分散射线,提高照片的对比度和清晰度,其主要组件是滤线栅。

1. 滤线栅 滤线栅也称滤线栅板或滤线板,按结构特点分为聚焦栅、平行栅和交叉栅。平行栅又称线形栅,铅条纵轴排列且相互平行。交叉栅由两个栅焦距相等的聚焦栅交叉而成。目前,应用最多的是聚焦栅,下面介绍聚焦栅的结构和规格。

(1)结构:如图3-18所示,聚焦滤线栅外观为一厚4~8mm的平板,其内部结构为许多薄铅条向焦排列,相邻铅条间隙用易被X线穿透的物质(木、纸或铝片)填充定位,并黏合到一起,表面用薄铝板封装,形成滤线栅。滤线栅中心两侧的铅条向中心倾斜一定的角度,将所有铅条平面沿倾斜方向延长会聚成一条线,称为会聚线。滤线栅平面中心垂直线与会聚线的相交点,称为滤线栅的焦点(F)。滤线栅聚焦的一面为正面,称为聚焦面,另一面称为背焦面。聚焦面印有文字或图形标记,如"—⊙—",圆点或圆圈表示中心,横线标记铅条的方向,也有的用X线管标记。

使用滤线栅时,将其置于受检者和成像介质之间,尽可能使X线管焦点位于会聚线上,以便原发射线的辐射方向与铅条方向平行,可直接透过铅条间隙。因散射线方向随机,故大部分散射线方向与铅条方向不平行,从而被铅条吸收,起到滤除大部分散射线的作用。

(2)规格:滤线栅的规格主要有焦距(F_0)、栅比(R)和栅密度(N)。

1)焦距:也称半径,即滤线栅的焦点到滤线栅中心的垂直距离。常用滤线栅的焦距有80cm、90cm、100cm、120cm和150cm等。该指标表明栅板的使用距离,应选用F_0与所使用源-像距相符的滤线栅板。

2)栅比:即铅条高度与相邻铅条间隙之比。栅板规格结构示意图如图3-19所示,即$R=b/a$。b为铅条高度,a为相邻铅条间隙大小。栅比越大,滤除散射线的效果越好,但对原发射线的吸收量也随之增加,故应根据管电压的高低选择合适栅比的滤线栅。一般摄影(100kV以下)选用栅比为5~8[(5∶1)~(8∶1)]的滤线栅,高千伏摄影(100kV以上)多选用栅比为12~14[(12∶1)~(14∶1)]的滤线栅。

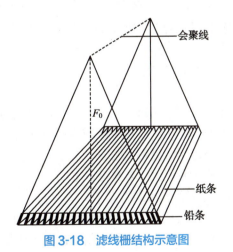

图3-18 滤线栅结构示意图

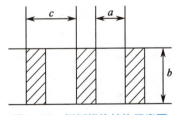

图3-19 栅板规格结构示意图

3)栅密度:是单位距离内的铅条数,即每厘米宽度范围内所排列的铅条数。栅密度的大小为$1/c$(图3-19),c为相邻两根铅条之间的距离。栅密度的单位是条/厘米(l/cm)。同样栅比的栅板,栅密度越大,铅条越薄,吸收散射线效果越好,制作工艺也越精密。当栅密度超过 60l/cm 时,人眼即看不到照片上铅条的图像。一般摄影用活动滤线栅的密度为 20～30l/cm,固定滤线栅的密度为 40l/cm 以上。

2.滤线栅的切割效应　即滤线栅铅条对原发 X 线的过度吸收。其产生原因有滤线栅放反、横向倾斜或偏离、源 - 像距超出允许范围等。

3.滤线器的种类和构造　滤线器分为固定式滤线器和活动式滤线器两大类。

(1)固定式滤线器:可以直接用于 X 线摄影,使用时,将其置于受检者和片盒之间,达到滤除散射线的目的。滤线栅稍经特殊加工,可制成滤线栅板,即固定式滤线器。它使用方便,但栅密度较小时,易产生铅条图像。

(2)活动式滤线器:滤线栅在曝光之前的瞬间,开始运动,曝光结束后才停止运动。运动方向与铅条排列方向垂直,这样,既能滤除散射线,又不易形成铅条图像。在数字摄影时,即使固定式滤线器的栅密度超过 60l/cm,经过边缘增强处理,铅条图像还是可以看到,由此可见,活动式滤线器不可取代。

活动式滤线器由滤线栅、驱动机构、暗盒托盘和框架组成。滤线栅的面积较大,以满足最大尺寸的片盒横放或竖放使用。托盘用于夹持片盒,使之定位于滤线器中心。驱动机构可驱动滤线栅按一定方式运动,并与曝光时间协调,运动时间要长于曝光时间。目前,常用的活动式滤线器有电机式和减幅振荡式。

1)电机式:其滤线栅由电机驱动,常见的为凸轮电机式。滤线栅由弹簧牵引,并由小型电机带动的桃形凸轮驱动。摄影时,电机在曝光前得电转动,带动凸轮旋转。凸轮通过触碰滤线栅,使之往复运动,其速度均匀稳定。

2)减幅振荡式:滤线栅由数片弹簧支撑呈悬浮状态。当滤线栅受外力驱动后,在支撑弹簧的作用下做往复减幅振动,直至最后停止。

此类滤线器的常用启动方式为储能 - 释放式,在曝光前使滤线栅在电磁或人力作用下移向一侧,进入储能阶段;发出曝光指令后,滤线栅被释放而开始往复振动,并在振动开始时接通曝光控制电路。根据储能阶段的不同,又分提前储能式、触动式等。提前储能式是把滤线栅移向一侧的时间提前到曝光准备时;触动式,即吸动滤线栅的电磁铁仅在曝光前的一瞬间得电吸动滤线栅,并随机释放,而开始曝光。

4.滤线栅使用的注意事项　①滤线栅应置于人体与片盒之间,聚焦面朝向 X 线入射方向。②X 线管焦点应置于滤线栅铅条的会聚线上,X 线的中心线可沿铅条方向倾斜,不能横向倾斜,并尽量不要横向偏离滤线栅的中心线。③摄影时,应根据滤线栅的焦距来确定源 - 像距,源 - 像距不应大于焦距的 25%。对于活动式滤线器,其滤线栅的运动时间应至少长于曝光时间的 1/5。④因滤线栅会吸收部分原发射线,故滤线器摄影时要适当增加曝光条件。

(四)摄影床与立位摄影架

1.摄影床　摄影床用于摄影时安置受检者,方便摆放体位。摄影床一般由床身、床面组成,床面可沿床纵向方向移动,有些摄影床的床面可沿床横向方向移动,靠手柄或电磁锁止器固定。由于摄影床的床面下方一般配置有活动式滤线器,以用于滤线器摄影,因此有时也称为滤线器摄影床。如图 3-20 所示,此 DR 摄影床除床面可以纵向、横向移动外,床身可以电动升降,床面下方配有用于放置平板探测器的探测器托盘。摄影床的上方配备悬吊装置。

2.立位摄影架　立位摄影架主要用于胸部摄影,亦称为胸片架。胸部摄影时通常取站立位,胶片暗盒放置在胸片架的暗盒夹上。有的胸片架上配有长焦距、高栅比的固定或活动式滤线器,用于立位滤线器摄影。如图 3-21 所示。

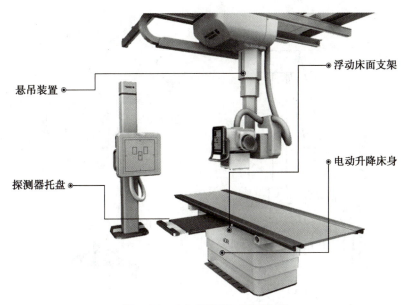

图3-20　DR摄影床、悬吊装置

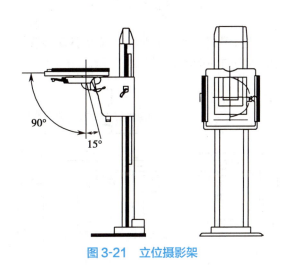

图3-21　立位摄影架

四、其他专用X线机

（一）牙科X线机

牙科X线机是用于拍摄牙片的专用X线机。这种机器输出功率小，都采用组合机头方式。牙科X线机所用照射野范围很小，多采用指向性强的遮线筒，直接对准受检牙齿。X线管由可伸缩和升降的平衡曲臂支持，可在一定范围内的任意高度和位置停留并固定。在受检者体位固定后，仅移动机头就可对准任一颗牙齿摄影。

支持机头的平衡曲臂由两节或三节组成。整个曲臂安装在专用立柱上，也可以固定在墙壁上，有的安装在牙科治疗床上，其外形如图3-22所示。在受检者进行口腔检查时，随时摄片。牙科X线机的容量小，控制台也很简单，管电压调节范围在50～70kV，管电流调节范围在10～15mA。由于用途单一，所用曝光条件仅以门齿、犬齿和臼齿而有区别。有的机器直接以这三种用途设置按钮，选用与所照牙齿相符合的按钮，条件也就预置好了。也有的机器管电压和管电流都是固定的，只有曝光时间可调，适应不同牙齿的摄影需要。

（二）口腔全景摄影X线机

口腔全景X线摄影是把呈曲面分布的颌部展开，排列成一幅图像的一种体层摄影方法。

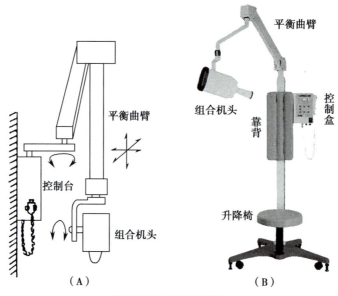

图 3-22　牙科 X 线机
（A）挂壁式；（B）移动式。

1．机架结构　机架由立柱、升降滑架、转动横臂及其驱动装置组成。有的机架还配有用作头颅测量的摄影组件。机架结构的外形图如图 3-23 所示。

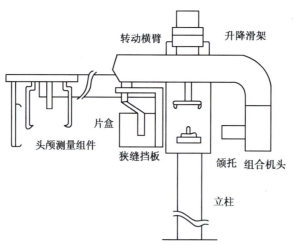

图 3-23　口腔全景摄影 X 线机的机架外形图

（1）立柱：立柱用以支持升降滑架和转动横臂上下移动，以适应不同身高的受检者。柱内有平衡砣，对上述组件进行平衡。也有电动升降式，活动范围较小。立柱多靠墙安装，附着于墙壁上，地面较整洁。也有的采用落地式，安装简单，但地面有底座伸延。

（2）升降滑架：其上装有转动系统和受检者定位系统。上端伸出的支架，用以支持转动横臂及其驱动装置，滑架正面设颊托和颌面定位器，可前后移动。设有头颅固定器，正中线和水平线均有光束指示。

（3）转动横臂：转动横臂及其驱动装置都由滑架支持。转动部分的结构决定了横臂转动时的轴位方式。口腔全景摄影装置的改进也主要集中于横臂转动部分的结构方面。转动横臂的一端支持 X 线管组件，多采用组合机头，窗口处设缝隙遮线器。转动横臂的另一端设片盒支架，片盒呈弧形，在片盒的前方有形成曝光狭缝的挡板。横臂转动过程中，挡板狭缝始终与 X 线输出窗的缝隙遮线器形成的片状 X 线束相对应。片盒除在转动横臂带动下公转外，还有自转动作，其角速度与转动横臂的角速度相等。有的暗盒是平板形的,它在曝光过程中,按一定线速度从曝光缝隙后方经过,其速度应等于X线束扫描体层面的速度。

(4)头颅测量组件:为了对头颅、咬合部进行X线测量,多数口腔全景摄影X线机的机架都配有摄影测量组件。它由横臂和装于其远端的头颅固定装置、X线片托等组成,近端固定在支架的升降滑架上,片托中心正对X线中心线。源-像距在150cm以上,可方便进行头颅正、侧位水平摄影。

2. 类型　口腔全景摄影X线机在摄影时需要受检者转动,很不方便。实际应用的机器是X线管和胶片转动,受检者固定不动。全景摄影X线机分为单轴转动方式、三轴转动方式和连续可变轴转动方式三种。

(1)单轴转动方式:如图3-24所示,受检者颌部定位在O_1圆位置,X线管和胶片支架固定在横臂两端,以对应于O_1的位置为轴心一起转动。与此同时,X线胶片以相同的角速度和相同的时针方向自转。这样构成了胶片、颌部各部位的局部相对静止关系。

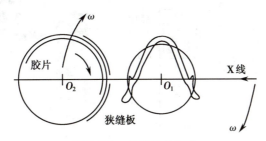

图 3-24　单轴转动方式

(2)三轴转动方式:下颌骨的曲度与正圆相差甚远,用上述机器拍摄的照片,颌骨各部位放大率不一致,有的部位还会偏离体层清晰带范围。另外,投影方向不能处处与穿过部分平面垂直,颌骨有些部位可能变形较大。为此又发明了三轴转动方式,如图3-25所示。三轴转动方式的体层清晰带的形状接近颌骨形状,投影变形失真小。

(3)连续可变轴转动方式:三轴转动方式可以部分解决颌骨形状与圆不符的问题,但仍不能模仿颌骨的实际形状,现在又发明了连续可变轴转动方式。连续可变轴转动方式的体层清晰带做得与人体颌部牙列的弧线一致,可以减小图像变形。这种装置X线不同角度时的投影方向解析图如图3-26所示。

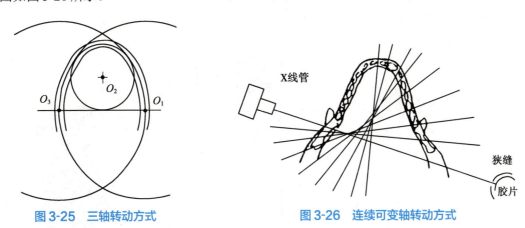

图 3-25　三轴转动方式　　　　**图 3-26　连续可变轴转动方式**

(三)乳腺摄影X线机

乳腺摄影X线机也称钼靶X线机。它主要用于女性乳腺的X线摄影检查,也可用于非金属异物和其他软组织如血管瘤、阴囊等的摄影。其特点:①管电压调节范围较低,一般为20~50kV;

②使用钼靶或铑靶 X 线管,产生软射线;③焦点小(0.3~0.6);④配用乳腺摄影专用支架。乳腺摄影 X 线机设有较长的遮线筒,用于靠近病人,尽可能多地暴露乳腺,同时也有利于 X 线防护。摄影时受检者取立位,专用支架能沿立柱上下移动,以适应不同高度的受检者。支架可由垂直方向转换成水平方向,并可固定于其间的任意角度,便于乳腺各方向的摄影。支架上设有乳腺夹持板,起压薄乳腺和固定位置的作用。乳腺摄影 X 线机如图 3-27 所示。

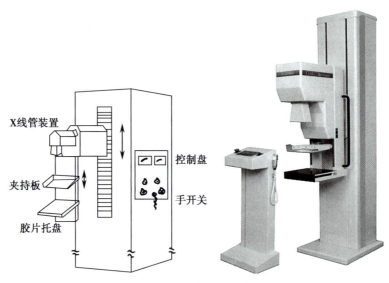

图 3-27 乳腺摄影 X 线机

目前,数字摄影正逐渐取代屏 - 胶系统,胶片托盘可安装 CR 暗盒;平板乳腺摄影也正在普及,其最大优点是分辨力高。数字乳腺摄影对于乳腺癌的检出有独到之处。乳腺摄影专用平板探测器将取代胶片。

(四)床边 X 线机

床边 X 线机可方便地移到病房对病人进行床边 X 线摄影。其特点:①移动性强;②对电源要求不高。为适应移动性强的要求,此类 X 线机全部安装在可移动车架上。车架上装有控制台和组合机头。设有立柱和横臂,以支持组合机头。工作时,在病人体位固定的情况下,组合机头能适应各种部位和任意方向的投照要求。为移动设备方便,车架多设有电机驱动装置,由电瓶供电。床边 X 线机如图 3-28 所示。

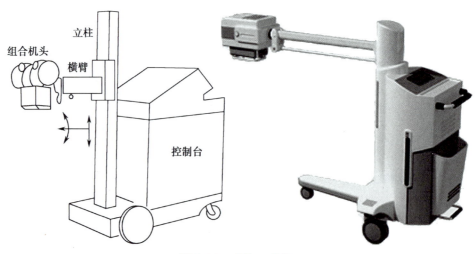

图 3-28 床边 X 线机

床边X线机要对胸部、腹部、头颅和四肢各部位进行摄影,X线发生装置应具有相应的输出功率。由于各医疗单位的供电状况不同,也不可能在病房普遍设置大容量电源,因此床边X线机要自身解决或降低对电源的要求。其方法:①电瓶蓄电逆变方式,适用于无电源的情况,如野外;②电容充放电方式,适用于有电源的情况;③普通移动X线机采用低电流、小功率、长时间的摄影方式,这样也可降低对电源的要求。

(五)手术用X线机

手术用X线机都配有X-TV系统,主要用于急症室或手术中的透视。如对异物进行透视定位、观察骨折复位过程及内固定情况等。为移动方便和适应手术要求,采取车载式,X线管支持装置采用C形臂式,能从各方位接近病人,如图3-29所示。

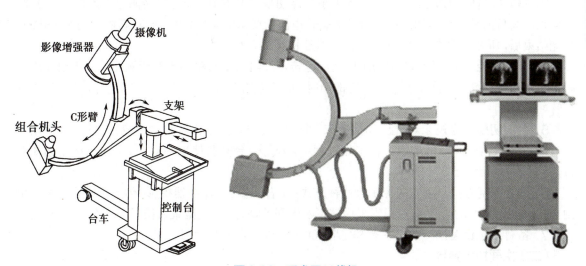

图3-29　手术用X线机

手术用X线机的特点:①多采用高频高压发生器,组合机头方式。②既可透视,又可摄影(输出功率较小,一般为90kV、40mA以下)。③X-TV多配用5″~7″影像增强器,增强器与TV摄像机间使用光纤直接耦合方式,使图像质量得到提高。④一般配有末帧图像存储装置,每次透视后的最后一幅图像都保留在监视器上,直到下次透视才被刷新。也有的采用脉冲透视以减少X线剂量。目前,有的机器配有计算机,可以对透视图像进行连续采集存储,便于手术后回放;有些机器带有DSA功能,可以做一些简单的介入治疗。⑤车架可移动并带有C形臂,必要时可固定在地板上。

(刘燕茹)

第二节　工频X线机

工频X线机即高压变压器的工作频率为50Hz或60Hz的诊断用X线机,分传统X线机和程控X线机。

一、传统X线机

传统X线机的整流方式可分为自整流、单相全波整流、三相全波整流和倍压整流。自整流X线机多为10~50mA的小型X线机,常用于乡镇医院。单相全波整流X线机多为100~500mA的中、大型X线机。三相全波整流X线机多为500mA以上的大型X线机。倍压整流X线机多用于移动式电容充放电 X 线机。现以单相全波整流 X 线机（F78-ⅢA 型 300mA X 线机）为例，简单介绍传统 X 线机。

（一）特点

F78-ⅢA 型 300mA X 线机具有透视、点片摄影、普通摄影、滤线器摄影、立位摄影和简易直线体层摄影等功能，并可根据需要配备 X-TV 系统以及立式滤线器摄影架。

1. 三钮制控制　该机采用管电压、管电流、曝光时间三参数自由选配的方式进行调节。但需先选好管电流，再选管电压和曝光时间。

2. 容量保护　设有上述三参数一次性联锁保护的容量保护电路，以保证 X 线管一次摄影不超过该管的最大允许容量。

3. 曝光准备时间为 1.2s　X 线管大小焦点切换及升温时间，与旋转阳极启动的 1.2s 延时一样长。其目的是让灯丝加热温度达到摄影管电流所要求的温度，并让旋转阳极达到额定转速。曝光结束后，所有条件均恢复到透视状态，以延长 X 线管灯丝寿命。

4. 自检功能　X 线管旋转阳极的启动、运转及灯丝加热回路都设有探测元件。当出现旋转阳极不能启动运转、灯丝加热不正常等故障时，保护电路工作，以使曝光不能进行，从而保护 X 线管。

5. 台次切换　诊视床（Ⅰ台）和摄影床（Ⅱ台）的选择，分别由各自的开机按钮控制，需用哪一台时可按下相应的开机按钮。在工作过程中，若另一台需要使用，可先按下通讯按钮通知对方，待对方关机后，己方才能开机。

6. 曝光控制方式　曝光的控制分两种方式：①普通摄影、滤线器摄影、体层摄影采用按下手闸预备、松开手闸曝光；②点片摄影采用按下曝光开关曝光，曝光结束后松开曝光开关。

7. 备有 400mA 挡　该机备有 SP 挡（400mA）以供需要时使用。

（二）主要技术参数

1. 对电源的要求　电源供电形式为三相四线制。电源为 220V、50Hz 或 380V、50Hz；电源容量不小于 25kVA；电源电压波动范围为 ±10%；频率波动范围为 ±0.5Hz，电源内阻在电源电压为 220V 时应小于 0.3Ω，380V 时应小于 0.9Ω。

2. 透视　管电压为 40～100kV；管电流为 0.5～5mA，可连续调节。在 75kV、3mA 条件下可连续透视。

3. 摄影　管电压为 50～125kV，可连续调节，其误差小于 ±7%；管电流为 25～400mA，分七档任意选择；曝光时间为 0.02～5s，分 23 档任意选择。

4. 诊视床　床身为单支点电动回转，其床身转动范围为 +90°～-15°；床面可电动向头端伸出 50cm。

5. 点片架　床身直立时，点片架的活动范围为纵向（上、下）96～159cm（荧光屏中心距地面）；横向（左、右）±12cm（荧光屏中心）；压迫方向（前、后）15～45cm（点片架后盖板距床面）。备有固定滤线栅，其规格：栅比 $N=8$，栅密度 $R=40l/cm$，焦距 $F_0=70cm$，点片摄影时可做全幅、二分割、四分割摄影。

6. 摄影床　床面为手动双向移动式。纵向能向两端各伸出 60cm，横向移动范围 ±10cm，电磁锁止。床下备有活动滤线器，滤线栅的规格为 $N=8$，$R=40l/cm$，$F_0=70cm$。

7. 体层装置　单轨迹直线式，摆角为 10°、30°、50°；层高调节为电动式，其范围为 0～22cm；曝光时间固定为 2s。

（三）电路构成

F78-ⅢA 型 300mA X 线机电路包括主机电路和外围装置电路。主机电路主要由电源电路、台次交换与通讯电路、高压初级电路、灯丝加热初级电路、高压次级电路、限时电路、旋转阳极启动与延时保护电路、容量保护电路以及控制电路等构成。这些电路之间，既因其作用不同而有各自的独立性,又因其内在联系而有相互制约性,任一单元电路发生故障,都将影响X线机的正常工作。整机电路方框图如图3-30所示。

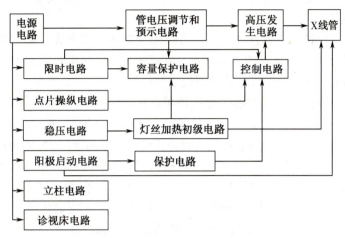

图3-30 整机电路构成方框图

1.电源电路 该电源电路属双通、双断按钮的电源电路,设有两套开关机按钮,分别控制了:①电源电路中电源接触器的得失电,进而控制了自耦变压器的得失电,即X线机的开机和关机;②台次交换电路中Ⅰ台或Ⅱ台高压交换闸的得失电,进而控制了Ⅰ台或Ⅱ台的灯丝加热次级电路的得失电。

2.灯丝加热初级电路 实现管电流的调节。该电路由谐振式磁饱和稳压器、大小焦点灯丝变压器初级线圈、空间电荷补偿变压器次级线圈、管电流调节电阻、灯丝加热电流互感器初级线圈等组成。其中空间电荷补偿变压器初级线圈并联在高压初级电路中以对管电压进行采样,其次级线圈与稳压器同相串联,达到空间电荷补偿的目的。灯丝加热电流互感器次级线圈在旋转阳极延时保护电路的输入端,用于检测灯丝加热是否正常。

3.高压发生电路 实现管电压的调节、控制、预示和补偿,以及高压整流和管电流测量。透视和点片摄影高压初级电路的接通与关断分别受控制电路中的透视高压接触器和点片摄影高压接触器控制;其他摄影高压初级电路的接通与关断,受两个反向并联的主晶闸管构成的无触点交流开关和控制电路中摄影高压预上闸共同控制。

4.限时电路 实现曝光时间的可调,设有点片摄影限时电路和其他摄影限时电路。其他摄影限时电路使用两套限时。其中一套用于限时保护。限时电路与控制电路相互作用,控制摄影和点片摄影时高压初级电路的"接通"或"断开",进而控制曝光时间。

5.控制电路 协调各单元电路的工作,控制X线的发生和停止。控制电路在接收了容量保护电路、旋转阳极延时保护电路及限时电路反馈信息的基础上,控制透视、点片摄影、普通摄影、滤线器摄影、直线体层摄影的开始与结束。下面简单介绍透视、点片及普通摄影操作步骤与各电路的调度关系。

(1)透视:按下透视手按钮或踩下透视脚闸,控制电路中透视高压接触器得电,高压初级电路得电,高压次级电路得电,透视开始。松开透视手按钮或透视脚闸,透视高压接触器失电,高压初级电路断电,高压次级电路断电,透视结束。

(2)点片摄影:当透视过程中需要点片时,拉动送片手柄,控制电路中点片摄影预备继电器得电,透视高压接触器失电,单元电路有如下变动:①高压初级电路失电,透视结束;②灯丝加热初级电路中大焦点灯丝加热变压器初级线圈得电,Ⅰ台阴极大焦点灯丝开始升温到200mA所需温度;③旋转阳极启动电路得电,Ⅰ台X线管阳极开始旋转到其额定转速;④旋转阳极延时与保护电路延时开始，经 1～2s 延迟时间，延时继电器工作；⑤按下点片曝光开关，点片摄影限时电路开始工作并与控制电路相互通信，控制电路中点片摄影高压接触器得电，高压初级电路得电，点片摄影开始。到预设曝光时间，点片限时电路中的限时继电器切断点片摄影高压接触器的得电通路，点片摄影结束。

（3）普通摄影：设定摄影参数管电流、管电压、曝光时间。当参数设置完成后，容量保护电路开始工作，如果管电流×管电压×曝光时间＜X 线管最大允许使用容量，为控制电路中摄影预备继电器得电做好准备，即为灯丝升温，旋转阳极启动做好准备。

如果上述参数设置低于 X 线管最大允许使用容量时，按下摄影操作手闸，摄影预备继电器得电，单元电路有如下变动：灯丝加热初级电路按照设定的管电流，使大或小焦点灯丝加热变压器初级线圈得电，Ⅱ台阴极灯丝开始升温到所设置管电流所需温度；旋转阳极启动电路得电，Ⅱ台X 线管阳极开始旋转到其额定转速；旋转阳极延时与保护电路开始延时。如果旋转阳极旋转、灯丝加热正常，经 1.2s 延时时间，延时保护电路中延继电器得电，曝光准备完毕。

松开摄影操作手闸，摄影限时电路开始工作并与控制电路相互通信，控制电路中摄影高压预上闸得电，在交流电相位过零时，高压初级电路中的无触点交流开关导通，高压初级电路得电，曝光开始。到预设曝光时间，摄影限时电路中的限时继电器切断摄影高压接触器的得电通路，曝光结束，机器恢复到初始状态，以便下次摄影。

二、程控 X 线机

程控 X 线机是单片机控制的工频 X 线机。因采用了计算机控制技术，故机器的自动化程度高；管电压、管电流、曝光时间三个参数的控制更为精确；零相投闸、空间电荷补偿、自动降落负载等技术都可以采用计算机软件实现。用户操作简单、方便，是工频机的一个重要发展方向。随着中、高频 X 线机的逐步完善，程控 X 线机将逐步退出历史舞台。现以 FSK302-1A 型 500mA 程控 X 线机为例，简单介绍程控 X 线机的特点、技术参数以及电路构成。

（一）特点

FSK302-1A 型 500mA 程控 X 线机是我国自行研制生产的一款程控 X 线机，采用单片机控制，透视、摄影条件设定全自动化，LED 数码管数字显示，存有各种备用的、且可修改的各部位摄影曝光条件程序，可帮助操作者方便地获得人体各部位清楚的图像。同时，可配用 X-TV 系统，以方便诊断医生观察透视图像。它具有透视、点片摄影、普通摄影、滤线器摄影、立式摄影、体层摄影等功能。

（二）主要技术参数

1. **电源**　一般采用三相四线制的供电方式，电压波动在 ±10% 的范围内，频率波动在 ±1Hz 范围内。电源内阻应小于 0.3Ω；过电流释放器的额定值为 70A；漏电流保护器（电磁式）对地漏电流额定值为 20mA。

2. **透视**　管电压 45～110kV，连续调节；管电流 0.5～5mA，连续调节。

3. **摄影**　管电压 44～125kV，共分 41 档；管电流 30～500mA，共分 8 档；曝光时间 0.02～5s，共分 23 档。

4. **最大输出功率**　①连续方式为 $P=0.41kW$。②间歇方式为 $P_大=29.6kW$；$P_小=9.25kW$。

5. **标称功率**　①$P_大=29.6kW$；②$P_小=7.4kW$。

（三）电路构成

FSK302-1A 型程控 X 线机主要由电源伺服板、灯丝加热板、接口板、采样板、计算机电路（CPU）板、操作显示板等构成，如图 3-31 所示。CPU 板又称微机板，是程控机的控制核心。其主要作用是将电源伺服板、采样板、接口板、操作显示板采集到的各种信号，经 CPU 处理后送电源伺服板、接口板进行管电流、管电压调整和曝光时间控制，如图 3-32 所示。

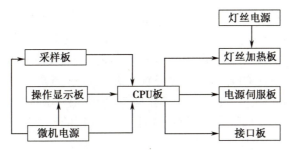

图3-31　FSK302-1A型程控X线机的电路框图

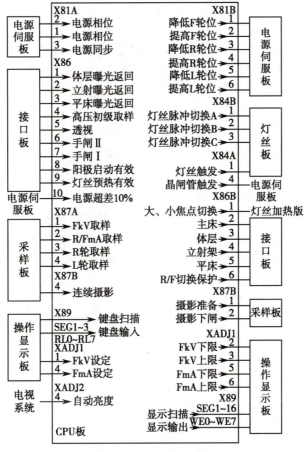

图3-32　CPU板外部接口

　　CPU利用采样板对外部接口进行采样、监督,利用接口板向外部接口发送控制信号、故障信号或接收反馈信号等,以实现电源电压调整、摄影管电压调整、手动透视管电压调整、图像亮度控制、摄影管电流调整等。

　　1.电源电压调整　通过外电源检测、电源采样和电源调整稳定电源电压。

　　(1)电源检测:电源伺服板的外电源检测电路用于检测外电源电压是否超过±10%。并将检测结果送至CPU板。如果检测结果是电源电压超过±10%,CPU板发出Err1故障信息,电源波动超过波动范围,一切操作均无法进行。

　　(2)电源采样:电源伺服板将滑轮变压器0～220V的输出电压送采样板进行取样,取样值送CPU板与程序设置值进行比较。

　　(3)电源调整:当取样值大于程序设置值,CPU板向电源伺服板发出指令,使滑轮变压器上的电源伺服电机得电,驱动电源碳轮向滑轮外线圈的高端运行,使滑轮内线圈和外线圈的每匝伏数降低,使得滑轮变压器 0~220V 的输出电压降低;当取样值小于程序设置值,伺服电机反向得电,使得滑轮变压器 0~220V 的输出电压升高。继续将此滑轮变压器 0~220V 的输出电压送采样板进行取样,并将取样值送 CPU 板与程序设置值进行比较,直至取样值等于程序设置值时,滑轮变压器上的电源伺服电机失电,电源碳轮调整结束,使滑轮变压器输出稳定的电压。

2. 摄影管电压调整　摄影管电压调整包括摄影管电压的设定和显示、摄影管电压的采样、摄影管电压的调整及摄影管电压的调试。

(1)摄影管电压的设定和显示:摄影管电压的设定通过操作控制面板上的 kV+ 和 kV- 按键进行,CPU 电路采集到面板上选择的设定值后,发出指令使面板显示相应的设定管电压值。

(2)摄影管电压的采样:将滑轮变压器输出的摄影高压初级电压,经采样板取样后送 CPU 进行模数转换,再将转换结果送 CPU。

(3)摄影管电压的调整:CPU 将采样值与设定值进行比较,并将比较结果转换为高压初级电压升高或降低信号,送调整电机驱动电路,从而使滑轮得电正、反向转动,已达到提高或降低高压初级电压的目的,直至高压初级采样值和设定值相等,使高压初级电压值达到摄影程序设定的电压值。

(4)摄影管电压的调试:用介入或非介入管电压表监测高压输出值,调整采样板上相应电阻,使各档管电压输出高压值尽量接近高压管电压设定值。

3. 手动透视管电压调整　手动透视管电压调整包括手动透视管电压的设定和显示、手动透视管电压的采样及手动透视管电压的调整。

(1)手动透视管电压的设定:通过调整控制面板上的透视管电压调节电位器实现。当透视管电压调节电位器被调整后,CPU 板采集到控制面板上透视管电压调节电位器送出的电压信号,将模拟电压转换成数字信号与手动透视管电压采样值进行比较。

(2)手动透视管电压的显示:由透视高压初级采样板直接从透视高压初级端采样得到。透视显示值与高压初级的比值为 1kV/3V。

(3)手动透视管电压的采样:将滑轮变压器输出的透视高压初级电压,经采样板取样后送 CPU 板进行模数转换,再将转换结果送 CPU。

(4)手动透视管电压的调整:将采样值与手动设定值进行比较,并将比较结果转换为高压初级电压升高或降低信号送调整电机驱动电路,从而使滑轮得电正、反向转动,达到提高或降低高压初级电压的目的,直至高压初级采样值和手动设定值相等。

4. 图像亮度控制　利用电视系统送来的图像亮度信号(imaging brightness signal,IBS)控制高压发生装置的输出管电压,使不同体型、不同体位的图像亮度自动控制,保持一致。

(1)IBS 透视管电压显示:同手动透视管电压的显示。

(2)图像亮度信号电压的采样:模拟的 IBS 信号被送到 CPU 板,经模数转换转换为数字信号。

(3)IBS 透视管电压调整:本机亮度自动控制采用的是在透视管电流手动设定为某一具体管电流的情况下,通过自动调整透视管电压值的高低,自动调节图像亮度以使图像亮度稳定在标准亮度。

5. 摄影管电流调整　摄影管电流调整包括摄影管电流的设定和显示、摄影管电流的采样等。

(1)摄影管电流的设定和显示:摄影管电流设定通过操作控制面板上的 mA+ 和 mA- 按键来进行,CPU 板采集到面板上选择的设定值后,发出指令使面板显示相应的管电流值。

(2)摄影管电流的采样:将高压变压器组件中心点输出的管电流采样信号经采样板取样后送 CPU 板进行模数转换,再将转换结果送 CPU 进行摄影管电流值的监测。该机的管电流采样并不用来闭环控制,不调整管电流,只是用来检测数据,如果超出误差范围则报错。

(刘燕茹)

第三节　高频X线机

一、概　　述

工频X线机存在许多难以避免的缺点，例如：①体积与质量庞大；②高压波形脉动率高、X线剂量不稳定、软射线成分较多；③曝光参量的准确性和重复性较差。为克服以上缺点，将直流逆变技术引入X线机中，研制出了高频X线机，使高压变压器工作频率由工频（50Hz或60Hz）提高到高频（20kHz以上）。

（一）主要特点

1. 皮肤剂量低　工频X线机，特别是单相全波整流的工频X线机，其高压发生器输出的高压波形是脉动直流，波纹系数为100%，对成像没有任何帮助的软射线成分较多。而高频X线机的高压发生器输出的高压波形近似于恒定直流，脉动率非常低，波纹系数<±5%，输出X线的单色性和高能性大幅提高，可有效降低受检者的皮肤剂量。

2. 成像质量高　从X线成像原理可知，连续线谱的X线，物质对其吸收不遵守指数规律，射线通过物质以后，不仅有光子数量的减少，而且还有光子能量的变化，成像质量较差。而单能窄束X线，物质对其吸收遵守指数规律，射线透过物质以后，只有光子数量的减少，没有光子能量的变化，这对提高成像质量十分有利。

3. 输出剂量大　因高频X线机属恒定直流曝光，故在胶片获得同样黑化度的情况下，高频X线机所需的曝光量仅是工频X线机的60%。例如，使用50Hz交流电源供电的单相全波整流工频X线机，一个高压脉冲的持续时间为10ms，大于0.707倍峰值的持续时间约为5ms，而高频X线机属恒定直流曝光，10ms的剂量就相当于上述工频X线机曝光20ms的剂量。如果曝光时间相同，高频X线机使用300mA提供的X线剂量与上述工频X线机500mA提供的X线剂量基本相同。

4. 可进行实时控制　高频X线机在曝光过程中可对管电压和管电流进行实时控制，其管电压通常由直流逆变器输出脉冲的频率或脉冲宽度调节，逆变器输出频率或脉冲宽度不仅受管电压设定值控制，同时还受管电压检测信号控制，在曝光过程中，输出频率或脉冲宽度可根据检测信号与设定值比较的结果进行实时地跟踪调整，以确保管电压实际值等于设定值。而工频X线机的管电压则由自耦变压器调节，虽然在曝光前可以进行补偿，但曝光一旦开始，为防止碳轮滚动产生电弧，碳轮不能滚动。另外，由于曝光时间短，碳轮驱动系统的机械惯性跟不上电信号的变化。碳轮处于静止状态，由于电源电压波动或其他因素造成的输出高压变化便无法补偿，因此管电压实际值与预示值偏差较大。

同理，高频X线机的管电流通常由直流逆变器输出脉冲的宽度来调节，逆变器输出的脉冲宽度不仅受管电流设定值控制，同时还受灯丝加热或管电流检测信号控制，在曝光过程中，输出脉冲宽度可根据检测信号与设定值比较的结果进行实时地跟踪调整，以确保管电流实际值等于设定值。而工频X线机的管电流调节电路则需要设置稳压电源，同时由于空间电荷效应的影响，灯丝加热电路还要对空间电荷进行补偿，尽管采取很多措施，管电流实际值与设定值仍有较大误差。

另外，实时控制可以使X线机曝光参量的重复性大大提高。由于高频X线机的设定电路和检测电路可以做得很精确，因此不论影响管电压和管电流的因素有多少，实时控制可使管电压和管电流变化幅度稳定在某一允许的小范围内，每次曝光输出量都可以保持基本一致，而工频X线机很难做到这一点。

5. 高压变压器的体积小、质量轻 根据变压器的工作原理，变压器初级线圈的匝数和铁芯截面积的乘积，与初级电压和电源频率之间的关系为

$$NS = E/4.44fB \tag{3-1}$$

式中，N 为初级匝数；S 为铁芯截面积；E 为初级电压；f 为工作频率；B 为磁通密度。

由于 f 越大，NS 就越小，因此高频高压发生器比工频高压发生器的体积和质量要小得多，这一优点对生产便携式 X 线机和移动式 X 线机非常有利。采用直流逆变技术的便携式 X 线机和移动式 X 线机在 X 线输出剂量和线质上、在操作轻便灵活上、在对电源适应能力上、在安全与美观上，与工频 X 线机相比都具有无可比拟的优越性。

6. 可实现超短时曝光 X 线机能否超短时曝光取决于高压波形的上升沿，高频 X 线机高压波形上升沿很陡，一般是十几至几十微秒，最短曝光时间可达 1ms。而工频 X 线机的高压波形按正弦波变化，上升沿缓慢，如使用 50Hz 交流电源供电的单相全波整流工频 X 线机，因为高压次级波形一个脉冲的周期是 10ms，而有效高压只有 5ms，所以工频 X 线机的最短曝光时间应大于 20ms（两个脉冲时间）。

7. 便于智能化 高频 X 线机使用计算机对整机进行控制和管理，并且这一控制和管理方式与程控 X 线机相比有着显著的不同。计算机的应用将高频 X 线机的各种性能提高到一个崭新的水平，比如降落负载、曝光限时、故障报警、实时控制、数据存储、自动处理等，这些都为 X 线机的数字化和智能化创造了必要条件。

高频 X 线机和工频 X 线机性能对比如表 3-1 所示。

表 3-1 高频 X 线机和工频 X 线机性能对比

项目	高频机	工频机	项目	高频机	工频机
线谱	窄	宽	波形	近似直流	1～12 脉冲
稳定性	随调稳定	预调不稳定	可控性	实时	预置
有效成分	高	低、中	皮肤剂量	中	大
重复性	≤0.02	≤0.05	体积重量	小	大
管电压	<±5%	<±10%	设计要求	高	中
曝光量值	<±10%	<±20%	材料要求	高	一般
短时曝光	1ms	3ms	适用范围	大、中型	全型号

（二）工作原理

高频 X 线机的电路构成如图 3-33 所示，它主要由主电路（工频电源→整流电路→主逆变和灯丝逆变→高压发生器）、功率控制电路（主逆变触发控制、灯丝逆变触发控制）、阳极启动电路、键盘、显示电路、接口电路等其他控制电路和计算机系统等构成。

高频 X 线机的工作原理：工频电源 U_0 经整流、滤波后变为 540V 左右的直流电压 U_1，此电压经主逆变电路变成频率为 20kHz 以上的高频交流电压 U_2，该高频交流电压送高压变压器初级、高压变压器次级所获得的高频交流高压经整流变成恒直流高压 U_3，给 X 线管提供管电压。管电压的控制一般采用脉宽调制（pulse width modulation，PWM）方式。灯丝加热也采用类似的方法，工频电源 U_0 经过整流、滤波、调整后输出直流电压 U_4，逆变后成为中、高频电压 U_5，该电压送灯丝变压器初级、次级输出作为 X 线管的灯丝加热电压 U_6。管电流的控制一般也采用 PWM 方式。

计算机控制电路是整个高频 X 线机的控制核心，其主要作用是通过读、写数据并发出指令协调整机电路有条不紊地工作。它一般由单片机和外围电路组成。主逆变触发和灯丝逆变触发采用闭环控制模式，在曝光过程中，管电压和管电流检测信号或灯丝检测信号与曝光参量设定值实时进行比较，比较信号持续跟踪调整主逆变触发脉冲的宽度和灯丝逆变触发脉冲的宽度，从

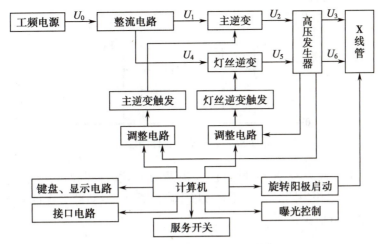

图 3-33　高频 X 线机的电路构成

而实时调整管电压和管电流。通过服务开关可以设置 X 线管、主机以及主机外围设备的一些参数,同时还可以调用服务程序完成如模拟曝光、显示实际管电压和管电流值、显示 X 线管热容量等多种功能。键盘操作、数码或液晶显示、曝光操作以及 X 线管阳极启动等都由计算机系统控制和管理。若配以相应的装置,高频 X 线机还可实现自动亮度控制(automatic brightness control,ABC)和自动曝光控制(automatic exposure control,AEC),具有较完善的故障检测、保护以及故障显示等电路。

二、直流逆变电源

直流逆变电源亦称高频电源,是高频 X 线机的重要组成部分,主要由直流电源、直流逆变和逆变控制等部分构成。

(一)直流电源

直流电源是直流逆变的工作电源。小型高频 X 线机可直接用蓄电池供电,或由 220V 单相交流电源经整流后转换为直流电源。15kW 以下的高频 X 线机一般使用 220V 单相交流电源,经桥式整流或倍压整流后转换成直流电源;15kW 以上的高频 X 线机多采用 380V 三相交流电源,经三相桥式整流、滤波后转换成直流电源。

如图 3-34 所示的直流电源,由三相 380V 电源经整流、大容量电容 C_1、C_2、C_3、C_4 滤波后提供,电容两端输出电压 U_o 为约 540V。由于大容量电容的耐压值一般都在 500V 以下,为提高电容耐压值,保证其在 540V 电压下可靠工作,一般采用两个电容串联使用。

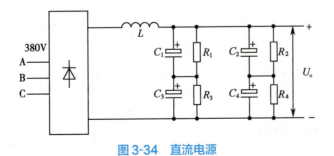

图 3-34　直流电源

(二)桥式逆变

将直流电变换为交流电的过程称为直流逆变。直流逆变的方法有桥式逆变、半桥式逆变和单端逆变三种。桥式逆变应用最为普遍,其逆变原理如图 3-35 所示。

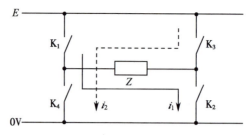

图 3-35　桥式逆变工作原理图

图中 $K_1 \sim K_4$ 为电子开关，Z 为负载阻抗。本电路通过适时控制四只电子开关的动作来实现直流到交流的变换。若电路中四只电子开关按以下顺序开闭，则负载 Z 上的电压波形就是正、负交替的矩形波，如图 3-36 所示。

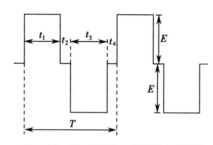

图 3-36　桥式逆变在负载上的波形

t_1 时间段：K_1、K_2 闭合，K_3、K_4 断开，电流为 i_1，Z 上电压为 E。

t_2 时间段：K_1、K_2 断开，K_3、K_4 断开，电流为 0，Z 上电压为 0。

t_3 时间段：K_3、K_4 闭合，K_1、K_2 断开，电流为 i_2，Z 上电压为 $-E$。

t_4 时间段：K_3、K_4 断开，K_1、K_2 断开，电流为 0，Z 上电压为 0。

$t_1 \sim t_4$ 为一个周期 T，然后周而复始，如果周期 T 适当的话，就可以输出正负交替的矩形波。

高频 X 线机的高压逆变通常采用 RLC 串联谐振的桥式逆变器，逆变器的实际振荡电路如图 3-37 所示。

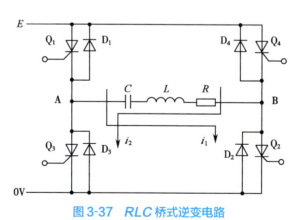

图 3-37　RLC 桥式逆变电路

RLC 串联谐振电路的固有振荡频率 f_n 为

$$f_n = \frac{1}{2\pi}\sqrt{\frac{1}{LC} \pm \left(\frac{R}{2L}\right)^2} \qquad (3-2)$$

当 RLC 固有振荡频率 f_n 等于可控硅触发脉冲频率 f_g 时，通过负载的电流波形如图 3-38（B）所示，A、B 两端的电压波形如图 3-38（C）实线所示。

$T_0 \sim T_1$ 时间段：Q_1、Q_2 被触发导通，直流电源 E 迅速向电容 C 充电，充电电流 i_1 上升很快。随着 U_C 的增加，i_1 上升速度减慢，达到最大值后开始减小。由于电感的作用，i_1 只能逐渐衰减而不能立即减小到零，但电容 C 的电压仍继续上升。在 T_1 时刻电容 C 上充得的电压 $U_C > E$，Q_1、Q_2 自行关断，i_1 降到零。

$T_1 \sim T_2$ 时间段：由于 $U_C > E$，因此 U_C 通过二极管 D_1、直流电源 E、二极管 D_2、RLC 形成放电回路且放电电流为 i_2。由于电阻 R 的消耗，放电电流小于正向充电电流。在 T_2 时刻电容 C 放电完毕，i_2 降到零。$T_1 \sim T_2$ 时间段，由于 D_1、D_2 管压降反相作用，Q_1、Q_2 加反向偏压，一直处于截止状态。

$T_2 \sim T_3$ 时间段：Q_3、Q_4 被触发导通，直流电源 E 通过 Q_3、Q_4、RLC 对电容 C 反相充电，充电电流为 i_2。在 T_3 时刻电容 C 上充得的电压 $U_C > E$，此时 Q_3、Q_4 截止。

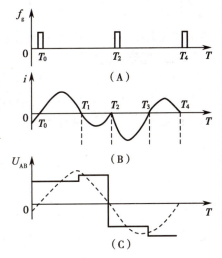

图 3-38　$f_g = f_n$ 时的电流及电压波形

$T_3 \sim T_4$ 时间段：由于 $U_C > E$，U_C 通过二极管 D_4、直流电源 E、二极管 D_3、RLC 形成放电回路，放电电流为 i_1。$T_3 \sim T_4$ 时间段，由于 D_3、D_4 的管压降作用，Q_3、Q_4 加反向偏压，一直处于截止状态。

$T_0 \sim T_4$ 形成了一个完整的振荡周期，以后重复以上过程，在高压变压器初级即可得到输出频率与逆变桥触发频率相同的高频电压。一般来讲，高频逆变电源的频率越高，经整流滤波后形成直流电压的波纹系数就越小。逆变的极限频率主要受到电子开关元件开关响应时间的限制，如果超过了这个极限频率，就会出现前一组电子开关还未关断，后一组就已经接通的情况，发生逆变短路故障。目前，许多电子开关元件的开关频率已经达到 40～400kHz，足以满足逆变桥对逆变频率的要求。

在桥式逆变电路的实际应用中，电子开关可由晶体管、晶闸管、场效应管和绝缘栅双极型晶体管 IGBT 等器件构成，以晶闸管元件和场效应管最为常见，在电子开关的选用上，输出功率较大的逆变器一般都选用晶闸管或 IGBT 器件，如国产高频 X 线机的主逆变电路；而输出功率较小的逆变器一般都选用场效应管，如国产高频 X 线机的灯丝逆变电路。

三、闭环控制

在高频 X 线机中，管电压和管电流都是采用闭环控制方式进行控制的。

（一）管电压闭环控制

管电压调整电路主要由脉宽调制芯片 TL594、电压跟随器 LM348 等集成芯片组成。调整电路完成管电压调整、管电压保护、管电流采样信号的处理等。

管电压闭环调整原理如图 3-39 所示。键盘设定值与来自高压变压器的管电压采样值实时进行比较，通过 TL594 脉宽调制，完成管电压的调节。

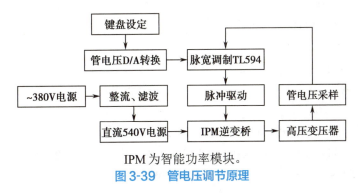

IPM 为智能功率模块。

图 3-39　管电压调节原理

在曝光过程中,实际管电压实时跟随管电压设定值,形成了管电压的闭环调节,使曝光条件的精度大大提高,同时改善了曝光重复性。

(二)管电流闭环控制

管电流调整电路主要完成灯丝加热电流的调整及保护。

管电流闭环调整原理如图 3-40 所示。管电流键盘设定值与来自灯丝变压器初级的灯丝电流采样值实时进行比较,通过 TL594 脉宽调制,完成管电流的调节。

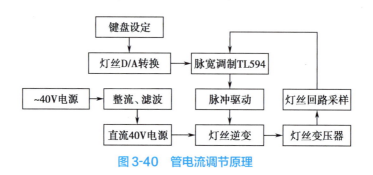

图 3-40　管电流调节原理

按下手闸 I 档,系统进入曝光准备阶段。CPU 检测到手闸 I 档信号时把用户设定的管电流值转换成对应的灯丝加热电流设定值,D/A 转换后作为灯丝升温设定值。

实际值与设定值误差越大,触发脉冲的占空比越大,灯丝逆变桥的导通时间越长,加到灯丝变压器初级的平均电压就越高,管电流随之增加。反之,触发脉冲的占空比变小,灯丝电流逆变桥的导通时间变短,灯丝变压器初级的平均电压变小。

按下手闸 II 档,曝光开始。曝光过程中,实际灯丝加热电流实时跟踪调整,实现了管电流的实时闭环控制,保证了曝光过程中管电流的精确度。

四、高频 X 线机举例

随着我国科技实力的不断增强,涌现了一大批高端医疗设备高新技术企业,HF50R 型 X 线主机便是我国自行研制生产的一款高频 X 线主机,本机与 X 线管组件、摄影床、胸片架等装置配套,适用于医疗单位对受检者进行 X 线检查,下面以本机型为例简要介绍其组成特点与使用。

(一)组成及特点

本机主要由控制台、高压发生器和 X 线管装置组成,且控制台与高压发生器分开,整体结构轻巧美观。高压发生器工作频率为高频,具有管电压波形稳定、曝光时间短、受检者剂量低、精度高等优点;采用微处理器控制,大大提高了曝光的重复性,具有自诊断、报警、报错和自保护等功能;故障时提供相应错误代码,减少了排错时间,使设备维修快捷方便。

(二)主要技术参数

1.**三相电源**　(380±38)V。

2.**电源频率**　(50±1)Hz。

3.**电源容量**　55kVA。

4.**电源内阻**　小于 0.3Ω。

5.**保护接地电阻**　小于 4Ω。

6.**最高管电压**　150kV。

7.**输出最高管电压时的最大管电流**　320mA。

8.**标称功率**　100kV、50mAs(500mA,100ms)时大焦点的最大输出功率为 50kW;150kV、50mAs(500mA,100ms)时小焦点的标称功率为 15kW。

9. 最大管电流　500mA。

10. X线管焦点尺寸　小焦点0.6；大焦点1.2。

（三）操作面板按键功能介绍

控制台操作面板如图3-41所示。面板左下方设有开、关机按键。面板左边为几个选择按键，从上到下分别为摄影方式选择、探测野选择、屏速选择、密度选择、复位等。面板中央为液晶显示屏，用于X线机工作状态及管电压、管电流、曝光量、曝光时间等曝光参数等的显示。面板右边是曝光参数设置键，从上到下分别是kV+、kV-；mA+、mA-；mAs+、mAs-；ms+、ms-按键。面板下方是体型选择、摄影部位和投照方向选择按键。体型有胖、中、瘦；摄影部位有腰椎、胸腔、颈部、头颅、盆腔、上肢、膝盖、脚踝等；投照方向分正位和侧位；另外还有器官程序摄影曝光参数存储键。下面简单介绍几个主要按键的功能。

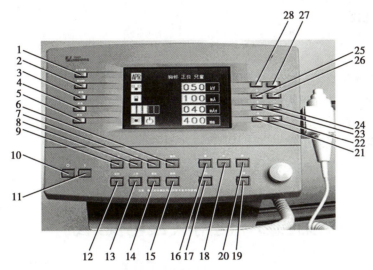

1.方式选择；2.探测野选择；　3.屏速选择；4.密度选择；5.复位；6.腰椎；7.胸腔；　8.颈部；9.头颅；
10.关机键；11.开机键；12.盆腔；13.上肢；14.膝盖；15.脚踝；16.瘦；17.侧位；18.中；19.存储；
20.胖；21.ms+；22.ms-；23.mAs+；24.mAs-；25.mA+；26.mA-；27.kV+；28.kV-。

图3-41　控制台操作面板

1. 方式选择键　主要包括普通摄影方式、摄影床自动曝光摄影方式（AEC1）或立式摄影架自动曝光摄影方式（AEC2）、器官程序摄影（APR）方式等。

2. 探测野选择键　AEC1或AEC2方式时，探测野分中间野、左右野、全野三种组合。

3. 屏速选择键　AEC1或AEC2方式时，屏速有高、中、低三档。

4. 密度选择键　AEC1或AEC2方式时，照片密度的调整有-2、-1、0、+1、+2五档。

5. 曝光参数设定键　按下kV+、kV-；mA+、mA-；mAs+、mAs-；ms+、ms-按键，可增加或减少管电压、管电流、曝光量、曝光时间的设定值。

6. 存储键　在器官程序摄影工作方式下，当程序设定的参数不能满足摄影要求时，通过操作kV+、kV-；mA+、mA-；mAs+、mAs-；ms+、ms-等设置键，可修改对应设定值，按存储键，新设定的曝光参数就会被保存。

其他按键的功能简单易懂，不再详述。

（四）使用方法

接通电源，按下控制台上的开机按键，控制台屏幕依次显示"系统自检，请稍后"字样，如上位机和下位机通讯正常，此画面等待大约5s；如果通讯异常，程序自检过程中会显示错误代码。系统自检完毕后，进入操作界面。

1. 普通摄影

（1）选择普通摄影方式。

（2）操作按键21～28，对应的管电压、管电流、曝光量、曝光时间设定值增加或减少。

（3）按手闸Ⅰ挡，约1.8s后听到准备完毕后的蜂鸣器"嘀嘀嘀"的信号后，按下手闸Ⅱ挡进行曝光。

（4）曝光结束后松开手闸。

2. 器官程序摄影

（1）选择器官程序摄影方式。

（2）作投照方向选择、体型选择、摄影部位选择。

（3）核实部位曝光参数。如曝光参数不能满足要求，可进行修改和存储。

（4）按普通摄影方式要求曝光。

3. 自动曝光摄影

（1）选择自动曝光摄影方式。

（2）操作视野选择键确定电离室的工作探头。

（3）根据使用的片盒，操作胶片/增感屏选择键。

（4）操作照片密度选择键选择照片的黑化度。

（5）根据摄影部位设定曝光参数。

（6）按普通摄影方式要求曝光。

（何乐民）

第四节　医用X线电视系统

一、概　述

20世纪50年代出现了I.I后，医用X线电视系统（X-TV）开始出现。早期的X-TV将X线透视图像通过影像增强、电视摄像和放大处理后，在X-TV监视器上显示。X-TV的出现，使X线透视发生了由暗室透视变为明室透视的根本转变。随着数字化医学影像设备的发展，医用X线电视系统已不再依赖影像增强器，而是伴随着动态平板探测器的出现不断发展。

X-TV具有下列优点：①图像亮度高。可实现明室透视，将医生和受检者从暗室中解放了出来，使一些需在透视监视下的手术得以实施。②医生和受检者的受照剂量小。③图像清晰。有利于病变的早期发现。④通过X-TV获得的视频图像信号经过模数（analog to digital，A/D）转换、计算机图像处理后，可获得数字图像。⑤图像可方便地保存、远距离传输。

20世纪80年代以来，我国医疗器械行业发展迅速，X-TV的普及很快。X-TV的广泛应用，为医学诊断技术的进步作出了重要贡献。下面以含有影像增强器的医用X线电视系统为例，介绍X-TV的构成和基本工作原理。

（一）构成

X-TV由I.I和X线闭路电视两部分构成。X-TV只是X线机的一个成像部件，其工作受X线机的控制。X-TV透视式X线机的构成如图3-42所示。

1. I.I　是将X线图像转换为亮度很高的荧光图像的高真空玻璃器件。

2. 摄像头　其主要作用是进行光电转换，是将荧光图像转换为视频电信号的装置。

3. 电视控制器　是电视图像信号控制、处理器件，输出全电视信号。

4. 监视器　是图像显示器件。其主要作用是进行电光变换。其实质是电视信号接收机。

5.自动亮度控制装置　是使监视器图像亮度稳定的自动控制装置。通过它可自动调整管电压的高低和/或管电流的大小，或光阑孔径的大小，以保证对受检者不同部位透视时，监视器图像亮度的稳定、最佳。

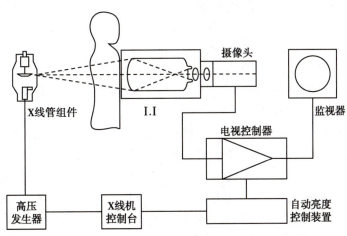

图 3-42　X-TV 透视式 X 线机的构成方框图

（二）基本工作原理

X-TV 的基本工作原理：穿过受检者的透射 X 线照射到 I.I 的输入屏上，获得亮度较弱的荧光图像，经 I.I 增强后，在输出屏上获得一个尺寸缩小、亮度提高几千倍乃至上万倍的荧光图像。输出屏上的荧光图像经光学系统或光纤传输到摄像机靶面或光敏区，从摄像机输出的视频电信号经预放器放大，控制器控制、处理和放大后获得全电视信号，输送到监视器，在监视器屏幕上获得亮度较高的 X 线透视图像。X-TV 的基本工作原理示意图如图 3-43 所示。

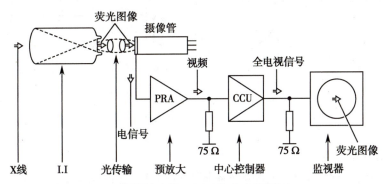

PRA 为预放大器；CCU 为中心控制器。

图 3-43　X-TV 的基本工作原理示意图

X-TV 工作中，存在下列几个转换过程和传输过程：①用 I.I 实现 X 线图像与荧光图像的转换；②光学系统的作用是将 I.I 输出屏上的荧光图像经光路或光纤传输传到靶面或光敏区；③由摄像机进行光电转换，将传输到摄像机上的荧光图像转换成全电视信号；④用电缆线将全电视信号传输到监视器；⑤由监视器进行电光转换，将全电视信号转换为光学图像。

二、电视基础

（一）摄像与显像基础

1.人眼的视觉特性　光是一种电磁波，光谱范围很广。人眼睛能看到的光称为可见光。在可见光范围内，不同波长的光所呈现的颜色各不相同，随着波长的缩短，呈现的颜色依次为红、橙、黄、绿、青、蓝、紫。只含单一波长的光称为单色光；含有两种或两种以上波长的光称为复合光。

77

（1）视觉惰性：人眼对光有视觉惰性，当光的亮度发生变化时，人眼对变化有一个"逗留时间"，称为惰性时间。当亮度变化很快，其周期小于人眼惰性时间时，人眼就感觉不到亮度的变化。实验证明，当变化频率高于45.8Hz时，人眼就感觉不到亮度的变化。

（2）相对视敏函数：光对人眼的刺激，通过视觉系统使人产生光感。实验表明，在正常光照下，人眼对波长555nm的光具有最大的视敏度。人眼不能直接看见波长超过700nm的红外线和波长短于380nm的紫外线，人眼对不同波长的光视敏度是不同的。相对视敏度与波长的函数称为相对视敏函数，如图3-44所示。此曲线表明，如果光的照度相同而波长不同，则人眼的亮度感觉将按曲线规律变化。黑暗环境与正常光照下的相对视敏函数曲线是有区别的。

（3）视觉范围：指人眼所能感觉的亮度范围，这个范围很宽，约为百分之几坎德拉每平方米到几百万坎德拉每平方米。人眼并不能同时感觉如此宽的范围，只有当人眼适应了某一环境的平均亮度后，视觉范围才有这样的限度。环境的平均亮度不同，人眼的视觉范围不同。例如，在晴朗的白天，环境亮度约为10 000cd/m²，人眼可分辨的亮度范围为200～20 000cd/m²，低于200cd/m²的亮度，人眼的感觉是黑色；但是在漆黑的夜晚，环境亮度下降到30cd/m²时，人眼可分辨的亮度范围为1～200cd/m²，高于100cd/m²的亮度，人眼的感觉已相当亮；低于1cd/m²的亮度人眼的感觉才是黑色。由此可见，人眼的明暗感觉是相对的。

（4）对比度：客观景物或监视器图像最亮处亮度B_{max}与最暗处亮度B_{min}之比称为对比度。

（5）人眼的分辨力：指人眼能分辨的相邻两点的视角θ（分辨角）的倒数。如图3-45所示。

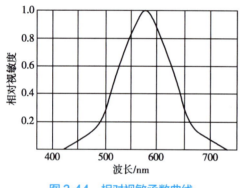

图3-44　相对视敏函数曲线

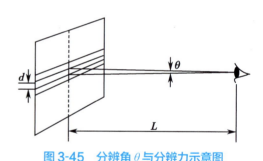

图3-45　分辨角θ与分辨力示意图

d为行距，L为眼睛到屏幕中心距离，θ为分辨角

2. 图像的摄取与显像

（1）图像的构成：一幅图像由很多灰度不同的点构成。这种构成图像的点称为像素。

一幅图像质量的好坏，与像素的大小和多少有关。如果单位面积内图像的像素大而少，图像就很粗糙；如果单位面积内图像的像素小且多，图像就精细。

（2）摄像与显像原理：电视以扩大人的视觉距离界限为目的。在电视中，摄像机由光电转换器和放大器构成。对于闭路电视，由摄像机摄像，经电缆传送到监视器，由监视器显像，从而达到图像传送的目的。摄像机摄像是光电转换过程，监视器显像是电光转换过程。

（二）扫描原理

扫描就是按一定规则使电子束移动并有序轰击扫描面。这种使电子束移动的作用称为偏转。电视有两个扫描面：①摄像管的光敏靶面；②显像管的荧光面。要求扫描这两个扫描面的电子束，在时间上和位置上，完全保持同步。

1. 扫描　是光电信号或电光信号的转换，即把一幅图像分解和组合的过程。它在摄像机上把一幅图像分解成按像素横向排列的一条条扫描线，并在监视器（终端）上再将按像素横向排列的一条条扫描线组合成图像。

图像分解的扫描是光电转换过程。在这个过程中，将图像不同亮度的像素（按一定规律排列）转换成大小不同的电流或电压，即图像信号。

与此相反，通过扫描，将各个像素重新组合成图像的过程是电光转换过程。在这个过程中，不同大小的电流或电压转换成亮度不同的像素，并按一定规律排列成光图像。

2. 扫描方式　在电视系统中，摄像管与显像管外面都有两组偏转线圈，分别流过行、场锯齿波扫描电流，同时产生水平方向与垂直方向的偏转磁场。在这两个偏转磁场的作用下，电子束在扫描面上作匀速直线扫描。

扫描方式分为逐行扫描和隔行扫描。逐行扫描是一行紧跟一行的扫描方式。隔行扫描是将一帧图像分成两场扫描，第一场仅扫描光栅的奇数行，第二场仅扫描光栅的偶数行。

3. 扫描的同步　同步扫描是指摄像端与显像端的扫描点几何位置应一一对应。扫描的同步在电视中具有重要的意义。若扫描不同步，图像就无法正确重显。

全电视信号由图像信号，行、场同步信号和行、场消隐信号、开槽脉冲等组合而成。将以上信号合在一起的目的是便于传送，到了监视器之后，再将行、场同步信号分离出来。

三、影像增强器

（一）结构与工作原理

I.I 是 X-TV 的重要构成部分，其质量对 X-TV 的性能起决定性作用。I.I 质量低劣，闭路电视质量再好，也很难获得满意的临床诊断图像。I.I 由增强管、壳体和小高压电源三部分构成。如图 3-46 所示。

1. 结构　X 线穿过受检部位后，由于受检部位各组织的密度、厚度不同，对 X 线的吸收程度亦不一样，因此形成了一个 X 线辐射强度受密度、厚度调制的 X 线图像。增强管的输入屏将 X 线图像转换成荧光图像，经增强管对图像亮度增强后，在增强管的输出屏上获得亮度大大增强的荧光图像。故增强管亦称为 X 线影像增强管。其结构如图 3-47 所示。它主要由输入窗、闪烁体、光电阴极、电极、输出荧光屏、输出窗、管壳等构成。

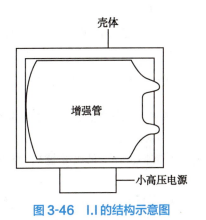

图 3-46　I.I 的结构示意图

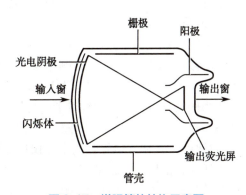

图 3-47　增强管的结构示意图

（1）输入窗：它是 X 线的入射窗口，由球面（或双曲面）状玻璃或对 X 线吸收较小的薄金属板等构成。

（2）闪烁体：它是 X 线换能器，可将 X 线图像转换成荧光图像。近代都采用碘化铯作为闪烁体，它能将 X 线转换成蓝光，蓝光强度与入射的 X 线强度成正比。

（3）光电阴极：它是一层极薄的光电发射膜。光电阴极受光照射时逸出光电子。光电子密度与入射的蓝光强度成正比。

（4）电极：管内一些特制的金属零件称为电极，最接近输出端的为阳极，中间的电极为栅极，最接近输入端的为光电阴极。在阳极和光电阴极之间加直流正高压，对光电阴极逸出的光电子起定向加速作用。在栅极上加一定的直流电位,对阴极发射的电子束起聚焦作用。

（5）输出荧光屏:它是在玻璃基板上涂敷一层荧光粉,其上敷有一层铝膜,高速电子可以通过铝膜到达荧光粉层。此时电子能量将转换成可见荧光,铝膜的作用是防止光的反向传播以及给电子提供电气通路。

（6）输出窗:它由玻璃或光纤面板制成,是输出荧光屏上的荧光图像输出窗口,摄像头可摄取此窗口荧光图像。

（7）管壳:它由输入窗、管身（金属或玻璃）、输出窗等构成。它是一个大型的真空器件。只有高真空下,由光电阴极发射的光电子在到达输出屏时才不会与任何气体分子发生碰撞,管子才能正常工作。

2. 工作原理　如图 3-48 所示,X 线穿过受检部位后,由于受检部位各组织的密度、厚度不同,对 X 线的吸收程度亦不一样,因而形成一个强度受密度、厚度调制的 X 线图像。输入屏将 X 线图像转换成亮度很低的荧光图像,该荧光图像使光电阴极激发出光电子,获得光电子数目多少不同的光电子图像。光电子在阳极和阴极之间直流高压的加速以及栅极聚焦电位的聚焦下,高速轰击到输出屏上,在输出屏上可获得缩小了几十分之一的、亮度比普通荧光屏大数千倍乃至上万倍的荧光图像。

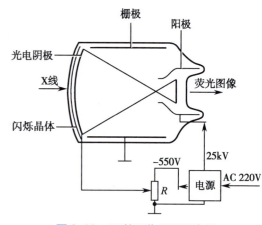

图 3-48　I.I 的工作原理示意图

增强管的有效视野一般为 6″～14″,最常用的视野是 9″。有些增强管的视野是可变的,如11″/7″、10″/6″、9″/5″ 的可变视野增强管。

（二）增强管的主要技术参数

增强管是 I.I 的核心部件。衡量增强管质量优劣的主要参数如下。

1. 转换系数　是衡量 X 线增强管转变效率高低的一个物理量。它的定义为输出屏亮度和输入屏接受的 X 线剂量率之比。

2. 分辨力　是衡量增强管分解图像细节能力的物理量,单位为 mm。或以每厘米能区分的线对数来表示分辨力的大小,单位为 lp/cm。

分辨力的测量可用专门的线卡。每厘米可分辨的线对数越多,分辨力就越高,输出的图像就越清楚。

3. 对比度　是体现增强管输出图像反差强弱的物理量。通常情况下,对比度越高,增强管输出图像所包含的层次就越多。

增强管价格昂贵,使用时必须注意以下几点:①不透视时,增强管应避免接受较强的 X 线辐射,否则会缩短其使用寿命;②不允许强 X 线或强可见光光线从光学系统进入增强管的输入屏,否则会影响输出屏的寿命;③增强管对磁场很敏感,应置于外界磁场很小的环境中使用,它的周围不能放置磁性物体。

四、CCD 摄像机

用 CCD 摄像器件取代摄像管制成的摄像机,就是 CCD 摄像机。1970 年 CCD 摄像机由美国贝尔实验室研制成功,并逐渐在黑白摄像机中取得优势,是目前最常用的摄像机,在 X-TV 中,CCD 摄像机正在逐步取代摄像管式摄像机。CCD 是一种半导体器件,根据它的光敏特性,即在光照下能产生与可见光光强度成正比的电子电荷量,可形成电信号,被广泛应用于成像系统。

CCD摄像器件由很多个光敏单元组成。用于成像的CCD摄像器件有两种:一种是线阵式,它的光敏单元有序地排成一行或一列,用于传真机、扫描仪等;另一种是面阵式,它的光敏单元以行列方式排列成矩阵,用于摄像机、数码相机等。

CCD摄像机与摄像管式摄像机相比,具有如下特点:①CCD摄像机体积小、功耗低。由于CCD固体摄像器件不需像摄像管那样进行偏转扫描,因此不需要偏转线圈。另外,由于CCD摄像机的配套电路都已集成化,因此CCD摄像机体积小,且功耗低。②CCD摄像机图像清晰度高、质量好。在清晰度方面,CCD摄像机的像素数已超过摄像管式摄像机的像素数,而且CCD摄像器件不存在几何畸变。这一特点是摄像管式摄像机无法达到的。③CCD摄像器件灵敏度高。高灵敏度摄像管的最低照度为0.5lx,而CCD摄像器件灵敏度可达0.01lx以下。CCD摄像器件的应用范围较摄像管更广阔。④CCD摄像器件寿命长,可靠性高。CCD摄像器件抗震、抗电磁干扰而且不怕强光灼伤,这使CCD摄像机较摄像管式摄像机可靠性更高、寿命更长。⑤CCD摄像器件的成本低。目前,由于生产CCD的工艺已成熟,并可大批量生产,因此近年来CCD摄像器件的成本已大大低于摄像管,从而使CCD摄像机的价格低于同档次摄像管式摄像机。

(一)结构

CCD摄像器件由光电转换、电荷存储、电荷转移以及信号输出等部分构成。

(二)工作原理

1. 光电转换和电荷储存 常见的光电转换器件有金属-氧化物半导体(metal-oxide semiconductor, MOS)电容型和光敏二极管型两大类。

(1)MOS电容型:在P型半导体Si衬底的表面上用氧化的方法生成一层厚度约100~150nm的SiO_2,再在SiO_2表面蒸镀一层金属以形成多晶硅,在金属层和衬底间加一个正电压,形成了一个MOS电容,如图3-49(A)所示。当光线照射时,光子穿过透明金属层及氧化层,进入P型(或N型)Si衬底,部分Si原子的价电子将因吸收光子能量而脱离原子核的束缚,变成自由电子,形成电子-空穴对,这些电子和空穴因光照而产生,故称为光生电荷,亦称为信号电荷。信号电荷在外加电场的作用下,分别向两极移动。当金属层和衬底间所加电压达到开启电压时,硅衬底与SiO_2界面处的电势(称为界面势或表面势)就会发生变化。此时,衬底中的多数载流子被排斥而形成耗尽层(即势阱)。势阱的深度决定于金属电极与衬底间所加电压的高低。由于势阱的势能较低,信号电荷将存储在势阱中,形成电荷包。势阱界面势将随聚集的电子数目增多而降低。图3-50是有电荷存储的势阱原理图。

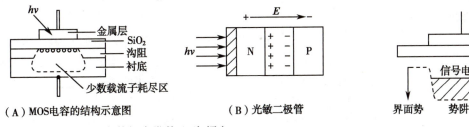

(A)MOS电容的结构示意图　　　　(B)光敏二极管

h 为普朗克常数,v 为频率。

图3-49 光敏元件　　　　**图3-50 有电荷存储的势阱原理图**

光生电荷的多少决定于入射光子的能量和数量。每个电荷包的电荷量与对应像素的亮度成正比。这样,一幅光学图像就转变为相应的电荷图像。但MOS电容的储存容量有限,当光生电荷超过MOS电容的储存容量时,将发生溢出。

(2)光敏二极管型:在P型Si衬底上扩散一个N型区域而形成的二极管,如图3-49(B)所示。光敏二极管加反向偏置,形成一个定向电荷区,即耗尽区。光子穿过多光敏二极管时,将产生光生电子-空穴对。在耗尽区内,光生电子-空穴分离,光生电子被收集到耗尽区形成电荷包,称为信号电荷。耗尽区对电子而言是一个势能很低的区域,称为势阱。此势阱能够存储的最大电荷量称为势阱容量,它与所加偏置电压近似成正比。

光敏二极管与 MOS 电容相比,具有灵敏度高、光谱响应宽、蓝光响应好、暗电流小等优点,在 CCD 摄像器件中,光敏二极管型已逐渐取代了 MOS 电容型。

2．电荷转移　由于 CCD 是由一系列 MOS 电容或光敏二极管经紧密排列而构成的器件,而且都做在同一衬底上,衬底材料为 P 型或 N 型硅。在驱动信号的作用下,信号电荷可从一个位置移动到下一个位置。

3．信号输出　CCD 摄像器件以电荷耦合方式工作,而所需要的视频信号是电压(或电流)。输出部分的任务就是在保证输出信号信噪比及带宽的情况下,将各像素上的信号电荷按一定次序,依次转换为信号电压(或电流)。

(三)性能参数

1．光谱响应　CCD 摄像器件的光谱响应范围为 400～1 100nm,范围很宽,含红外线区域。利用此特性,可在夜间也可通过红外光源辅助照明,使 CCD 摄像器件的成像清晰。

2．分辨力　是衡量 CCD 摄像器件性能的重要参数,它与 CCD 的图像空间频率有关,由 CCD 摄像器件本身的构造尺寸决定。CCD 摄像器件的水平方向上的分辨力是水平像素数的一半;垂直方向上的分辨力是垂直像素数的一半。

3．暗电流　具体表现为,在无光照环境下,也会产生输出电流。所有摄像器件都存在暗电流。CCD 摄像器件的暗电流产生原因是 Si 衬底价电子受热激发而产生的电子-空穴对。而产生暗电流是 CCD 摄像器件本身的缺陷。暗电流限制了器件的灵敏度和动态范围。

暗电流的大小与温度的关系很密切。温度上升时,CCD 摄像器件的半导体材料产生的电子-空穴对将大量增加。温度每上升 1℃,暗电流将增加约一倍。

4．灵敏度　一般用输出清晰图像所需的最低照度来衡量。如果甲 CCD 摄像器件输出清晰图像所需的照度比乙 CCD 摄像器件输出清晰图像所需的照度低。那么,甲的灵敏度就比乙的灵敏度高。

5．动态范围　指电荷成比例地收集到势阱内的能力。动态范围取决于势阱能收集的最大电荷量与噪声确定的最小电荷量之差。

(四)高清晰 CCD 摄像机的发展

目前,高清晰度 CCD 摄像机正逐步取代摄像管型的高清晰度电视。CCD 型高清晰度电视摄像机从读取像素开始,就以数字信号的方式传送数据。因此,更有利于与计算机系统连接,这对于数字化图像处理是十分有利的。

另外,由于 CCD 摄像机图像的采集方式改变了以前的连续扫描采集方式,使一帧图像信号的采集与传递比扫描一帧图像所用的时间短很多。因此,X 线透视无须连续曝光,可采用脉冲曝光方式,使 CCD 摄像机在 X 线机脉冲曝光时同步采集图像,以减少 X 线的透视剂量。

五、自动亮度控制

(一)必要性

在 X-TV 中,透过受检部位的 X 线图像经 I.I 转换为荧光图像并进行亮度增强。摄像机摄取的图像是 I.I 输出屏上的荧光图像。随着受检部位的变化,受检部位的厚度、密度亦发生相应变化,使 I.I 输出屏上的荧光图像亮度差异很大,最终导致监视器显示的图像亮度不稳定,不利于图像观察,影响诊断效果。

(二)种类

自动亮度控制根据取样方式和控制方式的不同,可分为下列几种。

1．视频信号取样　利用视频信号电平进行自动亮度控制是一种最常用的取样控制方式。在视窗内，图像各部分的亮度不同。

视频信号取样一般有两种方法：①取整个视窗的亮度平均值；②取视窗中心一定范围的亮度平均值。

两种不同范围的亮度视频取样方框图如图3-51所示。全视窗取样反映的是图像的平均电平，它与感兴趣区的平均电平有时相差较大，使显示图像的层次变少。而中心取样只要把感兴趣的部分放在荧光屏中心，就可以使中心部分的图像平均电平就是感兴趣区的平均电平，这样显示的图像层次很丰富。图中的电位器W用于调节取样亮度的基准电平。图3-51（A）的取样范围为整个视窗，视频信号经滤波后取出，把每场的视频信号电平与基准电平比较，比较后的输出送到控制调整装置，经闭环控制使图像亮度稳定在基准的亮度范围。图3-51（B）的取样范围为设定范围。该取样的关键是建立一个取样范围。图中设定一个矩形作为取样范围。这个矩形范围的大小可调，水平尺寸是调节水平的脉冲宽度，垂直尺寸是调节垂直的脉冲宽度。由门脉冲形成电路，控制取样门电路取样，取样信号经滤波后形成直流电平，与基准电平比较后控制调整装置，通过闭环控制使图像稳定在基准的亮度范围。

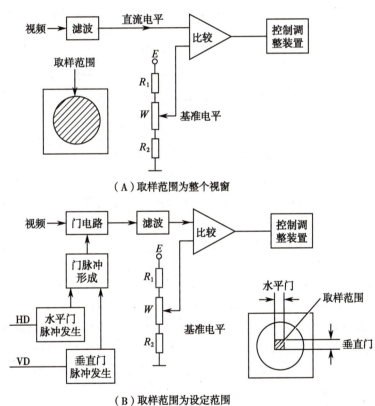

（A）取样范围为整个视窗

（B）取样范围为设定范围

图3-51　两种不同范围的亮度视频取样

2．光电倍增管取样　利用光电倍增管的输出量进行自动亮度控制也是一种传统的取样控制方式。

（三）方法

1．自动管电压控制　用自动亮度控制取样信号控制X线机的管电压。因X线机的管电压取决于高压变压器的初级电压，故只要有效地控制高压变压器的初级电压，就可获得不同的管电压值。

用伺服电机控制X线机自耦变压器的输出电压，进而调整高压变压器的初级电压，最终达到控制管电压的目的。伺服电机的工作取决于取样和比较电路。比较电路的输出信号控制伺服电机的驱动电路,以控制伺服电机自动调整自耦变压器的输出,进而调整高压变压器的初级电压,最终获得不同的管电压。

自动管电压控制的特点:X-TV透视时,随着受检部位的体厚和密度的变化,自动调整管电压的高低,使监视器图像亮度保持稳定。体厚和密度变化引起的管电压变化,将使受检部位对X线剂量的吸收发生变化,这对图像的清晰度和信噪比有一定影响。但由于该控制电路简单,效果明显,因此得到了广泛应用。

2.自动管电流控制 用自动亮度控制取样信号控制X线管的灯丝加热电压,以改变X线管的管电流。用改变可控硅导通角的方法来控制灯丝加热变压器的初级电压,从而改变灯丝加热变压器的次级电压值,达到自动调整管电流的目的。

3.自动管电压、自动管电流双重控制 吸收了自动管电压控制与自动管电流控制二者的优点。其特点:当受检部位的厚度、密度增加时,管电压自动升高的同时,管电流也自动增大。X线透射率提高的同时,剂量也增加了。既可不减少图像的层次,又可降低噪声的影响。但这种双重控制,控制电路复杂,成本高,应用并不广泛。其电路为上述两种控制电路的组合。

4.自动光阑控制 通过控制进入摄像管的光通量来达到使监视器图像亮度稳定的目的。用伺服电机来控制光阑的大小。由于光圈负载较小,因此可采用直流伺服小电机驱动光阑。

六、医用显示器

医用显示器(监视器)是医疗行业所用的高清晰、高亮度显示器。随着各种数字影像设备的飞速发展,医用显示器所显示的图像质量不断提高,医生可通过"软读片",而不需读照片,就可达到对受检者病情进行观察和诊断的目的。

近年来由于数字化医学影像设备的普及以及数字化放射科实施进程的加速,医生认知图像的载体正在经历由观察灯箱上的照片"硬拷贝"阅读模式向医用显示器荧光屏的"软拷贝"阅读模式转化。由于读片、报告、会诊等解读、交流工作正逐渐"抛弃"照片,而转向数字化"软拷贝"的形式;在放射信息系统(radiology information system,RIS)的管理和调配下,图像可直接传送到医生诊断工作站,供医生随时查询、检索、调用、阅读、诊断以及书写报告。通过显示器阅读图像将逐渐成为主要的阅读形式,"软阅读"一词也应运而生。为满足软阅读的需要,显示器得到了极大的发展。

软阅读的优势:①能随时进行各种测量、处理,如灰阶处理、频率处理等,改善显示效果;②能观察三维乃至四维的动态图像,目前的成像设备(如CT、MRI、DSA等)都能提供三维乃至四维的动态图像,这些动态和立体显示的信息只有软阅读可观察;③能适应网络时代工作模式,提高工作效率,加速诊疗工作流程;④能适应图像数量的大幅度增加。目前,多层螺旋CT检查生成的图像数量是原有CT检查图像数量的几十倍甚至上千倍,功能磁共振检查甚至可获得上万幅图像。难以将全部图像"硬拷贝"。

随着医疗卫生信息技术的发展和普及,以及信息化建设的推进,越来越多的医疗机构建立起了科室级小型PACS或全院级PACS。医用显示器是医学影像设备以及PACS工作站显示图像和信息的输出设备。

(一)分类

医用显示器经历了从普通黑白阴极射线管(cathode ray tube,CRT)显示器到彩色CRT显示器,再到专业灰阶CRT显示器的发展;从普通彩色液晶显示器(liquid crystal display,LCD)到专业灰阶LCD的发展,目前正在向专业彩色LCD发展。

1.按结构分类 医用显示器从结构上划分,主要有CRT显示器、LCD和医用影像投影仪三种。

目前,台式显示器多使用LCD或CRT显示器。CRT显示器具有亮度高、图像清晰、成本低等优点；主要缺点是体积大、笨重。LCD 具有体积小、轻便、占用面积小、无射线辐射危害等优点；主要缺点是成本高、视角较小。医用影像投影仪主要用于教学、会诊和学术交流，具有超大荧光屏，可获得高分辨力、高对比度、高亮度、无几何失真的医学图像，且能满足医学数字成像和通信（digital imaging and communications in medicine，DICOM）遵从性显示的特殊要求。

2．按外观分类 可分为直画面的"竖屏"显示器，横画面 4:3 的"横屏"显示器和横画面 16:9 的"宽屏"显示器三种。"竖屏"显示器是为了适应传统 14″×17″ 照片竖直画面阅读图像的习惯和规则而设计的。

3．按像素数分类 可分为 1MP、2MP、3MP、5MP、6MP 等显示器。

1MP：称为 100 万像素。有 1 024×1 280 竖屏、1 280×1 024 横屏两种，常用横屏显示，多适用于 CT、MRI、数字胃肠机。

2MP：称为 200 万像素。有 1 200×1 600 竖屏、1 600×1 200 横屏两种，常用竖屏显示，多适用于 CR、DSA、数字胃肠机、PACS 阅片工作站。

3MP：称为 300 万像素。有 1 536×2 048 竖屏、2 048×1 536 横屏两种，常用竖屏显示，多适用于 DR、PACS 诊断工作站。

5MP：称为 500 万像素。有 2 048×2 560 竖屏、2 560×2 048 横屏两种，常用竖屏显示，多适用于 DR、乳腺机、PACS 诊断工作站。

6MP：称为 600 万像素。常用 3 280×2 038 横屏显示，多适用于 CT、MRI、DR、乳腺机、PACS 诊断工作站。

医用显示器的分辨力与价格成正比，与医学影像设备的分辨力正相关，相应的设备应当配套相应分辨力的显示器。随着技术的发展，目前很多医学影像科室均配置了 6MP 及以上的高分辨力显示器工作站。

4．按输出接口及显示器数量分类 可分为单头单屏、双头双屏、四头四屏、八头八屏（用于会诊读片）。"头"表示显卡的视频接头。

5．按用途分类 可划分为诊断级、浏览级、教学级等三类显示器。

（二）主要技术参数

1．亮度 人眼进行图像分辨的主要参数为，物体与背景的亮度差以及人眼辨别细节的能力（即视觉灵敏度）。如果背景亮度太低，医生就会感觉不舒服，影响读片效果。一般读片灯箱的亮度为 500cd/m²，要求医用显示器的亮度也能达到同等亮度。

医用显示器的最高亮度应达到 700～1 000cd/m²（LCD 的亮度标称值为背光管所产生的最大亮度）。医用显示器需要高灰阶来表达医学影像，高亮度可增加最黑到最白之间的灰阶，为医生准确诊断提供保障。

2．清晰度 它可用有效电视线数来衡量。用摄像机对电视清晰度测试卡摄像时，监视器上就会显示电视清晰度测试卡图像。测试卡的中心和四角均有可衡量清晰度的黑白相间的线组，并标有线数。中心部分的线数，表示电视中心部位的清晰度，四角部分的线数，表示四角部分的清晰度。用肉眼直接观看显示器荧光屏上的测试卡图像，可分辨出中心和四角部分的线数，即中心和四角部分的清晰度。

对于扫描制式为 625 行的电视，垂直清晰度上限已限定。一帧图像去掉场逆程期间的 50 行扫描线，实际上电视最高显示 575 行扫描线。但由于隔行扫描插行不稳定，会发生并行现象，使实际垂直清晰度下降，一般只能达到 400 电视线（television line，TVL）。水平清晰度的好坏，与视频通道的频带宽度、摄像管和显像管的聚焦等因素有很大的关系，水平清晰度一般可达 500TVL 以上。

电视清晰度也可用专用线对测试卡测量。用 lp/cm 表示清晰度的大小。一般分为 8lp/cm、10lp/cm、12lp/cm、14lp/cm、16lp/cm。一般新的电视系统可达到 12lp/cm 以上。

3. 分辨力 包括密度分辨力和空间分辨力。

密度分辨力用离散灰阶级的总数来度量,例如CT的密度分辨力可达2^{12}(4 096级灰阶)。目前医用LCD中的10位薄膜晶体管(thin film transistor,TFT)可以显示真正的1 024级灰阶,与8位TFT显示器相比,可以提供比8位分辨力显示器多4倍的数据,从而能够显示更加精确的诊断图像。

空间分辨力常以描述物体的像素总量来度量。与此相关的是可寻址像素的数目与可分辨像素的数目。高分辨力CRT显示器的可寻址像素矩阵高达2 048×2 560,但其可分辨矩阵远小于此值。CRT显示器的分辨像素数由电子束点尺寸(spot size)、显示信号的带宽(bandwidth)和每一刷新周期内光栅数确定。

4. 灰阶 又称为灰度等级,电视图像中,从最亮到最暗,可以分辨的亮暗层次的多少称为灰阶。灰阶可用灰阶测试卡测量。用电视摄像机对灰阶测试卡摄像时,显示器荧光屏上人眼能观察并区分的灰度级数就是显示器的灰阶。灰阶数越大,则图像的层次越丰富,真实感越强。

一般电视系统的灰阶为7~8级,好的可达10~12级。对X-TV来讲,可用铝阶梯作为灰阶测试卡。当X线透视铝阶梯时,I.I输出的荧光灰阶图像被电视摄像机摄取,在显示器上产生灰阶图像,人眼能区分的灰阶数就是该系统的灰阶。对医用TV来讲,灰阶越多,图像上可区分的组织厚度越薄。这对增加临床诊断的准确性很重要。

5. 响应时间 医用显示器多数是对放射数字化图像的显示,由于CT、MRI、CR、DR图像均为静态,响应时间不是重要指标。因此,医用显示器的响应时间有50ms、35ms、25ms,浏览图像时没有大的差异。当应用于DSA或数字胃肠机时,应当首选25ms(1MP、2MP)的显示器。

6. 扫描非线性失真 在扫描正程期间,扫描点的位移与时间成正比,扫描就是线性的;如果扫描点的位移与时间不成正比,那么扫描就是非线性的,可能产生非线性失真,表现为图像失真。

7. 几何失真 也由扫描非线性引起,主要与偏转线圈绕制不对称有关系。

一般电视系统的几何失真要求控制在5%~9%,几何失真可以通过调节偏转线圈上的调整磁片或者在偏转线圈上增加磁性贴片的方法加以校正。

8. 信噪比 在显示器整个屏幕上,除目标图像外,往往还有密密麻麻的小亮点,这就是噪声。X-TV属低照度下摄像,噪声尤为明显。我们虽不希望图像中混入噪声,但由于增强管、摄像管(存在暗电流)、放大器电路等均可产生噪声,因此噪声是客观存在的。为了得到高质量的图像,就要控制噪声的大小,使噪声尽可能小。

噪声的大小可用信噪比表示。信噪比(S/N)的定义为信号的电压峰值U_S与噪声电压U_N之比的分贝数(dB)。即:$S/N = 20\lg(U_S/U_N)$。S/N越大,图像的噪声越小,对于一般工业电视而言$S/N > 40$dB即可,但对医用X-TV的要求为$S/N > 53$dB。

噪声的大小,还影响图像的清晰度。如果电视噪声很大,就不能很清楚地看清图像的细节。

9. 坏点 对LCD来讲,像素在1MP、2MP、3MP、5MP时,行业标准要求每屏不允许出现分散的5个坏点或集中的3个坏点,以保证图像质量。

(三)阴极射线管显示器

医用CRT显示器虽已淡出市场,部分厂家甚至已停止生产,但医院里仍有一定量的CRT显示器正在使用。在此,对CRT显示器的基本结构和工作原理只做简单介绍。

黑白显像管是黑白CRT显示器的核心部件。它将视频电信号转变为荧光图像。显像管的性能优劣对图像质量的影响很大。

黑白显像管由电子枪、荧光屏和管壳三部分构成,整个显像管用玻璃壳密封,玻璃壳内部抽成高真空,各电极由金属管脚引出管外。如图3-52所示,电子枪由细圆柱形管颈内的各电极构成,它发射出的高速运动的电子束轰击到荧光屏上。由于荧光屏的内表面涂有荧光粉薄膜,当电子高速轰击荧光屏(6×10^4km/s)时,荧光屏上的荧光膜就会发出荧光,在屏幕上显示光点。

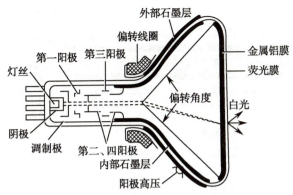

图 3-52　黑白显像管的结构示意图

1.电子枪的结构　电子枪由灯丝（F）、阴极（K）、调制极（M）、加速极（A_1）、聚焦极（A_2）、第三阳极（A_3）等构成。

（1）灯丝：灯丝通电后可使阴极加热。

（2）阴极：阴极加热后可发射电子。

（3）调制极：它也称为控制栅极。调整该极电位可改变电子枪发射的电子数量，即改变电子束电流的大小。

（4）加速极：它又称为第一阳极或第二栅极。它的电位为几百伏，使电子加速。

（5）聚焦极：它又称为第二阳极或第三栅极。适当选择送到聚焦极上的电位，可使电子枪发射的电子束在荧光屏上聚成一小点，使图像清晰。

（6）第三、第四阳极：它们上面加阳极高电位（约为10kV），使电子束加速，高速轰击荧光屏。有些显像管没有第四阳极，使用中要注意显像管的使用条件。

2.荧光屏与其他部分　现代的显像管，在荧光膜内侧还覆有一层薄铝膜。电子束能顺利穿过薄铝膜轰击到荧光膜上；但荧光膜发出的荧光却不能穿过薄铝膜，而是被薄铝膜反射，射向管外。这样既增加了荧光屏亮度，又可使荧光膜免受高速运动的电子直接轰击而损伤。铝膜与第四阳极连接，带有高电位。

在管壳的内、外侧，涂有石墨导电膜。外层导电膜接地，它与内层的石墨导电膜构成一只500～1 000pF的高压电容器，起阳极高压滤波作用。

在显像管外侧，圆柱形管颈与锥形交界部分，套有行、场偏转线圈。行、场偏转线圈加行、场锯齿波电流时，就可形成偏转磁场，使电子束扫描形成光栅。在管颈外侧，还套有两片永久磁铁环片，起中心位置调整作用。

显像管的偏转线圈用于产生行偏转磁场和场偏转磁场，其原理与摄像管的偏转线圈基本相同。但其结构和摄像管的偏转线圈有所不同。这是由于显像管的外形与摄像管的外形不同造成的。另外，显像管的聚焦是电聚焦，摄像管的聚焦为电、磁双重聚焦。这是因为显像管荧光屏很大，而摄像管的靶面较小，要达到相同的清晰度，显像管的聚焦要求比摄像管的聚焦要求低，所以显像管的聚焦，可不用磁聚焦，只用电聚焦就可满足清晰度要求。

（四）医用液晶显示器

近几年来，CRT型显示器已逐渐淡出市场，而高分辨力灰阶竖屏医用LCD无论从其价格还是其性能考虑，越来越为医生所接受。LCD没有CRT显示器所产生的电子辐射对人体健康的危害，是绿色、环保、节能、安全的选择。

1.结构　LCD的核心部件为液晶面板，其成本占到LCD总体成本的三分之二。液晶面板的主要构成包括背光膜组（荧光管）、导光板、偏光板、滤光片、玻璃基板、配向膜、薄膜晶体管、液晶材料等，如图3-53所示。

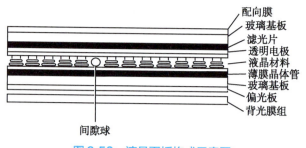

图 3-53　液晶面板构成示意图

2. 工作原理　LCD 和传统的 CRT 显示器工作原理相比有所不同，传统的 CRT 显示器主要是依靠显像管内的电子枪发射的电子束轰击荧光屏内侧的荧光粉来发光，在显示器内部偏转线圈所产生的偏移磁场的控制下，电子束会发生一定角度的偏转，扫描目标单元格的荧光粉而显示不同的色彩。而 TFT-LCD 却是采用"背光"原理，使用灯管作为背光光源，通过辅助光学模组和液晶层对光线的控制来达到理想的显示效果，如图 3-54 所示。

液晶是一种规则性排列的有机化合物，它是一种介于固体和液体之间的物质，目前用于制造 LCD 是向列的（nematic）细柱型液晶。液晶本身并不能发光，它主要是通过电压的更改产生电场而使液晶分子排列产生变化来显示图像。

液晶面板主要是由两块无钠玻璃夹着一个由偏光板、液晶层和彩色/单色滤光片构成的夹层组成，如图 3-55 所示。偏光板、彩色/单色滤光片决定了有多少光可以通过，以及生成何种颜色或灰阶的光线，从而显示出彩色或灰阶图像。扭曲向列（twisted nematic）液晶被灌在两个制作精良的平面之间构成液晶层，这两个平面上列有许多沟槽，单独平面上的沟槽都是平行的，但是这两个平行的平面上的沟槽却是互相垂直的。位于两个平面间液晶分子的排列会形成一个 z 轴向 90° 的逐渐扭曲状态。背光光源即灯管发出的光线通过液晶显示屏背面的背光板和反光膜，产生均匀的背光光线，这些光线通过后层会被液晶进行 z 轴向的扭曲，从而能够通过前层平面，作为显示器的亮态（最高亮度）。如果给液晶层加电压将会产生一个电场，液晶分子就会重新排列，光线无法扭转从而不能通过前层平面，以此阻断光线，呈现暗态（最小亮度）。如果电场不特别强，液晶分子处于半竖立状态，旋光作用也处于半完全状态，则会有部分光透过前层平面，可呈现出中间不同等级的灰阶和亮度。

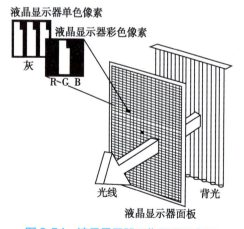

图 3-54　液晶显示器工作原理示意图

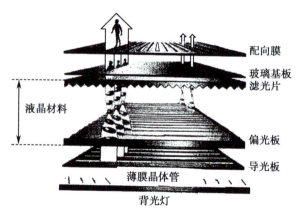

图 3-55　液晶显示器面板的结构和工作原理图

液晶面板是被动式显示器件，自己无法发光，只能通过光源的照射显示图像。目前 LCD 一般采用冷阴极荧光管作为背光光源。冷阴极荧光灯管内充满惰性气体和微量水银，并在玻璃管内壁涂有荧光粉，当高电压加到管两端的电极上时，两极便开始放电，水银会因电子或充入的惰性气体的原子等相互碰撞而被激活,发出紫外线,紫外线再激活荧光粉发光。经过长期不断地改良,目前的冷阴极荧光管技术已经非常成熟,其使用寿命长,在亮度、节电性等方面性能优异。冷阴极荧光管属于管状光源,为了使荧光屏不同区域的亮度能够均匀分布,需要大量附件。

3. 性能和特点 LCD 的性能主要取决于其亮度、画面均匀度、可视角度和响应时间等。其中响应时间和可视角度均取决于液晶面板的质量,画面均匀度则和辅助光学模块有很大关系,而 LCD 的亮度主要取决于背光光源的光亮度。当然,整个模组的设计也是影响产品亮度的一个重要因素。

亮度是衡量显示器发光强度的重要指标。高亮度也就意味着显示器对其工作的周围环境的抗干扰能力更高,主要针对 LCD 的 TCO'03 认证标准对亮度指标做出了较高的要求,高亮度已经成为衡量液晶板品质的重要参数之一。从技术角度来说,提高亮度的方法有三种:①提高液晶板的光通过率,但这是有极限的;②增加背光灯管数量,亮度有很大提高,在相同的参数下,液晶的亮度效果要好一些,不过更多的冷阴极荧光管意味着功率消耗增大;③通过在荧光屏表面加入数层带有特殊化学涂层的薄膜光学物质对外来光线进行处理,一方面折射呈不同的比例,使反射的光线得以改变方向并互相抵消,另一方面能最大限度地吸收外来光线,改变光线传播的波长和反射,经过这样的处理,最大限度地减少外来光线在荧光屏上所造成的反射,把在荧光屏上产生的反光度和反光面积降低至最低的程度,从而使背光源的光线能更好地透过液晶层,使亮度更高,反射更低。

由此,我们可以看到 LCD 的性能和面板原料有很大关系,面板的质量将直接决定 LCD 的性能表现。根据面板的质量不同,可分为三个级别:①顶级的诊断级液晶面板;②图形设计级的面板;③数据和显示级液晶面板。

目前,LCD 的响应时间主要有 6ms、12ms、16ms、25ms 之分,它们所采用的液晶面板也是不一样的。LCD 的亮度可达到 500cd/m² 以上,对比度可做到 550:1 以上,响应时间小于 25ms,已能满足诊断的需求。LCD 的可视角度已达到水平 160°、垂直 135° 以上的超宽视角。

液晶显示器有如下特点:①显示器件为仅 2mm 厚的薄形器件,还可以制作在塑料基板上,做成可弯曲、不怕撞击的器件;②工作电压仅数伏,可直接用互补型金属氧化物半导体(complementary metal oxide semiconductor, CMOS)电距驱动,电子线路小型化;③微功耗,显示板本身每平方厘米功耗仅数十微瓦,采用背光源也仅 10mW/cm² 左右,可用干电池供电;④由于 LCD 依靠调制外照光工作,越是明亮的场合显示越清楚,甚至在阳光光直射下都能清晰阅读;⑤采用彩色滤色器,LCD 易于实现彩色显示;⑥采用有源矩阵液晶显示(AM-LCD),可实现对比度高、灰度等级丰富的高质量显示。现有的 AM-LCD 的显示质量已经赶上,甚至超过 CRT(阴极射线管)的显示质量。

(五)医用显示器未来发展方向

随着科技的飞速发展,放射影像技术日新月异,影像设备也越来越多样化;多层 CT 等产品的发展,产生了越来越多影像数据量;三维重建在高端影像诊断中成为主要诊断工具;PACS 的发展促进了放射、彩超、内镜、病理等影像资料的融合;影像科医生、诊断医生要求医用显示器必须具备以下特点。

1. 大尺寸、高分辨力 27″ 以上大尺寸、4MP 甚至 6MP 以上高分辨力的显示器可以让医生查看更多的医学影像图片,分辨更多细微的医学影像细节。

2. 高灰阶度 医学影像设备采集的高灰阶的医学图像也要求医用专业显示器具备高的灰阶查找表,可以呈现更细微的灰阶差异。

3. 彩色、灰阶同时正确显示 不再局限于单一的灰阶医学图像显示,大量新技术的引入,如三维重建、MRI 功能影像、PET/CT、核医学等都要求彩色专业医用显示器的应用越来越普及,专业医用显示器不仅仅能对灰阶医学图像正确显示,也能对彩色医学图像正确显示。

4. 兼容多模式影像诊断 医用专业显示器不仅可用于多种复合影像的诊断,包括 CR、DR、CT、MRI、PET、X 线乳腺成像、超声成像等,还能用于病理学、内镜检查学、皮肤病学等其他学科的影像诊断。多模式影像诊断显示器正逐渐取代传统单一用途的医用专业显示器。

(何乐民)

思考题

1. 简述普通 X 线机的基本结构及各部分的主要作用。
2. 简述遮线器的作用。
3. 简述滤线器的结构及功能、使用滤线器的注意事项。
4. 遥控床有哪几种结构形式,各有什么特点?
5. X 线管组件支持装置有哪几种结构形式,各有什么特点?
6. 试画出高频 X 线机的电路构成方框图并简述其工作原理。
7. 简述桥式逆变的工作原理。
8. 简述 CCD 摄像机的构成与光敏元件的工作原理。

第四章　数字 X 线设备

进入 21 世纪，数字 X 线设备得到快速发展，应用范围越来越广，正在全面替代普通 X 线设备，在医疗卫生事业中发挥着重要的作用。

数字 X 线设备是指把模拟 X 线图像数字化并进行图像处理，再转换成模拟图像显示的一种 X 线设备。根据成像原理的不同，数字 X 线设备可分为计算机 X 线摄影（computed radiography，CR）设备、数字 X 线摄影（digital radiography，DR）设备、DSA 设备、数字 X 线透视（digital fluoroscopy，DF）设备。

本章重点讲解 CR、DR、DSA 设备的基本结构，工作原理，使用注意事项及日常保养。介绍国内外数字 X 线设备的发展现状，使学生正确认识我国医疗器械行业的发展、与欧美国家之间的差距及未来发展前景。

第一节　概　　述

一、计算机 X 线摄影设备

CR 设备利用影像板（imaging plate，IP）记录 X 线图像，通过激光扫描使存储信号转换成光信号，此光信号经光电倍增管转换成电信号，经放大后，再经模数转换器（analog to digital converter，ADC）转换，输入计算机处理，形成高质量的数字图像。

二、数字 X 线摄影设备

DR 设备可分为直接数字 X 线摄影（direct DR，DDR）和间接数字 X 线摄影（indirect DR，IDR）。DDR 是利用 X 线探测器直接将 X 线图像转换成电信号，再转化为数字图像。IDR 是将 X 线图像先转换为光学图像（通过 I.I-TV 成像链、闪烁晶体或照片）再将光学图像转换为电信号，再转换成数字图像。

三、数字减影血管造影设备

DSA 设备是 20 世纪 80 年代兴起的一种医学影像学新技术，是计算机与常规 X 线血管造影相结合的一种新的检查方法。减影技术的基本内容是把人体同一部位的两帧图像相减，从而得出它们的差值部分。

四、数字 X 线透视设备

DF 设备利用 I.I 接收穿过受检者的 X 线，经 X-TV 转换为模拟视频信号，再经 A/D 转换后，输入计算机处理，形成高质量的数字图像，工作原理与 IDR 相同。

1972 年 CT 设备问世后，出现了图像数字化浪潮。1979 年出现了飞点扫描的 DR 系统，1980 年在北美放射学会（Radiological Society of North America，RSNA）的产品展览会上，DR、DF 设备展品引起了全世界的关注。此后，DSA 设备得到了高速发展，1982 年又研制出了 CR 设备。20 世纪 80 年代中期各国厂商竞相开发 CR、DR 设备，20 世纪 90 年代又大力研制 DR 的探测器，推出了一些实用的 DR 设备。

五、数字 X 线成像与传统增感屏 - 胶片成像比较

数字 X 线成像与传统增感屏 - 胶片成像相比有许多优点。

（1）对比度分辨力高：对低对比度的物体具有良好的检测能力，量化等级可达 14～16bit，传统屏 - 胶成像量化等级约 6bit。

（2）辐射剂量低：因为数字 X 线成像设备对 X 线能量的利用率高，其量子检测效率（detective quantum efficiency，DQE）可达 60% 以上，所以获得相同质量的图像，数字 X 线摄影比常规 X 线摄影的辐射剂量降低了 30%～70%。

（3）动态范围（dynamic range，DR）宽：数字 X 线成像动态范围可达 $10^4:1～10^5:1$，传统屏 - 胶成像动态范围约 $10^2:1$。

（4）图像的后处理功能强：利用计算机进行图像后处理，以便更精细地观察感兴趣的细节。

（5）方便图像存储：可利用大容量的光盘、硬盘存储数字图像，消除用胶片记录 X 线图像带来的种种不便。

（6）方便接入 PACS：实施联网，实现图像的储存、传输和远程诊断，突破空间限制，节约时间、人力、经济成本。

数字 X 线设备高对比度分辨力（约为 20～40lp/cm）不如屏 - 胶组合的高（约为 50～70lp/cm）。

数字 X 线设备的发展对 PACS、远程放射医疗的发展具有决定性的影响。当前，数字 X 线设备已成为各级医院放射科的主流设备，具有广阔的发展前景，传统的屏 - 胶 X 线摄影系统将逐步退出历史舞台。

（于广浩）

第二节 计算机 X 线摄影设备

CR 实现了常规 X 线摄影信息的数字化，使常规 X 线摄影的模拟信息转换为数字信息，提高了图像的分辨及显示能力，通过图像后处理功能，增加显示信息的层次。CR 的兼容性好，工作流程与传统 X 线摄影极为相似，工作人员能够快速接受并熟练操作。

一、分类与基本结构

1. CR 的分类 按用途不同分为通用型 CR 和专用型 CR 两种。

（1）通用型 CR：通用型 CR 应用最广泛，可分为柜式阅读器和台式阅读器，柜式阅读器又分为单槽（单通道）和多槽（多通道），其外形结构如图 4-1 所示。其优点是兼容性好，可适用于原有 X 线机，能够代替屏 - 胶系统，适合所有 X 线摄影检查项目；其缺点是手工操作更换暗盒，影响工作效率。

（2）专用型 CR：其读取装置与滤线器摄影床或立位摄影架结合在一起，分为立式摄影专用型和卧式摄影专用型。其特点是功能相对单一，不需要手工操作，工作效率高，适合专科医院或大型综合性医院。

2. CR 的基本结构 CR 的基本结构如图 4-2 所示，由信息采集、信息转换、信息处理、信息存储和记录等部分组成。

信息采集由 IP 代替胶片，接受并记忆 X 线摄影信息，形成潜影。

信息转换由图像读取装置实现，将 X 线图像（潜影）变换为数字图像信号。

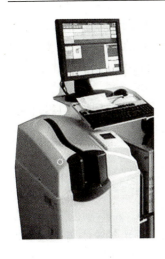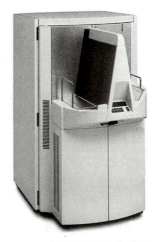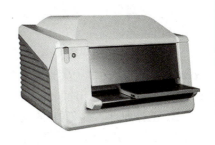

图4-1　CR外形图

信息处理由计算机来完成,对数字图像做各种相关的后处理,如大小测量、放大、灰阶处理、空间频率处理、减影处理等。

信息存储和记录是利用光盘、硬盘等存储媒介存储数字图像,通常在存储前进行数据压缩;可用激光相机将图像打印在胶片上进行记录,也可以直接在计算机显示器上显示图像。

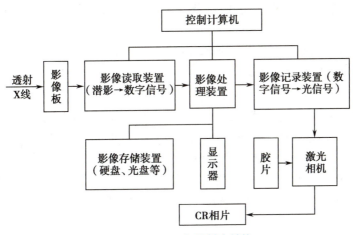

图4-2　CR设备的基本结构

二、影　像　板

CR的X线图像不是直接记录于胶片上,而是先记录在IP上;IP可重复使用,但不能直接显示图像。

1.结构　IP由表面保护层、荧光层、基板(支持层)、背面保护层组成,IP结构示意图如图4-3所示。

(1)表面保护层:由一层非常薄的聚酯类纤维制成,能弯曲、耐摩擦、透光率高,其作用是防止荧光层受到损伤。

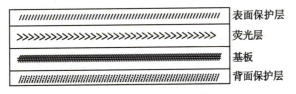

图4-3　IP结构示意图

93

（2）荧光层：由光激励发光（photon stimulation light，PSL）荧光物混于多聚体溶液中，均匀涂在基板上制成。PSL荧光物是一种特殊的荧光物质，能记录第一次照射它的X线信号，当IP受到激光二次激发时，会发出与第一次照射它的X线辐射强度成正比的荧光信号。多聚体溶液的作用是使荧光物的晶体互相结合。

（3）基板（支持层）：用聚酯纤维胶制成，该材料有较好的平面性、适度的柔韧性和良好的机械强度。其作用是保护荧光层免受外力损伤，延长IP的使用寿命。

（4）背面保护层：该层的材料和作用与表面保护层相同。

2. 工作原理　射入IP的X线光子被荧光层内的PSL荧光物吸收，释放出电子。其中部分电子散布在荧光物内呈半稳态，形成潜影，完成X线图像信息的采集和存储。当用激光束二次激发（逐行扫描）已有潜影的IP时，半稳态的电子转换成荧光，即发生PSL现象，亦称为光致发光现象。所产生的荧光强度与第一次照射IP的X线辐射强度成正比。荧光图像还需由读取装置完成光电转换、增幅和A/D转换，数字信号送计算机进行处理，最终形成数字图像。

3. IP的种类与规格

（1）按分辨力分：有高分辨力（high resolution，HR）和普通分辨力（standard resolution，SR）两种。高分辨力IP多用于乳腺摄影，普通分辨力IP多用于常规X线摄影。

（2）按基板类型分：有软基板和硬基板两种。

（3）按读取方式分：有单面阅读和双面阅读两种。双面阅读IP采用透明支持层，两面设有读取器件，受激光激发时，两面同时采集数据，提高了输出信噪比，DQE值比普通IP增加了30%～40%，相应降低了曝光量。

（4）IP尺寸：与屏 - 胶系统暗盒系列一致。乳腺摄影用：8″×10″；普通摄影用：8″×10″、10″×12″、14″×14″、14″×17″等（1″=2.54cm）。

4. 特性

（1）激发光谱与发射光谱：荧光物发光强度随激发IP的光线波长变化而变化。PSL荧光强度与激发光波长之间的关系曲线称为激发光谱，用波长为600nm左右的红色氦 - 氖激光读取时效果最佳。PSL荧光强度与所发荧光的波长之间的关系曲线称为发射光谱。在读取激光激发下，已存储潜影的IP中的PSL荧光物发出强度与X线辐射强度成正比的蓝 - 紫色荧光，在390～400nm波长处达到峰值，以保证光电倍增管在400nm波长处有最高的检测效率，这对提高图像的信噪比很重要。

（2）响应时间：IP具有很好的响应时间特征，IP荧光发射寿命期为0.8μs，当停止用激光照射荧光物时，IP的PSL荧光强度衰减速度很快，不会发生采集和读出信息的重叠。

（3）动态范围：PSL荧光强度依赖于第一次激发的X线辐射强度，在$1:10^4$的范围内具有良好的动态范围。IP的动态范围比屏 / 片组合宽得多，具有较大的曝光宽容度，可精确地检测每次摄影中各组织间X线吸收的差别。

（4）存储信息的消退：X线激发IP后，模拟图像被存储于荧光物内，在读出前的存储期间，一部分逸出的光电子将被俘获，从而使第二次激发荧光物时发出的PSL荧光强度减少，这种现象称为消退。IP的消退现象很轻微，读出前存储8h的IP，其发光量只减少25%。若IP曝光不足或存储时间过久，则会由于X线光子不足和天然辐射的影响，导致噪声过大，因此，最好在第一次激发后的8h内读出IP存储的图像。

（5）天然辐射的影响：IP不仅对X线敏感，对其他形式的电磁波也很敏感，如紫外线、α射线、β射线、γ射线等，随着这些射线照射而存储能量，在IP上会以图像伪影信号的形式被检测出来。长期存放的IP上会出现小黑斑，使用前应先用强可见光照射IP板，以消除这些影响。

5. 使用注意事项　①因在读取部分设置了预读程序，故在选用IP尺寸时，应尽可能选用较大尺寸的IP来记录X线图像，以便在摄影前可随意改变摄影范围的大小，而不必相应随时更换

IP尺寸。②IP一般可重复使用10 000次左右。每次使用前,需用高强度光源作一次擦除照射,以消除可能存在的任何潜影。③由于IP上的荧光物对X线的敏感度高于普通X线胶片,保存时要有很好的屏蔽。

三、读 取 装 置

读取装置主要完成IP的传送、IP潜影信息的读取、IP残存潜影的擦除等功能,亦可称为读取器、阅读器或扫描器。

1.分类 CR设备的读取装置可分为暗盒型和无暗盒型两种。

2.结构

(1)暗盒型读取装置:如图4-4所示,其特点是IP置入与常规X线摄影暗盒类似的专用暗盒内,可代替X线胶片在任何X线机上使用。

X线摄影结束后,将IP暗盒插入CR读取装置的暗盒插入孔内,机械手臂将IP从暗盒中取出并传送,同时由直径约0.1mm、波长约600nm的红色氦-氖激光二次激发扫描IP,将读取潜影信息进行光电转换、模数转换,

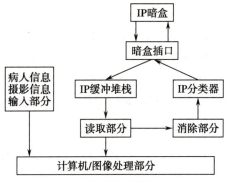

图4-4 暗盒型读取装置的结构

最终传输给计算机处理。不同尺寸的IP读取时间是相同的。IP消除残影后传送到IP分类器,待时传送到暗盒;等待时间由机器自动调节。读取结束后经强光照射,消除IP上的残存潜影并将IP传送回暗盒内,暗盒自动封闭后被传送出读取装置,供重复使用。

(2)无暗盒读取装置:该装置集摄影、读取于一体,配备在专用X线机上,减少了IP暗盒的更换环节,大幅度减轻了影像检查技术人员的工作量。无暗盒读取装置有立式和卧式两种形式。IP在X线曝光后直接被传送到激光扫描和残影消除部分处理,供重复使用。

3.读取原理 要将存储在PSL荧光物中的潜影读出并转换为数字信号,需采用如图4-5所示的激光扫描系统。随着高精度电动机带动IP匀速移动,激光束由摆动式反光镜或旋转多面体反光镜进行反射,对IP整体进行精确而均匀地逐行扫描。受激光激发而产生的PSL荧光被高效导光器采集并传输到光电倍增管的光电阴极上,经光电转换和放大后,再经A/D转换获得数字信号。这一过程反复进行,扫描完一张IP后,即可得到一幅完整的数字图像。

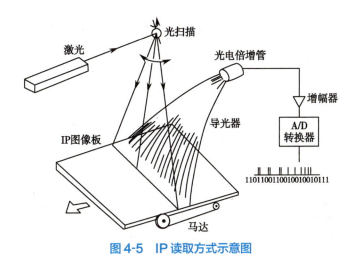

图4-5 IP读取方式示意图

4.影响图像质量的因素 影响图像质量的主要因素有PSL荧光物的特性和读取装置的光电特性。

（1）激光束的直径：激光束的直径越小，读取的信息量就越大，得到的图像质量就越好。

（2）光电及传动系统的噪声：CR 的 X 线量子噪声是在 X 线被 IP 吸收过程中产生的，与 IP 检测到的 X 线辐射强度成反比。在光电倍增管把荧光强度转换为电信号的过程中产生光量子噪声，它与光电子数成反比，即与入射 X 线辐射强度、IP 的 X 线吸收效率、IP 的 PSL 量、导光器的聚光效率以及光电倍增管的光电转换效率成反比。在读出过程中，外来光与反射光的干扰、光学系统的噪声、电流的稳定程度、机械传动系统的稳定程度等都直接影响图像质量。

（3）数字化的影响：在 A/D 转换过程中，对模拟信号进行取样和量化会产生量化噪声和伪影。例如，取样频率低会产生"马赛克"状伪影，量化级数不够会产生"等高线"状伪影。而量化级数过高将使数据量增加，从而使图像处理时间过长。信号数字化会使图像的高对比度分辨力降低，CR 图像的高对比度分辨力与 IP 的特性、激光和取样频率等因素有关，激光束的直径越小、IP 中荧光物对激光的散射越少、取样频率越高，高对比度分辨力越高。IP 的高对比度分辨力一般为 20～30lp/cm。当数字化的取样间隔为 0.1～0.2mm、像素的灰度级为 8bit 时，就能获得较满意的数字图像。

四、计算机图像处理

CR 设备由于使用高精度扫描及读出的数字信号可通过计算机进行图像后处理，因此能够在一定范围内改善图像质量，最终得到稳定、高质量的图像。

1. 图像处理的环节　CR 设备输出的数字信号经计算机图像处理后，能有效地改善图像的质量，CR 的图像处理主要包括三个环节。

（1）与读取数据系统功能有关的处理：利用适当的图像读取技术，保证整个系统在很宽的动态范围内自动获得具有最佳密度和对比度的图像。

（2）与图像显示和打印功能有关的处理：通过各种特殊处理（如灰阶处理、频率处理、减影处理等）为医生提供可满足不同诊断目的、具有较高诊断价值的图像，常称为后处理。

（3）与图像信息的存储和记录有关的处理：要求能得到高质量的图像，并在不降低图像质量的前提下压缩图像数据，以便节省存储空间和高效率地传输信息。

2. 图像读取灵敏度自动设定　为自动控制图像读出特性，实现图像密度的稳定，克服 X 线成像期间由于曝光不足或曝光过度产生的图像密度不稳定性，CR 配有图像读出灵敏度自动设定功能，如图 4-6 所示。

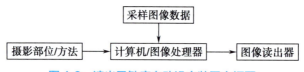

图 4-6　读出灵敏度自动设定装置方框图

计算机配有自动预读（也称为曝光数据识别）程序。在受检者的摄影信息（姓名、性别、年龄、部位、投照方法等）输入计算机后，先用一束微弱的激光粗略地对已有潜影的 IP 快速扫描一次，得到一组采样数据（约 200×200 像素、8bit）。预读程序进行数据处理流程如图 4-7 所示。

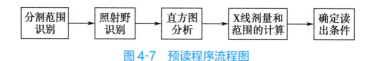

图 4-7　预读程序流程图

首先，根据摄影条件检测有无分割摄影、照射野的范围大小和在 IP 上的位置等，形成一个预读图像的直方图，通过对直方图的分析，系统自动确定 X 线剂量范围、光电倍增管的灵敏度和放大器的增益,使读取装置的输出信号始终处于合理范围内,形成最佳的数字图像密度在显示器或照片上重现,如图4-8所示,几种体位X线数字图像的直方图。

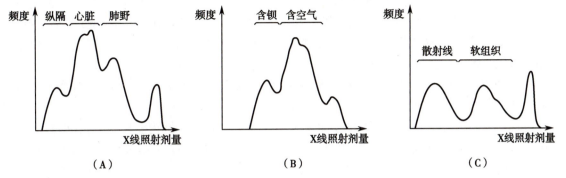

图4-8　X线图像的直方图

(A)纵膈、心脏、肺野的直方图;(B)含钡、含空气的直方图;(C)散射线、软组织的直方图。

不论以何种条件摄影,读出灵敏度自动设定装置均会自动校正X线曝光量的误差,使读取装置的输出信号总处于一定范围内,形成稳定的数字图像密度,以最佳的密度在照片或监视器上重现。

3.图像四象限理论　CR设备工作原理可以用直观的"四象限"理论进行解释,如图4-9所示。

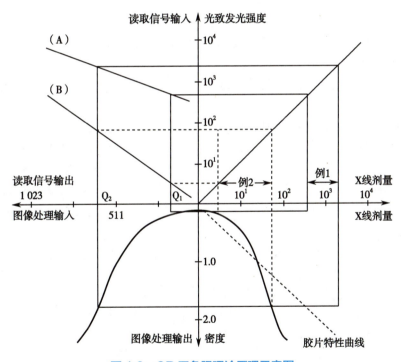

图4-9　CR四象限理论原理示意图

(1)第一象限:是IP的一个固有特征,即PSL强度与入射的X线曝光量之间的关系,在$1:10^4$范围内是线性的,使CR设备具有较高的敏感性和较宽的动态范围。

(2)第二象限:该过程描述了输入到图像阅读装置(image reading device,IRD)的PSL强度与阅读条件由曝光数据识别(exposure data recognizer,EDR)决定的数字输出信号之间的关系。IRD具有自动设定机制,根据IP上的成像信息决定图像的阅读条件。图4-9中例1的读出条件由(A)线段表示,使用了较高的X线剂量和较窄的动态范围;例2的读出条件由(B)线段表示,使用了较低的X线剂量和较宽的动态范围。

97

（3）第三象限：显示图像的增强处理功能（谐调处理、空间频率处理和减影处理），通过图像处理，CR设备的输出信号与胶片特性曲线的直线部分最终匹配，使图像能够达到最佳显示，最大程度地满足临床医学影像诊断的要求。

（4）第四象限：输出图像的特征曲线。反馈进入图像记录装置（image recorder controller，IRC）的图像信号重新被转为光学信号以获取X线照片，对胶片的特性曲线自动补偿，以保证相对曝光曲线的图像密度是线性的。

4. 图像的后处理 与显示有关的后处理主要包括灰阶变换处理、空间频率处理和动态范围压缩处理。

（1）灰阶变换处理：用CR摄影时，即使X线剂量在一定的范围内变化，也可在照片上获得密度良好的图像。在灰阶变换处理中，灰阶变换函数的选择是关键，CR为用户提供了多种变换函数供选用。

（2）空间频率处理：是通过频率响应的调节来影响图像的锐度。边缘增强是较常用的技术，通过增加高频响应使感兴趣结构的边缘得到增强，以突出轮廓。

（3）动态范围压缩处理：动态范围压缩需在灰阶变换处理和空间频率处理之前进行，可分为以低密度区域为中心和以高密度区域为中心两种压缩，前者使原始图像低密度区域的密度值增高，后者使高密度区的密度值降低，两者都将使图像的动态范围变窄。

五、图像存储装置

图像存储装置主要有硬盘、光盘、云盘和PACS。硬盘用于暂存数据，经处理后再存入光盘、云盘和PACS；云盘用于短期数据存储；光盘、PACS可用于长期数据存储。

1. 存储载体

（1）硬盘：用于短期暂存数据，以便快速调阅图像，访问时间小于10ms，传输速率30MB/s以上。

（2）光盘：在玻璃、塑料或铝等制作的基板上涂一层记忆膜，用高强度激光按数字图像信息在膜上打孔而记录信息，读取时以较弱的激光根据反光原理重现被记录的图像。因盘片上信息的存储和读取都用光学方法完成，故称为光盘。常用的光盘有只读光盘（compact disc-read only memory，CD-ROM）、可刻录光盘（CD-rewrite，CD-R）、可反复擦写的光盘（CD-repeat wipe，CD-RW）、可重写的磁光盘（CD-magnetic optical，CD-MO）、一次性写入光盘（CD-write-once read-many，CD-WORM）以及DVD光盘。

（3）云盘：根据科室实际工作量配置合适的云盘存储空间用于短期存储（如1个月），超过存储控制，新数据存入，最初的数据自动删除。

（4）PACS：详见第九章医学影像信息系统。

2. 光盘读写装置 光盘驱动器是基本的光盘读/写装置，光盘库是大型存储系统，可安装几台驱动器，同时管理几百张光盘，总存储容量可达几TB。

六、CR设备的质量控制检测

CR设备的质量控制检测是保障CR图像质量的重要因素，根据中华人民共和国卫生行业标准《医用X射线诊断设备质量控制检测规范》（WS 76—2020），质量控制检测可分为验收检测（机器备新安装、重大维修或更换X线管等重要部件后）、状态检测（每年1次）和稳定性检测（每周、每月、每季度、每半年1次）。

1. CR设备的专用检测项目 包括IP暗噪声、探测器剂量指示（detector dose indicator，DDI）、IP响应均匀性、IP响应一致性、IP响应线性、测距误差、IP擦除完全性、高对比度分辨力和低对比度分辨力等9项，技术要求如表4-1所示。

表4-1　CR设备的专用检测项目与技术要求

序号	检测项目	检测要求	验收检测评判标准	状态检测评判标准	稳定性检测	
					评判标准	周期
1	IP暗噪声	任选3块IP	指示值应在规定值范围内，图像均匀，无伪影	指示值应在规定值范围内，图像均匀，无伪影	指示值应在规定值范围内，图像均匀，无伪影	一个月
2	探测器剂量指示（DDI）	约10μGy	±20.0%（单板）内 ±10.0%（多板）内	±20.0%（单板）内 ±10.0%（多板）内	—	—
3	IP响应均匀性	约100μGy 单板	±10.0%内	±10.0%内	±10.0%内	6个月
4	IP响应一致性	约100μGy 多板	±10.0%内	±10.0%内	±10.0%内	6个月
5	IP响应线性	3挡剂量	±20.0%内	—	—	—
6	测距误差	100mm长度	±2.0%内	±2.0%内	±2.0%内	6个月
7	IP擦除完全性	铅块	无铅块幻影，达到暗噪声规定值	—	无铅块幻影，达到暗噪声规定值	6个月
8	高对比度分辨力	高对比测试卡，45°放置	≥90.0厂家规定值，或≥80.0（$^b f_{Nyquist}$×1.4），建立基线值	≥90.0[a]	—	—
9	低对比度分辨力	低对比度分辨力检测模块，约10μGy	建立基线值	不超过2个细节变化[a]	—	—

注[a]：与基线值比较；
　　[b]：为奈奎斯特频率（Nyquist frequency），是离散信号系统采样频率的一半。

2. CR的附属设备性能检测

（1）激光照相机：可采用美国电影与电视工程师学会（Society of Motion Picture and Television Engineers，SMPTE）检测法或国际电工委员会（International Electrotechnical Commission，IEC）检测法。① SMPTE检测法：包括最大密度、最低密度、密度一致性、图像周边偏差度、非线性偏差度、高对比度分辨力、低对比度分辨力、灰阶水平、补偿处理效果和锐利度等性能检测。② IEC检测法：包括灰阶再现、高对比度分辨力、低对比度分辨力、图像几何特性、线状结构和临床参考图像等性能检测。

（2）图像工作站的显示（监视）器：可用SMPTE测试图形对监视器做多项参数检测和调整。此外，应对监视屏的亮度和亮度均匀性进行检测，还应对观察室中环境照明条件做照度检测。

（3）观片灯：目前，仍有医院CR以照片形式为医生提供诊断依据。观片灯的质量控制检测也很重要。它包括观片灯的亮度、亮度均匀性、光扩散性以及读片室环境照度等检测。

七、使用注意事项及日常保养

1. 使用注意事项　首次使用CR，必须先熟悉和了解CR设备的基本组成及成像过程，详细、全面地掌握CR的操作程序。开机前，要查看机房温度、湿度是否在正常工作范围，各连接是否正常。开机后，要全面检查整个CR的显示、工作情况。工作前做好IP常规维护、清洁和IP残影的消除工作。提前打开激光相机电源预热，检查相机内胶片所剩数量，做好准备工作。检查存储系统的工作状态及与放射信息系统（radiology information system，RIS）、医院信息系统（hospital information system，HIS）的连接。存储系统要求24h工作，做好受检者资料的刻盘、备份工作。CR图像后处理工作，应由临床经验丰富的高年资技师进行，如果摄影条件不适当、后处理难以达到效果或摄影位置欠佳，应立即重新摄片，感到图像满意后，再打印照片。实习、进修和规培医生应在老师指导下工作，未经允许不得擅自独立进行操作。读取装置不接受上、下颠倒或方向插错的暗盒，暗盒插入读取装置时应注意与通道的边缘平行。在整个插入和取出暗盒的过程中动作要轻，力量要适度以免造成机械部件的损坏。

2. 日常保养　IP 由于长期重复使用，表面会出现一些划痕和灰尘，应定期清洁，防止伪影产生。根据使用手册推荐的擦拭液从 IP 中心沿环形方向依次向边缘擦拭，注意不要划伤 IP。IP 的使用寿命一般在 10 000 次曝光左右，超过使用寿命期限后，IP 会出现灵敏度、分辨力下降，产生残存伪影等现象，应及时更新。IP 暗盒应按尺寸大小分别有序竖放，严禁叠压平放。定期清洁读取装置进风口过滤网灰尘，避免影响散热效果。定期清洁 IP 传输通道，防止灰尘产生伪影，清洁周期视实际工作量大小，1～3 个月清洁 1 次。按照说明书要求定期更换机械负压泵和负压杯，一般要求 2～3 年更换 1 次；定期清洁擦除灯管表面和擦除灯通道，保证擦除效果，擦除灯管一般要求 2 年更换一次。

（于广浩）

第三节　数字 X 线摄影设备

DR 研究始于 20 世纪 70 年代末，在 I.I-TV 系统的基础上，利用 A/D 转换器将模拟视频信号数字化，进行计算机图像处理。随着电子技术、材料技术、制造工艺和计算机技术的不断进步，X 线平板探测器技术得到了快速发展，并于 1995 年 11 月在北美放射学会（RSNA）的产品展览会上推出了早期机型。2009 年，以 I.I 系统为核心的胃肠设备与成熟的平板 DR 相结合，制造出了第一台多功能动态 DR，实现了可视化拍片，大大降低了漏诊、误诊。随后又相继推出了以平板探测器成像系统为核心的多功能动态 DR，具有透视、造影、高清晰点片的优势；以及三维动态 DR，把数字 X 线摄影从二维成像带入了三维成像领域，并可实现负重位下三维 X 线成像，推动了 DR 的巨大飞跃与技术革命。

与 CR 相比，DR 具有更大的优越性：①曝光剂量进一步降低，受检者辐照剂量更小。②时间分辨力明显提高，曝光数秒内即可显示图像。目前可实现动态成像，进一步扩大了应用范围。③具有更高的动态范围，更高的信噪比，DQE 和调制传递函数（modulation transfer function，MTF）性能更好。④对比范围大，图像层次更加丰富。⑤更佳的高对比度分辨力，像素尺寸可达 127μm。⑥灰阶等级可达 12～16bit。

当前，DR 已经成为各级医院放射科的主流 X 线摄影设备。

一、构　　成

DR 是一种高度集成化的数字化 X 线设备，主要由 X 线发生单元、X 线图像采集单元、检查台/床与 X 线管支架单元、图像处理单元、图像显示单元等组成。

1. X 线发生单元　大多数采用中、高频逆变式高压发生器。具有输出剂量大、皮肤剂量低、超短时曝光、能实时控制等优点。普通 X 线机也可以通过加装平板系统，升级为平板 DR。目前，比较成熟的不与 X 线发生装置存在物理连接的平板 DR 系统已经普遍用于临床。

2. X 线图像采集单元　探测器是将 X 线信息转换为电信号的核心部件。X 线图像采集单元负责完成 X 线图像信息的采集、能量转换、量化、信息传输等过程。不同类型的探测器有各自不同的工作原理，非晶硒平板探测器、非晶硅平板探测器、多丝正比室型探测器和 CCD 型探测器是目前四种比较常见的探测器类型。

3. 检查台/床与 X 线管支架单元　DR 检查台/床与 X 线管支架单元逐步向专业化和多功能化方向发展，机械结构设计更加有利于临床 X 线摄影检查的应用与开展。

4. 图像处理单元 其主要功能包括DR系统各种数字化图像处理,如灰阶变换、黑白反转、图像滤波降噪、放大、各种测量以及标注注释功能等。依托专有的软硬件支持,还可以实现一些特殊处理功能,如双能量减影、时间减影、图像拼接、融合体层等。

5. 图像显示单元 用于摄影图像的重现、软阅读。

二、分 类

DR系统有两种不同的基本分类方法。

1. 按X线曝光方式分类 DR系统按曝光方式分为面曝光成像方式和线扫描成像方式,主要差别是采集方式的不同。

(1)面曝光成像方式:面曝光成像方式的主要特点是探测器的设计采用大面积的平板探测器,也称为面阵探测器。在检查时可覆盖整个受检部位并能一次性采集、保存受检部位的成像数据,成像面积可达43cm×43cm。目前,使用面曝光方式的探测器主要包括非晶硒平板探测器、非晶硅平板探测器和CCD型探测器等。

(2)线扫描成像方式:线扫描成像方式采用线阵成像方法。X线曝光时,X线照射野呈扇形方式垂直于人体,并沿人体长轴方向以均匀的速度扫描受检部位,线阵探测器与X线管同步移动,并按照时间顺序连续采集透过受检部位的X线。目前,使用线扫描成像方式的探测器主要有:多丝正比电离室气体探测器、闪烁晶体/光电二极管线阵探测器、固态半导体/互补型金属氧化物半导体(complementary metal oxide semiconductor,CMOS)线阵探测器。

2. 按能量转换方式分类

DR系统按X线探测器的能量转换方式又可分为直接转换方式和间接转换方式。

(1)直接转换方式:这种类型也称为DDR,其基本原理是X线投射到X线探测器上,光电半导体材料采集到X线光子后,直接将X线信号转换成电信号。常见的直接数字X线摄影探测器有非晶硒平板探测器、碲化镉(CdTe)/碲锌镉(CdZnTe)线阵探测器。

(2)间接转换方式:这种类型也称为IDR,其基本工作原理是X线投射到X线探测器上,先照射到闪烁晶体,该物质吸收X线能量后以可见光的形式释放出来,再经光电二极管把荧光信号转换成电信号。用于间接转换的闪烁晶体主要有碘化铯(CsI)和硫氧化钆(Gd_2S_2O),常见的间接数字X线摄影探测器有非晶硅平板探测器、CCD型探测器、互补金属氧化物(CMOS)半导体探测器。

值得注意的是,无论是直接转换方式还是间接转换方式都是在X线探测器内进行能量转换。经过X线探测器输出的数字信号代表探测器采集到的X线图像信息,还原、反映人体组织结构信息是探测器成像质量评价的基本标准。

三、工 作 原 理

X线探测器是DR的关键部件。下面分别介绍比较典型的非晶硒平板探测器、非晶硅平板探测器、多丝正比室型探测器和CCD型探测器等四种常见探测器的基本结构和工作原理。

1. 非晶硒平板探测器

(1)基本结构:主要由玻璃衬底、集电器、非晶硒层、电介层、导电层和保护层等构成。集电器被固定在玻璃衬底上,它是由按矩阵排列的接收电极和薄膜晶体管(thin film transistor,TFT)组成。非晶硒层通过真空蒸镀的方式被人工合成为半导体合金膜,涂覆在集电器之上,其上是电介层、导电层。非晶硒平板探测器的信号读出电路采用TFT阵列信号读出电路,由门控电路控制信号读出。信号线则以阵列方式排列在TFT阵列的各像素之间,横行是门控线,纵列是电荷输出线,其基本结构如图4-10所示。每一TFT单元对应一个像素,TFT单元的尺寸直接决定图像的高对比度分辨力,如每个像素大小为139μm×139μm,在35cm×43cm的范围内则有2 560×3 072个像素。整个非晶硒平板探测器采用板层结构，由多层薄膜叠加制成大面积平板像素阵列。因放大器和 A/D 转换器都被封装在探测器的扁平外壳内，故称为平板探测器。该类型探测器因接收 X 线照射而直接输出数字图像信号，故属于 DDR。

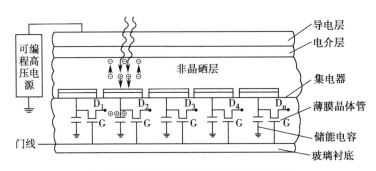

图 4-10 非晶硒平板探测器结构示意图

（2）工作原理：入射非晶硒平板探测器的 X 线光子在非晶硒层中激发产生电子 - 空穴对，在导电层和集电器间外加高压（5～10kV）电场的作用下，电子和空穴向相反方向移动，形成信号电流，并被像素电极所接收、收集而形成信号电荷，信号电荷存储于储能电容中，产生相应的电容电压变化。因电容存储的电荷量与入射 X 线强度成正比，故 X 线信息被转换为成正比的电荷信号或电容电压信号。每个像素都有一个 TFT，起开关作用。在读取控制电路信号的作用下，TFT 逐行依次导通，相应行内各像素电容电压信号通过数据线依次被读出，经放大器和乘法器放大输出，再经 A/D 转换成数字信号，依次传送到计算机存储器，形成数字图像信号。

非晶硒平板探测器的 X 线图像形成在 X 线照射后极短时间（2～5s）内完成，大致可分 4 步：①每次曝光前，在导电层和集电器之间预先施加 5～10kV 的高压，使非晶硒层处于偏置电场之中，集电器处于预置初始状态；② X 线曝光时，非晶硒层被 X 线光子激发产生电子 - 空穴对，并在偏置电场作用下相向运动产生电流并被储能电容收集而产生信号电压；③ TFT 由门控信号控制输出信号电压，经放大、处理、变换，最终形成数字图像信号；④信号读取后，读出电路自动清除各储能电容中的残余电荷，以保证非晶硒平板探测器能重复使用。

（3）技术指标：①有效面积可达 35cm×43cm 或 43cm×43cm 等；②像素尺寸＜160μm；③偏置电压为 5～10kV；④高对比度分辨力可达 36lp/cm；⑤灰阶等级为 16bit；⑥成像时间为 2～5s；⑦工作温度为 10～30℃；⑧工作湿度为 30%～70%。

2. 非晶硅平板探测器 有两种基本类型：一种是以碘化铯（CsI）闪烁晶体材料作为 X 线转换介质的探测器，另一种是以硫氧化钆（$Gd_2O_2S:Tb$）闪烁晶体作为 X 线转换介质的探测器。非晶硅平板探测器具有成像速度快、高对比度分辨力及低对比度分辨力良好、高信噪比、高稳定性、高量子检测效率、数字输出等优点，是目前应用市场的主流。由于硫氧化钆闪烁晶体对 X 线的转换效率不及碘化铯闪烁晶体，因而以碘化铯作为闪烁晶体的非晶硅平板探测器在临床上使用上更为广泛。

（1）基本结构：以碘化铯非晶硅平板探测器为例，非晶硅平板探测器主要由保护层、反射层、闪烁晶体层、探测器矩阵、行驱动电路以及图像信号读取电路、支撑层等部分组成，其单元结构如图 4-11 所示。

1）保护层：以铝板或碳素纤维板为上层面板，起到固定和保护作用。

2）反射层：是一层白色的反光膜，其作用是保证闪烁晶体层产生的可见光有效进行全反射，以减少光能损失，提高 X 线的利用率。

3）闪烁晶体层：由经过特殊工艺生产出来的具有针状空心结构的碘化铯晶体连续排列构成，碘化铯闪烁晶体层的厚度为 400～500μm，其输出开口界面紧贴于微电极板表面。由于制作

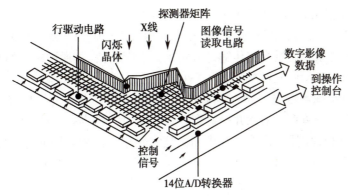

图 4-11　非晶硅平板探测器结构示意图

工艺的不同，闪烁晶体层有整板结构和多板拼接结构的差别。多板拼接存在的缝隙和图像的背景均匀性由后处理软件技术进行弥补。闪烁晶体层的作用是吸收 X 线并将其转换成荧光。碘化铯掺铊（CsI:Tl）形成的闪烁晶体因具有相对良好的空间频率响应特性和光谱响应特性，已大量应用于医用 X 线平板探测器。

4）探测器矩阵：根据需要制作成不同面积的光电二极管矩阵，矩阵上的每个光电二极管与 TFT 元件作为一个像素单元，其作用是捕获可见荧光并将其转换为电信号，如图 4-12 所示。

5）行驱动电路及图像信号读取电路：由放大器、多路 A/D 转换器和相应的控制电路等组成，其作用是读出每个像素产生的电信号，并量化转换为数字信号，传送到计算机进行处理。

6）支撑层：以玻璃基板作为支撑层，起支撑和保护作用。

硫氧化钆非晶硅平板探测器是由高性能感光稀土金属络合物硫氧化钆晶体作为 X 线能量转换的介质。硫氧化钆晶体具有稳定的化学结构，宽广的温度、湿度适应范围，对环境条件要求不严格，在便携式 DR 探测器中应用较多。

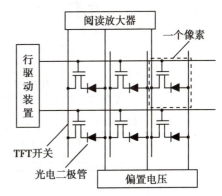

图 4-12　非晶硅平板探测器像素矩阵示意图

（2）工作原理：穿透受检部位后的 X 线光子，照射到非晶硅平板探测器上，由闪烁晶体层将 X 线光子信号转换成荧光信号；荧光再照射到由非晶硅光电二极管构成的阵列，荧光信号被非晶硅光电二极管阵列转换成与入射 X 线辐射强度成正比的电荷信号，同时该阵列还将空间上连续的 X 线信号转换成为一定数量的行和列构成的点阵式信号。在中央时序控制器的统一控制下，居于行方向的行驱动电路与居于列方向的读取电路将电荷信号逐行取出，再经 A/D 转换后，获得数字信号，经通信接口电路传送到图像处理器进行存储和处理，在监视器上显示。

（3）技术指标：①探测器面积可达 35cm×43cm 或 43cm×43cm；②像素矩阵为 2 560×3 072 或 3 001×3 001 等，像素尺寸 <160μm；③高对比度分辨力可达 35lp/cm；④灰阶等级为 16bit；⑤成像时间为 2～5s；在非晶硅平板探测器的转换过程中由于产生可见光，存在散射现象，这将影响图像的高对比度分辨力。

3. CCD 型探测器　CCD 由一系列金属氧化物半导体电容组成，最初于 1969 年由贝尔实验室发明。

（1）CCD 型探测器基本结构：CCD 型探测器主要由荧光层、光学系统层（反射镜 / 透镜 / 光纤）、CCD 层、计算机控制及处理系统等构成。由于 CCD 芯片生产工艺的限制，目前 CCD 芯片的最大有效面积仅为 2.5～5cm²，因此 CCD 型探测器必须采用光学缩微技术。依据四种不同的光学缩微技术,CCD型探测器具有四种不同类型的结构。

1)反射式CCD型探测器(2次光学缩微技术):由大面积闪烁屏将入射X线图像转换为可见荧光图像,利用反射镜系统通过光路传输过程将光野进行缩微,再通过镜头的光学透镜系统再次缩微,并投射到CCD芯片上,其结构如图4-13(A)所示。

2)直射式CCD型探测器(1次光学缩微技术):由大面积闪烁屏将入射X线图像转换为可见荧光图像,再通过光学透镜系统缩微并投射到CCD芯片上,其结构如图4-13(B)所示。

3)光纤式CCD型探测器(锥形光纤束缩微技术):由大面积闪烁屏将入射X线图像转换为可见荧光图像,再通过锥形光纤束将大面积可见光野缩微后直接耦合到CCD芯片上,其结构如图4-13(C)所示。

4)平板式CCD型探测器(平面移动采集缩微技术):大面积闪烁屏将入射X线图像转换为可见荧光图像,采集板从下向上平行移动,采集板上的多个准直探测孔通过光路传输将荧光图像投射在CCD上,其结构如图4-13(D)所示。

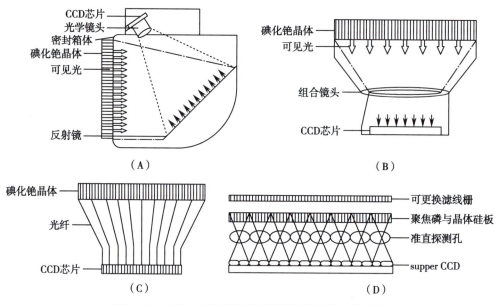

图4-13　4种CCD型探测器结构图及缩微技术原理
(A)反射式CCD型探测器结构;(B)直射式CCD型探测器结构;
(C)光纤式CCD型探测器结构;(D)平板式CCD型探测器结构。

(2)工作原理:采用碘化铯或硫氧化钆等发光晶体作为荧光层把入射X线图像转换成可见荧光图像,荧光图像经过光学系统(反射镜/透镜/光纤)的缩微和光传导,将光信号按确定的方向导入CCD芯片,再由CCD芯片中的X线光电导体层将荧光图像转换成光生电子数目不同的电子图像。光生电子存储在储能电容中,存储的电荷按像素矩阵的排列方式被移位到寄存器,再依次经转移、放大,接着进行A/D转换而获得数字信号,再依次送图像处理器进行存储、图像后处理,由显示器显示或激光相机打印。

(3)技术指标:CCD型探测器的像素数一般可达400万像素以上,高对比度分辨力可达28lp/cm以上,灰阶等级可达14bit,成像时间为2~5s。由于荧光板存在老化问题,长时间应用会造成图像质量下降,因此需定期更换荧光板。CCD型探测器造价低、成像质量佳、消耗材料少、易于安装维护,一台多功能CCD型DR可满足全身各部位的摄影需求。

4. 多丝正比室型探测器

(1)基本结构:多丝正比室型探测器是一种气体探测器,主要由高压电源、水平狭缝、多丝正比室、机械扫描系统、数据采集系统、计算机控制及图像处理系统组成,其结构如图4-14所示。

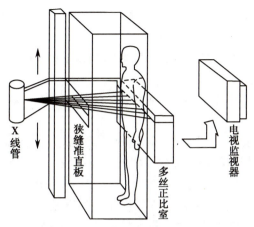

图 4-14　多丝正比室型探测器的结构

其基本结构是在两块平行的大面积金属板之间平行并列许多条金属丝。这些金属丝彼此绝缘，并被各自施加一定的正电压（1kV 左右），形成许多独立阳极，金属板接地形成公共的阴极，每条金属丝均作为独立的信号采集通道。当穿透受检部位的 X 线光子经金属窗射入到多丝正比室内后，使气体分子电离。电离电子在金属丝与金属板之间的电场作用下向金属丝移动，并与气体分子碰撞，如果电子从电场获得的能量大于气体的电离能时，将会引起气体进一步电离。电子越接近金属丝，电场越强，这将导致气体产生雪崩式电离，使金属丝收集到的电子比原始气体电离所产生的电子多 $10 \sim 10^3$ 倍。因多丝正比室对电离电子有放大作用，故具有较高的探测灵敏度。另外每根金属丝上收集的电子正比于初始气体电离电子，亦即正比于入射 X 线强度。

（2）工作原理：X 线管辐射的锥形 X 线束经水平狭缝准直后形成平面薄扇形 X 线束。X 线通过受检部位，射入水平放置的多丝正比室窗口，在被探测器接收后，机械扫描装置使 X 线管头、水平狭缝及探测器沿垂直方向做均匀的同步平移扫描，到达新位置后再做水平照射投影；如此重复进行，就完成一幅图像的采集。多丝正比室的每根金属丝都与一路放大器相连，经 A/D 转换器将电压信号数字化后，输入计算机进行图像处理。

（3）技术指标：系统的分辨力与狭缝的宽度及金属丝的间隔有关，前者影响垂直分辨力，后者影响水平分辨力。

多丝正比室型探测器的主要技术参数如下：①多丝正比室尺寸为 450mm×200mm×50mm；②采集效率高，背景噪声几乎为零；③密度分辨力高，数字化量化深度 14～16bit；④拍摄一张胸片曝光剂量小，约需 0.01mGy；⑤采集一行信息约需 10ms，拍摄一幅图像在 6s 以内；⑥因采用狭缝，故受检者接受的散射线减少 70%，可用于常规体检。

四、不同成像介质 DR 的图像质量比较

1. 平板探测器与 CCD 型探测器的成像比较　平板探测器与 CCD 型探测器相比，具有以下六个方面的优势。

（1）无畸变、图像均匀度较好：影像增强器的真空结构会造成图像的几何畸变；CCD 的特性会导致图像的高对比度分辨力和低对比度分辨力从图像中心向边缘迅速降低。而平板探测器采用大面积非晶硅（硒）阵列成像，不存在图像畸变，图像边缘分辨力下降幅度较小。另外，平板探测器光晕现象影响较少。

（2）高分辨力成像系统：相对于 CCD 型探测器较长的转换过程（包括两次转换：X 线→可见光→电子），平板探测器信息转换的中间环节较少，信息的保真度较高，具有更高的调制传递函数。相同的条件下，平板探测器提供的图像质量更高。

（3）动态范围宽：平板探测器固有动态范围达 2 000∶1，可以显示不同体厚背景下的图像细节，具有很好的剂量线性度。

（4）量子检测效率高：平板探测器可以在较低的剂量下仍保持很好的信噪比，具有更高的量子检测效率。

（5）体积小：平板探测器尺寸小、重量轻的特点有利于减轻机架负荷，便于移动式 DR、便携式 DR 的应用。

（6）曝光寿命长：相同条件下，平板探测器曝光寿命比 CCD 型探测器更长。

2．非晶硅平板探测器与非晶硒平板探测器的成像比较　非晶硒平板探测器不产生可见光，没有散射线的影响，可以获得比较高的高对比度分辨力，多应用于乳腺摄影 X 线机。因承担 X 线能量转换任务的碘化铯晶体的有效原子序数高于硒的有效原子序数，故非晶硅平板探测器比非晶硒平板探测器具有更高的检测效率和量子检测效率；非晶硅平板探测器具有更好的对比度和细节检测能力，在相同的图像质量下，非晶硅平板探测器可以有效降低受检者受照剂量。另外，由于非晶硒平板探测器在使用过程中对于工作环境要求非常高，故障率相对较高，而且维护成本也远高于非晶硅平板探测器，因此目前市场上非晶硅平板探测器占据主导位置。

五、DR 主要性能参数

1．探测器调制传递函数　调制传递函数用于衡量系统如实传递和记录空间信息的能力。探测器是将 X 线信号转换成电信号，故其调制传递函数性能较好；在 DR 中，调制传递函数受采样频率的限制，由像素的大小决定。

2．噪声功率谱与空间频率响应　探测器的噪声水平是影响成像质量的关键因素，对探测器噪声及其相关因素的控制是 DR 图像质量评价的重要指标。探测器噪声主要来源于：①探测器电子噪声；②X 线量子噪声。一般情况下，探测器电子噪声远小于 X 线量子噪声。X 线量子噪声主要来源于入射 X 线量子的起伏，受探测器调制传递函数以及采样点阵的影响。为了表示噪声的空间频率特性，通常用噪声功率谱描述。

3．量子检测效率　量子检测效率表示成像系统的有效量子检出率，探测器的量子检测效率定义为输出信噪比的平方与输入信噪比的平方之比，用以表征探测器对于图像信噪比的传递性能。量子检测效率综合了高对比度分辨力和图像噪声等各种因素，是全面评估 DR 系统的重要参数，是衡量平板探测器图像质量的金标准。量子检测效率越高，图像质量越好。

4．整板设计　由于制作工艺和成本的限制，大多数平板探测器采用四板或双板拼接而成。拼接缝在图像中会留下盲区，各个拼合板固有性能因存在差异而不一致，影响图像质量。另外，由于多板拼接的边缘处容易机械压迫受损，同时易受环境温度、湿度的影响而导致像素位移而引起图像畸变，因此，在日常工作中要经常对平板进行校准。而整板设计则没有这些影响。

5．探测器尺寸　理论上讲，探测器的尺寸越大越能满足大视野观察的需求，实际上，探测器的尺寸只需满足临床需求即可。常见的探测器尺寸为 35cm×43cm 或 43cm×43cm。

6．像素和高对比度分辨力　图像的高对比度分辨力主要由像素大小和像素间隔尺寸决定。理论上讲，更小的像素代表着更高的高对比度分辨力。但现实并非这样，由于过小的像素尺寸会导致信噪比下降，从而引起图像模糊，因此，探测器中像素尺寸的选择应该是最优的而不是最小的。

7．刷新和成像速度　刷新和成像速度由电子收集器的电路结构、电子检测技术、A/D 转化率等因素决定。目前 DR 系统可在数秒内完成整个成像过程。

8．动态范围　动态范围是指平板探测器所能检测到的最大信号与最小信号之间的范围。动态范围越大代表着探测器所能检测到的信号越多。

9．平板感光度　平板感光度表示探测器对信号的敏感程度。市场上常见的 DR 系统平板感光度一般可达 800。

10. 填充因子 平板探测器的扫描电路、读出电路会在各像素单元中占用一定的空间，单个像素中非晶硅的面积与像素总面积的比值就代表 DR 探测器的填充因子。目前市场上常见的平板探测器的填充因子一般为 65%。

六、DR 特殊成像技术

1. DR 双能量减影技术 DR 的双能量减影是指利用不同能量的 X 线对同一部位进行曝光，得到两幅图像数据，再将图像数据进行减影或数据分离，选择性地去除骨骼或软组织的衰减信息，可以得到能够体现组织化学成分的组织特性图像。在保留标准图像的同时，还可获得纯粹的软组织图像和骨组织图像，如图 4-15 所示。双能量减影可以降低高密度的骨组织和低密度的软组织在图像上的相互干扰，从而提高对疾病的诊断能力。

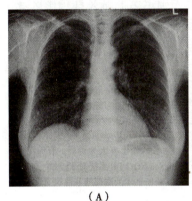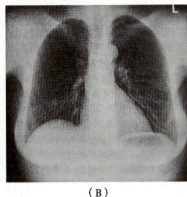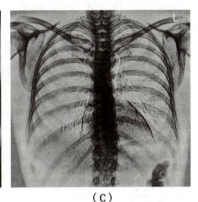

（A） （B） （C）

图4-15 双能量减影图像
（A）DR 标准图像；（B）DR 软组织图像；（C）DR 骨组织图像。

DR 双能量减影包括两次曝光法和一次曝光法。肺部病变的检查是 DR 双能量减影最早应用的领域，也是目前应用最多的领域；同时 DR 双能量减影在咽部、颈部、腹部都有临床应用价值。

2. DR 组织均衡（tissue equalization，TE）技术 DR 组织均衡技术是利用后处理软件将厚度较大的高密度区域与薄层组织的低密度区域进行分割处理，再分别赋予各自的灰阶值，使得不同厚度和不同密度的组织部位都可以形成对比良好的图像，然后再将分割处理之后的图像重组起来，经计算机特殊图像处理，产生一幅组织均衡、组织密度高低不同、同时显现、层次丰富且层次对比良好的图像。

运用 DR 组织均衡技术，可以调节的技术参数主要包括：边缘锐度、亮度、对比度、均衡强度、均衡面积、平滑度等。当然，运用组织均衡技术除了要选择适当的参数外，还要保证足够的曝光剂量，以便获得丰富的图像层次。DR 组织均衡技术在组织密度、厚度差别较大的摄影部位时应用较多，如股骨颈、胸腰段椎体、颈椎下段、胸椎上段、跟骨等检查部位。

3. DR 融合体层技术 DR 融合体层技术是在传统体层摄影的基础上，运用动态 DR 平板探测器和图像后处理技术相结合的一种数字化体层摄影技术。摄影时，X 线管与平板探测器沿检查床或立位架的长轴做同步、反向的平行运动，同时，X 线管受脉冲控制进行多角度快速曝光，平板探测器同步进行采集获得多幅图像，计算机系统对这些图像采用位移叠加的算法，可以创建出不同体层厚度的高清体层图像。DR 融合体层技术较常规的摄影技术可以在更短的时间获得更多的图像信息，提高了诊断效率；在胸部、脊柱、泌尿系统、胃肠道和骨关节系统中都有所应用。

4. DR 时间减影技术 DR 时间减影技术是基于 DR 图像的对比分析软件技术，针对同一受检者、同一部位、不同时间摄影得到的不同图像，利用计算机时间减影进行对比的一种技术，可以观察到病变发展状况。时间减影技术的临床意义在于对新的病变情况特别是细微的异常变化更具敏感性。时间减影技术对于静态器官的对比、近期对比的效果较好。

5. DR 图像拼接技术 DR 图像拼接技术是指 DR 在自动控制程序模式下,一次性采集不同位置的多幅图像,然后由计算机进行全景拼接,合成大幅面 X 线图像的技术方法。图像拼接技术有 2 种方式。

(1)第一种拼接方式:在采集图像曝光时,探测器跟随 X 线管组件沿受检者身体长轴方向移动 2～5 次,X 线管连续曝光 2～5 次,计算机将这 2～5 次曝光所得到的数据进行重建并拼接,形成一幅整体图像。为了减少 X 线锥形束图像畸变,X 线管组件在不同位置曝光时,采用了不同的倾斜角度,以避免视差造成的图像失真以及匹配错位,其原理如图 4-16 所示。

(2)第二种拼接方式:在 X 线管组件垂直上下移动时,探测器实时同步跟随 X 线管组件,分次脉冲控制曝光采集,计算机重建后自动拼接,具体采集过程:首先确定第 1 幅 X 线摄影区域,曝光后,X 线管组件和探测器沿身体长轴移动到第二幅区域,进行第 2 次曝光,然后第 3 次、第 4 次……多次曝光,计算机将采集到的多组数据进行图像重建和自动无缝拼接,形成一幅整体图像,如图 4-17 所示。

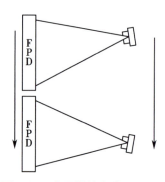

图 4-16　全景拼接方式 1 原理图

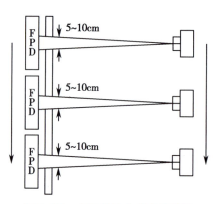

图 4-17　全景拼接方式 2 原理图

大范围站立位的拼接图像,可以获得骨关节系统在人体正常负重生理状态下的图像信息,对于骨科术前的精准规划与术后精准评估有非常重要的临床价值。

6. DR 三维成像技术 DR 三维成像技术可以通过双悬吊 X 线管机械臂与探测器的联合环绕运动,或者 360° 自动旋转扫描装置,来实现 X 线摄影的三维成像。DR 三维成像技术让 DR 从二维成像走向了三维成像,并可以提供负重状态下三维图像信息,弥补了 CT、MRI 等设备无法解决的站立位三维图像信息的缺失问题,极具临床应用价值。

七、使用注意事项及日常保养

做好日常的维护和保养工作,可以使系统保持最佳的工作状态,延长使用寿命、降低故障率。

1. 工作环境 在使用中,应严格按照说明书要求控制好机房的环境。一般要求机房内温度保持在 20～28℃(变化范围不超过 5℃/h);相对湿度控制在 60%～70%。

2. 校正 由于探测器的成像质量会受到暗场偏移、响应不一致、坏点等因素的影响,因此应严格按照生产商提供的维护手册定期进行校正,主要有偏移校正、增益校正、坏点校正。

3. 备份 为了确保在意外情况下,不会造成大量的数据丢失,应定期做好数据库的备份,保证数据库的完整性、正确性、连续性。

4. 平板探测器 由于长期受 X 线照射会使探测器转换层老化,导致转换效率降低,并与累积受照剂量有关,因此高千伏、大电流的检查部位一定要注意遮线器(尤其是腰椎侧位等)的使用,以减少无用的 X 线对平板探测器的损伤。

5．清洁 由于环境的污染，灰尘会随机器散热系统中的空气流通进入机壳内部，这将导致机器内部灰尘附着、温度升高并影响系统的稳定性。为避免出现此类情况，应保持工作环境的清洁，特别是机器和显示器外部的清洁。DR 内装有散热装置，要定期清理保养，确保平板探测器在一定温度范围内正常使用。

6．定期更换液氮 对于 CCD 型探测器，为降低噪声，需要用液氮冷却 CCD 型探测器，应注意经常观察液氮压力表指示值，定期更换液氮。

（浦仁旺）

第四节　数字减影血管造影设备

DSA 是利用计算机处理数字化的连续图像信息，以消除（减去）骨骼和软组织图像的血管造影成像技术，起源于 20 世纪 80 年代。

减影技术的基本工作原理是把人体同一部位的两帧序列图像相减，从而得出图像间的差异。不含对比剂的图像称为掩模像（mask image）或蒙片，注入对比剂后得到的图像称为造影像（contrast agent image）或充盈像。广义地说，减影像（subtraction image）是造影像减去掩模像的图像。

减影后的图像信号强度与对比剂的浓度和血管的直径成正比，与对比剂的吸收系数有关，与背景无关。在减影像中，骨骼和软组织等背景图像被消除，使对比剂充盈浓度很低的血管在减影图像中显示出来。

一、DSA 工作原理与基本组成

1．DSA 的造影方式 分为静脉性 DSA（IVDSA）和动脉性 DSA（IADSA）。动脉性造影所需对比剂浓度低、用量小，显像清晰；血管重叠少，明显改善小血管成像质量；同时减少了运动伪影发生概率，降低了辐射剂量，提高了成像质量，有利于诊断，是目前主要采用的造影方式。

2．DSA 的成像特点 由于单束 X 线在穿透人体组织时服从朗伯 - 比尔定律，即射出 X 线辐射强度与摄入 X 线辐射强度之间符合指数递减规律，因此直接采集到的 X 线辐射强度值需要先进行对数变换，使数字图像的灰度变为线性，这样减影之后的信号强度才能只与对比剂的浓度和血管的直径成正比，与骨和软组织无关。对数变换可利用对数放大器硬件或置于 A/D 转换器后的数字查表来实现。平板 DSA 一般具有实时组织均衡技术功能，能实时地根据解剖部位的需求，优化调整图像，使相关解剖结构轮廓清晰，不会出现一幅图像中一部分过亮但另一部分过暗的情况，这就是数字 X 线摄影技术的组织均衡技术。采用组织均衡技术，无需调节亮度 / 对比度（窗位 / 窗宽）就可以使整个视野内高密度和低密度组织同时得到很好的显示。数字减影处理流程如图 4-18 所示。

3．DSA 的控制逻辑 DSA 的图像形成通常包括四个步骤：①采集无对比剂的 X 线图像；②将该图像设置为蒙片；③采集血管造影像；④使用计算机将蒙片与造影像相减，得到减影图像。普通 X 线图像与造影图像必须是同部位、同条件所采集的图像，这两个图像一般是先后两次曝光获得的，依靠高压注射器注射对比剂延迟而实现。

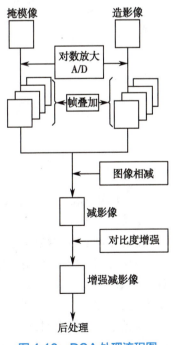

图 4-18 DSA 处理流程图

由计算机系统控制图像采集和图像处理功能,如图 4-19 所示。工作时,首先启动开关信号:启动开关 1 闭合使 X 线机接受计算机控制,由计算机对 X 线机发出曝光准备信号;同时,计算机发出光阑控制信号,使光圈孔径缩小。启动开关 2 闭合使造影过程开始,计算机启动高压注射器,并对 X 线机发出脉冲曝光启动信号。当 X 线机准备完毕后,向计算机发出准备就绪信号,表示可以进行脉冲曝光。曝光开始后,向 A/D 转换电路发出采样开始信号;转换结束后,通知计算机读取数字信号,再次进行脉冲曝光,采集下一帧图像。

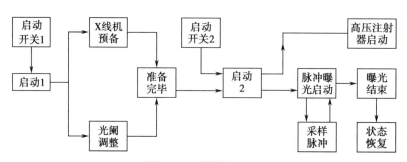

图 4-19　控制流程图

4. DSA 的基本结构　包括 X 线发生器、探测器、图像采集与处理系统、控制台、图像存储系统、辅助装置(遮线器、导管床、高压注射器等)等部分组成,其基本结构如图 4-20 所示。

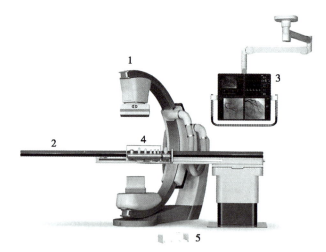

1. C 形臂;2. 导管床;3. 显示系统;4. 床旁控制台;5. 脚踏开关。

图 4-20　DSA 的基本结构

二、影响图像质量的因素

1. 成像方式　脉冲方式采用间歇 X 线脉冲形成掩模像和造影像,每秒摄取数帧 X 线图像,脉冲持续时间一般大于视频信号一帧的时间(20ms)。在对比剂未流入感兴趣血管时摄取掩模像,在对比剂逐渐扩散的过程中对 X 线图像进行采集和减影,得到一系列连续而有间隔的减影像系列,每帧减影像之间的间隔较大(如 150ms)。由于 X 线曝光脉冲的脉宽较大(如 100ms 左右),剂量较高,所得图像的信噪比较高。它主要用于脑血管、颈动脉、肝动脉、四肢动脉等活动较缓慢的部位。超脉冲方式以 6～30 帧 /s 的速率进行 X 线脉冲摄影,然后逐帧快速反复减影,具有频率高、脉宽窄的特点,能以实时视频的速度连续观察 X 线数字图像或减影像,具有较高的动态清晰度。这种方式能适应肺动脉、冠状动脉、心脏等快速活动的脏器,图像的运动模糊小。连续图像方式所用 X 线可以是连续的,也可以是脉冲的,得到与摄像机同步的、频率为 25 帧 /s

或 30 帧 /s 的连续图像。有些平板探测器在 3D 采集时可达 99 帧 /s。因采集图像频率高,能显示快速运动的部位,如心脏、大血管,时间分辨力高。

2．摄影 X 线的稳定性 由于普遍采用脉冲图像方式,在技术上必须保证前后各帧图像所接受的 X 线剂量恒定,可以通过适当增加附加滤过,优化 X 线能谱,选用超高频(可达 400kHz)、大功率、逆变式 X 线机。

3．X 线探测器 对 I.I-TV 式 DSA,X 线曝光脉冲应与摄像机场同步保持一致,曝光信号的有效时间要在场消隐期内。但隔行扫描制式造成奇偶场有时间差,需保证二场图像采集时光强度的一致性。由于摄像器件的迟滞特性,不能在曝光脉冲一开始就采样,需要等待信号幅值稳定时才能采样。对于平板探测器,图像采集不需要这些限制,只需满足平板的刷新频率即可,但需要经常校准,以保证平板各成像单元的一致性。平板探测器成像优于 I.I-TV 探测器。高对比度分辨力为 10~30lp/cm。

4．噪声 噪声是 X 线图像上量子统计的涨落,表现为随机的图像密度差异,给人粗糙的感觉,噪声颗粒的大小大多在 μm 级别,过大的噪声会影响判读。噪声有 X 线量子噪声、量子化噪声(主要来自 A/D 转换过程)、电子噪声(视频信号中来自电子源的噪声)等。增大曝光剂量可以减少部分噪声;积分技术可在剂量不明显增大的情况下减少噪声。

5．伪影 主要包括运动伪影、设备性伪影及饱和状态伪影。运动伪影通常由受检者的不自主运动引起,对图像质量影响最大,如果运动幅度过大,伪影信号甚至可以超过对比剂充盈血管的信号,造成诊断困难。设备性伪影可能来自成像链的多个方面,如 X 线管、遮线器、探测器、数据处理和传输以及图像显示部分,包括机器运行不稳定、软件伪影、X 线束的几何伪影、X 线束硬化等。饱和状态伪影主要由成像视野内密度差别过大引起。

6．对比剂浓度 动脉对比剂浓度与血管直径近似成反比。一般来说,8mm 直径血管中要求对比剂浓度为 2~6mg/ml,而 2mm 直径血管中要求对比剂浓度则应为 10~20mg/ml。但是经过静脉路径达到动脉的对比剂浓度有限,这就限制了小动脉的成像。

三、对 X 线机的要求

心血管造影是将导管经穿刺针或皮肤切开处插入到受检部位的血管内血流方向源端,快速注入对比剂并进行快速摄影,摄取心腔或血管的对比剂充盈像,由此诊断疾病的检查方法。因为对比剂注入血管后随血液流动很快被冲淡稀释,所以对比剂必须在短时间内集中注入,并在稀释之前迅速多次采集图像。每幅图像的采集时间很短,为使图像达到足够的黑化度,X 线发生系统必须在有限时间内输出足够剂量。X 线发生系统应满足下列要求。

1．大功率高压发生器 X 线机在心血管造影时,为减少活动脏器的运动模糊,多采用脉冲曝光,曝光时间多在数毫秒。采集频率高,每幅图像的曝光时间均很短。这就要求所用的 X 线机能在很短的时间内输出足够大的功率,从而获得满意的 X 线图像。一般要求 X 线机高压发生器的功率在 80kW 以上,通常为 100kW。

2．高压波形平稳 高压发生器输出的高压要平稳。为保证每幅图像感光量均匀一致,除各照射参数一致外,还要求管电压值输出稳定,具有良好的重复性。当前 DSA 均采用逆变式高频高压发生器,能获得波纹系数较小、较平稳的直流高压。

3．脉冲控制 采用脉冲控制曝光,对快速活动的脏器如心脏等,可提高时间分辨力,减少其活动带来的图像模糊。获得较高的图像锐利度。脉冲控制有栅控 X 线管方式和高压初级低压控制方式。栅控 X 线管方式高压波形陡峭,从而消除软射线,但设备较复杂,增加了成本和故障率。高压初级低压控制方式对于软射线的抑制不如栅控 X 线管方式,但电路简单,工作稳定,特别使用了逆变技术,控制起来比较容易,是大多用户的选择。

4．对 X 线管的要求 一是容量大,二是热容量高。DSA 连续透视和曝光采集,既要求 X 线管能有较大的输出功率,又要求其热容量大。对于中、大型 DSA 设备,X 线管热容量一般应在 1～3MHU。多采用金属陶瓷管壳、液态金属轴承高速旋转阳极 X 线管,实际转速可达 9 000r/min。

5. X 线管的散热 金属陶瓷 X 线管可以提高散热率,还可以吸收由于靶面升华而形成的金属颗粒,提高图像质量和 X 线管的寿命。X 线管组件内的绝缘油采用外部循环散热方式或冷水进入组件内循环散热方式,保证 X 线管的连续使用。

6. 三焦点 采用三焦点,以适应不同的采集方式、投照部位和放大倍数。

四、X 线管及探测器支撑装置

1. 机架结构 现在 DSA 设备的机架(gantry)大都采用 C 形臂(也可采用 L 形臂或 U 形臂)。其安装方式主要有落地式和悬吊式两种,如图 4-21 所示,这两种方式各有利弊,可根据工作特点和机房情况选择。

现以落地式 C 形臂说明其结构,在 C 形臂的两端分别相对安装 X 线管和探测器,并使两者的中心线重合,即无论在任何方向进行曝光,X 线中心线都始终对准探测器的中心。C 形臂由托架支持,并设有驱动电机,使 C 形臂整体能在托架上绕虚拟轴(x 轴)转动。托架通过偏置臂和 L 形臂相连,托架可绕 y 轴转动,带动 C 形臂一起转动。这两个转动使 X 线管形成球面活动范围。L 形臂可绕 z 轴转动,以满足各种特殊投照体位。

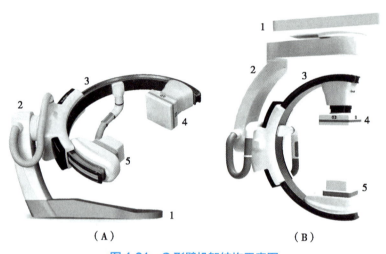

图 4-21　C 形臂机架结构示意图
(A)落地式;(B)悬吊式。
1. 机架　2. L 形臂　3. C 形臂　4. 数字 FPD　5. X 线管

落地式 C 形臂也称为三轴机架。C 形臂可围绕受检者的水平 x 轴转动,方便向头部或脚部方向倾斜投照;偏置臂带动 C 形臂可围绕受检者的 y 轴转动,方便向左或向右方向倾斜投照;L 形臂带动 C 形臂整体可围绕受检者的 z 轴转动。围绕三轴的转动可以单独转动,也可联动,实现球面范围内对人体任意部位、任意角度投照。C 形臂旋转速度一般为($15°～25°$)/s,最快可达($40°～60°$)/s,有些设备一次最大旋转角度可达 305°,以满足三维成像的需要。

三轴系统是旋转采集成像、计算机辅助血管最佳角度定位等功能的基础。判断机架的性能主要看 L 形臂的旋转活动范围、C 形臂的转动角度范围和偏置臂的转动角度范围,运动的速度和稳定性,探测器的上下运动等。设备应能自动显示 C 形臂的位置、角度等数据。

为了扩大活动范围,悬吊式和部分落地立柱具有活动轨道,救护受检者时可使 C 形臂完全离开导管床。还有机器人式多轴机架结构,其落地机架可以在检查室内自由活动。活动范围和投照角度更为灵活。

C形臂的特点：能在受检者不动的情况下，完成对受检者身体各部位多方向的透视和摄影检查。当肢体位于C形臂转动中心时，在C形臂活动过程中，受检部位一直处于照射野中心。C形臂X线管焦点至探测器的距离是可调的，一般是探测器移动。为了保护受检者和设备的安全，在活动的X线管和探测器周边布满传感器，一旦机架和受检者或导管床接近到一定程度，可立即减速移动或停止移动。

2.机架功能

（1）角度支持：C形臂可方便地进行各种角度的透视和摄影。

（2）角度记忆：当C形臂转到需要的角度进行透视观察时，系统能自动搜索并重放该角度采集的图像，供医生诊断或介入治疗时参考；也可根据图像自动将C形臂转到采集该图像时的位置，重新进行透视、造影。这种技术特别有利于心、脑血管的造影，尤其是冠状动脉介入治疗手术。

（3）体位记忆技术：专为手术医生设计了体位记忆装置，能存储多达100个体位，各种体位可事先预置，也可在造影中随时存储、调用，使造影程序化，加快了造影速度。

（4）快速旋转：C形臂能在托架上快速旋转运动，达到（45°～60°）/s。要求C形臂具有精确的角度重现性，与图像处理软件配合完成。

（5）安全保护：C形臂支架还配有自动安全防撞装置。计算机能根据机架、床的位置自动预警和控制C形臂的运动速度，利用传感器感受周围物体的距离，自动实现减速或停止（例如离物体10cm时减速，离物体1cm时停止）。

五、导　管　床

导管床又称为检查床（examination table），用来支撑受检者或便于医生操作，具有浮动床面和升降功能，适应手术和透视两种需要。早期的专用导管床，床内设X线管，与悬吊增强器配合使用。当前应用的导管床均配合C形臂使用，床内无需设X线管。

1.高度　需适应不同手术者的要求。借导管床的高度调整，与C形臂相配合，在有微焦点X线管的情况下，可以通过调整导管床高度，完成不同放大倍数的放大摄影。

2.床面　为了迅速改变透视部位，床面设计为在水平面内可做二维移动。特别是沿床长轴方向有较大的活动范围。配合C形臂使用时，床面能把受检者送入X线照射野。床面在两个方向都有电磁锁，以便将床面固定在指定位置。有的导管床床体还可以旋转。

为了适应下肢血管造影跟踪采集的需要，有些导管床附加有床面驱动装置。该装置在接到驱动信号后迅速将床面移动一定距离，或受人工控制。随着血液的流动，对比剂充盈远端血管，借床面移动可以进行跟踪采集，注入一次对比剂完成腹部血管摄影后，继续采集下肢的全部血管像。床面采用高强度、低衰减系数的碳素纤维，不但有较低的X线吸收系数，并且有较高的机械强度，在正常工作时，承重可达250kg以上。

3.防护帘　导管床旁边设有防护帘等屏蔽装置，减少散射X线对工作人员的电离辐射。

六、高压注射器

造影时，需要高压注射器在短时间内将一定量的对比剂快速注入靶血管内。高压注射器能精确控制注射流率和注射量，并可与曝光时序同步。目前通常采用计算机控制的电动高压注射器，由注射头、控制台、多向移动臂和移动支架组成。

1.注射头　注射头是一个独立的部件，通常安装在多向移动臂上，以便自由转动、改变方向和角度，并可根据需要安装到导管床侧边专用支架上使用。注射头由机械部分和控制电路部分组成，如图4-22所示。

（1）机械部分包括：①电机，为对比剂的注入提供注射动力；②活塞，在注射筒内前进或后退，进行注射或吸液；③滚珠丝杆，由丝杆、丝母和推杆组成，用来推动活塞前进或者后退；④离合器,用来控制电机的动力是否传送到机械部分;⑤减速器,又称为变速器,用来使滚珠丝杠转速低于电机转速;⑥制动器,用于刹车制动;⑦加热器,对注射筒内对比剂加热并将温度保持在体温附近,以降低对比剂黏度,降低不良反应发生率,减小注射压力。

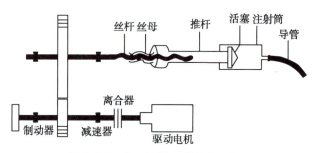

图 4-22　高压注射器注射头示意图

DSA 用高压注射器一般配备两个注射筒,一个注射筒盛放对比剂,另一个盛放生理盐水,第一个注射筒注射完设定对比剂注射量后,自动切换为第二个注射筒,用生理盐水将导管内的对比剂注入血管,全部注入后对比剂用量适当,导管内刚好没有对比剂残留。

(2)控制电路部分可以控制注射筒内活塞前进或者后退,控制注射筒加热器,反馈活塞位置、注射器状态等信息。注射指示灯用来显示注射筒的工作状态,指示灯亮为工作状态。

2.控制台　由信息显示部分、技术参数选择、注射控制等组成。①信息显示:主要显示注射器的工作状态及操作提示,如对比剂每次实际注射量、注射流率、对比剂累积总量、剩余量及操作运行中故障提示等。②技术参数选择:按照检查要求,可分别选择注射量、注射流率(ml/s)、选择单次或多次重复注射、注射延迟或曝光延迟选择。遥控控制面板可以放置于控制室,主要用于设定注射量、注射流率、延迟时间、注射开关、压力限制控制等。

3.多向移动臂和移动支架　注射头和控制台均安置在支架上以方便移动。多向移动臂是一个多关节曲臂,可以让注射头随受检者位置灵活调整。移动支架为落地式底座,上端放置注射头,中间放置控制台、扶手,支架底部安装万向轮。

4.工作原理

(1)基本工作原理:高压注射器通过控制注射量、注射流率、注射压力限制等主要参数满足造影需求。电机正转时,推动丝杠前进,进而推动注射筒内活塞前进以注射对比剂或排气。电机反转时,抽取对比剂进入注射筒(抽液)。电机电位器可以检测并反馈丝杠所处位置,丝杠两端最大位移由机械限位装置控制。如图 4-23 所示。

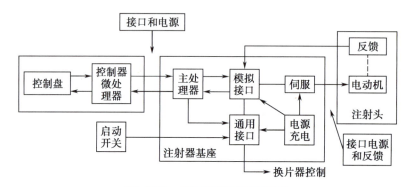

图 4-23　高压注射器系统框图

(2)流率控制:设定对比剂或生理盐水的注射流率,脉宽调制电路通过设定流率和实际流率的比较控制注射流率。

（3）注射量控制：注射量（与活塞位置相关）由电路控制和检测。为了使注射量精确，微处理器计算从增量编码器送来的脉冲并与设定注射量比较，如果实际注射量达到设定注射量，注射就会停止。

（4）注射压力限制值：基于安全考虑，注射器的压力由电路对其监测与限制，对电机电枢电流进行采样并精确测量实际压力，如果实际压力试图超过预置注射压力限制值，则注射流率就会被限制。

（5）伺服控制：其主要功能是，①为注射头电机提供电能；②控制对比剂的注射流率、注射量及压力限制；③检测实际注射流率和压力信号，当有错误时使电机停止运转。

（6）交互界面：由控制台、系统显示组成。它允许进行注射编程，观察每次注射后的结果，从处理器中读出信息。处理器含有微处理器、存储芯片及其电路。微处理器直接控制键盘板上所有控制功能。

七、图像采集、后处理与显示系统

心血管造影X线设备的发展经历了人工换片阶段、自动换片阶段、快速电影与磁带视频录制阶段和数字成像阶段。目前普遍使用DSA设备。

1.图像采集系统　早期DSA的图像采集系统是I.I-TV成像链。I.I采用碘化铯作为输入屏；TV系统普遍采用CCD，至少有100万像素，具有12bit的灰阶等级。

当前，动态平板探测器已广泛应用于DSA系统，具有体积小、接收面积大、转换效率高、高对比度分辨力较高、成像动态范围大、刷新速度快等优势。与普通X线用平板探测器相比，动态平板探测器最大的特点是刷新速率高，可达50帧/s。

以平板探测器为主体的全数字DSA系统的采集系统输入的直接就是数字信号。采集板主要包括采集帧缓存、积分器、积分帧缓存和外设部件互联标准（peripheral component interconnect，PCI）接口四部分，如图4-24所示。

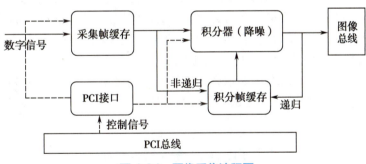

图4-24　图像采集流程图

（1）采集帧缓存：主要接受来自A/D转换后的数字图像信号，将图像进行反转后输出至积分器和积分帧缓存。

（2）积分帧缓存：主要实现图像的降噪和图像的保存。实时透视和电影摄影的图像噪声可在这里通过递归和非递归的算法进行降噪，另外还有一种特殊的运动校正噪声抑制，其主要目的是降低运动物体（心脏）产生的运动伪影。

（3）积分器：通过对透视和电影图像输入的数据进行实时积分而完成数据的平均，实现降噪。

（4）PCI接口：将从PCI总线传来的控制信号传递给其他部分。

2.图像后处理系统　DSA图像的存储与传输都必须遵循DICOM3.0标准，主机配有标准的DICOM接口，通过DICOM接口可以并入医院的PACS网络，融入科室的RIS或医院的HIS之中。

DSA 图像的后处理在专用的图像工作站进行，常见功能有以下几项。

（1）数字减影：是指对某种特定改变前后所获得的图像，通过数字化图像处理，实施减影来突出特定结构。主要包括时间减影（temporal subtraction）、双能量减影（dual-energy subtraction）和混合减影（hybrid subtraction）等三种方式。目前主要减影方式为时间减影，即对同一部位对比剂注射前后分别采集并做减影处理。

（2）数字电影减影：以快速短脉冲曝光进行数字图像采集。实时成像，25 帧 /s 或 50 帧 /s，一般单向可达 50 帧 /s、双向可达 25 帧 /s。这种采集方式用于心脏、冠状动脉等运动部位。

（3）路径图技术：是为复杂部位导管插管的方便及介入治疗的需求而设计的。具体方法是：注入少许对比剂后采集（"冒烟"），使用峰值保持技术，将对比剂流经部位的最大密度形成图像，将此图像与以后透视的图像进行叠加显示。图像上既有前方血管的固定图像，也有导管的走向和前端位置的动态图像，利于指导导管及导丝更容易地送入病变部位的血管内。也有利用同一部位刚做过的 DSA 图像，叠加在透视图像上，作为"地图"指导导管插入。

（4）自动分析功能：在心室和血管造影后，计算机利用分析软件实时提取与定量诊断有关的功能性信息，添加在形态图像上。其功能主要包括：①左心室体积计算和分析功能，利用从 DSA 图像得到的左心室扩张末期图像和收缩末期图像，计算左心室的体积；根据这个结果再算出射血分数、室壁运动、心输出量、心脏重量及心肌血流储备等功能参数。②冠状动脉血管分析软件是运用计算机的几何、密度等处理方式，测量血管直径、最大狭窄系数、狭窄或斑块面积、病变范围及血流状况等。③功能性图像是利用视频密度计对摄取的系列图像绘出时间视频密度曲线，再根据从曲线获得的参数形成的一种图像。这种图像反映功能性信息，与传统的反映形态学信息范畴的图像不同。从曲线可以提取对比剂在血管内流动的时间依赖性参数，局部血管的容量或深（厚）度参数，以及局部器官实质血流灌注参数，这些参数对心血管疾病的确诊和治疗不可缺少，可在早期发现病灶。

（5）虚拟支架置入术：置入支架对很多疾病是很好的解决方案，但取得手术成功的关键是正确选择合适的置入支架。虚拟支架置入系统可在有待进行支架置入的病变血管部位形象地展示支架置入的效果，可清晰地模拟显示内支架置入后的情况，包括支架置入的位置、大小是否合适、支架贴壁情况、封闭部位是否合适，如不合适可再次更换支架，直至欲置入支架十分适合时，再选择同样实体支架置入体内，就会取得一个良好的治疗效果。

3. 图像显示系统　DSA 的图像显示系统使用专用的医用显示器，一般为单色液晶显示器。特点是对比度高（可达 300∶1）、分辨力高（可达 2M）、刷新率高（<16ms）、亮度大（可达 900cd/m²）、可视角度大（可达 160°）。

<h2 style="text-align:center">八、DSA 系统的特殊功能</h2>

这些特殊功能是机械部分和数字部分结合实现的。

1. 旋转 DSA　旋转式血管造影是一种三维图像采集方式。它利用 C 形臂的两次旋转动作，第一次旋转曝光采集一系列蒙片像，第二次旋转时注射对比剂、曝光采集充盈像，对相同角度采集的两幅图像进行减影，以获取序列减影图像。旋转 DSA 的优点是可获得不同角度的血管造影图像，增加了图像的观察角度，能从最佳的位置观察血管的分布，有利于提高病变血管的显示率。

2. 3D-DSA　是在旋转 DSA 技术上发展起来的新技术，是旋转血管造影技术、DSA 技术与计算机三维图像处理技术相结合的产物。其工作原理为通过二次旋转 DSA 采集原始图像，在工作站进行容积再现（volume rendering，VR）、多平面重组（multiplanar reformation，MPR）和最大密度投影（maximum intensity projection，MIP）等后处理，显示血管的三维立体图像，可以任意角度观察血管及病变的三维关系，在一定程度上克服了血管结构重叠的问题，能比常规 DSA 提供更丰富有益的影像学信息，在临床应用中发挥了重要作用。

3．**岁差运动 DSA**　是类似于旋转 DSA 的另一种运动形式。它利用 C 形臂和偏置臂两个方向的旋转，精确控制其转动方向和速率，形成了 X 线管焦点在同一平面内的圆周运动，增强器（探测器）则在 C 形臂的另一端做相反方向圆周运动，从而形成岁差运动（进动）。在运动中注射对比剂、曝光采集，形成系列减影像。它对于观察血管结构的立体关系十分有利。在临床应用中，岁差运动主要用于腹部、盆腔血管重叠的器官，以观察血管立体解剖关系。

4．**实时模糊蒙片（real-time smoothed mask，RSM）DSA**　RSM-DSA 是 DSA 的另一种减影方式。它是利用间隔很短的两次曝光，第一次曝光时增强器适当散焦，获得一幅适当模糊的图像，间隔 33ms 再采集一幅清晰的造影图像，两者进行减影可以获得具有适当骨骼背景的血管图像。在对比剂注射后，可在一次运动中获得减影图像，避免了普通 DSA 需要两次运动采集的麻烦和两次采集间受检者移动造成减影失败的可能。由于蒙片像随时更新，且相间隔仅为 33ms，因此不会产生运动伪影。

5．**步进 DSA**　即下肢血管造影的跟踪采集。其主要技术环节：控制床面移动速度分段采蒙片像，以同样程序分段采集血管造影图像，计算机减影后拼接连成长腿，并实时显示 DSA 图像。该项功能用于双下肢血管病变的诊疗，特点是对比剂用量少、追踪显影、显示双下肢血管并可行双侧对比、利于病变血管的显示及正常变异的识别，尤其适用于不宜多用对比剂的受检者。目前应用于临床的步进 DSA 有单向的，即从头侧向足侧者；亦有双向的，即既能从头侧向足侧跟踪动脉血流，也可以从足侧向头侧跟踪静脉血流。

6．**自动最佳角度定位系统**　从两个投影角度大于 45° 的血管图像，计算出两条平行走向的血管在 360° 球体范围内的最佳展示投射角度。在临床应用中可利用正侧位 DSA 图像，测算指出某一段迂曲走行血管的最佳显示投照角度，可控制 C 形臂一次调整到最佳角度来显示此段血管。

7．**C 形臂体层成像**　是平板探测器 DSA 与体层技术结合的产物，不同的厂家名称各不一样。利用 C 形臂快速旋转采集数据重建出该处的体层图像。一次旋转可获得区域信息，重建出多个层面的图像。由于平板探测器每个像素的面积很小，采集数据的信噪比低。目前的水平是高对比度分辨力优于普通 CT，而低对比度分辨力不及普通 CT。图像可与 3D 血管图像相融合，更加直观。这一技术解决了介入治疗过程中需进行 CT 检查的需求。

8．**3D 路径图**　是对受检部位行血管重建，形成三维血管图像后，对三维血管图像的旋转，C 形臂机架则随着图像的转动自动地跟踪，自动调整为该投照方向的角度，这样使透视图像与三维图像重合，可以最大程度显示血管的立体分布，以利于引导导管或导丝顺利地进入到目标血管内。另外，由于是三维血管成像，更容易选择性进入病变区的 C 形臂工作位，且易显示病变形态，如颅内动脉瘤，可清晰显示瘤颈，易于确定微导管进入瘤腔内的角度和动脉瘤颈与载瘤动脉的关系；可以体外指导对微导管前端进行弯曲塑形，使之更容易进入动脉瘤内，并可在载瘤动脉内有最大的支撑力，这样在送入微弹簧圈时才不易弹出，更能较容易地完全致密填塞动脉瘤。

9．**导航技术**　是以 CT 成像图像为参考在实时透射条件下完成穿刺介入术。医生可以利用图像互动式穿刺路径精确设计，在其他辅助定位装置的帮助下保证进针精度，术中可以精确调整穿刺针的位置、方向、深度。可以节约手术时间，特别适用于复杂解剖部位。

10．**图像融合（image fusion）技术**　是将多种成像设备所采集的同一目标的图像经过图像处理算法，最大程度提取各自原图像的有用信息，最终输出一张高质量的图像的方法。DSA 图像可以与 CT 或者 MRI 图像融合，得到包含组织结构和高分辨力血管信息的重建图像。

九、主要性能指标及检测方法

1．**动态范围**　用于减影的衰减范围，在此范围内均能在减影图像中观察到血管系统。

检测方法：将性能体模水平放置在导管床上，调整源 - 影距为系统允许的最小值，设置影像视野（field of view，FOV）为系统允许的最大尺寸，调节球管角度使射线垂直入射体模表面。在透视状态下进行定位观察，前后左右移动导管床，使体模在视野的中心，调整遮线器使得照射野与体模大小一致。采用自动控制模式，选择 DSA 程序进行减影，采集体模的图像作为蒙片。当蒙片图像采集完 3～5s 后，推动体模的血管插件模块，采集减影图像。

观察减影后的图像，调节窗宽和窗位使图像显示最佳，0.4mm 血管模拟组件可见的灰阶等级即为 DSA 动态范围。为减少检测人员的辐射剂量，宜使用电动无线遥控体模推进器或气动推进器，使检测人员可以远程控制体模运动。

2．对比灵敏度（contrast sensitivity） 系统显示低对比度血管相对于图像背景的能力，是一种对低对比血管图像可视性的衡量。

检测方法：用以上同样的方法得到减影图像后，观察图像，得到灰阶上每一个血管模拟结构均可见的阶梯级数，即为 DSA 对比灵敏度。

3．伪影 图像上明显可见的图形，但它既不体现物体的内部结构，也不能用噪声或系统调制传递函数来解释。

检测方法：检测步骤与 DSA 动态范围的检测基本一致。为了检测伪影的时间依赖性，伪影检测时的持续时间应在每秒一帧图像的条件下进行。将性能体模放置在导管床上，选择 DSA 程序进行减影，并持续 10～20s。然后停止曝光，观察图像中是否有伪影并记录。其间应使 DSA 体模中的模拟血管运动并产生位移，检查减影得到的图像上是否有伪影存在，并详细描述伪影的外观及可能产生的来源。

十、日常维护与保养

1．表面清洁 对 DSA 的控制台、C 形臂、导管床、高压注射器面板的表面，每天早上开机前或下班后要用柔软的纱布轻擦浮尘，以防止开机时灰尘吸附到电路板等电器元器件上。每天应用半干的湿拖把清扫 DSA 机房地面，最好用吸尘器先吸尘，再用拖把清扫。机器表面的对比剂残液应用热水浸泡后用拧半干的抹布（无滴水）擦拭。

2．用电安全及运动部件润滑 定期对 DSA 的控制台、C 形臂、导管床、高压发生器和计算机柜等进行检查，经常活动的部分要记得润滑。检查控制台表面各按键是否灵活、配电箱的接地是否松动等。

（常世杰）

思考题

1．数字 X 线成像与传统屏 - 胶成像相比，有哪些优点？
2．简述 IP 的结构和工作原理。
3．简述 CR 的读出原理。
4．简述非晶硒平板探测器的结构与工作原理。
5．简述非晶硅平板探测器的结构与工作原理。
6．比较 CR 与 DR 的区别。
7．简述 DSA 的工作原理及其特殊功能。
8．简述 DSA 图像质量参数。

第五章 X线计算机体层成像设备

计算机体层成像（computed tomography，CT）设备，简称 CT，已成为医学影像诊断不可或缺的影像诊断设备，CT 能提供极具价值的人体组织形态学和功能学的影像信息，给医学影像的发展带来了一场革命性变革，为精准医疗做出了巨大贡献。

本章介绍了 CT 的发展简史和发展趋势，回顾了 CT 的基本工作原理；并从基本工作原理出发，阐述了 CT 的成像系统和螺旋 CT 结构；并简单介绍了 CT 设备的质量保证。

第一节 概 述

一、发展简史

（一）CT 的诞生

CT 的诞生，验证了基础研究的重要性。1917 年，数学家雷当（J.Radon）从数学上证明：某种物理参量的二维分布函数由该函数在其定义域内的所有线积分完全确定。该研究结果的意义在于：首先需要确定一个物理参量，二是需要针对该物理参量确定一个范围（定义域），三是寻找获取该物理参量的线积分的方法，四是需要找到能够获取所有方向的线积分的方法，最终就能够求得该物理参量的二维分布函数。CT 成为了实现这一理论的先行者：利用人体组织对 X 线的线性吸收系数为物理参量，确定该物理参量的范围，利用人体组织对一束 X 线的吸收总和作为线积分，采用扫描的方法获取各个方向的所有线积分，最后由计算机来求解出线性吸收系数的二维分布，并以 CT 值为基础转化为灰度信息，构建出 CT 图像。

20 世纪 60 年代，许多科学家对高能辐射与人体组织间的相互作用进行了深入研究，并努力寻找获取线积分的方法。1961 年，美国的奥顿道夫（William H.Oldendorf）采用聚焦成一束的 ^{131}I 放射源完成了著名的旋转位移试验，向人们揭示了获取投影数据的基本工作原理与方法，并获得了题为"Radiant Energy Apparatus for Investigating Selected Areas of Interior Objects Obscured by Dense Material"的美国专利；1963 年，美国的柯玛克（Allan M.Cormack）以人体组织对 X 线的线性吸收系数为物理参量，用 X 线投影作为人体组织对 X 线线性吸收系数的线积分，研究出了重建图像的数学方法。

1967—1970 年，英国的豪斯菲尔德（Godfrey Hounsfield）博士提出了计算机体层成像的具体方法：对于称为视野（field of view，FOV）的单一平面成像范围，获取 X 线投影的数据，每条 X 线束路径所获得的投影看作是联立方程组的方程之一，利用计算机求解这组投影获得的联立方程组，就能获得该平面内线性吸收系数分布的图像。根据这个工作原理，以同位素作射线源进行实验，用 9 天的时间产生数据，2.5h 重建，最终得出采用 CT 值表征图像灰度变化的一幅图像。1971 年，在豪斯菲尔德博士及其同事们的不懈努力下，世界上第一台 CT 在英国诞生，能够区分相差 4% 的人体组织对 X 线吸收的线性吸收系数，并与阿特金逊 - 莫利医院的阿姆布劳斯（Jamie Ambrose）共同完成了临床试验，验证了 CT 图像与相应位置人体解剖结构的一致性。1972 年他们在英国放射学年会上发表正式论文；同年 11 月，在北美放射学会（RSNA）年会上向全世界宣

119

布了他们的研究成果,宣告了 CT 的诞生。

1974 年,美国乔治城大学医学中心工程师莱德利(Robert S.Ledley)设计了全身 CT。此后 CT 得到了迅猛发展。

(二)CT 的发展历程

满足临床诊断需求,是 CT 科技创新源源不断的动力。CT 的发展从最初的第一代头颅 CT 到第五代超高速 CT,从单层螺旋 CT 直到现在应用范围最广的多层螺旋 CT,再到多种形式的 CT,如 CT 模拟定位机、移动 CT、CT 透视机、站位扫描 CT 等。

1. 第一代 CT　第一代 CT 采用平移(translation)加旋转(rotation)扫描方式(T/R 扫描方式),由一只 X 线管和一个闪烁晶体探测器组成,因 X 线束被准直成如同铅笔芯粗细的线束,故称为笔形束(pencil beam)扫描装置,如图 5-1(A)所示。受检者头部位于视野中心,X 线管与探测器连成一体,环绕视野的中心同步做多步旋转并在每步旋转位置做多步直线平移扫描运动,直线平移覆盖全部视野范围。穿过受检者头部的 X 线束被另一端的闪烁晶体探测器接收作为投影数据。

第一代 CT 仅能用于头颅的检查,扫描过程中,受检者的头部需戴上一个充满水的圆形橡胶帽水袋。用现代的观点,水袋起到了滤过器的作用,使得在水袋中的受检者头部图像干扰比较小。成像矩阵为 160×160。

第一代 CT 数据采集效率很低,扫描时间长,通常需要 3～5min。重建 1 幅图像的时间为 5min。在做 CT 检查时,计算机重建上 1 幅图像的同时采集下 1 幅图像的投影数据,如果受检者需要扫描 6 个层面,则需要约 35min 的时间。

2. 第二代 CT　第二代 CT 仍采用与第一代 CT 相同的 T/R 扫描方式。为提高扫描速度,缩短扫描时间,第二代 CT 在第一代的基础上,将其单一笔形 X 线束改为 5°～20° 薄的窄扇形线束,可覆盖闪烁晶体探测器的数目由 1 个增加到 3～30 个。因扫描时采用薄的窄扇形线束,故又称为窄扇束 CT,如图 5-1(B)所示。由于第二代 CT 采用扇形排列的多个探测器取代了第一代 CT 单一的探测器,使完成多步平移的步数明显减少,并且平移扫描后的多步旋转扫描的角度也由 1° 提高至 3°～30°,完成 180° 多步旋转扫描的步数也明显减少,因此,第二代 CT 比第一代 CT 的扫描速度明显提高,扫描时间可缩短到 20～90s。但这个扫描时间对于扫描胸腹部器官来说,仍然不能避免运动伪影的产生。

3. 第三代 CT　为进一步提高扫描速度,缩短扫描时间,满足胸腹部器官扫描检查的需求,第三代 CT 采用旋转加旋转扫描方式(R/R 扫描方式)。第三代 CT 由于采用 30°～45° 薄的扇形 X 线束,可一次性覆盖全部视野范围,因此无需平移扫描,X 线管和探测器作为整体,只围绕视野做 360° 匀速旋转扫描即可完成数据采集,故又称为广角扇束 CT,如图 5-1(C)所示。这种 CT 于 1975 年问世,称为第三代 CT。由于第三代 CT 大幅度缩短了单层面扫描时间至扫描时间为 3～5s,实现了满足全身扫描检查的目的,因此,第三代 CT 亦称为全身 CT。

第三代 CT 有较宽的扇形角,可以覆盖整个体层面,探测器的数目也大幅度地增加到数百个。X 线管和探测器仅做 360° 顺时针和逆时针的旋转扫描。由于 X 线管和探测器的供电及检测信号的输入、输出均需要电缆线连接,故采用往复运动的方式实现交替层面的扫描,以避免电缆的过度缠绕。

4. 第四代 CT　第四代 CT 扫描方式是探测器环静止而只有 X 线管旋转,因此称为静止(stationarity)加旋转扫描方式(S/R 扫描方式),如图 5-1(D)所示。许多探测器紧密地排成圆周并固定放置,扇形 X 线束角度较大,单层图像的扫描时间缩短至 2s。第四代 CT 的缺点是对散射线极其敏感,需在每只探测器旁加翼片作准直器;但这却浪费了空间,降低了探测器的几何效率,从而增加了受检者所受的辐射剂量。

第四代 CT 探测器数量多达 600～2 000 个,与第三代 CT 相比,第四代 CT 采用了反扇束采集技术,将探测器作为基点来对应能够覆盖扫描范围的 X 线束,可以有效地避免环形伪影的发生,除此以外没有明显的优势,只有少数厂家生产过第四代 CT,并且装机数量也相对很少。

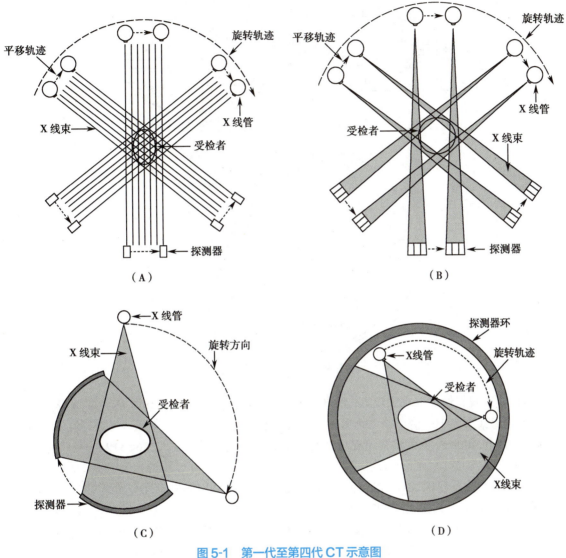

图 5-1　第一代至第四代 CT 示意图
(A)第一代 CT;(B)第二代 CT;(C)第三代 CT;(D)第四代 CT。

5. 第五代 CT　第五代 CT 采用静止加静止扫描方式(S/S 扫描方式),其突出特点是 X 线管和探测器都是静止的。有超高速 CT 和动态空间重建机两类。

(1)超高速 CT(ultra-fast CT):又称电子束 CT(electronic beam computed tomography,EBCT),其结构与前四代 CT 有明显的不同,采用一个大型特制扫描电子束 X 线管产生高速旋转的扇形 X 线束,由一组 1 732 个固定探测器组成探测器阵列接收数据,扫描速度大大加快,可达到毫秒级,动态分辨力明显提高,主要用于心血管系统疾病的检查诊断。

EBT 的结构如图 5-2 所示。电子枪产生的电子束经过加速、聚焦和电磁线圈的偏转射向四个紧挨着的半径 90cm 的 210° 圆弧形钨靶。电子束轰击钨靶时产生 X 线,经准直器将 X 线限制为 2cm 厚、30° 角的扇形束,视野为 47cm。与钨靶相对有两排探测器阵列,探测器固定在两个分开的半径为 67.5cm 的 210° 圆弧形上。第一个圆弧上有 864 个探测器,第二个圆弧上有 432 个探测器。当电子束轰击一个钨靶时,可以扫描两个层面,当电子束轰击四个钨靶时,可以扫描 8 个层面,对心脏、冠状动脉及心血管的研究有特殊的作用。由于时间分辨力高,因此具有减少运动伪影、提高对比剂利用率和进行动态研究等特点。

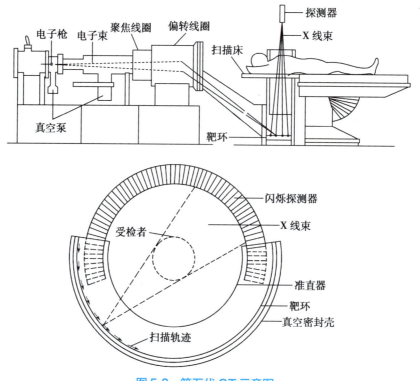

图 5-2　第五代 CT 示意图

EBT 对 X 线管性能要求比较高:管电压 130kV;管电流 300～800mA;热容量为 9MHU;靶基质量比传统 CT 高 100 倍。该系统可储存 38 次连续心搏数据,每次 2 层,共 76 层。扫描时间 30ms、50ms 和 100ms,最大扫描速度可达每秒 24 次,重建矩阵 256×256、512×512,重建时间 1s、4s。

(2)动态空间重建机(dynamic spatial reconstructor,DSR):该机原理与传统 CT 的物理和数学原理相似。整机由扫描、重建和数据分析三个部分组成。扫描部分由多只 X 线管排列成半圆弧阵列;与 X 线管相对应的是由影像增强器和电视摄像机组成的 X-TV 探测器阵列。采集过程采用电子时序控制的方法控制 X 线管顺序产生 X 线,与 X 线管相对应的 X-TV 顺序地接收 X 线投影数据,形成扫描过程。由于这种 CT 需要多只 X 线管和相应的多套 X-TV,造价非常昂贵,因此装机数量极少,限于篇幅不再进行介绍。

6.螺旋 CT　螺旋 CT(helical/spiral CT)是近年来得到快速发展的一种 CT,是滑环技术(slip-ring technique)和高频(high frequency)X 线发生装置应用的结果。

从某种意义上讲,螺旋 CT 是第三代 CT 的一种发展,将第三代 CT 的往复扫描方式利用滑环技术改变成了单方向连续扫描方式,配合扫描床的同步位移,获得螺旋状的扫描轨迹,再采用特殊的重建方法重建出任意层面图像或三维图像。

相对于传统的第三代 CT 而言,螺旋 CT 在扫描速度上得到了大幅度的提高,目前已经实现了单周亚秒扫描,最快的单周扫描速度可为 0.25s,使螺旋 CT 的时间分辨力越来越高。

螺旋 CT 伴随着多排探测器技术的发展,从单层螺旋 CT(single-slice CT,SSCT)迅速发展到了 MSCT,每扫描一周能够获取的图像层数分别有 2 层、4 层、8 层、16 层、32 层、64 层、128 层、256 层、320 层、512 层、640 层。采用新型多排探测器的多层螺旋 CT,在纵向上扩展为二维探测器阵列,使数据采集速度和分辨力大幅提高。

螺旋CT基本结构和扫描轨迹如图5-3所示。

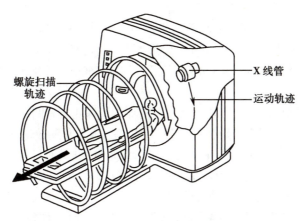

图5-3　螺旋CT示意图

各代CT的特点如表5-1所示。

表5-1　各代CT的主要特性

分类	第一代	第二代	第三代	第四代	第五代	螺旋
扫描方式	T/R	T/R	R/R	S/R	S/S	R/R
探测器数	1	3～30	256～720	600～2 000	1 300以上	512以上
X线束	笔形	窄扇形	广角扇形	广角扇形	扇形	扇形或锥形
X线束扇角	—	5°～20°	30°～45°	48°～120°	30°～45°	30°～45°
扫描一周时间/s	240～300	20～210	3～5	1～5	0.03～0.1	0.25～2
每扫描一周层数/层	1	1	1	1	2～8	1～640

二、发 展 趋 势

(一)硬件发展趋势

1. X线管的发展　随着扫描速度的不断加快、更宽体的探测器的发展和亚毫米的扫描层厚都要求更高的X线管管电流输出，才能保证扫描中每一束X线脉冲发生具有足够的曝光量，以获得良好的图像质量。管电流输出量的提高又意味着产生热量的增加，需要X线管具有高的热容量或者散热率，这些特点决定了X线管的发展趋势。CT的X线管设计有两种发展趋势：一种是大功率高管电流输出X线管，已可达800mA高峰值管电流输出，这类X线管通常会采用大的热容量，可达7.5MHU或8MHU；另一种是高散热率X线管，散热率最高者可达4.7MHU/min，保证长时间扫描而无需X线管冷却等待。

X线管的焦点尺寸和形状也是直接影响影像质量的重要因素之一，亚毫米的探测器采集单元以及达到0.3mm左右的各向同性分辨力，对X线管焦点尺寸和形状提出了更高的要求。

有些X线管还运用了电子束滤过技术，可滤过无效的低能量电子束，这不仅减少了无效电子对阳极靶面的冲击以及冲击产生的热量，延长X线管的寿命，而且提高了X线质量，减少了受检者的皮肤辐射剂量，并进一步提高了图像质量。

2. 探测器的发展　提高探测效率和减小响应时间始终是探测器的持续发展方向；探测器向着宽体、薄层的方向发展，使得覆盖宽度越来越大，层厚越来越小，图像质量更佳；能谱分辨能力也成为探测器发展的一个不可忽视的方向。

（1）宝石探测器：使用宝石作为探测器的闪烁体材料，在宝石分子结构中掺杂稀土元素，探测效率得到提高,使图像质量明显提高。资料显示,其低对比度分辨力达到类 MR 软组织成像,空间分辨力可达 1mm 冠状动脉,7 级肝脏血管显示。

(2)纳米板(nano panel)探测器:基于纳米板技术用于容积扫描的新型探测器,其最大覆盖范围达 160mm,具有 256 排探测单元,只需一次旋转即可获得如心脏和头部等整个器官的图像。

(3)宽体探测器:宽体 0.5mm 厚 320 排探测器,可达 160mm 的覆盖范围,称 320 排 640 层螺旋 CT。

(4)光子探测器:目前,研究最广和应用最多的计数型探测器有两种,一种是碲锌镉(cadmium zinc telluride,CZT)材料制成的半导体探测器。CZT 晶体是发展较快的一种探测器材料,它由 CdTe 和 ZnTe 的混合物经过一定的晶体生长方法制作而成,并具有较高的探测效率和分辨能力,是在前期实验室研究和动物研究中应用最多的探测器材料之一。另一种为 CdTe 材料制成的探测器。这两种材料是光子探测器最主要的制作材料。

(5)双层探测器:探测器采用双层设计,选择不同材料组合,使每一层探测器仅对一定能量的 X 线光子产生激发作用。通常上层探测器选择 ZnSe 或 CsI,底层探测器采用 Gd_2O_2S。在两块探测器之间用滤片将射线整形以减少低能量和高能量射线的能量重叠区,并被分别探测,从而得到高、低能投影数据并进行双能 CT 重建。这种方法只需一只 X 线管产生一组管电压高、低快速交替的双能 X 线,通过探测器接收并转换成两组能量数据,并重建出能量减影图像。

3.高压发生器 随着 X 线 CT 扫描速度的提高,旋转部分的离心力随之增大,油浸式高压发生器很容易受到离心力的影响而损坏,故采用固态高频高压发生器代替油浸式高压发生器成为了一种趋势。高压发生器的功率也在不断提高,目前其功率可达 100kW 左右。

以高压发生器瞬时高压切换技术配合超快速探测器为基础可实现能谱成像。瞬时高压切换技术能够实现 X 线管产生瞬时切换的高、低双能(例如管电压 140kV 和 80kV)的 X 线,可以获取时间和空间均能良好匹配的双能数据,实现数据空间能谱解析。

4.驱动系统 机架的驱动系统,沿用多年的皮带机械传动方式已被抛弃,现在多采用新型电磁驱动,或称直接驱动技术,提高了旋转速度,降低了机械噪声。为了进一步降低阻力,提高扫描速度,有些螺旋 CT 已开始采用悬浮技术进行旋转,悬浮技术有气动悬浮和磁悬浮两种形式。

(二)软件发展趋势

1.血管成像 CT 血管成像(CT angiography,CTA)是血管造影技术与 CT 快速扫描相结合的一种技术,它是以螺旋 CT 扫描为基础,静脉快速注射对比剂,应用计算机三维重建来显示血管结构的成像技术。CTA 能在血管内对比剂浓度高峰期获得薄层扫描图像,并通过工作站后处理技术,显示血管的解剖结构,是一种无创伤的临床评价血管疾病的方法。螺旋 CT,特别是 MSCT 用于颅脑 CT 血管成像,能及早发现颅内动脉瘤,准确显示颅内血管与肿瘤的关系;用于腹部血管成像可进行腹腔动脉、肾动脉狭窄的检查;CT 冠状动脉成像则可较好地诊断冠心病。

门控技术的应用使 CT 临床技术产生质的飞跃。门控技术可在一定程度上提高 z 轴分辨力,在采集数据时,可以选择每个心动周期内相同时相的数据来重建图像。通过注射对比剂、配合门控技术,能够显示冠状动脉及其分支。

随着扫描速度的不断提高,CT 的时间分辨力允许在一次对比剂注入后得到多层面的灌注信息,实现 CT 灌注成像。

2.三维图像重组 采用薄层连续或重叠扫描并借助计算机处理可获得三维图像,这比二维图像有更高的价值,对复杂解剖部位如头颅、脊柱、骨盆及膝关节等的肿瘤、骨折、关节脱位提供精确定位,有利于手术和放射治疗计划进行。MSCT 越来越广泛的应用,使得三维图像重建更加方便快捷,同时 z 轴分辨力也得到了大幅度的提高。

3.CT 引导下的介入治疗 由于 CT 成像快、图像清晰,可即时清楚地显示病灶与周围组织结构的关系,因而可作为导向工具,在 CT 引导下进行介入诊断与治疗。例如在 CT 引导下胸部穿刺活检,对确定病变性质具有重要意义。

4. 仿真内镜(virtual endoscopy,VE)　CT仿真内镜成像是利用计算机软件功能将螺旋CT容积扫描获得的图像数据进行后处理,重建空腔内表面的立体图像,再用电影功能依次回放,从而获得内镜效果。螺旋CT成像能获得喉、气管、支气管、结肠、鼻腔甚至主动脉腔内膜的仿真内镜图像,能显示腔内病变的形态,还能从梗阻远端观察情况。CT仿真内镜提供了一种无创伤性的诊断方法,可作为纤维内镜的补充诊断手段。

5. 放射治疗计划　CT用于放射治疗计划,主要表现在准确定出原发肿瘤的位置,探索局部转移和淋巴瘤,确认肿瘤对放射治疗的敏感性;监视放射治疗的效果。操作人员可用图形输入装置在CT图像上圈定轮廓,或以CT值为基础设定密度,以标准方法做射线束定位,用计算机计算深部剂量,或单独计算等剂量曲线,还可实施横断面外的计算,使等剂量曲线呈现在冠状面和矢状面上,从而实现等剂量曲线的三维显示。

6. 能谱成像　利用受检部位或器官组织在高低两种管电压条件下产生的不同的X线衰减值对受检部位进行二维能量空间内的定位和成像显示,从而可实现对受检部位的性质识别、定量分析或减少X线辐射剂量等应用。CT能量成像技术在临床中的应用得到了广泛研究。

三、基本工作原理及其构成

(一)CT工作原理

依据雷当的图像重建工作原理,CT的图像重建需要满足5个方面的条件:①以人体组织对X线的线性吸收系数作为物理参量;②以视野大小表示对线性吸收系数的定义域;③用X线束穿过人体组织后透射X线辐射强度(表明了对X线吸收的路径积分)表达线积分,即X线投影;④通过扫描方法获取其各个方向的投影,并将投影转换为计算机数据;⑤由计算机完成重建运算,由显示、保存系统显示、保存、打印图像。

X线沿着某一方向穿过一定长度的物质后,其强度I的变化遵循朗伯-比尔(Lambert-Beer)吸收定律,表达公式为

$$dI = -\mu(x) \cdot I \cdot dx \tag{5-1}$$

式中,$\mu(x)$为物质的线性吸收系数,与X线穿透路径上的物质密度有关。

当X线沿某一方向穿过长度为l的人体组织后,X线辐射强度与线性吸收系数之间存在的积分关系为

$$\int_{I_0}^{I} \frac{dI}{I} = -\int_{0}^{l} \mu(x) \cdot dx \tag{5-2}$$

由于入射X线辐射强度和穿过一定长度物质后的X线辐射强度都可测量,并且X线在物质中是以直线方式传播的,因此上式中等号的左侧可以通过测量得到,称为投影(projection),而右侧则是对于线性吸收系数的线积分。这样就得到了一束X线的线积分,即投影数据。

通过改变X线束的位置和方向,可以获取所有投影数据,此过程即为CT的X线扫描方式。当扫描结束,完成所有投影数据获取后,通过数学方法计算出线性吸收系数的二维分布,利用特定的方法把线性吸收系数的二维分布用图像灰阶的方式显示出来,就获得CT图像。

(二)CT的基本系统组成

在确定了物理参量的前提下,CT成像系统应包括的基本系统组成如下。高压发生器和X线管,用于产生X线;X线接收装置,即探测器,用于接收被人体组织衰减的X线,得到投影数据;X线管和探测器相对位置固定,同步位移和旋转,或者单纯旋转,即可得到对应成像视野的全部投影数据,此过程由扫描机架中的扫描机构来实现;把扫描获取的全部投影数据传送至计算机中,并通过计算机的数学运算最终获得平面图像。CT组成系统中所有部分都对最终CT图像质量产生影响。其基本系统组成结构如图5-4所示。

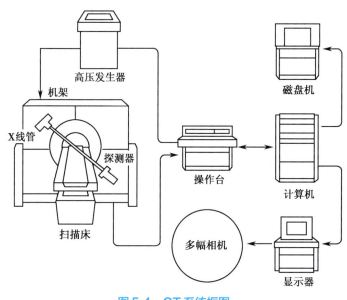

图 5-4　CT 系统框图

（李林枫）

第二节　成 像 系 统

一、投影数据获取装置

投影数据获取装置主要包括 X 线发生装置（含 X 线管、高压发生器）、准直器和滤过器、视野调节单元、探测器与数据采集装置（含 A/D 转换器与接口电路）、扫描机架与扫描床等。

（一）X 线发生装置

X 线发生装置是投影数据获取装置重要的组成部分。

在前四代传统 CT 中，高压发生器安放在扫描机架的外部，不受体积、重量的限制，所产生的高压通过高压电缆提供给 X 线管。在高压滑环结构的螺旋 CT 中，高压发生器同样是安放在扫描机架的外部，但所产生的高压通过高压滑环提供给 X 线管。在低压滑环结构的螺旋 CT 中，由于高压发生器与 X 线管、探测器共同安放在旋转扫描架上，因而对高压发生器提出了严格的体积和重量限制，采用高频或超高频高压发生器，并配合高压倍压整流方式将直流高压通过高压电缆线直接提供给 X 线管。随着扫描速度的不断提高，离心力的作用突显，非油浸式高压发生器也应运而生。

另外由于 X 线能量与人体组织的吸收系数之间存在依赖关系，CT 中对高压稳定性的要求很高，因此在高压发生装置中均采用高精度闭环控制方式控制高压的发生。

X 线管是产生 X 线的核心器件。CT 上使用的 X 线管与一般 X 线机上使用的 X 线管结构基本相同，也有固定阳极 X 线管和旋转阳极 X 线管两种（详见第二章）。安装时固定阳极 X 线管的长轴与探测器平行，旋转阳极 X 线管的长轴则与探测器垂直。

固定阳极 X 线管采用循环油冷却或循环油冷却配合水冷却方式强制冷却 X 线管。X 线管的管电压和管电流要求稳定，以确保采样数据准确。

旋转阳极 X 线管分连续发射和脉冲发射两种发射方式，多采用脉冲发射。脉冲持续时间决定了每次投影的测量时间，旋转一周的脉冲数决定了投影数。

脉冲发射的优点：①可以使投影数与受检部位的要求相匹配，并可以通过控制射线脉冲持续时间调节对清晰度产生不良影响的测量路径；②可以在脉冲间歇时间内自动地进行每个测量通道的测量信号读出和零点复位，可以避免由于测量电子元件工作点的飘移造成的信号误差；③信号强度高，与连续工作方式相比，有较好的信噪比，特别是在物体直径大时能获得噪声小的图像；④可以利用适当的高压发生器控制切换相邻脉冲的管电压，这样可以在测量系统旋转一周时重建出两幅不同能量的图像，有效地应用双能谱法采集几何学上完全相同的双能谱图像；⑤可以减少X线管产热量；⑥可以降低受检者的辐射剂量。

CT用X线管采用高速旋转阳极X线管，大焦点约为1.0，小焦点约为0.4。阳极转速可达到常速2 850r/min左右或高速9 000r/min左右。

由于CT对X线管的功率要求较高，相比传统X线成像，CT成像过程中X线发生的时间要长很多，特别是在螺旋CT中，长时间X线发生造成阳极上大量热量积累，因此要求X线管具有高的热容量和散热率，为此，CT用X线管多采用循环油冷却配合风冷却的双重冷却方式，CT用X线管的热容量和散热率也很高，目前CT用X线管的热容量可高达8MHU，而电子束控金属X线管的散热率高达4.7MHU/min，这种X线管基本不受热容量的制约。

（二）准直器、滤过器与视野调节单元

1. X线准直器（collimator） X线CT中准直器的作用有三点：①降低受检者的辐射剂量；②减少进入探测器的散射线；③限定成像的空间范围（限定体层层厚）。准直器有两种，如图5-5所示，一种是X线管侧准直器，又叫前准直器，它的作用是控制X线束在人体长轴方向上的宽度从而控制扫描层厚度；另一种是探测器侧准直器，又叫后准直器，它的狭缝分别对准每一个探测单元，使探测器只接收垂直入射探测器的X线，尽量减少来自成像平面之外方向的散射线。为了在辐射剂量不增加的前提下，有效地利用X线，探测器孔径宽度要略大于后准直器宽度。有些CT没有安装后准直器，利用探测器自身的厚度作为后准直，这种应用在MSCT中最常见。前后两组准直器必须精确地对准，否则会产生条形伪影。

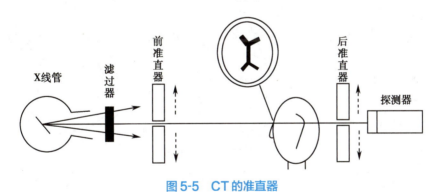

图5-5　CT的准直器

准直器由一种强辐射衰减物质构成，用以限制到达探测器组件的X线角度分布，只允许某一空间范围内的射线进入探测器，而其他部分的射线则被吸收而不能进入探测器。准直器对材料的要求是对X线吸收强、易加工、经济，一般采用铅或含有少量的锑、铋的铅合金等。

准直器的形状为狭缝状，利用步进电机控制狭缝的宽度。传统X线CT的层厚是由狭缝宽度决定的。多层螺旋CT则根据层数、层厚选择需要，步进电机带动狭缝运动到特定的宽度，使锥形X线束覆盖相应的多排探测器一定的区域。

2. X线滤过器（filter） X线滤过器的作用：①吸收低能X线（软射线），减少受检者表面剂量（这些低能射线无益于CT图像的形成）；②使X线束通过滤过器和均匀圆形水模（water phantom）后，变成强度分布均匀的射线束。

由于视野选择为圆形，扇形X线束照射时，中心射线穿透厚度大，边缘射线穿透厚度小，中心与边缘信号强度相差较大。为了减小信号强度差，增设滤过器，形状设计为楔形或蝴蝶结（bowtie）

形。如图 5-6 所示, C 代表滤过器, D 代表视野。图 5-6(A)表示在第一代和第二代 CT 中所使用的楔形滤过器, 图 5-6(B)代表第三代和第四代 CT 中所使用的 bowtie 形滤过器。

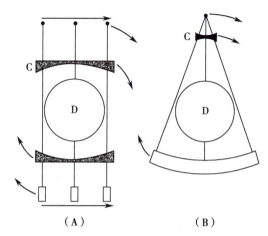

图 5-6 CT 的滤过器示意图

(A)第一代和第二代 CT 中所使用的楔形滤过器;(B)第三代和第四代 CT 中所使用的 bowtie 形滤过器。

3. 视野调节单元 视野调节单元通过调节 X 线管焦点与成像体之间的距离, 达到覆盖不同视野范围的目的。X 线管和探测器固定在一个可以移动的支架上, 此支架可以沿 X 线中心线方向移动, 但 X 线管和探测器之间的距离不变。当 X 线管靠近受检者时, 探测器能够接收到的穿过受检者的 X 线视野变小, 反之视野变大。如图 5-7 所示。

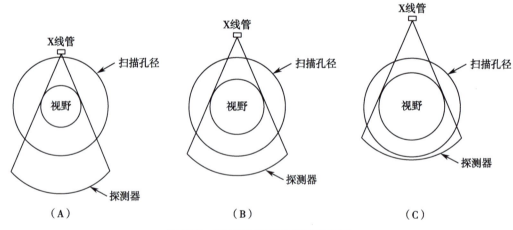

图 5-7 CT 的视野调节单元示意图

(A)小视野;(B)中视野;(C)大视野。

视野调节单元由电机带动控制, 通过 CT 操作界面上的操作自动完成视野的调节, 常用的视野有对应头部成像的小视野、对应局部组织成像的中视野和对应体部成像的大视野。

(三)探测器

CT 中探测器是将 X 线能量转换为电信号的装置, 它由许多性能相同的探测单元排列而成, 每个探测单元对应着一束 X 线。如单排探测器有 N 个探测单元, 那么一次就可同时获得 N 个投影数据。就目前而言, N≥512。如多排探测器有 M 排, 每排有 N 个探测单元, 一次就可同时获得最多 M×N 个投影数据。

1. 探测器的种类 CT 中常用的探测器有两种类型:一种是气体探测器, 气体常用高压氙气, 故又称为氙气探测器(Xe-gas detector)。另一种是固体探测器, 由闪烁晶体和光电接收器组成。固体探测器因应用了闪烁晶体材料又称为闪烁探测器（scintillation detector）。

（1）氙气探测器：氙气探测器是利用化学性能稳定的惰性气体氙气（Xenon，元素符号 Xe，原子序数 54）在 X 线或其他电离辐射的作用下产生电离的原理进行探测，由充满惰性气体的气体电离室制作成阵列探测器。每一个阵列单元通过测量电离电流的大小测量出穿出扫描层后的 X 线辐射强度。气体阵列探测器的示意图如图 5-8 所示。

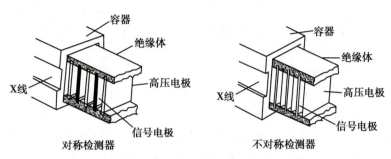

图 5-8　气体阵列探测器的结构示意图

氙气探测器的优点是稳定性高、一致性好、响应时间短、没有余辉问题以及价格便宜；缺点是需要恒温来保证气压的稳定、检测效率相对较低以及需要高曝光量来获得足够强的信号，且易受气压变化、电极电压起伏、震动的干扰而产生伪影，因动态范围较小而出现饱和现象。

（2）闪烁探测器：闪烁探测器是利用射线能使某些物质产生闪烁荧光的特性来探测射线的装置，这类物质称为闪烁体（scintillator），其基本作用是将 X 线能量转换成可见荧光能量。在闪烁体后面采用光电倍增管或者光电二极管等光电转换器件将此可见荧光强度信号转换成电流信号，这一电流信号即为采集到的投影数据信号。闪烁体与光电转换器件一起组成的探测器，称为闪烁探测器，其结构如图 5-9 所示。由于此种探测器的探测效率高，分辨时间短，既能探测带电粒子，又能探测中性粒子，既能探测粒子的强度，又能测量它们的能量，鉴别它们的性质，因此，闪烁探测器在 CT 中得到了广泛应用。闪烁探测器因使用的闪烁体不同而有很多类型，比如碘化钠、钨酸镉、稀土陶瓷、宝石、纳米板等。

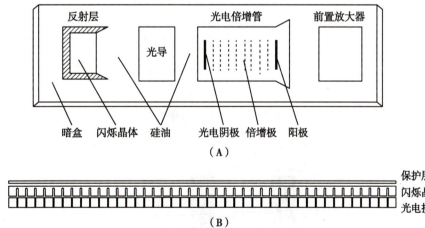

图 5-9　闪烁探测器的结构示意图
（A）单一闪烁探测器；（B）阵列闪烁探测器。

采用光电倍增管的闪烁探测器在闪烁探测器前面加有反射层，它可以是涂有白色氧化镁粉末的铝盒，使闪烁晶体产生的荧光光子大部分反射到光电倍增管的光电阴极上。在晶体与光电倍增管间放置有机玻璃制成的光导，并涂有硅油以保证良好的光耦合。

采用光电二极管的闪烁探测器多制作成阵列探测器，制作上对整块闪烁体经过精细切割，使每一个切割出的小单元自身具有光导作用，形成闪烁晶体阵列；光电二极管对应切割出的闪烁体小单元，形成光电接收器阵列，接收闪烁荧光而形成电流信号。闪烁探测器的体积得到有效的减小和精细的排列，提高了探测器的几何效率和图像的空间分辨力。

使用较普遍的闪烁晶体是铊（Tl）激活碘化钠晶体（NaI:Tl），铊掺杂后在晶体中起到发光中心的作用，可以改变晶体发光光谱使之与光电二极管接收器的光谱范围更加匹配，提高转换效率。这种晶体的密度适中，对γ射线和X线有较高的吸收效率、发光效率和对可见光的透明度都很高。但碘化钠晶体的致命缺点是它极易潮解，晶体一旦潮解，探测效率急剧下降，直至完全不能使用。在实际应用中，碘化钠晶体被密封在一个铝制暗盒外壳内。

另一种闪烁晶体是CsI:Tl晶体，其主要优点是在空气中不易潮解，故不需密封封装，被用来替代NaI:Tl。但它的发光效率仅为NaI:Tl的30%～40%，在CT中应用较少，但在非晶硅型平板探测器DR中应用普遍。

闪烁探测器的优点主要是几何效率和空间分辨力比较高、光电转换效率比较高、需要的X线剂量相对较低、易于制成排列紧密的阵列探测器；缺点是余辉时间较长、易受温度影响以及一致性相对氙气探测器而言较差。

（3）稀土陶瓷探测器：属于闪烁探测器，MSCT多采用这种探测器。稀土陶瓷探测器用掺杂了一些像钇、钆之类金属元素的超快速氧化陶瓷（UFC）作为闪烁体，采用光学方法使之和光电二极管结合在一起构成探测器。其特点是吸收效率高达99%、发光效率很高、余辉时间较短、发出的可见光与光电二极管的光谱响应范围匹配好、光电转换率高，以及时间响应好、稳定性高，动态范围可达$10^6:1$。由于容易进行较小分割，因此便于制作成排列紧密的阵列探测器。

2. 探测器的特性

（1）检测效率（efficiency）：是指探测器从X线束吸收能量的百分数。理想情况下探测器检测效率应该尽可能接近100%，几乎全部X线束将被截获并转化为重建图像的数据。影响探测器检测效率的因素有两个：几何效率和吸收效率。

1）几何效率η_g：如图5-10所示，几何效率（geometrical efficiency）是由每个探测器的孔径和相关的每个探测器所占总空间的比来决定的。这个空间包括探测器本身的宽度w、相邻探测器之间的间隔d。即：

$$\eta_g = w/(w+d) \tag{5-3}$$

射入间隔的X线不能被探测器吸收，因而无助于图像的形成。理想的情况是相邻探测单元间隔d要足够小。

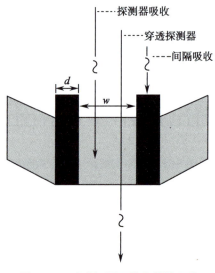

图5-10　决定探测器效率的诸因素

2）吸收效率 η_a：吸收效率（absorption efficiency）是指 X 线辐射进入探测器而被吸收的百分率，主要与探测器的类型、接收 X 线探测单元的厚度有关，在某种程度上，还与 X 线光子的能量有关。

对于氙气探测器，吸收效率常常是与气体的气压有关。气压越高、气体电离室内气体原子的密度越大，吸收效率越高。固体探测器的吸收效率与选择的闪烁体材料有关，通常来讲，闪烁体材料分子量越大、密度越大、在 X 线路径方向上的厚度越厚，吸收效率越高。

3）总检测效率 η：探测器的总检测效率是几何效率和吸收效率的乘积。即：

$$\eta = \eta_g \times \eta_a \tag{5-4}$$

实际的探测器总检测效率在 50%～80% 之间。探测器的检测效率越高，在一定图像质量水平下受检者接受的辐射剂量越少。

（2）稳定性（stabilization）：是指探测器随时间或环境条件的不同而发生变化的程度以及变化后的恢复能力，主要包括时间特性和温度特性。探测器需经常校准以保证其稳定性。在第一、二代 CT 中，每次平移运动结束后都要校准探测器。第三代 CT 每天仅校准一次，当第三代 CT 探测器的响应偏离正常情况时，环状伪影将在体层扫描图像中产生。第四代 CT 在每次旋转期间对探测器校正两次，第一次校准是沿着运动扇形射束的前缘，第二次是沿着后缘。

（3）响应时间（response time）：是指探测器接收、记录和输出一个信号，最后恢复到初始状态所需的时间。一个探测器应能瞬时地响应一个信号，然后迅速地输出该信号并为响应下一个信号做好准备。对于闪烁探测器，信号通过以后，闪烁物质的余辉时间过长将使前一个读数的余辉影响后一个读数，为了避免余辉造成的畸变和伪影，需要仔细选择闪烁物质并进行相应的校正。

（4）准确性（accurateness）与线性（linearity）：由于人体软组织及病理变化所致线性吸收系数的变化是很小的，因此，穿过人体的线束强度也只引起很小的变化。如果探测器对线性吸收系数的测量不够准确，测量中的小误差可能被误认为信号的变化，造成图像上的伪影。

另一方面，对于探测器，还要求其线性地转换信号，即入射 X 线辐射强度与探测器的输出成正比关系，这样才能够快速准确地获得成像数据。

（5）一致性（consistency）：即对于相同的 X 线输入，所有探测单元的输出应相同。探测单元性能的不一致所获得的检测数据不能够正确地表示出 X 线与成像物体之间的对应关系，造成重建图像中出现伪影。除第一代 CT 外，CT 探测器均采用多探测单元，为了得到可以对比的检测数据，要求所有探测单元的性能具有一致性。

（6）动态范围（dynamic range，DR）：是指探测器能够测量到的、线性范围内的最大信号与能够识别的最小信号之比，通常可达 $10^6:1$。信号超过动态范围将出现饱和现象：超过最大信号表现为全暗，低于最小信号表现为全亮。闪烁探测器的动态范围远远超出 CT 要求，但是氙气探测器在 CT 要求的信号范围内有可能出现饱和现象。

（7）噪声（noise）：是探测过程中随机产生的、幅度不能预知的信号起伏。氙气探测器中有噪声和干扰源，这些是闪烁探测器中没有的，其原因在于电离室电压波动或者电离室内绝缘体上产生漏电流。另外，隔板极薄又容易出现颤动噪声，也就是说 CT 机在运行时哪怕有极小的颤动都可能在氙气探测器中产生噪声。

此外，还要求探测器的检测信号强度对 X 线硬度的依赖性要小。

3. 探测器的特点 氙气探测器和闪烁探测器在现代的 CT 机中都有选用。选用哪种探测器要看偏重哪方面的特性。重点关注检测效率、稳定性和一致性、动态范围、噪声以及成本等。另外还应关注是否有散射线准直器，闪烁探测器可以与散射线准直器组合在一起，氙气探测器一般不用附加的散射线准直器，而是利用电离室隔板兼作散射线准直器，但效果不如专用的准直器好。此外，氙气探测器本身产生的散射线比闪烁探测器要多，散射线源主要来自很厚的射线输入窗铝板和窗口到电极板的气体层。氙气探测器中各个探测器的电离室是相互连通的一个整体，处于相同的气压、密度、纯度、温度条件下，从而有较好的一致性。

第一、二、四代 CT 一般采用闪烁探测器，第三代多采用氙气探测器，现在常见的螺旋 CT 采用阵列闪烁探测器，MSCT 采用的多排探测器（multi-row detector）为多排阵列闪烁探测器。

X 线管辐射的 X 线辐射强度的起伏（管电压波动）将影响探测器的输出信号，为此在 X 线出射窗口处或在探测器的两端装有参考校正探测单元，用于同时测量入射视野前的原始 X 线辐射强度的变化或测量经空气直接照射参考校正探测单元的测量值，以校正探测器的测量结果，修正 X 线辐射强度起伏对 CT 图像重建的影响。

（四）数据采集装置

每一个探测单元都会对应一个探测通道，每个探测通道都由前置放大器、对数放大器、积分器等构成，其作用是将探测器输出的微弱电信号经放大和处理后，变换成投影数据信号。数据采集系统（data acquisition system，DAS）包含了所有的探测通道、多路转换器、A/D 转换器以及接口电路，把从探测通道获取的投影数据通过多路转换器依次送入 A/D 转换器，转换为计算机能够识别的数字信号，再经接口电路将此数字信号输入计算机。DAS 除包括探测器阵列的信号外，还包括来自参考探测器的信号。数据采集系统的构成框图如图 5-11 所示。

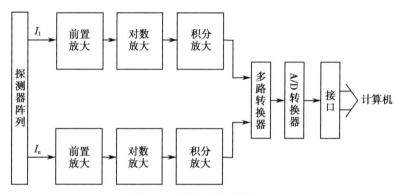

图 5-11　数据采集系统框图

随着电子电路集成度的提高，DAS 已能够实现与探测器集成在一起而成为整体，使得现代的 CT 中常常见不到独立的 DAS。

（五）扫描机架

CT 扫描机架内部由固定和旋转两大部分组成：前者主要包括旋转控制和驱动，滑环系统的电刷、冷却系统，机架倾斜和层面指示，以及机架、扫描床控制电路等；后者主要包括 X 线管及其散热器、准直器和滤过器、探测器、前置放大器、采样控制部件、高频 X 线发生装置、低压滑环、旋转角度标尺或旋转变压器等。扫描机架面板左右两侧均设有控制开关和紧急开关，以方便操作。扫描机架可根据诊断需要进行 ±20°～±30° 的倾斜，以满足受检者进行不同部位检查的需要。其结构如图 5-12 所示。

扫描机架控制电路方框图如图 5-13 所示。在电路设计上扫描机架与扫描床联动，相互控制，连锁保护，保证在检查、移动过程中扫描机架不与扫描床发生碰撞。为了防止因故障而损坏电气和机械部件，机架电路中设有保护电路和误差指示电路，一旦某一运动部分出现故障，立即切断相应的供电电源。扫描机架的运动，包括机架的旋转、倾斜角度、几何放大、控制准直器开口的大小、扫描床上下前后运动首先由计算机发出运动指令，由控制电路控制电机的运转，通过减速机构，完成上述各种运动。为了使运动速度稳定，电机轴装有测速发电机，输出信号反馈至控制电路。

扫描时，旋转电机旋转方向为顺时针，其中包括启动过程、采样过程和减速刹车过程。采样过程中，X 线管旋转并通过标尺或旋转变压器等组件获得旋转角度信息，X 线发生与旋转角度信息配合产生脉冲X线,X线穿过受检者后被探测器接收,完成360°采样,一次扫描结束后,所获得的扫描数据信号经过数据采集系统,传送至图像重建和处理系统。

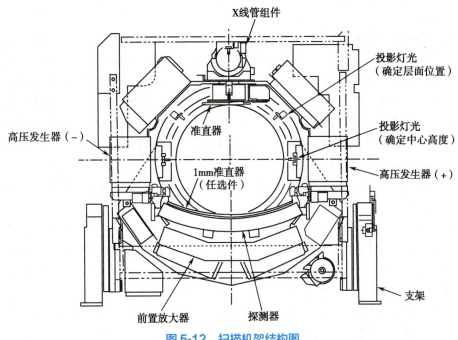

图 5-12　扫描机架结构图

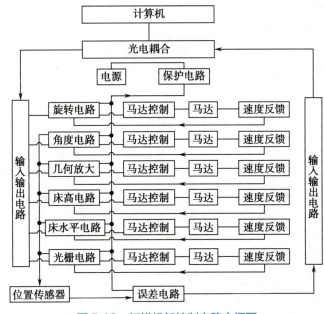

图 5-13　扫描机架控制电路方框图

　　高压发生器一般均采用中、高频逆变式,体积较小,分阴极高压发生器和阳极高压发生器两部分,分别装于机架旋转部分的左右两边,使旋转部分较为平衡。有些厂家生产的CT,高压发生器不分为两部分,是一个整体,并且采用阳极接地,无需阳极高压电缆线,仅需一根阴极高压电缆线。

　　CT的扫描孔径一般为650~750mm,借助于安装在扫描孔前表面和扫描孔内的激光定位装置对受检者进行扫描定位。模拟定位用CT的扫描孔径一般可达到850mm。

（六）扫描床

扫描床由床面和底座构成，它的运动一般由两个电机控制：一个是床身升降电机；另一个是床面水平移动电机。为了保证扫描位置的精确，无论是垂直方向床身的升降还是水平方向床面的移动都应平稳。

扫描床升降采用"马架"结构、斜体蜗杆结构等，上端连接床面，下端连接底座。床面可降低到 450mm，方便受检者上下床。其最低高度、进头高度以及进体高度、最高高度的控制都是通过安装在底座上的行程开关实现的。另外，在与升降电机从动的绕线轮上有一根尼龙线，它带动编码器来测量扫描床的高度，并在操作面板上显示。由单相交流伺服电机（水平电机）带动同步齿型皮带驱动床面的水平移动。在水平电机旁边设有一个光电编码器，测量床面水平移动的相对位置。床面可由计算机控制、面板控制和手动拖动三种方式进行水平移动。手动／自动方式的转换由扫描床尾部下面的一个手动离合器完成。

1. 扫描床定位 床面移动定位的精度直接决定体层位置的准确性，定位设计精度不大于 0.1mm。

定位系统的具体工作过程：在计算机系统设置床面位置后，发出指令，使水平电机驱动床面水平移动，到达指定位置后，光电编码器产生的脉冲由计数器计数发出到位信号，使计算机系统发出指令，让单相交流伺服电机失电、停转。从而实现高精度、闭环的床面水平移动控制。

2. 床面板 床面板由碳素纤维制成，碳素纤维具有强度高、重量轻、且对 X 线衰减小等特点。扫描床面板比较长，达 2 200～2 400mm，床面水平移动的最大距离为 1 800mm，设有辅助加长移动功能的扫描床，床面移动可达 2 000mm，床台上设有限位开关和紧急开关，以保证床面在正常的范围内移动。

扫描机架上方的数码显示板可显示扫描床的高度、床面的水平位置和扫描机架的前后倾斜角度。在电路设计上则相互联动和保护。

床高度指示：显示范围大多为 0～550mm 或 450～1 000mm。

床水平运行指示和精度：0～1 800mm 或 0～2 000mm。显示误差 <±5mm。自动移动精度误差 <±0.1mm。

二、计算机和图像重建系统

计算机在 CT 设备中的作用非常重要，既要实现整个 CT 系统工作状态的控制，还要完成图像的重建和图像的显示与存储，同时具有图像后处理的功能。计算机系统在 CT 中的功能如下。

（1）控制整个 CT 系统的运行：当操作者选用适当的扫描参数及启动扫描之后，CT 就在计算机的控制下运行。计算机协调并安排扫描期间内发生的各种事件的顺序和时间，其中包括 X 线管和探测器在适当时刻的开和关、传递数据以及系统操作的监控等，接收初始参数，执行扫描床及扫描机架的操作并监视这些操作以保证所有的数据相符合。

（2）图像重建：一幅 CT 图像的重建需要数百万次的数学运算，这些数学运算由计算机完成。完成图像重建功能的单元称为快速重建单元（fast reconstruction unit，FRU）。

（3）图像处理：每一幅图像由众多像素组成，每个像素具有一个数值，这些数值将转换为灰度编码。计算机必须能操纵、分析、修改这些数值以提供更有用的可见信息。这包括：放大倍数，测量区域或距离，标识轮廓以及两个图像的比较，从 CT 图像中建立直方图、剖面图等。

（4）故障诊断及分析：目前，许多 CT 已可实现简单故障的自动诊断，并给出诊断结果；有些CT 还能够实现维修中心的远程网络故障诊断，维修中心可通过网络直接对设备故障进行诊断，有些故障可实现远程修复。

（一）基本结构与特点

计算机系统和图像重建随着计算机技术的发展而快速发展，从早期的小型计算机如 PDP-11/44、

Micro VAX-Ⅱ等计算机系统,发展到了现在的快速微型计算机系统,其发展的根本原因是计算机的数据处理能力和运行速度的大幅度提高。

CT用计算机的基本组成如图5-14所示。

(1)控制部分:主要完成扫描系统控制和数据采集控制。

(2)图像重建单元:主要完成图像的重建运算。

(3)图像显示:主要完成图像显示缓存与图像合成。

(4)数据存储:主要完成原始数据和图像数据的存储。

CT用计算机系统应具有如下特点。

(1)具有足够大的内存空间:能够满足大量原始数据处理、操作与管理程序运行的存储空间需求。

(2)具有大容量运算能力:能够完成大数据量的卷积运算和反投影运算,以及图像的后处理运算。

(3)运算精度要高:对采集到的投影数据的处理应有较高的精度,保证重建图像的质量。

(4)运算速度快:能够快速重建图像,满足图像的实时性要求。

(5)控制效率高:能够高效地完成成像过程中各个环节的控制。

(6)具有一定的通用性:能够较好地与外围设备如激光相机、RIS、HIS、PACS等进行通讯。

(7)具有较高的性价比。

(二)图像重建单元

图像重建单元又称快速重建单元,采用专用计算机,称为阵列处理机(array processor)来执行图像重建和处理任务。阵列处理机与主计算机相连,其本身不能独立工作,在主计算机的控制下,进行图像重建和处理。

图像重建阵列处理机由多个微处理器组成,并按一定顺序并行工作,互不干扰,每一个微处理器都有自己的运算器、指令存储器和数据存储器等,并按照同样的工作原则,完成一部分图像的重建工作,再通过重建控制器将各部分综合在一起构成完整的重建结果,并将结果统一存入图像随机存储器(image random-access memory)中,其结构框图如图5-15所示。

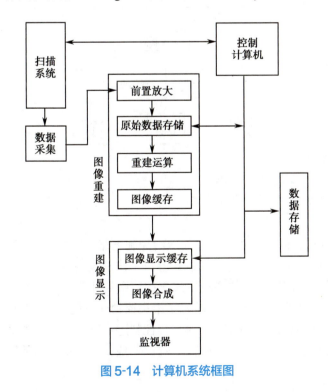

图5-14　计算机系统框图

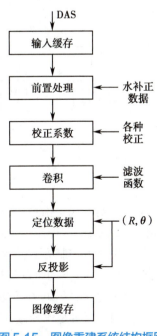

图5-15　图像重建系统结构框图

在快速响应单元（FRU）的输出端还有 D/A 转换器，它把最终得到的数字信号变为能驱动图像显示终端的模拟信号。根据显示器的动态范围，早期 D/A 转换器一般用 6～8bit。目前常见的达到 12～14bit，高者可达 16bit。

（三）计算机控制单元

计算机控制主要是针对扫描进行控制，由计算机分别进行 X 线发生器和数据采集系统、图像重建、扫描机架、扫描床等的控制。

现代 CT 用计算机体系结构采用多通道处理技术，有串行处理方式，并行处理方式和分布式处理方式。

（1）串行处理方式：把每条指令分为若干个顺序的操作，每个操作分别由不同的处理器实施。这样可以同时执行若干条指令，对每个处理器来说，每条指令中的同类操作像流水线一样被连续加工处理。这样可以提高计算机工作速度和提高各个处理器的使用效率。

（2）并行处理方式：采用此种方式多由三台多任务计算机通过系统总线耦合成一个系统，分别形成了扫描处理器、显示处理器和文件处理器。

（3）分布式处理方式：分布式处理系统在结构上由若干台独立的处理器构成，各台处理器可分别处理同一程序的各个子程序，也可以按功能分别处理一道程序的各个阶段。每台处理器都有自己的局部存储器，因而能独立承担分配给它的任务，这些处理器在逻辑上和物理上是连在一起的，可在统一的操作系统控制下工作，相互间可以通信。系统具有动态分配任务的能力，能自动进行任务调度和资源分配。其优点：①可靠性高，其中一台处理器失效，对总系统影响不大；②灵活性高，由于系统模块化，便于扩充和更换部件；③经济性好，可以用价格便宜的微处理器，便于推广。

计算机控制中关键的一部分是对扫描过程进行控制，由计算机分别进行 X 线发生器和数据采集系统、扫描机架、扫描床的工作过程和时序控制。扫描控制采用分散控制方式，如图 5-16（A）和（B）分别给出集中控制和分散控制两种形式。

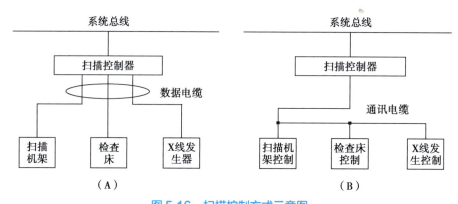

图 5-16　扫描控制方式示意图
（A）集中控制方式；（B）分散控制方式。

集中控制方式是由系统总线来的所有控制信号用控制电缆输入给控制电路，再由控制电路分配给控制对象，这种控制方式全部由中央控制计算机操作，控制计算机工作量大，不灵活。

若改用分散控制方式，这时控制计算机只需用适当的通讯方式与控制微处理器进行联络和给出控制命令，以下的全部工作均可由微处理器承担，这不仅减轻了中央控制计算机负担，而且控制调整方便、灵活，可在不影响控制计算机正常工作条件下，对扫描控制进行调试和参量重新设置。控制计算机是作为微处理器的上行机进行集中管理和控制，现在 CT 成像设备都普遍采用这种控制方式。

（四）软件

软件最主要的功能就是把探测器采集到的投影数据用来进行图像重建。可分为系统软件（又称为基本功能软件）和应用软件（又称为特殊功能软件）两大类。

1．系统软件　系统软件是指各类 CT 均需具有的扫描功能、诊断功能、显示和记录功能、图像处理功能及故障自诊断功能等软件。系统软件形成了一个以管理程序为核心，能调度几个互相独立软件的系统。

常用的独立软件有预校正、平面扫描、轴位扫描、图像处理、故障自诊断、外设传送等软件，基本功能软件组成如图 5-17 所示。

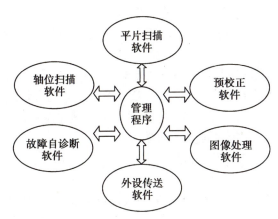

图 5-17　基本功能软件的组成

管理程序和各独立软件的联系方式有以下三种。

（1）人机对话方式：由操作者通过控制台或终端输入信息或命令，操作者可以用键盘、鼠标或触摸屏实现对话。管理程序接到对话指令，便调用相应的功能软件。

（2）条件联系方式：某个程序在运行过程中，发出一个命令信息，可以要求管理程序调度相应的软件进行工作。

（3）返回处理方式：某个程序在执行过程中有其他需求或发生错误，则返送信息给管理程序，由其统一处理。

2．应用软件　应用软件种类较多，它的改进和发展在一定程度上取代了扫描方式的发展，成为当今 CT 发展的重要标志。

应用软件主要有以下几种。

（1）动态扫描（dynamic scan）：其功能是通过动态扫描获得组织内对比剂的时间密度曲线，用作动态研究，从而可提供更多的诊断和鉴别诊断信息。

（2）快速连续扫描（fast continue scan）：其功能是在选取了必要的扫描技术参数后，整个扫描过程自动逐层进行，直到全部预置的扫描结束后，再逐一处理和显示图像。由于计算机的发展，现代 CT 可达到实时重建。

（3）定位扫描（scanogram/scout）：其功能是可准确地标定出欲扫描的区域和范围。

（4）目标扫描（object scan）：其功能是仅对感兴趣区的层面实施扫描，而对感兴趣区以外的层面，则采取较大的层厚、层距或间隔扫描。

（5）平滑过滤（smoothing filtering）：其功能是使所有相邻的不同组织界面得到平滑过滤，产生平均的 CT 值，有效地提高相邻区域间的对比。

（6）三维图像重组（three dimensional imaging reconstruction）：其功能是在薄层连续重叠扫描的基础上可重建出三维立体图像，常简称 3D-CT，较常规二维 CT 有更高的定位价值。常用的有 6 种后处理软件。

1）多平面重组（multiplanar reformation，MPR）：可得到任意平面的二维图像。

2）最大密度投影（maximum intensity projection，MIP）：显示血管造影、骨骼等高密度图像。

3）最小密度投影（minimum intensity projection，Min IP）：显示气管、肺、结肠等低密度图像。

4）表面阴影显示（surface shaded display，SSD）：显示用于颌面部、骨盆、脊柱等解剖复杂部位的表面三维整体显示，立体感强、有利于定位。

5）容积再现（volume rendering，VR）：应用全部体素的 CT 值，通过功能转换软件，进行表面遮盖技术并与旋转相结合，加上不同的编码与不同的透明技术，使表面与深部结构同时立体显示。常用于支气管、纵隔、肋骨和血管的成像，图像清晰、逼真。

6）VE：显示仿支气管镜、胃镜等，但易产生伪影。

（7）高分辨力 CT（high resolution CT，HRCT）：其主要功能是对肺部弥漫性间质性病变以及结节病变的检查与分析。

（8）定量骨密度测定：其功能是可对骨矿物质含量进行定量测定，为老年病学的重点研究课题之一，它可定量测定身体各部分的小梁骨和皮质骨的三维单元内骨矿物含量。

（9）氙气增强 CT 扫描软件：其功能是用氙气作增强剂测量脑血流量。

（10）心电门控扫描软件：用于心脏 CT 增强扫描。

（11）放疗立体定位软件：一般列为选配件。用于放疗精确定位。

（五）图像灰阶显示原理

数字图像以二维像素矩阵的方式存储，每个像素点将其 CT 值转换为灰阶来显示图像，CT 值与灰阶的对应由其窗宽和窗位的选择决定。一幅典型 CT 图像像素矩阵为 512×512，灰阶深度为 8～16bit，如灰阶深度为 $n$bit，则图像灰度显示范围在 0～2^{n-1} 之间，灰阶深度越大，显示的灰度范围越宽。

（李林枫）

第三节　螺旋 CT

一、特　点

螺旋 CT 是 20 世纪 80 年代后期 CT 技术的重大革新。和传统的轴位扫描 CT 不同，螺旋扫描是以载有受检者的扫描床匀速通过持续匀速单方向旋转的 X 线管产生的 X 线扫描野，并被相对应的探测器接收数据来实现的，目前已从 SSCT 发展到了 MSCT。在螺旋 CT 的扫描过程中，X 线扫描运动的受检者所产生的路径是扫描床运动速度的函数，X 线管焦点相对于受检者的路径是一条圆柱形的螺旋线。螺旋扫描采集到的数据通常称为螺旋数据。螺旋 CT 的显著优点是单次屏住呼吸就可以完成整个检查部位的扫描，且可以在任意位置上重建横断面图像，重建平面图像的数据用内插法从螺旋数据中获得。

在螺旋扫描中，当扫描床匀速通过 X 线扫描野时，X 线管连续旋转并曝光，如图 5-18 所示。在螺旋扫描中，每扫描一周床移动的距离称为螺距（pitch）。对于一个受检者体位的扫描，不同于轴位扫描时产生的分离独立的数据组，螺旋扫描产生一组对应于扫描体位的连续容积扫描数据，这就允许在 CT 图像的重建中有新的选择，例如选择层厚、断面方向等。

螺旋 CT 扫描体位与普通 CT 无太大区别，但是螺旋 CT 的扫描机架倾斜角度更大（一般 ±30°），床位移更加灵活和精确，扫描范围也进一步扩大。螺旋 CT 扫描的大多数参数，如管电压、管电流、层厚等的选择与常规 CT 基本一致。所不同的是增加了床移增量（table increment）、螺距和重建图像间隔的选择。扫描技术参数的选择直接影响图像的质量。层厚的选择主要根据成像部位

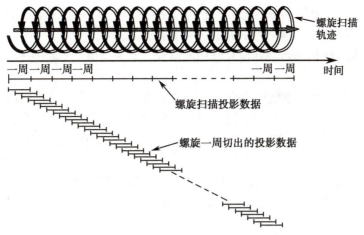

图 5-18　螺旋扫描方式及层面投影数据

和扫描目的而选择。床移增量和层厚的比值即螺距因子（pitch factor），螺距因子在整个扫描条件的选择中很重要，一般情况下可以在 0.1～3.4 范围内选择。通常来讲，螺距因子越小，床移增量越小，可获取的层厚越薄，扫描时间越长，所能够获得的图像质量越好；反之螺距因子越大，床移增量越大，可获取的层厚越厚，扫描时间越短，但是图像质量下降，从而降低病灶的检出率。由此可见，螺距因子、层厚、扫描时间三者必须很好地选择于最佳配合点。

由于螺旋扫描采集的是容积扫描数据，因此数据重建的方法关系到图像质量的优劣。扫描时，扫描床连续匀速移动导致每一周扫描的起点和终点不在同一平面上，如图 5-19 所示，因此在图像重建之前，为了消除运动伪影和防止层面的错位，得到合成的体层数据，需要对所采集的原始数据进行运动校正，并通过对螺旋数据的 z 轴加权法进行数据校正以避免层面错位。

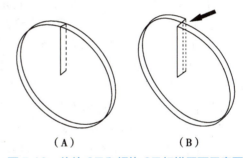

图 5-19　传统 CT 和螺旋 CT 扫描层面示意图
（A）传统 CT；（B）螺旋 CT。

常见的 z 轴加权法有两种：360° 内插法和 180° 内插法。360° 内插法与传统 CT 比较，其噪声降低了 17%～18%，但使层厚灵敏度曲线（slice sensitivity profile, SSP）增宽，降低了 z 轴分辨力；而 180° 内插法与传统 CT 比较，其噪声增加了 12%～29%，但因其 z 轴分辨力要高于 360° 内插法，故一般常使用 180° 内插法。

MSCT 能将传统 CT 的三个相互制约的因素，即分辨力（薄层厚）、覆盖面和速度有机地结合起来，可根据临床需要，通过探测器阵列下方的电子开关启动中央小部分或较大部分或全部探测器，从而可获得探测器的不同组合，形成不同层厚的扫描，达到高分辨力、高速或广覆盖的不同要求。与 SSCT 相比，MSCT 的优点突出表现在：扫描速度快、X 线管损耗小、照射量减少、z 轴空间分辨力高、采集信息量大、降低对比剂用量等。

MSCT 还具有以下两大特征：容积扫描数据采集，一次扫描可得到重建不同层厚 CT 图像的数据；成像速度快，能包容较大范围进行容积扫描。这将在下列各种情况产生效益。

1. 适用于要求一次屏气，完成较大范围的检查　例如胸及腹部联合检查。以往肺部扫描约需 30s，而 MSCT 仅数秒即可完成。

2. 更薄层厚的 MSCT 提高了病灶检出能力　例如对 10.0mm 以下的病灶检出能力做比较，2.5mm 层厚的检出能力较 10.0mm 层厚的检出能力高 50%。

3. 图像质量大大提高　薄层厚图像有效提高了 z 轴空间分辨力，并且通过将两层薄层厚图像数据融合后重建一层图像,可减轻部分容积效应的影响,对于颅脑扫描可以很好地消除后颅窝伪影等;较高的扫描速度,使时间分辨力也得到相应的提高。

4. 可真正实现多时相动态增强检查及功能研究 对某些脏器(如肝脏)的多时相动态增强检查及功能研究。

5. 可进行任意位置及任意层厚的高质量图像重建和三维成像 一次扫描,完成原始数据采集后,可进行任意位置及任意层厚的高质量图像重建和三维成像。原始扫描层厚越薄,则三维成像的质量越好。现在应用于结肠或支气管等的仿真内镜三维成像,对微小病变的诊断能力已接近内镜效果。

6. 无间断地大量采集数据 能精确追踪对比剂的流动过程。MSCT 利用特殊技术能在对比剂到达病灶后,自动准确地进行扫描,可在减少对比剂用量、降低辐射量的同时,获得 CTA 的最佳增强效果。

7. 有利于一些特殊检查的开发 如心脏和冠状动脉成像,冠状动脉钙化的评定,颅脑、肝脏及心脏等 CT 灌注成像(CT perfusion imaging),以及智能血管分析等。

二、螺旋扫描装置

螺旋扫描技术的实现依赖于两个关键技术的解决:①滑环技术;②高频高压技术。

(一)滑环技术

螺旋扫描得以实现,关键之处是采用了滑环(slip ring)技术。传统 CT 在轴位扫描时,X 线管组件和数据采集系统供电及信号传输是通过电缆线与旋转机架外的有关装置连接,扫描时电缆线也随之缠绕,阻碍了 X 线管和探测器沿一个旋转方向连续地旋转,因此只能采用顺时针旋转和逆时针旋转交替进行的方式进行扫描,每旋转一周扫描,旋转装置都须经过启动、加速、匀速采样、减速、停止几个过程。在旋转一周的过程中扫描床是静止的,X 线管绕受检者扫描一周产生一个层面的一组数据。为得到另一层面的数据,扫描床沿轴向移动一个层厚的距离,X 线管沿着与上一层面相反的旋转方向绕受检者扫描。传统 CT 的扫描方式明显地影响了扫描速度的提高,获取数据的范围也受到限制。滑环技术的引入,解决了上述电缆线缠绕的问题。

所谓滑环,是用圆形宽带状封闭的铜条制成的同心环或柱面环和碳刷代替电缆线缠绕的一种导电结构。采用铜制成的滑环与 X 线管及相关组件、探测器系统结合在一起,组成旋转部件,机架内静止部分则利用优质导电材料制成的电刷和旋转的滑环紧密接触,实现动静两部分的电路连接,如此就完全解决了电缆线缠绕的问题。利用滑环技术,使扫描系统可以连续沿一个方向一周接着一周地旋转,从而消除了传统 CT 顺时针或逆时针单周旋转扫描的加速、减速和回位等过程,大大缩短了层间延时,因而对于动态扫描、增加对比剂的利用率很有利。滑环的基本结构如图 5-20 所示。

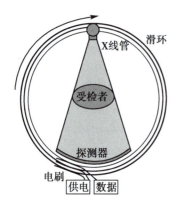
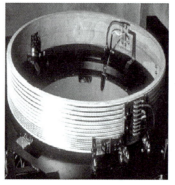

图 5-20 滑环的结构示意图

按照滑环是否传输管电压，滑环又可分为低压滑环和高压滑环两种。

1. 高压滑环　利用滑环技术将管电压馈送到旋转机架内X线管的阳极和阴极两端。高压滑环的高压由安装在扫描机架外的高压发生器产生，经高压碳刷、高压滑环送到X线管组件。旋转的高压滑环装在充满绝缘液体或惰性气体的密闭室内，经碳刷、高压滑环送到内旋转架上的X线管组件。

高压滑环的优点是可使高压发生器外置，一方面不增加旋转机架的重量，也不必担心滑环因触点电流而引起温度升高的问题，扫描速度更快；另一方面，由于高压发生器不受体积质量的限制，可使发生器功率做得很大。但高压滑环容易引起接触环与电刷之间及机架旋转部件和静止部件之间的高压放电，会引发高压噪声，影响数据采集。

2. 低压滑环　由于高压发生器采用高频逆变技术，具有体积小、重量轻、功率大等特点，可直接将高频高压发生器安装到旋转机架上，因此无需通过高压滑环传输管电压，仅需滑环技术为机架旋转部件提供低电压馈电，故称为"低压滑环"。低压滑环是由外界将数百伏的直流电输入到扫描机架内，电压较低，容易实现良好的绝缘，数据的传输性能也很稳定。但因为此时的电流很大，电弧和生热便成为重要问题，所以低压滑环要求碳刷与滑环接触电阻非常小，滑环常采用电阻率非常低的材料制作。

低压滑环对绝缘要求不高，安全、稳定、可靠，并且工艺要求和制作成本低，已被大多数CT厂家采用。但是由于高压发生器内置，高压发生器、X线管和探测器一起旋转，增加了旋转机架的质量和体积，使得扫描速度变慢，X线发生器的功率也受到制约。

（二）螺旋CT的结构特点

螺旋CT工作方式类似于第三代CT，属于R/R方式，但是结构比传统第三代CT机简单，随着技术的发展，特别是中高频X线发生装置的发展和系统集成度的提高，螺旋CT一般称三件套系统：扫描机架、扫描床和控制台。

扫描机架的基本功能是X线的发生和各个方向投影数据的采集。扫描机架由两大部分组成：固定机架和旋转机架。固定机架主要作用是实现机架角度倾斜和旋转机架支撑功能，主要包括：旋转机架的旋转轴、机架倾角实现的机械装置、碳刷的固定组件以及各种装置的控制和信息传输与接口电路等。旋转机架主要作用是实现X线的产生和控制、数据接收与控制功能，主要包括：高压发生器、X线管组件、X线管散热组件、X线准直及其控制装置、X线滤过装置、视野调节装置、探测器和数据采集系统、滑环等，对于采用无线数据传输方式传输采集到的数据的CT机，还包括无线数据传输装置。

扫描床的基本作用是承载受检者并配合扫描机架的扫描过程，完成螺旋扫描数据的采集，包括对受检者定位、控制扫描床上下运动、进出扫描区域的运动。

控制台包括计算机、系统控制与通信、数据接收与存储、图像重建运算与图像显示、图像处理与输出以及人机对话功能等。

1. 硬件装置的特点

（1）X线管与高压发生装置：滑环技术使得扫描机架可以连续单方向高速地旋转。由于成像质量与所用X线剂量之间的依存关系，要提高扫描速度，管电流（mA）输出也必须相应提高；除管电流外，多层连续扫描需要较长的X线发生时间，X线管阳极的热容量和散热性能也必须相应提高。大电流、高热量的负荷，也带来了X线管自身稳定性和使用寿命的问题，为此，许多X线管设计制造者进行了积极的探索，比如：金属陶瓷X线管将阳极旋转轴变为螺旋槽的形式，在螺旋槽和管壳之间加入液态金属，液态金属的循环流动带走了阳极旋转轴上产生的大量热量，解决了阳极旋转的散热问题；电子束偏转的X线管采用整管旋转设计，将X线管的散热率提高到了4.7MHU/min的水平。

采用动态飞焦点（flying focus spot，FFS）技术，使X线管阳极受热更均匀，并使数据采集量增加了一倍,提高了图像质量,消除了伪影,延长了X线管的使用寿命。

高压发生器采用中、高频逆变技术和倍压整流方法来获得期望的X线管高压。为了获得稳定的X线输出,X线管电压、管电流与灯丝加热均采用闭环负反馈控制来实现。

(2)探测器:目前临床上常采用多排探测器。

(3)扫描机架与扫描床:扫描机架和扫描床的设计采用人机工程技术,使受检者摆位更容易,感觉更舒适。

螺旋CT的扫描机架本身是一台无刷直流伺服电动机,其中固定机架具有电机的定子组件功能,旋转机架具有电机的转子组件功能。直流电动机的主要优点是调速和启动性能好,旋转转矩大,被广泛应用于各种驱动装置和伺服系统中,无刷结构使其兼具交流电动机结构简单、运行可靠、维护方便等优点。无刷直流电动机利用位置传感器(常采用旋转变压器)和电子控制线路取代电刷和滑环换向器。机架旋转方向、旋转速度由伺服放大器、伺服电源控制。

无刷直流电动机是由电动机、转子位置传感器和电子控制线路组成,如图5-21所示。图中直流电源通过电子线路向电动机定子线圈供电,电动机转子位置由位置传感器检测并提供信号去触发电子控制线路中的功率元件使之导通或截止,从而控制电动机的转动。

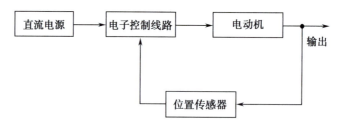

图5-21 无刷直流电动机工作原理框图

位置传感器的任务由旋转变压器完成。旋转变压器的原边固定在机架的旋转部分,两个副边线圈固定在机架的固定部分。旋转变压器的工作原理和普通变压器基本相似,区别在于普通变压器的原边、副边线圈是相对固定的,输出电压和输入电压之比是常数,而旋转变压器的原边、副边线圈则随转子的角位移发生相对位置的改变,因而其输出电压的大小随转子角度位移而发生变化,输出线圈的电压幅值与转子转角成特定的函数关系,如正弦或余弦函数关系、线性函数关系等。如果转子侧的变压器原边有 n 个极对,则定子侧按90°电工角度安装的两个副边线圈分别输出 n 个正弦和余弦电压信号。两个副边线圈,每一个周期信号对应 $360°/n$ 空间角度变化,这样就能很精确地确定转子的几何位置。

旋转变压器除了作为直流伺服电动机本身的位置传感器外,还能替代扫描位置标尺,配合脉冲X线的发生准确地确定X线投影的角度,为图像重建的滤波反投影算法提供准确的投影基准。

为了进一步降低阻力,提高扫描速度,有些螺旋CT已开始采用悬浮技术进行旋转,悬浮技术有气动悬浮和磁悬浮两种形式。

扫描床是实现螺旋扫描方式的关键部件,又是承载受检者的部件。螺旋扫描要求扫描床定位精度更高,平移速度的稳定性和精度更高。在承载受检者方面,扫描床可降低到约40cm的高度以方便受检者上下床面,有些扫描床还可轴向转动12°以方便特殊受检者上下床面。

(4)控制台与计算机:高速大容量计算机系统、实时处理和显示图像已被普遍采用,其显示矩阵通常为1 024×1 024,改善了图像的细节,更能充分展现图像所包含的信息。人机对话方面,操作屏有鼠标式和触摸式,对操作者十分方便。随着连续螺旋扫描层数的增加,对计算机内存的要求也急剧增加,硬盘容量也必须增大。DICOM标准在CT中的应用使接口标准趋向统一,可与其他机器兼容。

控制方式上,采用分布式控制,并且控制信号的传输采用了光纤传输方式或无线传输方式,使系统变得简洁可靠。

2. 软件特点　在控制软件方面,智能扫描可根据人体的解剖形态来规划扫描条件进行扫描,在不降低图像质量的前提下,有效提高 X 线的使用效率和减低受检者受照剂量。在成像软件方面,由于螺旋扫描是一种容积扫描技术,在此基础上发明了丰富的成像软件,包括 VR、MIP、Min IP、SSD 等。

（三）扫描参数

1. 一般参数　单层螺旋扫描中的有关参数如图 5-22 所示。

周数（revolutions）（N）:一次数据采集中 X 线管的旋转周数。

层厚（slice thickness）（a）:由前准直器设定的扇形 X 线束的厚度,或探测器侧准直厚度确定。

螺距（pitch）（P）:X 线管旋转一周时扫描床移动的距离。这是一般概念上的螺距。

螺距因子（pitch factor）（P_f）:螺距除以层厚,或螺距除以探测器侧准直厚度,见式（5-8）。

成像范围（image extent）（D）:一次采集中成像的第一层面中点与成像的最后一层面中点之间的距离。

成像间隔（image interval）（d）:连续两张重建图像的层面中心点间的距离,即螺距除以每周成像数（n）。

总成像数（N_{max}）:一次采集后所有的重建图像数。

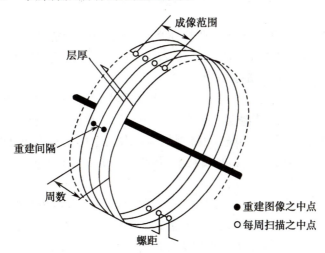

图 5-22　单层螺旋扫描的有关参数

螺旋 CT 产生的图像数目取决于选择的成像间隔和床的移动范围。螺旋参数的选择主要包括层厚和螺距。不同于轴位扫描 CT,螺旋扫描图像的数目是重建运算的函数,因此可以在数据采集前或后设定。螺旋数据依据选择成像间隔,可以在一周内重建出一个或多个图像。下列公式表明各参数之间的关系。

$$P = P_f \times a \tag{5-5}$$

$$n = D/P \tag{5-6}$$

$$N_{max} = N \times n + 1 \tag{5-7}$$

2. 螺距　由于螺距的概念在螺旋 CT 中非常重要,因此单独对与之相关的参数进行描述。

(1) 螺距因子:类似机械系统中螺旋的概念,CT 中的螺距因子是一无单位参数,是螺距与层厚相除所得的商,螺距因子常选为 0.5、0.75、1、1.25、1.5 和 2 等。

(2) 螺旋度:螺旋度（helicity）为螺距因子乘以 100%。当螺距等于层厚时,螺距因子等于 1,螺旋度为 100%;当螺距等于层厚 1.25 倍时,螺距因子等于 1.25,螺旋度是 125%。当螺距等于层厚 1.5 倍时,螺距因子等于 1.5,螺旋度是 150%。

(3) 临床上的螺距定义:临床上讲的螺距实际为"螺距因子"的简称,此时单层螺旋 CT 螺距的定义为

143

$$P=P_{\mathrm{f}}=\frac{旋转一周床移动距离}{X线的准直宽度（层厚）}\qquad(5\text{-}8)$$

选择螺距，可以控制"螺纹"之间的距离来达到要覆盖的体积，如图5-23所示。

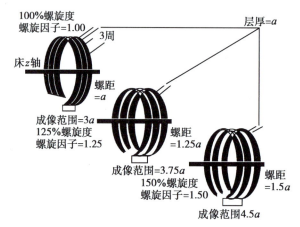

图5-23　层厚、螺距因子与螺旋度、成像范围之间的关系

3. 回顾性重建　螺旋CT的一个重要特性是回顾性重建，指的是对采集到的螺旋扫描原始数据，由于其容积扫描数据的特征，因此可以脱离螺距的限制在任何位置上进行体层图像的重建。此时对螺旋扫描数据的利用是有重叠的。

回顾性重建时，不仅层厚可以重新选择，重建间隔（即相邻两层面之间的距离）也可以重新选择。不同于传统的CT扫描，其重建图像的数目由层厚和重建间隔确定，可以在数据采集前或后设定。依据选择的层厚和重建间隔，由螺旋扫描获取的容积扫描数据可以在一周内重建出一幅或多幅图像，这样重建出来的图像可以得到比传统扫描更好的z轴分辨力。

（四）螺旋插值

当受检者在扫描床上移动通过扫描野时获取了螺旋数据，覆盖360°角的数据用传统的方式重建时，由于扫描利用了受检者的移动，且图像数据不在一个平面内，因此重建图像会出现运动伪影。为了消除这些伪影，同时为了重建扫描容积中的任意位置上的图像，必须首先对螺旋扫描数据进行运动校正，然后从螺旋数据中合成体层数据。

采用数学上的逼近方法合成体层数据最简单并且易实现，这种方法首先选择需要的数据，然后确定这些数据z轴方向上某一指定位置的体层平面的贡献程度并构建"滑动"滤波器，最后把"滑动"滤波器采用卷积运算作用于螺旋数据上形成体层投影数据。利用"滑动"滤波器对螺旋数据进行z轴加权的方法称作螺旋内插法（helical/spiral interpolation），具有这种加权功能的部件通常称为螺旋内插器。

常见的螺旋内插器有三种：标准型、清晰型和超清晰型。螺旋内插法是给螺旋数据分段加权。作为一种建立数据的方法，这些数据就如在感兴趣的位置上进行轴位扫描测量得到的。对选定的位置，投影数据加权后产生横断面的数据，每个横断面被限定在某横断面内360°的数据组，由此重建图像。

常见的三种螺旋内插法和360°线性内插法的比较，如图5-24所示，360°线性内插法采用二周的扫描数据。标准内插法又称180°内插法，是一种改善的内插方法，使线性内插的扫

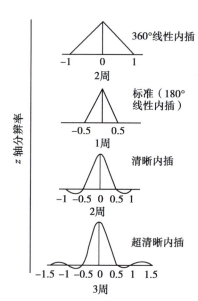

图5-24　不同内插方法的比较

描数据范围减少到一周。在180°内插法的基础上,发展出了两种提高z轴分辨力的内插方法:清晰内插法和超清晰内插法。

清晰内插法采用一个高阶、单边凸函数来增加分辨力。方法是对z轴上偏离感兴趣层面位置的数据进行负向加权。清晰内插器具有采用更多的内插数据的效果,改变了用于重建的投影数据的加权效果,提高了z轴分辨力。

超清晰内插法是高阶双边凸起的内插器,它对三周内的数据加权。这种超清晰内插法使用了最多的螺旋数据来形成要重建图像的体层数据,不会牺牲z轴分辨力,但是会大大增加数据的计算量,增加图像重建的运算时间。

(五)z轴分辨力

CT扫描的(x,y)平面(体层平面)分辨力通常都好于z轴分辨力,其原因是在扫描的体层平面上的采样率大大超过层面和层面间的采样率。而z轴分辨力与层厚有直接的关系,在螺旋扫描中,对于选定的层厚,螺距和螺旋内插器的选择是确定螺旋层厚灵敏度(slice sensitive)的关键,层面灵敏度用于度量螺旋CT的z轴分辨力,对一幅图像z轴分辨力的度量是由该幅图像的层厚灵敏度曲线(slice sensitivity profile,SSP)的半高宽(full width at half maximum,FWHM)确定的。

在传统体层扫描中,扫描时受检部位静止不移动,实际层厚与扇形X线束准直厚度一致。在螺旋扫描中,X线管旋转的同时,受检者身体也在移动,由于X线束通过人体时已经超过了扫描设定的层厚,因此实际采集数据的层厚与扇形X线束准直厚度有一定差别。一般说来都大于X线束准直厚度,称为有效层厚。有效层厚与螺距的大小有关,螺距越大,有效层厚就越厚;有效层厚同时还和重建时选择的螺旋内插器有关。

如果层厚标记与探测器组合尺寸吻合,多半是准直层厚标记;如果层厚标记与探测器组合的尺寸不吻合,多半是有效层厚的标记。例如有些螺旋CT,在X线束准直厚度为1.0mm、2.5mm、5.0mm的情况下,我们能看到1.2mm、3.2mm、6.5mm等不同层厚标记的显示值,代表的就是有效层厚。

如图5-25(A)所示,螺距为1时,扫描经标准、清晰、超清晰三种螺旋内插器处理得到的实际数据产生的SSP,其FWHM和轴位扫描时的FWHM相当接近,可以看到采用清晰内插器和超清晰内插器时FWHM还比轴位扫描时小一点,也就是说轴位分辨力没有变坏。如图5-25(B)所示,在螺距为1.5时,采用标准、清晰、超清晰螺旋内插器处理产生的SSP,可以看出,其SSP的FWHM明显比轴位扫描时的FWHM增宽。可见,若要保持z轴分辨力,选择合适的螺旋内插器是极重要的。

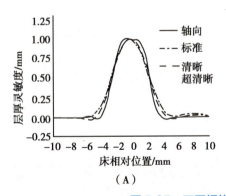
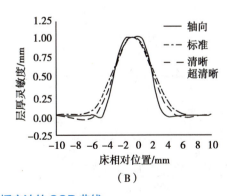

图5-25　不同螺旋内插方法的SSP曲线
(A)螺距为1时SSP比较;(B)螺距为1.5时SSP比较。

三、多层螺旋CT

多层螺旋CT简称为MSCT，即指X线管旋转一周可以获得多个层面的图像；与之相对应的是单层螺旋CT（SSCT），因其使用多排探测器，早期也称为多排CT（multi-row detector CT）。从广义来讲，多层CT的扇形X线束厚度在z轴方向从1cm左右增加到几厘米至十几厘米；X线束由厚的扇形束逐渐向锥形束发展。目前，MSCT层数已可达64层、128层、256层、320层，512层和640层也已应用于临床。

（一）阵列闪烁探测器

SSCT的z轴方向只有一排探测器，MSCT因层数不同而具有多组数据采集通道的多排探测器阵列，不同厂商的探测器排数和结构各有不同，但可分为等宽阵列与非等宽阵列两种类型（图5-26），又称固定阵列与自适应阵列两类。

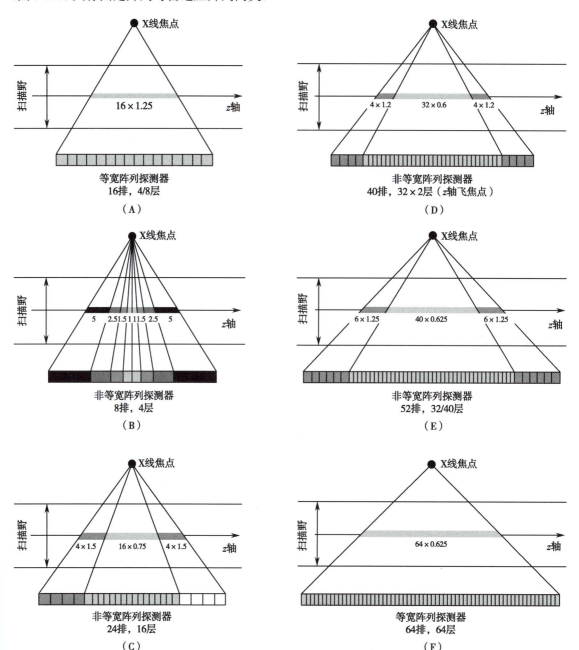

图 5-26　多层CT使用的多排探测器示意图

探测单元的大小决定采集体素的大小，是决定图像质量的关键因素之一。随着多排探测器中每一单排探测器宽度的不断减小，MSCT 的 z 轴分辨力得以不断提高。得益于 X 线管焦点、探测器等技术的优化设计，在 16 层及以上的 MSCT 上实现了真正的"各向同性"，体素信息的容积扫描数据采集，即采集体素的空间坐标 x、y、z 在三个坐标轴方向上的尺度相等。各向同性体素信息的容积扫描数据的原始信息可以保证重建图像和任意方向的重组图像均可获得良好分辨力且不失真，有利于观察微小解剖结构和病变。16 层及以上 MSCT 的常见单排探测器最窄宽度为 0.5mm、0.625mm 或 0.6mm、0.75mm。多排探测器的 z 轴覆盖宽度从 10mm、20mm、40mm 发展到 160mm，灌注成像技术的应用也从层面灌注发展到病灶灌注，目前已实现了器官灌注及容积灌注成像；一次扫描、一次注射对比剂，所获得的数据能同时进行动态 CTA 重建和组织器官灌注分析。

几种典型 MSCT 的探测器示意图如图 5-26 所示，其中（A）图为等宽 16 排 1.25mm 宽探测器阵列组成的 4 层或 8 层 CT 使用的探测器；（B）图为非等宽 8 排探测器阵列组成的 4 层 CT 使用的探测器，其中间两排为 1mm 宽，向两侧依次宽度为 1.5mm、2.5mm 和 5mm；（C）图为非等宽 24 排探测器阵列组成的 16 层 CT 使用的探测器，其中间 16 排为 0.75mm 宽，两侧各 4 排为 1.5mm 宽；（D）图为非等宽 40 排探测器阵列组成的 32×2 层 CT 使用的探测器，其中间 32 排为 0.6mm 宽，两侧各 4 排为 1.2mm 宽，采用 z 轴飞焦点技术用其中的 32 排探测器可获得 64 层图像；（E）图为非等宽 52 排探测器阵列组成的 32 层或 40 层 CT 使用的探测器，其中间 40 排为 0.625mm 宽，两侧各 6 排为 1.25mm 宽；（F）图为等宽 64 排 0.625mm 宽探测器阵列组成的 64 层 CT 使用的探测器。

MSCT 的探测器排数并不等于其层数，层数取决于探测器的数据采集通道的组数，多数情况下探测器排数大于或等于其层数。最薄层厚将决定 z 轴分辨力（z-axis resolution）。选择尽可能薄层厚的目的在于实现"真正"的立方体素采集，常称其为各向同性（isotropy）采集，从而达到最佳的各方向体层成像的重建效果。

当采用 z 轴飞焦点技术时，可以实现获取两倍于探测器排数的层数，例如比较常见的用 32 排探测器获取 64 层图像、用 64 排探测器获取 128 层图像、用 256 排探测器获取 512 层图像、用 320 排探测器获取 640 层图像等。

探测器向着宽体、薄层的方向发展，覆盖宽度越来越大，层厚越来越小，图像质量越来越好，扫描速度得到很大的提升。现在 64 层 CT 在 10s 内即可以完成全身检查，同时所得到的图像都是高分辨力的亚毫米层厚。随着探测器技术的发展，MSCT 的扫描速度、图像质量和覆盖范围这三者实现了有效的统一，同时实现薄层、快速、大范围的采集，拓展了临床应用范围。

（二）数据采集通道

单层螺旋 CT 仅有一组数据采集通道，而 MSCT 则有与一周扫描能够生成的图像层数相一致的多组数据采集通道，通常通道组数等于 MSCT 的层数。根据所选层厚的不同，可将探测器的排进行相应的组合，以获得不同的层厚。多组数据采集通道在扫描过程中，同时对各自连接的探测器排组合所产生的电信号进行数据的采集、输出。

（三）X 线束

在 SSCT 中，通过准直器后的 X 线束为薄扇形，因在 z 轴方向仅有一排探测器接收信号，故 X 线束的厚度等于层厚。如图 5-27 所示，在 MSCT 中，由于 z 轴方向有多排探测器接收信号，故 X 线束的锥角增大，当锥角不是很大时，可近似为平行的扇形 X 线束，总体的扇形 X 线束厚度增加；随着层数的增加，厚扇形 X 线束最终发展为锥形 X 线束。探测器沿 z 轴方向的宽度越宽，一次性覆盖受检者的范围越大，使 X 线的利用率大大提高，但是锥形 X 线束效应也开始显现出来。

（四）层厚的选择方法

SSCT 层厚的选择与非螺旋 CT 相同，通过改变准直器狭缝的宽度来调控 X 线束的厚度，X 线束的厚度和选择的层厚相等。而 MSCT 层厚的选择随探测器阵列的排组合不同而改变。有的 MSCT 无有效层厚标记，只标记 X 线束准直厚度。

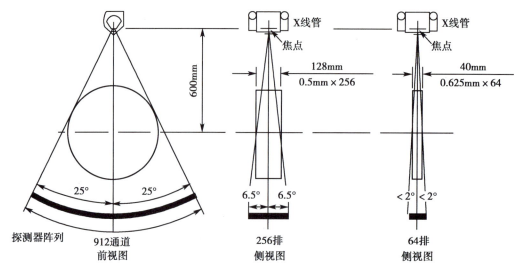

图 5-27　锥形和厚扇形 X 线束示意图

MSCT 中,螺距的不同影响有效层厚,螺距越大,有效层厚越厚,影响 SSP 而导致不同的 FWHM。MSCT 所显示的 SSP 介于 SSCT 扫描时的 180°线性插值和 360°线性插值之间。例如,四层 MSCT 与 SSCT 预设同样层厚为 5mm 时,前者 FWHM 为 5.0mm,低于 SSCT 的 5.4mm,图像质量具有可比性而容积扫描的速度为 SSCT 的 3 倍。

图 5-28 是以 4 层 CT、一种非等宽探测器为例,实现层厚选择的一个典型例子,其他非等宽探测器排列的层厚选择方式可以参考此例。从例中可以得出结论:①探测器排数与螺旋 CT 层数不一定相等;②层厚选择与探测器排中每一排的厚度相关;③不是所有层厚均可以选择到螺旋CT 层数;④探测器的排数大于或等于螺旋 CT 层数。

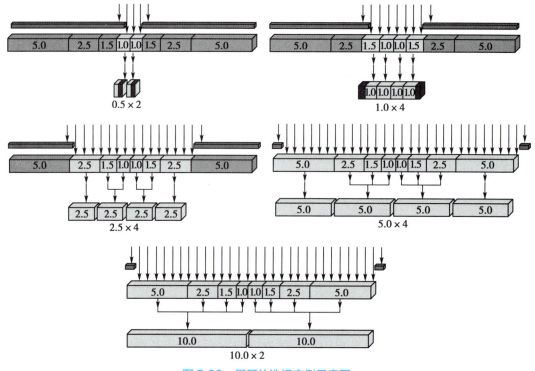

图 5-28　层厚的选择实例示意图

等宽探测器常用于层数较多的螺旋 CT,例如 64 层或以上的螺旋 CT,通常层数与探测器排数是相同的,这就意味着只有在最窄探测器排宽度情况下才能得到最大层数,其他情况下层数均少于探测器排数。一种例外情况是当采用 z 轴方向飞焦点扫描时，可以用少的探测器排数获得两倍于排数的图像层数，例如用32排探测器获得64层图像。

（五）临床上MSCT螺距的概念

1. 临床上螺距的定义　临床上讲的MSCT螺距的概念实际上是螺距因子的简称，可引申为X线管旋转一周时床位移的距离除以成像层数与层厚之积。即

$$螺距 = \frac{旋转一周床位移的距离}{成像层数 \times 层厚} \tag{5-9}$$

在这种定义之下，单一层面对应的螺距的概念与SSCT不一致，例如4排探测器的准直厚度各为1.25mm，螺旋一周可获得4层图像，每周床位移距离为3.75mm时，对于单一扫描层面，按照式（5-8），层厚为1.25mm，则其螺距为3.75/1.25＝3，而并非由式（5-9）所获得的多层螺距3.75/（4×1.25）＝0.75。显然，在此定义下，MSCT改变了以往SSCT中螺距为1.0时图像质量最佳，随着螺距的增加图像质量会逐渐下降的概念；此时的重建图像将对应多排探测器来获得数据，每一层面的成像数据不是完全来自同一排探测器。

2. 螺距的可选择性　MSCT在选择某种螺距值时多排探测器的工作效率应一致，来自不同排探测器的数据形成一个合乎需要的 z 轴采样模式。MSCT中的螺距选择也会受到其他因素的影响，如容积覆盖速度、SSP及图像伪影等。选择螺距可分为高图像质量（high quality imaging，HQI）模式和高速（high speed，HS）模式，HQ模式通过优化采样扫描，提高 z 轴空间分辨力，从而提高图像质量；而HS模式通过提高床移速度，缩短扫描时间。通常情况下MSCT采用前者进行扫描，后者主要用于需要长时间屏气的扫描，如腹部盆腔联合扫描、大范围的CT血管造影以及创伤的检查等，以缩短受检者的屏气时间，降低运动伪影产生的概率。

（六）重建算法

MSCT重建算法的主要特点表现在优化采样扫描（optimized sampling scan）和滤过内插法（filter interpolation）两个方面。

1. 优化采样扫描　螺旋CT扫描时，因为床是运动的，每层图像扫描的起点和终点并不在一个平面上（图5-23），如将扫描数据直接用于重建图像，就会产生运动性伪影和层面错位。所以SSCT对原始数据的相邻点用内插法进行逐点修正，然后进行图像重建。但如果MSCT采用SSCT重建方法，将产生严重的伪影。对单一层面成像，MSCT通过调整数据采集轨迹来获得信息补偿，并通过调整螺距来缩短采样间隔，在 z 轴方向上增加采样密度，达到改善图像质量的目的。

2. 滤过内插法　指在 z 轴方向设置一个确定的滤过厚度，通过改变滤过波形调整层厚灵敏度曲线外形、有效层厚及图像噪声，取代传统的SSCT的线性内插法，实现 z 轴方向的多层图像重建。

（七）新技术的发展

1. 双源CT（dual source CT，DSCT）　该技术拥有两套X线管和探测器系统。双源CT的这两套系统在机架内成90°排列，由于受到机架内空间的制约，两套探测器系统大小不等，其中大的探测器可覆盖扫描视野（field of view，FOV）50cm的范围，小探测器只能覆盖机架中心处35cm的FOV范围。大小探测器都是由96排组成，每排探测器宽度为0.6mm。应用飞焦点技术后，96排探测器可组成一个192层的投影，获得192层图像。

DSCT的机架旋转一周的时间最短是0.25s。

DSCT心脏扫描的最大优点就是提高了时间分辨力，其时间分辨力几乎达到了机架旋转时间的1/4，即相对于单源CT快速扫描时采用的180°投影采集，DSCT只需旋转90°便可获得180°的信息，在任何心率时只用一个心动周期的数据就能实现66ms的时间分辨力，使得心脏扫描不再受受检者心率的影响。DSCT采用两扇区重建后，时间分辨力将随受检者心率改变而改变，在机架旋转速度为每周0.25s时，时间分辨力平均为60ms（最小可达33ms）。

如图 5-29 所示，两个 X 线管可分别以不同的管电压和管电流进行工作，例如：一个 X 线管采用 70kV，另一个选择 150kV，获得双能量数据。由于双能量后处理算法的成功应用，两套系统所获取的数据集的噪声几乎是一样的，解决了以前在低管电压扫描时射线源功率不足的局限性，使其双能量数据集能在亚秒级扫描中同时获得。

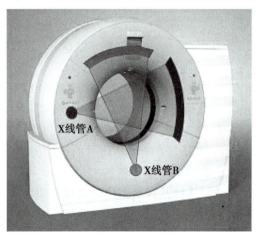

图 5-29　双源 CT 示意图

2. 能谱技术　能谱技术通过获取不同 X 线能量的投影数据实现，目前能够实现双能量技术。双能量技术被广泛应用于数字减影血管造影技术中，在 X 线 CT 中，双能量技术的实现有多种方式，包括 DSCT 和双能量探测器等。DSCT 直接利用两只 X 线管产生不同能量的 X 线获取双能量数据，获取方式简单易行；双能量探测器技术由多层探测器和滤线层组成，能充分利用 X 线的谱线宽度，同时获取全谱线 X 线数据和高能 X 线数据而不需要两次发生 X 线，同时获得的两种能量 X 线图像可以大大改善组织特征的区分。双能量探测器还可以进一步向多能量探测器方向延伸，因此具有一定的发展前景。由于增加了滤线层，使一次双能量采集所需的 X 线剂量有所增加，但相对于两次不同能量 X 线照射所用的剂量要少。

3. 飞焦点技术　飞焦点是指在 X 线产生的过程中，电子束在磁偏转线圈的作用下，轰击在阳极靶面的两个不同位置上，使得焦点在两个不同的靶面部位快速变换，如图 5-30 所示。

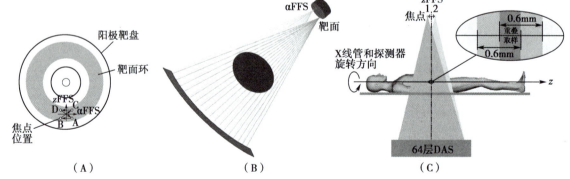

图 5-30　飞焦点技术及其应用

（A）飞焦点技术；（B）αFFS 技术的应用；（C）zFFS 技术的应用。

在扫描平面 (x, y) 内采用飞焦点，称为 αFFS。由于焦点位置在成像平面内的变换，X 线从相邻的两个不同角度进行投射，相应的一排探测器每个探测单元接收两束 X 线的照射，在不增加 X 线剂量的情况下，相当于一排探测器单元数提高了一倍，从而能够改善图像质量，提高平面内的空间分辨力。

飞焦点技术应用到 z 轴上,称为 z 轴飞焦点或 zFFS,也称为 z-sharp 技术。焦点在 z 轴方向上的两个位置间快速变换,使 X 线束照射在 z 轴方向上相邻的两个不同平面,对应同一排探测器来接收,使一排探测器能采集 2 层层面数据,能够得到双倍于探测器排数的图像层数。

CT 成像时,由于采样频率的原因,会出现混叠效应,使具有高对比的物质比如人体的骨质产生线状伪影,从而使螺旋重建时发生所谓的"风车"伪影。采用飞焦点技术,在平面内以及 z 轴方向各增加了一倍的采集数量,使得采样频率提高了一倍,可以减小平面内以及 z 轴方向的混叠效应,特别是在 z 轴方向,混叠伪影的减小可达将近一个量级。

4．其他新技术应用

（1）快速管电压切换:0.5ms 切换高压,实现双能采集,为能谱技术应用提供新的方案。

（2）新型探测器:提高探测效率、减小响应时间,代表性的新型探测器有宝石结构探测器、纳米探测器、光子探测器、石榴石探测器等。

（3）高清晰度成像:成像矩阵 1 024×1 024。

（4）迭代重建技术:采用迭代算法进行图像重建,可以在低剂量条件下获得较好的图像。

（5）AI 辅助扫描:基于人工智能的深度学习,为病人构建数字模型,可以实现智能定位、智能追踪、智能摆位等智能扫描导航功能,为病人定制扫描方案,适应不同场景扫描需求。

四、特殊 CT

（一）移动式 CT

常规的 CT 机都是固定安装的,无法移动。为了适应一些危重病人的检查需要,出现了移动式 CT 机。移动式 CT 大大方便了一些危重和手术中病人的检查需要。例如,该机可搬运至手术室,无论在手术前、手术中或手术后都可以方便地使用 CT 扫描监测病情,或在 CT 扫描的帮助下,做神经外科方面颅脑的手术。移动式 CT 也可以搬运至急救中心或重症监护病房等,作危重病人的各类 CT 检查,对创伤性的、不宜搬动的危重病人,移动式 CT 尤其适用。它的主要特点是可以移动,重量较轻,它的扫描机架、扫描床和控制台三部分都装有滑轮可移动,可采用单相交流电源,任何市电电源足以使 CT 机启动,断电后还能利用机器自带的蓄电池继续扫描约 25 层。

移动式 CT 机的机架孔径为 60cm,倾斜角度为 −25°～+30°,最大 FOV 为 46cm。采用低功率 X 线管,产生的 X 线光谱比较适合脑部 CT 成像,X 线管的热容量为 600kHU～1MHU,散热率为 125～200kHU/min。发生器是输出功率为 6kW 的高频高压发生器,根据需要可提升到 18kW。探测器是固体探测器,数量为 400 个,测量通道为 16 个,扫描数据采用射频传送。

扫描床下部装有滑轮,并且能和机架对接固定。床面板用碳素纤维做成,易于 X 线穿透。床面高度的调节范围是 645～1 030mm,床纵向移动速度 15mm/s,移动范围 1 300mm,床面最大承重为 160kg,最大承重时的床面移动速度为 10mm/s,载重 140kg 时,床移动的精确性是 ±0.25mm/s。控制台装有滑轮,通过电缆线与扫描机架相连。

控制台的主机是小型计算机,操作系统是 UNIX,图像存储有系统硬盘和光盘,系统硬盘的容量是 1GB,约可存储 1 200 幅 512×512 图像,系统硬盘可扩展容量,或可选用 2.3GB 的 8mm 磁带,图像除可摄影存储外,也可通过网络传输。主机系统是 DICOM 兼容的。操作系统中预存了 100 个不同部位的扫描程序,可简化操作程序,还可做几种常见的图像处理如放大重建、多平面显示、镜像、直方图等。控制台还包括一个显示器、对话扩音设备、摄影机接口、网络设备和存储设备。

层厚可选为 2mm、3mm、5mm 和 10mm,扫描时间可选为 2s、4s 和 6s。管电压可选为 120kV 或 130kV,管电流有 10mA、20mA、30mA、40mA、45mA 和 50mA。采样频率为 1 440 帧/s,扫描重建时间 5s。容积扫描（螺旋扫描）时,扫描速度为 2s,最大连续周数为 25～35 周,床速可选为 2mm/ 周、3mm/ 周、5mm/ 周、10mm/ 周或 20mm/ 周，重建层厚可选为 2mm、3mm、5mm、7mm 和 10mm。空间分辨力为 10lp/cm，测试条件为 120kV，40mA，2s，采用空间分辨力测试专用体模获得。密度分辨力在 3mm 测试孔径时是 0.3%，测试条件为 120kV、120mAs、10mm 层厚，采用 16cm 直径密度分辨力测试体模得到。噪声水平在 120mA 时为 0.3%。移动式 CT 机的 CT 剂量指数（CT dose index，CTDI）每毫安的射线剂量在头部的中央和边缘分别为 30.9mGy 和 38.2mGy，在体部的中央和边缘分别是 10.3mGy 和 32.9mGy，测试条件为 120kV，层厚 10mm。

（二）CT 透视机

1. CT 透视机的启用与发展　CT 透视机于 1993 年由日本坚田（Katada）医师首先提出，并在 1994 年的北美放射年会上发表了临床应用论文。自 1996 年推出第一台 CT 透视机产品以来，市场占有率迅速上升，临床应用的范围也迅速扩展。它除了可作常规的穿刺外，还可以作囊肿等的抽吸、疼痛治疗（脊髓腔注射镇痛药物）、关节腔造影、吞咽功能和关节活动的动态观察等。它的图像质量不亚于非螺旋 CT，但辐射剂量却有所降低。

2. CT 透视机的结构特点　CT 透视机是一种连续扫描成像的 CT 装置。在第三代 CT 机的基础上，数据采集部分采用了滑环结构，连续扫描、快速图像重建和显示，实时 CT 扫描成像。

机架孔径是 72cm，扫描野范围是 18～40cm，高频 X 线发生器，球管的热容量为 7.0MHU。操作台和监视器设计为床边式，操作台上可作床进出、床面升降及机架倾斜等各种操作。监视器端并接了一个录像机，可在必要时作录像用。

X 线管电流（mA）的选择范围是 30～50mA，管电压（kV）的选择范围是 80～120kV。此外在 CT 透视模式时，可加用专用的滤过器，能使受检者辐射剂量减少 50%。层厚可选为 1mm、2mm、3mm、5mm、7mm 和 10mm，为控制辐射剂量，最长连续透视时间设置为 100s，可重新复位后继续使用。

有的 CT 透视机采用装配 C 形臂的方式，以方便穿刺的操作需要。如 PQ6000 型 CT 机可专门配有透视辅助 CT 系统（fluoro-assisted CT system，FACTS）的 C 形臂，该 C 形臂的两端分别固定球管和非晶硅平板探测器，成像质量良好，C 形臂还可旋转到侧位，能适应不同穿刺检查的需要。

3. CT 透视机的工作原理　CT 透视机的基本工作原理有以下三个方面：快速连续扫描、高速图像重建和连续图像显示。快速连续扫描技术的基础是滑环技术和扫描机架的连续旋转，因而能够实现 CT 透视。因在每一层 CT 透视图像扫描时，扫描床是相对固定的，故尽管显示器上显示的是连续的图像，但实际上它是由一连串横断面的图像组成的。

当第一次扫描机架旋转 360° 后，计算机随即重建产生一幅横断体层图像，以后连续扫描每旋转 60° 的图像数据，替代前一幅图像中同一位置 60° 内的原扫描数据重建一幅图像，接着在下一个 60° 重建另一幅图像，完成 360° 后再开始新一轮的循环。由此可见，在 CT 透视方式中，只有第一幅图像是采用一次 360° 扫描数据，而以后的图像只采用了 60° 的新扫描数据和 300° 的原扫描数据。

4. CT 透视机的图像重建　专用图像重建处理的硬件设备主要有快速运算单元、高速存储器和反投影门控阵列处理器，这些硬件设备都安装在图像重建处理单元内，和计算机主机一起执行数据的并行处理运算。图像的显示通常采用电影显示模式，显示矩阵可以是 512×512 或 1 024×1 024。

高速的图像重建采用了不同的图像重建算法和专用的重建处理硬件。螺旋 CT 扫描采用了数据内插算法，该算法能去除扫描床移动产生的运动伪影，而实时 CT 透视连续扫描不采用内插法，运动伪影在所难免，但因穿刺前诊断都已明确，故少量的伪影也无大碍。

当第一幅图像 1.17s 显示后，以后每隔 0.17s 显示一幅新的图像，为了加快显示速度，图像的重建建议采用 256×256 矩阵。

5. CT透视机的操作　由于病人和工作人员都暴露在射线照射范围内，射线的剂量控制也是一个重要的问题。目前这类设备中，通常都采用床下X线管设置和专用的X线滤过器，此举约可减少病人皮肤射线剂量50%。同时，采用低毫安、短时间也是减少辐射必不可少的措施。

6. CT透视机的应用　CT透视机主要用于活检穿刺。常用的非螺旋CT和螺旋CT的最大缺点是无法做到实时显示，这给穿刺工作带来很大的不便，特别是胸、腹部部位的穿刺，由于受呼吸运动影响，非螺旋CT扫描方法很难准确定位。目前的CT透视机，每秒能获得5～8幅图像，基本上达到了实时显示的要求。

（三）微型CT

微型CT（micro-CT）主要用于实验室的实验研究。这类CT主要有两种类型，一类是标本型micro-CT；另一类是活体型micro-CT，这两类micro-CT在扫描时间、空间分辨力和扫描方式上都有较大的不同。

标本型micro-CT主要用于实验室标本的扫描，机械结构较为简单，扫描时不需扫描机架的旋转，只有标本在一个固定的机架上旋转。标本不是一个活体，不会产生眩晕。另外，标本固定后不会移动，相应扫描时间也可较长。

活体型micro-CT主要用于小动物的实验需要，要求相对较高一些。除了扫描时间短一些外，在机械结构上也安装了一个小型的扫描床，扫描时也产生机架的旋转。另外，出于对动物的人道主义保护，还限定了一次的扫描剂量，同时X线管的功率也相应大一些。两类micro-CT的比较如表5-2所示。

表5-2　标本型和活体型 micro-CT 的主要性能比较

比较项目	标本型 micro-CT	活体型 micro-CT
焦点尺寸 /μm	1～30	50～200
X线管功率 /W	1～30	10～300
空间分辨力 /μm	5～100	50～200
扫描时间 /min	10～300	0.3～30
探测器类型	数字平板	数字平板
扫描野 /mm	1～100	30～100
辐射剂量	较大	较小

与医用CT机比较，这类扫描机的共同特点：X线管的焦点较小、输出功率也较小、扫描野较小、空间分辨力较高、扫描时间相对较长，通常使用平板探测器。

（雷子乔）

第四节　质量保证

一、质量保证参数

质量保证（quality assurance，QA）是质量管理的一部分，是指为使人们确信产品或服务能满足质量要求，而在质量管理体系中实施并根据需要进行证实的全部有计划和有系统的活动。CT质量保证的目的是确保CT达到最佳的性能状态，获取最高质量的图像用以进行诊断，以及最大程度减少对受检者的辐射剂量。CT质量保证通过对CT的各项性能指标的检测评价、检测的周期性实施,以控制性能参数长期处于良好状态来实现。从 CT 应用于临床开始,QA 的重要性就逐渐显现出来,一些国家和相关组织陆续制定了 CT 质量保证的规范,我国制定了中华人民共和国国家标准《X 射线计算机断层摄影装置质量保证检测规范》(GB 17589—2011)、中华人民共和国卫生行业标准《X 射线计算机体层摄影成年人诊断参考水平》(WS/T 637—2018)、中华人民共和国卫生行业标准《X 线计算机体层摄影装置质量控制检测规范》(WS 519—2019)和中华人民共和国国家职业卫生标准《放射诊断放射防护要求》(GBZ 130—2020),给出了 CT 的设备性能参数检测要求及方法以及放射防护的要求。

CT 质量保证参数涵盖了 CT 的各个方面,其中 CT 剂量指数、CT 值、分辨力、噪声、几何参数等是 CT 质量保证最主要的参数,下面将对这些主要参数加以介绍。

(一)CT 剂量指数

CT 扫描剂量比普通放射拍片的剂量高,其所致医疗受照剂量的增加导致群体辐射诱发癌症等随机性效应的发生概率增高。一般来说剂量高图像质量会相对好一些,但是会增加受检者的受照剂量,另外也增加了 X 线管等硬件的负担,因此剂量的测定非常重要,在保证图像质量的基础上,设备会给出所需的剂量。如何应用更小的受照剂量生成符合要求的图像质量是 CT 发展的趋势之一。

CT 剂量指数(CT dose index,CTDI)是评价 CT 成像对受检者、陪护人员、操作人员的辐射影响,以及 CT 成像对环境影响的重要指标。

1. CT 剂量指数 100(CT dose index 100,CTDI$_{100}$) 单次轴位扫描时,沿着标准横断面中心轴线从 −50mm 到 +50mm 对剂量剖面曲线的积分,除以标称层厚与体层数 N 的乘积,计算公式如下:

$$CTDI_{100} = \frac{1}{N \cdot T} \int_{-50}^{+50} D(z)\, dz \qquad (5\text{-}10)$$

式中,N 为单次扫描所产生的层面数;T 为标称层厚(CT 控制面板上选定并指示的层厚);D(z) 为沿着标准横断面中心轴线的剂量剖面分布曲线(注:此公式适用于 N·T 不大于 40mm 的情况)。

2. 加权 CT 剂量指数(weighted CT dose index,CTDI$_w$) 将体模中心点测量的 CTDI$_{100}$ 与外围各点测量的 CTDI$_{100}$ 的平均值进行加权求和,计算公式如下:

$$CTDI_w = \frac{1}{3} CTDI_{100,\,c} + \frac{2}{3} CTDI_{100,\,p} \qquad (5\text{-}11)$$

式中,CTDI$_{100,\,c}$ 为体模中心点测量的 CTDI$_{100}$;CTDI$_{100,\,p}$ 为体模外围各点测量的 CTDI$_{100}$ 的平均值。

3. 容积 CT 剂量指数(volume CT dose index,CTDI$_{vol}$) 代表多层螺旋 CT 扫描整个成像容积中的平均剂量,计算公式如下:

$$CTDI_{vol} = \frac{N \cdot T}{\Delta d} CTDI_w \qquad (5\text{-}12)$$

式中,N 为选择的探测器排数;T 为每排探测器的宽度;Δd 为 X 线管旋转一圈时检查床移动的距离。

4. 剂量长度积(dose length product,DLP) 是容积 CT 剂量指数与沿 z 轴扫描长度 L 的乘积:

$$DLP = CTDI_{vol} \times L \qquad (5\text{-}13)$$

式中,L 为沿 z 轴的扫描长度。DLP 反映了一次特定扫描采集中的总体吸收能量。因此,一个腹部 CT 检查可能与腹部和盆腔 CT 联合检查具有相同的 CTDI$_{vol}$ 值,但后者具有较大的 DLP 值,它正比于所扫描的较大解剖范围。CTDI$_{vol}$ 和 DLP 剂量表述,可以用于临床扫描方案(如一组受检者的平均值)与典型 CT 检查的参考剂量设定值的比较,但不能用于受检者个体剂量的直接测量。表 5-3 为典型成年受检者常见 CT 检查项目的辐射剂量和诊断参考水平;表 5-4 为典型儿童受检者常见 CT 检查部位的辐射剂量和诊断参考水平。

表 5-3　典型成年受检者常见 CT 检查项目的辐射剂量和诊断参考水平

检查项目	25% 位数 [a]		50% 位数 [b]		75% 位数 [c]	
	$CTDI_{vol}$/ mGy	DLP/ (mGy·cm)	$CTDI_{vol}$/ mGy	DLP/ (mGy·cm)	$CTDI_{vol}$/ mGy	DLP/ (mGy·cm)
头颅	40	550	50	690	60	860
鼻窦	15	170	25	330	40	520
颈部	10	260	15	370	25	590
胸部	6	200	8	300	15	470
腹部	10	330	15	500	20	790
盆腔	10	320	15	480	20	700
腰椎(逐层)	15	70	25	130	35	200
腰椎(螺旋)	12	290	15	410	25	580
尿路造影	10	870	15	1 780	20	2 620
冠状动脉 CTA(前瞻)	15	210	25	360	40	600
冠状动脉 CTA(回顾)	30	490	45	750	60	1 030
颅脑 CTA	15	420	20	710	40	1 390
颈部 CTA	10	390	15	690	30	1 130
胸腹 CTA	10	450	15	870	20	1 440

注 1:本表数据源于 WS/T 637—2018。

注 2:a 表示调查数据的 25% 位数,即异常低剂量的提示水平;b 表示调查数据的 50% 位数,即可能达到水平;c 表示调查数据的 75% 位数,即诊断参考水平。

表 5-4　典型儿童受检者常见 CT 检查部位的辐射剂量和诊断参考水平

检查部位: 年龄/岁	$CTDI_{vol}$/mGy			DLP/(mGy·cm)		
	英国(2005)	德国(2008)	法国(2009)	英国(2005)	德国(2008)	法国(2009)
头部:0~1	30	33	30	270	390	420
头部:5	45	40	40	470	520	600
头部:10	50	50	50	620	710	900
胸部:0~1	6	1.7	3	10	28	30
胸部:5	6.5	2.7	3.5	55	55	63
胸部:10	28	4.3	5.5	105	105	137
腹部:0~1	—	2.5	5	—	70	80
腹部:5	—	4	8	—	125	121
腹部:10	—	6.5	13	—	240	245

注 1:本表数据源于 ICRP publication 121。

注 2:头部剂量用直径为 16cm 的剂量体模测量和计算得到,胸部和腹部剂量用直径为 32cm 的剂量体模测量和计算得到。

(二)CT 值

CT 值(CT number)作为 CT 的基本概念,是对影像信息的基本度量,要求其值准确,同时还需考虑到完整图像上 CT 值的均匀性和线性。

CT 值是重建图像中像素对 X 线线性吸收系数 μ 的换算值,是测量 CT 图像中相对密度的指标。当 X 线穿过人体不同组织后,由于 X 线的波长、组织的原子序数和组织的密度不同,组织的线性吸收系数不同。

1. CT 值定义 CT 图像中每个像素对应体素的 X 线线性吸收系数 μ 的平均值,国际上统一用 Hounsfield Unit 作为单位,简称 HU,利用下式定义 CT 值为

$$CT 值_{物质} = \frac{\mu_{物质} - \mu_{水}}{\mu_{水}} \times 1\,000 \tag{5-14}$$

式中,$\mu_{物质}$ 为感兴趣区域物质的线性吸收系数;$\mu_{水}$ 为水的线性吸收系数。

水的 CT 值等于 0HU;空气的 CT 值等于 −1 000HU;致密骨的 CT 值为 +1 000HU;血液为 12HU;凝固血为 56～76HU;脑灰质为 36～46HU;脑白质为 22～32HU;脂肪为 −100～−80HU。

常用在特定感兴趣区中所有像素的平均 CT 值来对 CT 值进行描述。

按国家标准要求,水模的 CT 值,验收检测(新装机后或大修后)要求为 ±4HU;状态检测(每年一次)要求为 ±6HU;稳定性检测(每月一次)要求为与基线值(验收检测合格的参数数值)偏差 ±4HU 以内。

2. CT 值均匀性(uniformity of CT number) 整个扫描野中,均匀物质(一般选择水或等效水均匀体模)图像 CT 值的一致性。

国家标准对均匀性(也称均匀度)的定义是,在扫描野中,匀质体各局部在 CT 图像上显示出 CT 值的一致性。这是一个容易被忽略的质量参数,实际上,它又很重要。按国家标准规定,每月都要对 CT 值的均匀性做检测(稳定性检测)。检测方法:配置水或等效水的匀质圆形测试体模(仲裁时用水模);使体模圆柱轴线与扫描层面垂直,并处于扫描野的中心;采用头部和体部扫描条件分别进行扫描,获取体模 CT 像;在图像中心处取一个大于 100 个像素点并小于图像面积 10% 的区域,测出此区域内的 CT 值和噪声;然后在相当于钟表时针 3 时、6 时、9 时、12 时的方向、距体模边缘 1cm 处的四个位置上取面积等于前述规定面积的区域,分别测出四个区域的 CT 值,其中与中心区域 CT 值差别最大的差值用来表示图像的均匀性。可见,最好的均匀性是 0HU。在测出图像均匀性的同时,也获得 CT 值平均值和噪声值。国家标准对均匀性的验收检测要求为 ±5HU,状态检测要求为 ±6HU,稳定性检测要求为与基线值偏差 ±2HU。

均匀性除受图像噪声影响外,还受 X 线束硬化效应的影响。硬化效应在图像上的分布越不均匀,则 CT 值的均匀性越差。可见,校正硬化效应将有助于提高均匀性,但校正不充分或校正过度也会使均匀性变差,例如,使用滤过器校正硬化效应,当物体与滤过器匹配不充分或无法匹配时会使图像的均匀性变差。

3. CT 值线性(linearity of CT number) 不同吸收系数物质的图像 CT 值的线性关系。CT 值是否准确不能单独观察水的 CT 值,需采用 3 种以上不同 CT 值模块的体模,且模块 CT 值之差均应大于 100HU。在不同模块中心选取直径为模块直径 80% 的感兴趣区(region of interest,ROI),测量其平均 CT 值,并计算与各模块标称 CT 值之差,差值最大者记为 CT 值线性的评价参数。

一般采用包括空气、聚苯乙烯、有机玻璃、聚四氟乙烯等材料的模块,如表 5-5 所示,可以用来分别测定这些材料的 CT 值以确定该机器 CT 值的线性是否良好。

表5-5 CT值线性检测体模中的检测模块

材料名称	配方组成	比重	电子密度/($\times 10^{23} \cdot g^{-1}$)	CT 值/HU
空气	75%N、23.3%O、1.3%Ar	0.00	3.007	−1 000
低密度聚苯乙烯(LDPE)	[C_2H_4]	0.92	3.429	−100
有机玻璃(acrylic)	[$C_5H_8O_2$]	1.18	3.248	120
聚四氟乙烯(Teflon)	[CF_2]	2.16	2.889	990

此外，还可以根据 CT 值选择阈值进行图像后处理，根据 CT 值进行实时增强监视和骨密度测定等。由于 CT 值会因 X 线硬化、电源状况、扫描参数、温度及邻近组织等因素发生改变，故 CT 值只能作为诊断的参考依据。

（三）分辨力

分辨力（resolution）是判断 CT 性能和评价 CT 扫描图像质量的重要指标，它包括高对比度分辨力（high contrast resolution）和低对比度分辨力（lower contrast resolution）。

高对比度分辨力和低对比度分辨力密切相关并相互制约，提高高对比度分辨力，必然会增大矩阵，像素增多，但在 X 线剂量不变的情况下，像素增多势必造成每个像素单元所获得光子数量按比例减少，信噪比下降，最终导致低对比度分辨力下降，一些与组织结构密度差别不大的病灶不易显示。若要保持低对比度分辨力不变，必然要适当增加 X 线光子数量，使每个像素单元所获得的光子数量不变。但是，这样相应地增加了受检者的受照剂量。

1. 高对比度分辨力　又称空间分辨力（spatial resolution），是衡量 CT 图像质量的一个非常重要的参数，是一幅图像优劣的量化指标。高对比度分辨力是指当不同物体间衰减系数的差异与背景噪声相比足够大时（通常认为至少为 100HU），在显示的 CT 图像中分辨不同物体的能力。高对比度分辨力检测方法之一是选用条带测试体模，如图 5-31 所示，这种测试体模条纹处与条纹间隙处对 X 线吸收有显著差异，并且随着条纹宽度变小，在单位长度（cm）内条纹对数越多。CT 能区别的最小条带尺寸（通常单位取 mm），即为该设备的高对比度分辨力。

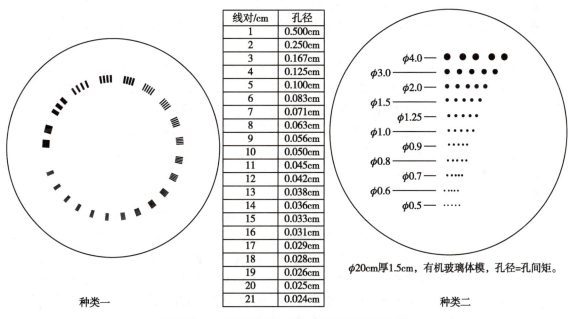

图 5-31　两种检测高对比度分辨力的体模示意图

除了用上述测试体模检测高对比度分辨力以外，还有许多方法能评价 CT 扫描系统的高对比度分辨力，采用可通过直接观察图像进行评价的体模或通过调制传递函数计算。选择如图 5-32 所示条带测试体模并获取体模图像，可以测量出图像上条纹处和条纹间隙处的 CT 值；设条纹处的 CT 值为 a，间隙处的 CT 值为 b，计算其相对对比度，定义单位长度内的条纹数为空间频率，空间频率的单位为 lp/cm；相对对比度随着空间频率变化的函数关系称为调制传递函数（MTF），绘制出如图 5-32 所示 MTF 曲线。在 CT 成像过程中随着 MTF 降低，空间频率增大，当 MTF 降低到 5% 时，所对应的空间频率称为截止频率，此截止频率决定了高对比度分辨力的极限。一般应采用 MTF 为 5% 或 10% 来判断该机器的高对比度分辨力。目前 CT 的高对比度分辨力通常为 12～16lp/cm，有的公司采用专门软件测量高对比度分辨力，资料显示可达 30lp/cm。

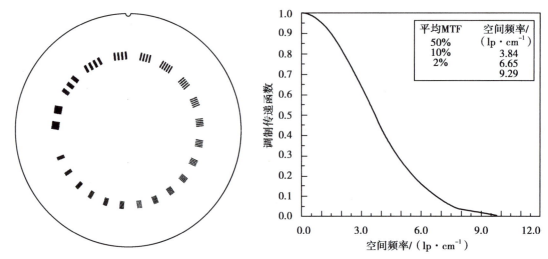

图 5-32　确定调制传递函数的方法

代表高对比度分辨力常用可分辨最小物体尺寸，单位为毫米（mm）；或用 MTF，单位为每厘米的线对数（lp/cm）来表示。其换算关系为

$$可分辨最小物体尺寸（mm）= 5 \div MTF（lp/cm） \tag{5-15}$$

影响高对比度分辨力的因素很多，比较典型的有以下几种。

（1）探测器的孔径尺寸：对于相同的扇形 X 线束张角，排列的探测器数越多，孔径尺寸越小，高对比度分辨越高。

（2）相邻探测器的间距：决定了采样间隔，间隔越小高对比度分辨力越好。

（3）焦点尺寸：焦点小的 X 线管产生小的 X 线半影尺寸，可获得较清晰的图像细节。

（4）图像重建算法对分辨力的影响：在图像重建中选用的卷积滤波器不同，高对比度分辨力会发生变化。采用标准算法的 CT 图像要比用高分辨力算法的图像高对比度分辨力低。

（5）成像矩阵、层厚大小：成像矩阵越大，体素越小，高对比度分辨力越高。层厚越薄，高对比度分辨力越好，但体素越小、层厚越薄，信噪比会下降，低对比度分辨力就会降低。

由于 CT 的高对比度分辨力受诸多因素的影响，尤其是探测器孔径尺寸不可能做到像 X 线胶片颗粒那样微细，故 CT 的高对比度分辨力不会超过普通 X 线检查图像的高对比度分辨力。

2. 低对比度分辨力　又称密度分辨力（density resolution），是影响 CT 图像质量的一个重要参数，定义为当细节与背景之间具有低对比度（一般取其 CT 值相差 3～5HU）时，将一定大小的细节从背景中鉴别出来的能力。低对比度分辨力与 X 线剂量有很大的关系，因此在评价低对比度分辨力时一定要规定使用的剂量，并且要和测量 CTDI 时的值一致。这一参数的单位应为 mm、%、mGy（也有用 mAs 来表示）。一般厂商在提供这一指标时也会说明在什么剂量条件下测定的。例如，某一台 CT 的低对比度分辨力标称为 2mm、0.35%、35mGy，即表示使用 35mGy 的 X 线剂量获取图像，在图像上对比度为 0.35% 时能够分辨直径 2mm 的圆孔。

测量低对比度分辨力的测试体模采用有机玻璃制成，如图 5-33 所示，其体模上钻有不同直径、不同深度的孔，内充低密度溶液，以密度差（%）和孔径（mm）来表示。CT 有较高的低对比度分辨力，典型值为 0.5%～1.0%，也就是说，X 线透射度只有 0.5%～1.0% 的组织才能从影像中区分出来。

影响低对比度分辨力的因素有以下几点。

（1）噪声的限制：常用 CT 值的标准偏差表示噪声，并且固有噪声只有在没有伪影的图像中才有可能测量。噪声越大，图像中的颗粒度就越大，低对比度分辨力下降。

（2）X 线剂量的大小：X 线剂量加大，探测器吸收的光子量增加，信噪比提高，噪声相对降低，低对比度分辨力上升。

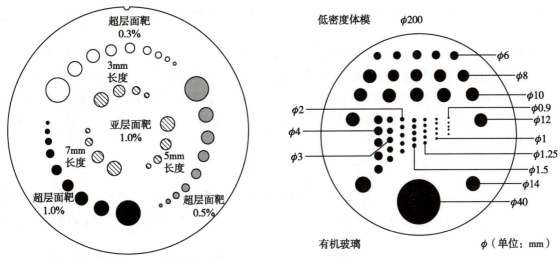

注：长度为沿着模体公轴方向，超层面靶长度均为40mm

图 5-33 两种检测低对比度分辨力的体模示意图

（3）被照物体的大小：被照物几何尺寸越大，低对比度分辨力越佳。

3. 纵向分辨力（z-resolution） 过去与 CT 有关的图像质量参数主要由高对比度分辨力和低对比度分辨力表示。高对比度分辨力主要表示 CT 扫描成像平面，即 (x, y) 平面上的分辨能力，或称为平面内分辨力，也称为横向分辨力。

在螺旋 CT 扫描方式出现后，随着多层和三维成像的出现，出现了应用上的一个新概念，即纵向分辨力，也称 z 轴分辨力。

纵向分辨力的含义是扫描床移动方向或人体长轴方向的图像分辨力，它表示了 CT 多平面和三维成像的分辨能力。纵向分辨力的优劣，其结果主要涉及与人体长轴方向有关的图像质量，例如矢状或冠状位的多层图像重组。

纵向分辨力与选择的螺距大小、多层螺旋 CT 中每排探测器的宽度、螺旋插值重建算法等因素有关系。目前可以实现与横向分辨力接近或一致，称为"各向同性"成像。

（四）噪声

图像的噪声（noise）也是评价图像质量的参量之一。在 CT 成像过程中，除检测过程的噪声外，还有许多数值变换和处理过程会形成图像的噪声，影响图像质量。噪声主要包括 X 线量子噪声、电气元件及测量系统形成的噪声以及重建算法等造成的噪声等。

1. 噪声概念 在 CT 成像系统中，扫描均匀材料的物体，在特定 ROI 中观察其 CT 值，就会发现 ROI 内的 CT 值并不是一个固定值，而是围绕着某一平均值上下做随机分布，这种随机分布就是由噪声所致的。在图像中心选取直径约为测试体模图像直径 40% 的 ROI，测量该 ROI 内 CT 值的标准偏差，该标准偏差除以对比度标尺作为噪声的测量值 n，计算公式如下

$$n = \frac{\sigma_{水}}{CT_{水} - CT_{空气}} \tag{5-16}$$

式中，$\sigma_{水}$ 为水体模 ROI 中测量的标准偏差；$CT_{水}$ 为水的 CT 值；$CT_{空气}$ 为空气的 CT 值；$CT_{水} - CT_{空气}$ 为对比度标尺，取 1 000HU。

对于噪声的检测与评价应该在层厚为 10mm 的情况下进行，对于层厚不能设置为 10mm 的 CT，可按下式对噪声进行修正。

$$n_{10} = n_T \sqrt{\frac{T}{10}} \tag{5-17}$$

159

式中，n_{10} 为层厚为 10mm 的噪声；n_T 为实际层厚为 T 时噪声的测量值；T 为预设层厚，单位为 mm。

在多种图像噪声中，X 线的量子噪声占的比重最大。X 线的量子噪声是通过 X 线剂量大小、采用的过滤方法、体层厚度、物体对 X 线的衰减及探测器的检测能力等方面反映出来的。当图像噪声主要是 X 线的量子噪声影响时，并考虑到体层厚度、体素尺寸大小和 X 线剂量，以及物体线性吸收系数，用布鲁克斯（Brooks）公式描述噪声的标准偏差 σ 为

$$\sigma = C \times \sqrt{\frac{B}{W^2 h D_0}} \tag{5-18}$$

式中，B 为物体的衰减因子，$B = e^{-\mu d}$；μ 为平均线性吸收系数；d 为物体厚度；C 为描述剂量效率的一个常数（小的 C 值相当于高的剂量效率）；W 为体素宽度；h 为体层厚度；D_0 为体层的最大皮肤剂量。

这个公式显示出各个参量之间的相互关系。例如，要使噪声减少一半，剂量需要增加到原来的 4 倍；噪声大小保持不变时，要使体素宽度减小一半，则剂量需要增加到原来的 4 倍；保持同样的噪声水平，要使体层厚度减小一半，则剂量需要增加到原来的 2 倍。在给予受检者的 X 线剂量合理的范围内，提高 X 线剂量将有利于降低噪声水平，同时增大体素宽度和体层厚度也可降低噪声。但体素宽度的增大，相当于减小了成像矩阵，会影响图像分辨力，体层厚度增大也将使图像对比度降低。因此，在给定受检者所能接受的剂量水平的条件下，必须根据应用和病理学的类型，选择改善图像质量中的各种参量。

2. 图像噪声与分辨力 在 CT 图像重建中，使用各种不同类型的卷积滤波器和图像重建算法，产生不同的图像质量。例如，当卷积滤波选择平滑滤波器时，使噪声降低，高对比度分辨力也同样降低，但改善了图像低对比度分辨力；因此，可利用这种滤波器对软组织中面积较大的低对比度区域进行图像处理。当选择一种边缘增强滤波器时能使受照兴趣区域的细节清晰，改善了高对比度分辨力，但由于它对被测信号具有微分作用，因此使噪声信号增强，降低了低对比度分辨力，这种滤波器可使骨质结构的细节清晰显示。当测得一组原始数据后，可分别采用标准算法和高分辨力算法，分辨力较低的标准算法显示图像噪声标准偏差低，而高分辨力算法显示图像噪声标准偏差高。从上面示例可以看出，在实际应用中要根据不同的应用类型选择不同卷积滤波函数，平衡图像的分辨力与噪声之间的关系。

3. 图像噪声与 X 线剂量 CT 的噪声，主要来源于 X 线光子密度在时间和空间上的随机变化，称这种噪声为量子噪声。这些噪声随机不均匀分布在图像上的表现，统称为图像噪声。噪声的存在使得匀质物体的 CT 图像上各像素点的 CT 值不相同，由 CT 值的统计涨落表现出来。增大 X 线的剂量可以降低 X 线量子噪声干扰，减少噪声的影响。

（五）几何参数

CT 扫描几何参数对断面图像的准确性有很大的影响，如果扫描断面与需要诊断的断面存在偏差，将会对诊断造成不利的影响。

1. 扫描床定位精度 确定扫描床纵向运动的准确性和稳定性。

2. 定位激光精度 确定扫描定位灯与扫描断面的一致性。

3. 扫描机架倾角精度 确定扫描机架倾斜角度的准确性。

二、影响图像质量的因素

（一）成像系统测量误差

成像系统测量误差是指 CT 成像系统中，由于个别检测元件性能下降或损坏产生的噪声所引起的误差，或由于测量过程中有失误造成成像系统中测量误差。成像系统测量误差大部分可以

从 CT 图像中观察到，例如，在 20 多万个测量值中丢失一个测量值，图像会出现某部分的不连续显像；再例如，丢失一个方向投影测量值，图像会出现明显的一道痕迹，这两种现象都是由检测元件损坏所引起的图像质量变差。从经验来看，丢失一个测量值比丢失一个方向投影的测量值的图像对诊断的影响更大。

（二）成像参数的选择

CT 成像参数影响图像的噪声、高对比度分辨力和低对比度分辨力。成像参数包括扫描参数和重建参数。扫描参数有：管电压、曝光量、扫描层厚、螺距等。重建参数有：重建层厚、重建增量、重建算法、重建视野和重建矩阵等。

管电压、曝光量是 CT 扫描曝光剂量的体现。X 线剂量的大小是制约 CT 图像优劣的主要因素，剂量的高低影响噪声的大小和图像质量；若扫描剂量过小，图像的噪声加大，图像质量下降；扫描剂量增大可提高图像的高对比度分辨力和低对比度分辨力，但是受检者接受的受照剂量也会增大。扫描剂量参数选择的原则：在满足诊断需求的前提下，尽量使用低剂量扫描，接受适度的噪声图像，降低受检者的受照剂量。必须避免盲目地使用大剂量扫描来追求图像的高质量。

扫描层厚是影响图像分辨力的重要因素。层厚越薄，图像的高对比度分辨力特别是 z 轴分辨力越好，探测器接收的光子数减少，低对比度分辨力降低；层厚越大，图像的低对比度分辨力越高，但高对比度分辨力越低。扫描层厚需按受检结构和病变的大小设定。

螺距 >1 为不连续扫描，纵向高对比度分辨力降低；螺距 <1 为重叠扫描，纵向高对比度分辨力提高，但受照剂量增加。常规 CT 检查采用螺距 =1，保障图像的纵向高对比度分辨力，不容易漏检病灶。

重建算法中软组织算法可提高图像的低对比度分辨力、锐利算法可提高图像的高对比度分辨力；重建层厚薄、重建增量小、FOV 小和重建矩阵大等，可提高重组图像的高对比度分辨力，利于小病灶的检出。

三、伪　　影

伪影（artifact）是指受检者在 CT 扫描检查后，由于一种或多种原因，使图像重建数据与物体实际衰减系数之间存在差异，或是受检体中根本不存在，而图像中却显示出来的图像。伪影在图像上表现的形状各异，对影像诊断的准确性影响很大，可能引起误诊，甚至导致医疗事故。它与图像噪声不同，图像噪声是一种随机干扰。伪影在某种程度上可以被识别，并通过一定的方法加以克服。

由于产生伪影的原因很多，在图像上表现形式也各不相同，只有正确认识伪影的形成原理及其特征，才能有效地避免甚至消除伪影。伪影产生原因大体可归结为以下几个方面。

（一）物理原因

主要由 X 线质量引起，如量子噪声、散射线、X 线硬化效应等。一般 CT 成像系统都有 X 线硬化校正，限制 X 线谱线的宽度，但当物体成分之间对 X 线衰减能力相差很大时，超出硬化校正的范围，即会产生图像质量降低。临床中可以选用双能量法（能谱 CT）来克服这种现象发生，如图 5-34 所示。

（二）受检者原因

受检者体位的移动、体内器官的蠕动或人体上其他金属异物等都会引起伪影的发生，它的主要表现如下。

1. 运动条纹伪影　在扫描过程中，扫描部位的随意和不随意的运动，使得图像显示从一次检测到另一次检测的某种突然的不一致性的结果，都会产生粗细不等的、黑白相间的条状伪影。如受检者头颅运动、侧向运动、屏不住气、吞咽动作、心脏跳动、肠蠕动等，均可产生局部的移动条纹伪影，如图 5-35 所示。缩短扫描时间是克服运动条纹伪影首选的最有效方法；其次争取受检者的合作或给予固定以及使用镇静剂等方法，也可减少运动条纹伪影的产生。

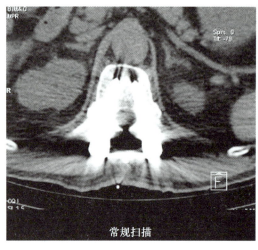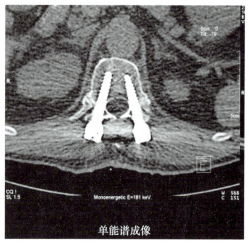

常规扫描　　　　　　　　　　　　　　　　单能谱成像

图 5-34　能谱 CT 去除腰椎金属伪影

2. 金属辐射状伪影　在扫描层面内遇有受检体内外有高密度物质时，如胃肠道内有残留的钡剂、碘油、术后金属银夹、假牙或牙内填充物、引流管，以及颅骨内岩骨嵴、枕骨粗隆、前颅窝鸡冠等，体外的发夹、金属饰物、密度高的膏药等，均可产生条状或辐射状伪影，如图 5-36 所示。若体内组织间局部有气体存在，使得组织间的密度差别较大时，也可产生辐射状伪影。

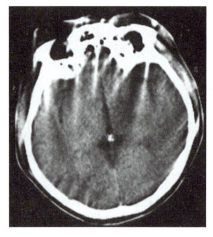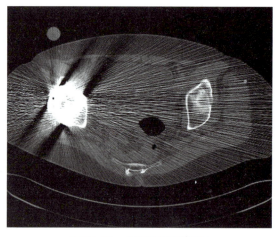

图 5-35　受检者头颅运动条纹伪影　　　　　　　　图 5-36　金属辐射状伪影

　　克服此种伪影的方法是去除受检部位内外的异物，错开钡剂排空时间，当无法避开体内高密度结构时，可变换体位或适当增加扫描剂量以减轻伪影。

（三）CT 性能原因

1. 环状伪影　扫描层面上出现高密度（白色）或低密度（黑色）环状伪影，有时两者相间同时出现，呈单环状或同心圆形的多环状，如图 5-37 所示。其原因大多是由于探测器的灵敏度不一致、数据采集系统（DAS）故障等造成的。环形伪影常见于第三代 CT。

2. 条状伪影　扫描图像中出现直条状高密度或低密度影，可单条或多条、可多条平行、放射或无规则排列等，如图 5-38 所示。其产生的原因多是数据采集系统、数据传输和处理器工作状态不稳定等所致，有时高压瞬间放电也可产生此类伪影。

3. 光子饥饿伪影　光子饥饿是一种基于物理的伪影，扫描高度衰减区域或参数选择不正确（管电流过低）时，由于穿过受检者到达探测器的光子不足，探测器采集样本不够，图像噪声过大会产生严重的条纹伪影，如图 5-39 所示，特别是金属植入物，由于到达探测器的光子数量不足引

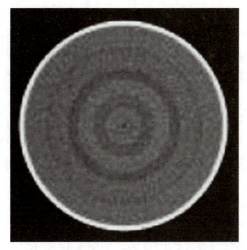

图 5-37　同心圆形的多环伪影

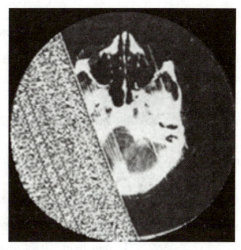

图 5-38　直条状伪影

起严重的条纹伪影。人体组织对 X 线有高度衰减的器官有心脏、臀部和肩关节，其中肩关节 X 线的衰减最明显。

增加管电流，可以克服光子不足，但当 X 线束经过较少衰减部位时，受检者将会接受不必要的辐射。采用管电压 / 曝光量自适应调制技术可有效避免曝光不足或过量。

4．指纹状伪影　扫描图像中有时出现类似指纹状伪影，其原因多系 X 线管极度老化。

5．交叠混淆伪影　成像中通常假定在受照射物体中不出现高于采样频率的空间频率，但是当出现上述情况时会产生交叠混淆伪影。

6．杯状伪影　在射线通过受检物体时，

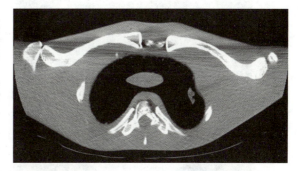

图 5-39　光子饥饿伪影

通常假定有效线束能量保持不变，但是实际有效线束能量存在改变而产生杯状伪影。

CT 图像质量的优劣与 CT 各组成部分和成像环节的性能有很大关系，不同的故障可产生各式各样的伪影，其原因复杂多样，应视具体情况区别对待。

（四）成像系统原因

成像系统数据扫描及数据处理参数选择不当和图像重建算法不完善、扫描系统不稳定、采集数据重复性不好、X 线发生系统管电压波动及测量电子电路的温度漂移或 CT 图像显示及照相中的非线性成像等因素，都会不同程度地影响到 CT 图像，产生不同的伪影。如图 5-40 所示。

CT 是一个很复杂的系统，由于调试不当、未按常规保养或未按时利用标准体模校准等均可引起一些伪影。这些伪影一般比较容易判断，但有时当这些伪影不太严重时，或未意识到是机器的伪影所致的图像异常时，可能会造成误诊，如环形伪影发生在脊髓中央可能会误诊为脊髓空洞症等。

（五）部分容积效应与周围间隙现象原因

1．部分容积效应　部分容积效应常常有两种表现形式：部分容积均化和部分容积伪影。

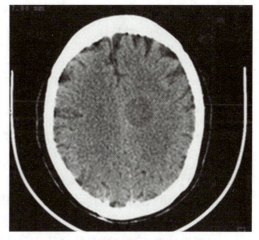

图 5-40　成像系统原因造成颅内的伪影

163

CT值是根据受检组织体素的线性吸收系数计算的,如果某一体素内只包含一种物质,CT值只对该单一物质进行计算。但是,如果一个体素内包含有两种及以上线性吸收系数比较接近的组织结构,则该体素CT值的计算是将这些组织结构的CT值平均,CT中的这种现象被称为"部分容积均化"。例如,包含血液(CT值为40HU)、灰质(CT值为43HU)和白质(CT值为46HU)的组织,最后上述测量的CT值被计算为43HU。

部分容积伪影则是当体素内同时存在两种(或两种以上)线性吸收系数差别较大的组织结构时,例如体素中同时包含了骨骼和软组织,CT值就要根据这两种物质平均计算,由于该两种组织的衰减差别过大,导致CT图像重建时计算产生误差,部分投影于扫描平面并产生伪影被称为部分容积伪影。

部分容积伪影的形状可因物体的不同而有所不同,一般在重建后横断面图像上可见条形、环形或大片干扰的伪像,部分容积伪影最常见和典型的现象是在头颅横断面扫描时颞部出现的条纹状伪影,又被称为"Houndsfield"伪影,这种现象也与射线硬化作用有关。如图5-41所示。

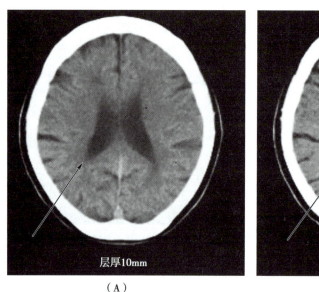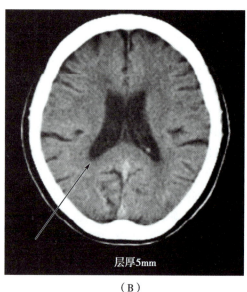

层厚10mm

(A)

层厚5mm

(B)

图5-41 头颅部分容积伪影
(A)10mm层厚,侧脑室后角显示不清;(B)5mm层厚,侧脑室后角显示清晰。

2. 周围间隙现象 是扫描线束在两种结构的邻接处相互重叠造成的。在同一扫描层面上,与该层面垂直的两种相邻且密度不同的结构,其边缘分辨不清,CT值也不准确,密度高者其边缘的CT值低于本身CT值,密度低者其边缘的CT值高于本身CT值。一般认为,周围间隙现象是部分容积效应的一种特殊现象,减少它的办法与减少部分容积效应的方法一样,主要是采用薄层扫描。

(赵雁鸣)

思考题

1. 为什么X线CT能够实现雷当从数学上证明的图像重建原理?
2. CT代次发展的根本原因是什么?
3. 投影获取装置各部分与CT成像工作原理之间的关系是什么?
4. 从硬件和软件两个方面说明螺旋扫描得以实现的工作原理是什么?
5. 试根据自己的理解来描述螺旋扫描参数的意义。
6. CT质量保证的主要参数及其意义是什么?

第六章　磁共振成像设备

MRI 设备是基于 MR 现象的大型医学影像设备,由于 MRI 诊断方式灵活,具有无辐射性、多方位扫描,能够测量质子密度、弛豫、化学位移等多参数的特征以及优越的软组织对比等优点,已成为当代临床影像诊断的重要影像设备之一。MRI 设备在临床上的应用日益广泛,在各系统疾病的诊断中扮演着越来越重要的角色,对于疾病的诊断具有不可替代的作用。本章介绍了磁共振成像设备的发展简史、组成及特点,重点阐述了构成磁共振成像设备的主磁体系统、梯度磁场系统、射频系统及计算机系统的结构、性能、主要技术参数和工作原理,对磁共振成像设备质量保证主要参数、设备性能检测体模、磁共振成像伪影及磁共振成像设备操作规范也进行了介绍。

第一节　概　　述

一、发展简史

MR 现象是 1946 年分别由美国斯坦福大学物理系菲利克斯·布洛赫(Felix Bloch)教授和哈佛大学的爱德华·普塞尔(Edward Purcell)教授领导的小组同时独立发现的。由于这一发现在物理、化学上具有重大意义,布洛赫和普塞尔共同获得了 1952 年的诺贝尔物理学奖。MR 的基本工作原理:当处于磁场中的物质受到射频(radio frequency,RF)电磁波的激励时,如果 RF 电磁波的频率与磁场强度的关系满足拉莫尔方程,则组成物质的一些原子核会发生共振,即所谓的 MR。此时,原子核吸收了 RF 电磁波的能量,当 RF 电磁波停止激励时,吸收了能量的原子核又会把这部分能量释放出来,即发射 MR 信号。通过测量和分析此 MR 信号,可得到物质结构中的许多物理和化学信息。根据此原理研制的 MR 频谱仪一直在物理、化学、生物和医学等领域作为研究物质分子结构的一种重要分析工具而被广泛使用。

1967 年,约翰斯(Jasper Johns)等人首先利用活体动物进行实验,成功地检测出动物体内分布的氢、磷和氮的 MR 信号。1970 年,美国纽约州立大学的达马迪安(Raymond Damadian)对已植入恶性肿瘤细胞的老鼠进行了 MR 实验,发现正常组织与恶性肿瘤组织的 MR 信号明显不同,而且受激组织的偏转磁矩恢复至稳定状态的过程中,会发出两类不同信号(T_1、T_2 弛豫信号)。1971 年,达马迪安的研究成果在 *Science* 杂志上发表。达马迪安认为,由于水的特殊结构,使其具有很强的磁偶极子表现和 MR 信号,因而利用 MR 对生物体进行成像是可能的。1972 年,美国纽约州立大学的劳特伯(Paul Lauterbur)进一步指出,用 MR 信号完全可以重建图像,他提出了 MRI 的方法,即把 MR 工作原理与空间编码技术结合,用一定方法使空间各点磁场强度有规律地变化,MR 中的不同频率分量即可同一定的空间位置对应,通过一定的数学变换即可实现 MRI。1977 年达马迪安等人制成了人类历史上第一台全身 MRI 设备,并于 1977 年 7 月 3 日获得第一幅横断面质子密度图像。

劳特伯认为,应用 MR 工作原理肯定存在可对物质进行选择激发的方法。据他推测,如果在置有样品的强磁场内叠加一个可控制的弱梯度磁场,同一频率成像层可被隔离出来。1973 年劳特伯采用三个线性梯度磁场选择性地激发样品，使之得到所需的成像层面。劳特伯采用的成像方法是他创立的组合层析成像法，实际上是一种投影重建的成像方法。在成像方法方面，除了劳特伯的组合层析法和达马迪安的佛纳（FONAR）法以外，还出现了许多新方法，大大丰富了MRI理论。例如，1974年英国科学家曼斯菲尔德（Peter Mansfield）研究出脉冲梯度法选择成像体层的方法。1974年英国诺丁汉大学的欣肖（W.S.Hinshaw）提出的敏感点（sensitive point）成像方法；1975年瑞士苏黎世的库玛（A.Kumar）、韦特（D.Wetti）和恩斯特（R.R.Ernst）等三人报道的快速傅里叶成像法；1977年鲍托姆雷（P.A.Bootomley）在敏感点成像技术的基础上提出了多敏感点成像法；平面回波成像（echo planner imaging，EPI）法早在1977年就已提出，但因受硬件条件的限制现在才得以实现。目前，这些成像方法大多数已被淘汰。其中，快速傅里叶成像方法因其具有效率高、功能多、产生的图像分辨力高、伪影小等优点，故被广泛地应用于各种MRI设备中。2003年的诺贝尔生理学或医学奖授予了美国科学家劳特伯和英国诺丁汉大学教授曼斯菲尔德，以表彰他们在20世纪70年代为开发MRI技术所做出的重大贡献。

近年来，MRI技术飞速发展，高性能梯度磁场、开放型磁体、软线圈、相控阵线圈以及计算机网络的应用，显示出MRI设备的硬件发展趋势。其中，超高磁场MRI设备发展十分迅速，3.0T全身MRI设备已用于临床，7.0T的MRI设备已商业化，并已用在临床科学研究中；9.4T乃至11.7T的MRI实验系统目前已经成功开发。低场强MRI设备，不论是永磁型或超导型都已采用开放型；其性能大幅度提高，图像质量、成像功能也有很大改善，成像时间亦有所缩短，且受检者舒适、减少了幽闭恐怖感，又便于操作和检查，而且还便于介入治疗。中场强开放式MRI设备也已应用。在梯度磁场方面，采用级联脉宽调制功率放大器构成的增强梯度放大器已可输出2 000V、1 000A的大功率信号，能支持MRI所需的任意形状的梯度脉冲波形。目前最大梯度磁场强度可达100mT/m，切换率可达220T/（m•s）。在RF系统方面，多元阵列式全景线圈的发展十分迅速，支持并行扫描的线圈技术得到快速发展，目前已能支持最优化的4、8、16、32、64、128个接收通道的配置，支持传统方法3～4倍的图像采集速度。而在图像重建方面，非笛卡儿的重建、不完整数据的采集、与并行成像技术有关的重建方法都是当前十分活跃的领域。并行成像技术，又称为灵敏度编码技术（sensitivity encoding technique，SENSE）或阵列转换处理器技术（array spatial sensitivity encoding technique，ASSET），是一个重大的技术突破，能大幅度缩短MRI扫描时间。现在可达到50层/（10～20s），采集速度达到传统方法的4～9倍。这种技术利用多元阵列线圈同时采集信号，经过多个接收通道按适当的方法编排和处理后，再统一同时采集MRI信号，经过多个接收通道按适当的方法编码步数，而不降低MRI图像的空间分辨力，从而突破脉冲序列重复时间相位编码步数这样一个MRI采集时间的传统限制。这种新的扫描技术，可以与CT用多排探测器同时进行多层扫描相类比，同样能大大缩短扫描时间。SENSE技术可提高成像的时间分辨力，且在扫描时间不变时提高空间分辨力，减少运动及敏感性伪影，是一种可靠的提高MRI速度的技术。

多源发射技术（multi-transmit parallel RF transmission technology）采用了多个独立的射频发射源进行射频脉冲的发射，每个独立的射频源都连接一个独立的射频放大器，作用于发射体线圈独立的单元，从根本上解决了3.0T磁共振存在的诸多技术难题，如提高图像信号的均匀性（特别是腹部、乳腺）、大幅提高扫描速度和安全性、不同受检者可以获得均匀一致的图像质量。

全数字磁共振的问世，实现了数字线圈、数字线圈接口与全程数字传输，率先攻克了数据采集源头数字化这一最根本的技术壁垒，从而突破了传统磁共振受制于模拟信号源的瓶颈，最终保证获得原始图像信号的100%真实还原。与传统磁共振相比，全数字磁共振的图像信噪比可提升40%，是目前最精准的超高场磁共振设备。

随着MRI技术的发展，其应用范围日益扩大，出现了PET/MRI一体机，PET/MRI在神经系统疾病诊断方面将发挥重大作用，如神经退化性疾病、脑局部缺血、颅脑肿瘤疾病及癫痫等。同时，PET/MRI 在研究脑功能、代谢、耗氧率、局部放射性示踪剂与脑血流灌注的关系等方面也有独特的优势。

伴随 MRI 硬件的发展，MRI 技术在以下几方面有很大进展。

1. 快速成像技术　EPI 使 MR 的成像时间大大缩短，通常每秒可获取 20 幅图像，30ms 内采集完成一幅完整的图像。具有瞬时成像、可去除运动伪影、高时间分辨力的优点，便于动态研究。在临床中可清晰观察胆囊、呼吸器官等的体层图像，同时不需要门控即可显示心脏的动态图像。由于单激发 EPI 的高时间分辨力和特殊的图像对比度，可进行人体组织功能方面的研究，如颅脑部的弥散成像、灌注成像、皮质功能区定位等。

2. 全新弥散成像技术　快速自旋回波弥散成像（DWI-TSE）能够有效地减少弥散成像的相位错误，降低了磁敏感伪影，并实现与 SENSE 并行采集技术结合，缩短回波间隙时间，减轻图像的模糊效应，从而拓展了弥散加权成像序列在超高场磁共振各部位应用的潜能。而脂肪抑制弥散成像技术（DWI-LIPO）对平面回波序列进行优化，施加反向选择梯度，使弥散序列压脂更加彻底，彻底消除化学位移伪影，彻底解决了常规弥散加权成像技术压脂不彻底的难题。

3. 磁共振血管成像（magnetic resonance angiography，MRA）　MRA 不需要对比剂即可得到血管造影像。近年发展的动态增强 MRA（dynamic contrast-enhanced MRA，DCE MRA），则应用静脉注射顺磁性对比剂，明显缩短了血液成像时间，避免了扭曲血管、湍流及慢血流所致的信号丧失，是全新的 MRA 技术。

4. FMRI 技术　它是指对人体功能进行研究和检测的 MRI 技术，可检查到形态未变但功能已改变的病变，从而达到早期诊断的目的。FMRI 技术包括血氧水平依赖（blood oxygen level dependent，BOLD）对比增强成像技术、弥散加权成像（diffusion weighted imaging，DWI）、灌注加权成像（perfusion weighted imaging，PWI）、弥散张量成像（diffusion tensor imaging，DTI）及 MR 波谱（magnetic resonance spectroscopy，MRS）技术等，MRS 是进行活体内特定组织内化学物质无创性检测的方法，所提供的代谢信息有助于疾病的早期诊断。

5. 磁共振成像介入　有良好的组织对比度，可以精确地区分病灶的界面、确定目标；亚毫米级空间分辨力便于病灶定位和介入引导；多层和三维空间成像允许全方位地观察重要的解剖结构；快速和超快速的成像序列能够对生理运动、介入器具和介入引起的变化进行近似实时的观察。

6. 消除伪影的技术　如空间预饱和技术、梯度磁矩衡消技术和快速成像技术等，可有效消除人体的生理运动如呼吸、血流、脑脊液脉动、心脏跳动、胃肠蠕动等引起的磁共振图像的伪影。

二、特　　点

MRI 设备与其他影像设备相比较具有以下优点。

1. 无电离辐射危害　MRI 设备的激励源为短波或超短波段的电磁波，波长在 1m 以上（小于 300MHz），无电离辐射损伤。从成像所用的 RF 功率看，尽管 MRI 设备的峰值功率可达数千瓦，但平均功率仅为数瓦。经计算，其 RF 容积功耗低于推荐的非电离辐射的安全标准。在一定的场强及场强变化率范围之内，静磁场和线性梯度磁场也不会引起机体的异常反应。可见 MRI 是一种安全的检查方法。

2. 多参数成像　可提供丰富的诊断信息，一般的医学成像技术都使用单一的成像参数。例如，CT 的成像参数仅为 X 线吸收系数、超声成像只依据组织界面所反射的回波信号等。MRI 是一种多参数的成像方法。从理论上讲，它可以是多核种的成像，而每种核都有各自的成像参数。目前使用的 MRI 设备主要是用来观测活体组织中氢质子密度的空间分布及其弛豫时间的新型成像工具，用以成像的组织参数至少有氢核（质子）密度 $N(H)$、纵向弛豫时间 T_1、横向弛豫时间 T_2 以及体内液体的流速等 4 个。上述参数既可分别成像，亦可相互结合获取对比图像。因质子密度 $N(H)$ 与 MR 信号的强度成正比，故 $N(H)$ 成像主要反映欲观察平面内组织脏器的大小、范围和位置。T_1、T_2 参数则含有丰富和敏感的生理、生化信息。选取一定的成像参数，并选用适当 RF 脉冲序列进行 MRI 扫描，是临床 MRI 诊断医师获取诊断信息应具备的基本技能。

3. 高对比度成像 在所有医学影像技术中，MRI 的软组织对比分辨力最高。人体含有占体重 70% 以上的水，这些水中的氢核是 MR 信号的主要来源，其余信号来自脂肪、蛋白质和其他化合物中的氢质子。由于氢质子在体内的分布极为广泛，故可在人体的任意部位成像。另一方面，因水中的氢质子与脂肪、蛋白质等组织中氢质子的 MR 信号强度不同，故 MRI 图像必然是高对比度的。

MRI 图像的软组织对比度明显高于 CT 的，这是 MRI 设备首先应用于人类神经系统疾病诊断并取得成功，使医学影像进入 MRI 时代的重要原因。现在，MRI 图像不仅能很好地区分脑的灰质、白质、脑神经核团、颅椎结合部、椎管及脊髓，而且无需对比剂便可显示心脏各房室和大血管腔。选用适当的扫描脉冲序列，还可使肌肉、肌腱、韧带、筋膜平面、骨髓、关节软骨、半月板、椎间盘和皮下脂肪等组织清晰地成像。此外，MRI 对纵隔、肝脏、前列腺、子宫等的诊断效果也较良好。

4. MRI 设备具有任意方向体层的能力 MRI 设备可获得横断面、冠状断面、矢状断面和不同角度的斜断面图像。自线性梯度磁场应用于 MRI 设备后，人们不再用旋转样品或移动受检者的方法来获得扫描层面，而是用 G_x，G_y 和 G_z 三个梯度或者三者的任意组合来确定层面，即实现了选择性激励。在进行标准横轴位、矢状位或冠状位成像时，上述梯度磁场之一将被确定为选层梯度，其余两者再分别进行相位编码和频率编码后提供信号的位置信息。在进行任意层面检查时，选层信息由两个以上的梯度共同决定。整个 MRI 检查中没有任何形式的机械运动。MRI 设备的任意方位体层的特点，可以从不同角度直观地从三维空间上观察分析组织结构及其病变。

5. 无需使用对比剂可直接显示心脏和血管结构 采用 MRI 技术可以测定血流，其工作原理为流体的时间飞跃（time of flight，TOF）效应和相位对比（phase contrast，PC）敏感性。与传统的血管造影法相比，MRA 是一种全新的血管造影术。它的最大优点是无创伤（不需注射对比剂）。

从 MRA 的图像质量来看，目前它至少可以显示大血管以及各主要脏器的一、二级分支血管。随着 MRI 设备性能的改进以及计算机软件的不断更新，通过 MRA 获得的血管图像将越来越清晰。MRA 大有取代传统 X 线血管造影术的趋势。

MRA 利用了将流体与静止组织相分离的显示技术。利用类似的技术，可以造成血液与共振心肌之间 MR 信号的强烈对比，从而勾绘出轮廓清晰的心腔。采用心电门控触发的方法，还能获得不同心动周期的图像，甚至可以进行一系列无创伤的心脏动力学研究，如测定射血分数和心脏容积等。现代 MRI 设备还配备对心脏和大血管解剖结构进行三维成像的软件以及对整个心动周期的图像进行电影展示的软件。

用 MR 心脏成像技术还可观察主动脉瘤、夹层动脉瘤、主动脉狭窄和一些先天性心脏病。MRI 在冠心病诊断上的应用主要表现在急性心肌梗死的诊断、心肌梗死后遗症的评价和冠状动脉搭桥术后心肌灌注状态的观察等方面，但对冠状动脉狭窄程度的估计比较困难。

6. 无骨伪影干扰，后颅凹病变清晰可辨 各种投射性成像技术往往因气体和骨骼的重叠而形成伪影，给某些部位病变的诊断带来困难。例如，做头颅 CT 扫描时，就经常在岩骨、枕骨粗隆等处出现条状伪影，影响后颅凹的观察。MRI 无此类骨伪影。穿窿和颅底的骨结构也不影响 MR 颅脑成像，从而使后颅凹的肿瘤得以显示。此外，MRI 还是枕骨大孔部位病变的首选诊断方法。在这一点上，MRI 又一次地表现出优于 CT 的应用价值。

7. 可进行功能、组织化学和生物化学方面的研究 任何生物组织在发生结构变化之前，首先要经过复杂的化学变化，然后才发生功能改变和组织学异常。但是，以往的影像诊断方法一般只提供单一的解剖学信息，没有组织特征和功能信息可利用。FMRI 的出现填补了上述两项空白，使疾病的诊断深入到分子生物学和组织学水平。

三、组成及工作原理

MRI 设备的基本结构如图 6-1 所示,主要由主磁体、梯度系统、射频系统、计算机系统和其他辅助设备等组成。为加快图像处理速度,计算机系统中一般都有专用的图像处理单元;为实施特殊成像(如心脏门控),还要有对有关生理信号(心电、脉搏、血氧饱和度、氧分压、二氧化碳分压等)进行采集、处理、分析的单元等。为实现实时脑功能成像,需要配置特殊的高性能计算机柜、射频脉冲实时跟踪、实验刺激的控制、数据的全自动后处理系统等。常用的附属设备有:磁屏蔽体、RF 屏蔽体、冷水机组、不间断电源、空调以及超导磁体的低温保障设施和激光相机等。另外,目前 MRI 设备已普遍提供符合 DICOM 3.0 标准的输出接口,可方便地连接到 PACS 中。

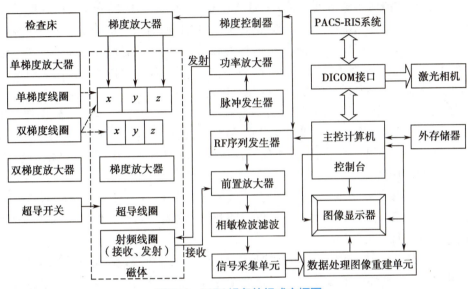

图 6-1　MRI 设备的组成方框图

MRI 设备的主磁体用于产生一个高度均匀、稳定的静磁场,可以是永磁体、常导磁体和超导磁体。一般把主磁体做成圆柱形或矩形腔体,里面不仅可以安装主磁体的线圈,还可以安装 x、y、z 方向梯度磁场的线圈和全身的 RF 发射线圈以及接收线圈,受检者借助于检查床进入其中。

梯度发生器产生一定开关形状的梯度电流,经放大后由驱动电路送至梯度线圈产生所需的梯度磁场,以实现 MR 信号的空间编码。

RF 发射器包括频率合成器、RF 形成、放大和功放,产生所需要的 RF 脉冲电流,送至 RF 发射线圈。

RF 接收器由前置放大器、RF 放大器、带通滤波器、检波器、低频放大器和 A/D 转换器等组成。当 RF 发生器发射的 RF 满足 MR 条件时,RF 场与成像物体中的氢核磁矩发生相互作用,进行能量交换,使宏观磁矩偏离平衡态。RF 脉冲过后,宏观磁矩将回到其平衡位置,发出 MR 信号,由接收线圈接收。MR 信号很弱,接收线圈感应的弱小信号经过放大和处理后变为数字信号进入计算机。

计算机将采集到的数据进行图像重建,并将图像数据送到显示器进行显示。其工作过程如下:由 RF 接收器送来的信号经 ADC,把模拟信号转变为数字信号,便于用计算机进行累加运算和存储,经过累加的数字信号采用傅里叶变换或快速傅里叶变换,得到具有相位和频率特征的 MR 信号,然后根据与测量层面体素的对应关系,经计算机运算和处理,得到层面图像数据,再经 D/A 转换,送到图像显示器,按信号的大小用不同的灰度等级显示出所要观测的层面图像。

另外,计算机还负责对整个系统各部分的运行进行控制,使整个成像过程各部分的动作协调一致,产生高质量图像。

(姚旭峰　李晓原)

169

第二节　主磁体系统

主磁体是磁共振成像设备硬件组成中最重要、成本最高的部件。其作用是产生一个均匀的静磁场，使处于该磁场中的人体内氢原子核被磁化而形成磁化强度矢量。当磁化强度矢量受到满足 MR 条件的 RF 交变磁场激励时，即发出 MR 信号。临床用 MRI 设备的主磁体有三种：永磁体、常导磁体和超导磁体，常导磁体由于功耗大、运行费用高、磁场均匀性和稳定性差已基本被淘汰。

MRI 设备主磁体的两个最重要特性：①磁场强度 B_0；② B_0 对时间和位置的不变性，即 B_0 的稳定性和均匀性。诊断用 MRI 设备 B_0 通常在 0.1～3.0T 范围。一般将 $B_0 \leq 0.3$T 的称为低场，0.3T $< B_0 \leq 1.0$T 的称为中场，1.0T $< B_0 \leq 1.5$T 的称为高场，$B_0 > 1.5$T 的称为超高场。在一定范围内增加 B_0，可提高图像的信噪比（signal noise ratio，SNR）。B_0 越高，SNR 越高，图像质量越好。但因 B_0 过高也可带来一些不利因素，故并非 B_0 越高越好。

B_0 的稳定性非常重要。B_0 随时间变化，只要有亿分之几 T 的变化，就会导致图像产生伪影。

B_0 的均匀性亦非常重要。全身成像要求磁场在成像的体积内有足够的均匀度。磁场不均匀会产生信号丢失以及几何畸变。对于既可作全身成像又可作局部波谱研究的 MRI 设备而言，对磁场均匀度的要求则更高。

对于全身成像主磁体，需要相当大的孔径，直径大约为 1～1.2m，除了可容纳一个成年人的躯干外，还要留有一定空间给匀场装置、梯度线圈和 RF 线圈。对于动物或人的四肢成像，可采用较小的孔径，通常直径为 0.3m。

磁体会对附近的铁磁性物体产生很强的吸引力，对人体健康或设备造成不同程度的损害、干扰和破坏，由此可见，磁体的屏蔽是一个十分重要的问题。此外，由于主磁体储存的磁能一般有兆焦级的巨大能量，一旦磁体电源或内部接线断开，或超导磁体突然熄火，将有大量能量释放出来引起很大的破坏作用。因此，必须有应急措施保证能量安全地释放。

一、主磁体的性能指标

主磁体的主要性能指标有磁场强度、磁场均匀性、磁场稳定性、磁体有效孔径及边缘场空间范围等。不同种类的主磁体在磁场强度、磁场均匀性、磁场稳定性等方面有显著的差别。永磁型磁体的场强最高能达到 0.7T，要求更高的场强只能用超导型磁体。

（一）磁场强度

MRI 设备的主磁场又叫静磁场。因为生物组织中含有大量氢质子，氢质子的旋磁比大，所以，即使静磁场 B_0 很低也能实现氢质子 MRI。在一定范围内增加其强度，可提高图像的 SNR。因此，MRI 设备的场强不能太低。提高场强的唯一途径就是采用超导磁体。随着超导材料价格和低温制冷费用的下降，现在大多数 MRI 设备采用超导磁体，磁场强度在 0.5～9.4T 范围内。

（二）磁场均匀性

主磁体在其工作孔径内产生匀强磁场 B_0。为对受检者进行空间定位，在 B_0 之上还需叠加梯度磁场 ΔB。单个体素上的 ΔB 必须大于其磁场偏差，否则将会扭曲定位信号，降低成像质量。由于磁场的偏差越大，表示均匀性越差，图像质量也会越低。因此，磁场均匀性是 MRI 设备的重要指标之一。

磁场均匀性（magnetic field homogeneity）是指在特定容积限度内磁场的同一性，即穿过单位面积的磁感线是否相同。这里的特定容积通常取一定球形空间的直径（diameter of spherical volume，DSV），如 10cm DSV，40cm DSV。在 MRI 设备中，均匀性是以主磁场的 10^{-6} 作为一个偏差单位定量表示的，习惯上这样的偏差单位称为 ppm（part per million），即百万分之一。例如，对于 1.5T 的磁体，一个偏差单位为 1.5×10^{-6}T。也就是说，在 1.5T 的 MRI 设备中，1ppm 为 1.5×10^{-6}T（0.001 5mT）。显然，在不同场强的 MRI 设备中，每个偏差单位或 ppm 所代表的磁场强度偏差是不同的。在 0.5T 的 MRI 设备中，1ppm 为 0.5×10^{-6}T（0.000 5mT）。有了这样的规定之后，人们就能够用均匀性标准对不同场强的设备或同一场强的不同设备进行比较，以便客观评价磁体性能。

均匀性标准的规定还与所取测量空间的大小有关。对同一 MRI 设备的磁体，测量空间越大，磁场均匀性越差，测量范围越小，磁场均匀性越好。如目前典型的 1.5T 超导 MRI 设备，10cm DSV 磁场均匀性≤0.02ppm，而 30cm DSV 磁场均匀性≤0.1ppm。

在测量空间一定的情况下，磁场均匀性还可用另外一种方法表示，即给出磁场强度的 ppm 值在给定空间的变化范围，这称为绝对值表示法。如 40cm DSV 的 5ppm 值用绝对值法表示就是 ±2.5ppm，无论何种标准，在所取测量球大小相同的前提下，ppm 值越小表明磁场均匀性越好。

磁场均匀性的测量是一件非常细致的工作。测量前先要精确定出磁体中心，再在一定半径的空间球体上布置场强测量仪（高斯计）探头，并逐点测量其场强，然后通过计算机处理数据、计算整个容积内的磁场均匀性。

磁场均匀性并不是固定不变的。即使一个磁体在出厂前已达到了某一标准，安装后由于磁（自）屏蔽、房间和支持物中的钢结构、楼上楼下的移动设备等环境因素的影响，它的均匀性也会改变。因此，均匀性是否达到，应以最后验收时的测量结果为标准。厂方在现场进行的匀场是提高磁场均匀性的重要步骤。

（三）磁场稳定性

受磁体附近铁磁性物质、环境温度或匀场电源漂移等因素的影响，磁场的均匀性或 B_0 也会发生变化，这就是常说的磁场漂移。稳定性就是衡量这种变化的指标。磁场稳定度是指单位时间磁场的变化率，用百万分之几/小时（ppm/h）表示。一般而言，1h 的磁场漂移应小于 1ppm，许多 MRI 设备磁场稳定性已可达到≤0.1ppm/h。

稳定性下降意味着单位时间内磁场的变化率增高，在一定程度上亦会影响图像质量。磁场的稳定性可以分为时间稳定性和热稳定性两种。

时间稳定性指的是 B_0 随时间而变化的程度。如果在一次实验或一次检测时间内 B_0 发生了一定量的漂移，它就会影响到图像质量。磁体电源或匀场电源波动时，会使磁场的时间稳定性变差。B_0 还可随温度变化而漂移，其漂移的程度是用热稳定性来表述的。永磁体和常导磁体的热稳定性比较差，因而对环境温度的要求很高。超导磁体的时间稳定性和热稳定性一般都能满足要求。

（四）磁体有效孔径

磁体有效孔径是指梯度线圈、匀场线圈、射频体线圈、衬垫、内护板、隔音腔和外壳等部件均在磁体检查孔道内安装完毕后，所剩余柱形空间的有效内径。对于全身 MRI 设备，磁体的有效孔径以足够容纳受检者人体为宜。一般来说其有效孔径尺寸必须至少达到 60cm。有效孔径过小容易使受检者产生压抑感，诱发受检者潜在的"幽闭恐惧症"。有效孔径大些可使受检者感到舒适、轻松，同时也能满足肥胖者的检查需要。近年来出现了开放式磁体，其优点是受检者躺在检查床上，处于半敞开的磁体内，不会产生恐惧压抑感，且能开展磁共振介入项目。

（五）边缘场空间范围

主磁体周围空间中的磁场称为边缘场，其大小与空间位置有关，随着空间点与磁体距离的增大，边缘场的场强逐渐降低。边缘场是以磁体原点为中心向周围空间发散的，具有对称性。边缘场的空间分布通常以磁体边缘场的等高斯线在空间分布的三视图（俯视图、前视图、侧视图），即等高斯线来表示。等高斯线是一簇接近于椭圆的同心闭环曲线，其分布如图 6-2 所示。图中每一椭圆上的点都有相同的磁场强度。5 高斯（0.5mT）线（安全线）的空间分布最为重要，在磁场强度一定的前提下，5 高斯线边缘场空间范围越小，说明磁体的自屏蔽系统性能越好，该磁体的环境安全性能也更好。5 高斯线空间范围以内禁止无关人员进入；5 高斯线空间范围尽可能局限在磁体间内。为此需要采取措施抑制、屏蔽磁体的边缘场，缩小边缘场的空间范围，保证周围环境的安全。

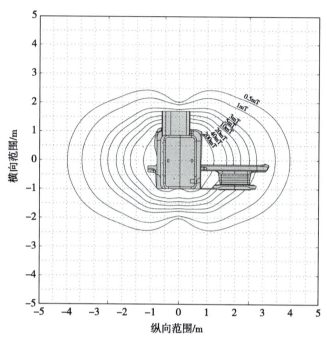

图 6-2　3.0T 磁体的 5 高斯线
以磁体中心为原点。

此外，磁体的重量、长度、体积、液氦消耗量（超导磁体）等因素也是衡量磁体性能的重要指标。

二、永磁型磁体

（一）结构

永磁体（permanent magnet）由永久磁铁如铁氧体或钕铁的磁砖拼砌而成。永磁体是最早用于全身 MRI 设备的磁体。MRI 设备采用的永磁体分为闭合式和开放式两种类型，如图 6-3 所示。闭合式永久磁体的结构主要有两种：环形和轭形，如图 6-3（A）所示。环形磁体在内腔形成水平方向的磁场，磁感线从一个极面出发穿过空气到另一个极面，经磁体内部形成闭合回路，环形磁体周围的杂散磁场很小。轭形磁体的磁砖装在钢制框架上下梁的内侧，磁感线从一个极面出发垂直穿过内腔到另一个极面，沿着钢梁返回到原极面，轭形磁体周围的杂散磁场亦很小。但是，永磁体的 B_0 不够大。在两个平行的极面之间形成的磁感线向外凸出，为了获得满意的磁场均匀度，必须改变磁极表面的形状，或者用一些较弱的磁体来限制磁感线的凸出。由于永磁体的磁场强度对温度非常敏感，为了场强的稳定，磁体和机房都必须采用恒温装置，使温度变化小于 0.1℃。

将轭形磁体的框架去掉一边，就成为开放式磁体，如图 6-3（B）所示。目前，国内外 MRI 设备厂家纷纷开发出开放式磁体，把 MRI 设备推广应用到介入治疗领域。另外，开放式主磁体减轻了受检者恐惧感，受检者更容易接受检查。

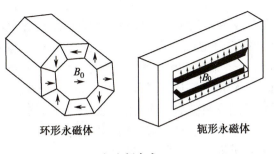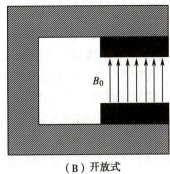

环形永磁体	轭形永磁体	
（A）闭合式		（B）开放式

图6-3 永磁体的构造

（二）性能

永磁体磁场强度可达 0.7T，其磁场强度衰减极慢，几乎永久不变。永磁体的造价低，能产生优质图像，耗能低，运行维护费用低，可装在一个相对小的房间。另外，其体积和质量也越来越小，从最初 100t 减少到现在的 3～5t。

永磁体的缺点是磁场强度较低，磁场的均匀性欠佳，环境温度的变化将导致设备的稳定性变差，不能满足临床波谱研究的需要。

（三）主要技术参数

磁场强度：一般为 0.1～0.5T，最高可达 0.7T。

磁场均匀性：≤10ppm（直径为 50cm 的球体）。

时间稳定性：≤（1±0.5）ppm/h。

磁体孔径：1m×0.5m。

高斯线性范围：横向 2.5m，纵向 2m。

磁体质量：约 10 吨。

三、超导型磁体

某些物质的电阻在超低温下急剧下降为零的性质是荷兰科学家海克·卡末林·昂内斯（Heike Kamerlingh Onnes）在 1911 年首先发现的，这些物质称为超导体。由于超导体对电流几乎没有阻力，因此允许在很小的截面积上流过非常大的电流，而不产生热量；且此电流将无休止地在电路内循环，而不再需要电源。超导型磁体就是利用超导体制成的线圈制造的磁体。

（一）超导磁体材料

目前超导磁体用的材料是铌钛合金，铌占 44%～50%，它的临界场强（B_c）为 10T，临界温度（T_c）为 9K。临界电流密度为 $3×10^3A/mm^2$。机械强度高，可做成铌钛纤维埋在铜线里。如图 6-4 所示，数十条直径约 0.1mm 的铌钛合金纤维作为超导导线埋在直径约 2mm 的铜导线内，这种导线可负载 7 000A 的电流，可用来绕制主磁体的线圈，线圈的匝数由所需要的场强决定。由于超导体携带电流是有一定限度的，超过这一限度，超导体就变成常导体，因此超导磁体的场强也是有一定限度的。目前大多数 MRI 设备的磁场都在 3.0T 或 3.0T 以下，基本上能满足临床需要。

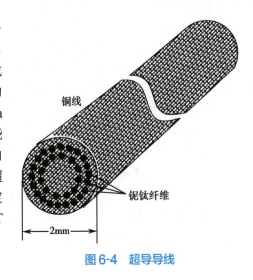

图6-4 超导导线

（二）超导磁体的结构形式

超导磁体的结构有两种形式,一种是以4个或6个线圈为基础,另一种是以螺线管为基础。

1. 4个或6个线圈 当电流通过圆形线圈时,在导线的周围会产生磁场。简单的圆形线圈磁场是非均匀的,为了改进磁场均匀度,可增加一个相同的圆形线圈,使两个线圈平行并在同一轴线上。调整两线圈之间的距离,便可改善2个线圈之间磁场的均匀度。如果两个圆形线圈之间的距离等于圆形线圈的半径,即为大家所熟悉的亥姆赫兹线圈,则有最佳的磁场均匀度,如图6-5所示。如果在同一轴线上再增加一对圆形线圈,则磁场的均匀度将得到进一步改善,这就是四线圈磁体设计的依据。四线圈磁体,如图6-6所示,四线圈彼此平行,两端线圈直径较小。但由于均匀度不高,较为流行的是六线圈(三对亥姆赫兹线圈)结构。

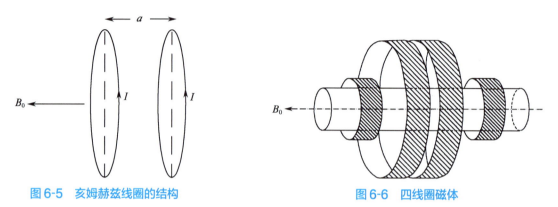

图 6-5　亥姆赫兹线圈的结构　　　　　　图 6-6　四线圈磁体

由于线圈之间存在相互作用力,要求线圈有牢固的支架,这将增加散热和高效真空瓶设计的难度(真空瓶是减少低温制冷剂蒸发,保持磁体在临界温度之下所必需的设备)。线圈缠绕在一个经过精加工的圆柱体上(常用铝),具有同一直径,在圆柱体的外侧表面开槽,用于埋放铌钛合金导线线圈。这些线圈分四线圈或六线圈,线圈多靠近两端,而不靠近中心,这样可减少开放端磁场的分散,形成近似理想的均匀磁场。

磁体内还有几组副线圈,每个副线圈中的绕组数量经过计算,使中央直径50cm的球形容积内磁场的均匀性最大,应小于10ppm。实际上因为磁体结构不可避免的误差,均匀性要差得多,所以必须对磁体进行匀场调整。

2. 螺线管线圈 超导螺线管线圈内的磁感强度是均匀的;在磁介质一定的前提下,其场强仅与线圈的匝数和流经线圈的电流强度有关。改变磁体超导螺线管线圈的匝数或电流强度均可使其所产生磁场的磁场强度发生变化。超导螺线管线圈前后两个端口处,场强将减小为其最大值即线圈中心磁场强度值的50%。为了增加均匀磁场的长度,就需要增加补偿线圈,以弥补匀强磁场长度的不足;最简单的方法是在其两端各加一个线圈。由于这种磁体线圈绕制好并固定在真空瓶内,就不可能像常导磁体那样再调节它的内部结构,因此磁体设计应包含超导的补偿线圈,并常将补偿电流也设置好,以保证磁场建立时就有良好的均匀度。如果需要,还可以用一组室温补偿线圈在实验前做最后调整,它最多可由18个补偿线圈组成。当一个新的样品放入时,通过室温补偿线圈可以对磁场进行最佳匀场调整。

（三）超导磁体的低温系统

为使磁体保持超导状态,其温度必须维持在临界温度以下,为此磁体线圈必须浸泡在液氦里。因为液氦非常贵,在大气压下的沸点是4.3K,所以一般是装在如图6-7所示的复杂的真空瓶内。超绝热填料、真空、气冷罩和包围着内装磁体的液氦瓶的液氮罐,都是为了减少传导、对流和辐射带来的热量。所有支架、填料,或者蒸发管都用导热性能不良的材料,以便减少液氦的损耗。磁体一旦启动,便永久工作,不需外加电源。若用一个辐射罩,并用氦气作制冷剂以机械制冷使其保持低温(例如20K),液氦的补充时间可大大延长。这种改进的真空瓶可使蒸发减少到

0.25～0.3L/h，且可以不需要液氮。但这种封闭循环制冷的价格高。

　　超导磁体一般均配有制冷系统。制冷系统一般包括冷头、压缩机、水冷机组几部分。冷头与压缩机通过柔性压力管相连，充满高浓度氦气。冷头经氦气压缩机吸入高压低温氦气，使其在冷头处体积膨胀，释放低压高温氦气而带走热量，并与水冷机组完成热交换。通过不间断循环工作，冷却系统可为磁体冷屏提供低温，减少液氦的挥发。新型 MRI 设备已广泛采用 4K 冷头，可提供 4K 的低温，从而使磁体内蒸发出的氦气在遇冷后再次变为液态氦。理论上讲，使用 4K 冷头的磁体将不消耗液氦。

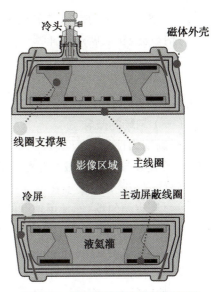

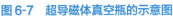

图 6-7　超导磁体真空瓶的示意图

　　安装时，MRI 设备的超导线圈首先经液氦冷却，然后通入励磁电流，当达到预期的场强时，切断电源，以后整个超导磁体不再需要电源。所谓励磁又叫充磁，是指超导磁体系统在磁体励磁电源的控制下逐渐给超导线圈施加电流，从而建立预定静磁场的过程。励磁一旦成功，超导磁体就将在不消耗能量的情况下，永久提供强大的、高度稳定的匀强磁场。

（四）磁体特性

　　超导磁体的优点是场强高，稳定性和均匀度好，可开发更多的临床应用功能。其缺点是技术复杂、成本高。

　　超导磁体与常导磁体一样，因为磁体空腔内的磁感线必须经磁体周围的空间才能构成闭合回路，所以磁体周围存在杂散磁场，而且超导磁体的场强高，杂散磁场也比常导磁体的大。为此，超导磁体必须采取更有效的屏蔽，以降低杂散磁场。

　　因超导体可流过相当大的电流，故可产生超高场强。但实际上在给定的温度和场强下、给定的导体所能流过的电流有一界限，超过这一临界电流值，超导体将变成常导体，会失超。不同的超导材料还存在不同的临界磁场，超过这个磁场界限，超导材料也会失去超导性。由此可见，超导电流是不能无限增大的，从而限制了超导磁体的场强。

（五）主要技术参数

　　磁场强度：0.5～9.4T，多为 0.5～3T。

　　磁场均匀性：≤1ppm（45cm DSV）。

　　时间稳定性：≤0.1ppm/h。

　　磁体孔径：0.9～1.0m。

　　充磁时间：0.2～0.5h。

（六）场强的选择

　　目前，磁体的场强有低、中、高及超高场四大类。应用型 MRI 设备一般采用低、中场；应用兼研究型 MRI 设备一般采用高场；研究型 MRI 设备则采用超高场。场强的选择应以能完成任务所要求的最低场强为原则，并非场强越高越好，高场强也会带来一些不利因素而影响成像质量。场强越高，化学位移所造成的伪影越严重。化学位移是指同一种原子核在不同的化学环境中所产生的共振频率的偏移，例如，水和脂肪中质子的化学位移约为 3.5ppm，结果图像在选层和频率编码方向上出现脂肪相对水的伪影。T_1 弛豫时间随着场强的增加而增加，在 RF 一定时，T_1 增加将使信号强度降低。场强越高，RF 功率越大，对人体安全的影响越大。RF 场在人体组织内引起涡流，降低了 RF 场穿透组织的深度，称为"趋肤"效应，导致 RF 场的分布不均匀。频率越高，"趋肤"效应越严重，导致图像中出现阴影。此外，场强增加时杂散场增大，5 高斯线的边界更远，机房增大,建筑费用增加,磁体的成本随着场强的增加而急剧增加。

选择场强实质就是选择哪一种磁体。选择磁体必须在了解不同磁体的各项性能指标的基础上,根据临床实际需要加以选择。

四、匀 场 技 术

(一)匀场的概念

磁场均匀性是 MRI 设备的重要指标之一,由于磁体设计、制作问题和磁体周围存在的铁磁材料,致使超导磁体的磁场存在不均匀性,必须通过匀场(shimming)调整才能达到足够的均匀性。磁体安装就位后还要在现场对磁场进行调整,称为匀场。匀场分无源匀场(即在磁体内放置小铁片)和有源匀场(即使用辅助的匀场线圈)两种方法。

(二)无源匀场

无源匀场(passive shimming)是在磁体内壁放置一些小铁片来提高磁场均匀性的方法。这种方法在匀场过程中不使用有源元件,因而称为无源匀场。在某个位置放置小铁片的数量和尺寸是经过特殊的匀场程序计算的。无源匀场的过程:磁体励磁(充磁)→测量场强数据→计算匀场参数→小铁片去磁→在相关位置贴补一定数量和尺寸的小铁片。这一过程一般要反复进行多次。

用小铁片匀场的优点是可根据机型在不同位置放置铁片,可校正因高次谐波磁场所引起的磁场不均匀,材料价格便宜,不需要昂贵的高精度电源。无源匀场可以弥补有源匀场很难或不可能减少的谐波磁场引起的磁场不均匀。

有的无源匀场中使用的扁平铁磁性垫片永久贴附在磁体孔径内,即内侧无源匀场。有的磁体为了弥补在验收测试中发现的高次谐波,出厂时就在磁体内侧安装匀场小铁片。有的磁体可能要求现场安装内侧的匀场小铁片,根据磁场的分布曲线测绘图,可以自动计算出需要的小铁片的数量和位置。有的无源匀场小铁片需装在磁体低温容器外侧,即外侧无源匀场,用以补偿磁体上面或下面钢梁(或其他大块金属)引起的高次谐波所造成的磁场不均匀。

(三)有源匀场

有源匀场(active shimming)是指通过适当调整匀场线圈的电流强度,使其周围的局部磁场发生变化来调整主磁场的均匀性。匀场线圈由若干个小线圈组成,这些小线圈分布在圆柱形骨架表面,组成以磁体中心为调节对象的线圈阵列。由于这些线圈的大小不同,产生的磁场也会不同,因而对主磁场的影响程度就不一样。这些匀场线圈产生的磁场可以抵消主线圈的谐波磁场,改善磁场的均匀性。例如,某厂家超导磁体有 16 个匀场线圈,6 个轴向匀场线圈用于调节轴向谐波,10 个横向匀场线圈用于调节横向谐波。有源匀场中使用的匀场线圈主要有超导匀场线圈和常导匀场线圈。匀场线圈位于磁体和梯度线圈之间,典型的磁体系统中,匀场线圈、梯度线圈和射频体线圈三类线圈依次套叠在磁体内腔中,如图 6-8 所示。

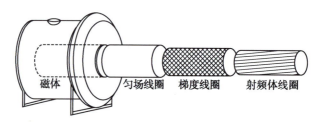

磁体　　匀场线圈　梯度线圈　射频体线圈

图 6-8　匀场线圈、梯度线圈和射频体线圈的位置示意图

在匀场时,匀场电源提供匀场线圈所需的电流,匀场电源的质量对于匀场效果起着至关重要的作用。匀场电源波动时,不仅匀场目的达不到,而且主磁场的稳定性也会变差。超导磁体匀场中,匀场电源给超导匀场线圈提供调节磁场所需的电流,低温容器中的液氦使超导匀场线圈维持超导状态，此后不再需要电源。超导匀场由于其电流高度稳定，且不消耗电能，是目前比较理想的匀场手段。常导匀场电源为常导匀场线圈提供匀场所需的电流，但是与超导匀场线圈不同的是，常导匀场线圈必须从电源获得持续电流。

大多数 MRI 设备的匀场方法都是无源匀场和有源匀场并用，而无源匀场是有源匀场的基础。无源匀场是装机时进行的一次性工作。有源匀场作为保证 MRI 设备成像质量的一项例行工作，需经常进行。大多数 MRI 设备中，有源匀场可在系统软件的控制下进行。

五、磁 屏 蔽

MRI 设备产生强大的磁场，可明显影响周围环境。另外，较大金属物品如汽车、钢瓶等从附近经过，也会影响 MRI 磁场的均匀性。必须采用磁屏蔽以防止 MRI 磁场影响附近的电子设备，如影响 CT、X 线机、影像增强器、监视器、心电图仪、脑电图仪等的正常工作；磁屏蔽还可防止外部铁磁性物质对磁体内部磁场均匀性的影响，并可大大削减磁体外部杂散磁场的空间分布范围。磁场屏蔽效果的评价标准一般使用 5 高斯（Gs）线，即 0.5mT 线的分布范围来表示。磁屏蔽的方法有无源屏蔽和有源屏蔽。

1. 无源屏蔽　无源屏蔽有房屋铁磁屏蔽和磁体自屏蔽两种方式，房屋铁磁屏蔽在磁体间的四周墙壁、地基和天花板等六面体中镶入 4～8mm 厚的磁屏蔽专用特制硅钢板，构成封闭的磁屏蔽间。磁体自屏蔽是把铁磁材料直接放在磁体周围，对杂散场进行屏蔽。自屏蔽的缺点是其屏蔽体重量多达数十吨。

2. 有源屏蔽　即在磁体外部用载有反向电流的线圈降低杂散磁场，屏蔽用的线圈直接放在低温容器中，这是目前非常流行的办法。有源屏蔽能有效地降低磁体外的偶极场。如没有有源屏蔽，磁体外的偶极场强按距离的立方衰减；如采用了有源屏蔽，磁体外的偶极场强按距离的五次方衰减。与无源屏蔽相比，有源屏蔽还减少了磁体的体积和质量。

（殷志杰　李晓原）

第三节　梯度磁场系统

梯度磁场系统是指与梯度磁场有关的一切单元电路及相关系统。其功能是为系统提供线性度满足要求的、可快速开关的梯度磁场，以提供 MR 信号的空间位置信息，实现成像体素的空间定位。此外，在梯度回波和其他一些快速成像序列中，梯度磁场的翻转还起着 RF 激发后自旋系统的相位重聚作用。

一、梯度磁场的产生

（一）梯度磁场

如果只有均匀的静磁场 B_0，如图 6-9（A）所示，样品各处的磁化强度都以同一频率绕静磁场方向作旋进，在 RF 脉冲磁场作用下产生的共振信号的频率都一样，就无法区分各处产生的信号，无法对体素进行空间定位，就无法得到 MRI 图像。如果在静磁场 B_0 上叠加一个线性梯度磁场，如 x 方向的磁场梯度 $G_x = \Delta B/\Delta x$，则磁场强度在梯度方向随着距离 x 线性变化，如图 6-9（B）所示，并可用下式表示

$$B(x) = B_0 + G_x x \tag{6-1}$$

线性梯度磁场的磁场强度方向与静磁场 B_0 的方向相同，只是其大小随空间位置线性变化。根据拉莫尔公式，样品的磁化强度的旋进频率 ω 亦随着梯度方向的距离线性变化，即

$$\omega(x) = \gamma B_0 + \gamma G_x x \tag{6-2}$$

在 MR 成像时因需获得三维空间中各点的信号,故需要 x、y、z 三个方向的磁场梯度 G_x、G_y、G_z。因 G_x 使样品 x 方向各点信号的频率与 x 有关,因此 G_x 称为频率编码梯度磁场;G_y 使样品 y 方向信号的相位与 y 有关,故 G_y 称为相位编码梯度磁场;因 G_z 使样品 z 方向信号的频率与 z 有关。在 G_z 和一定带宽的 RF 磁场共同作用下,样品中只有与 z 轴垂直的一定厚度的某一体层上的磁化强度才能产生 MR 信号,因此 G_z 称为选层梯度磁场。

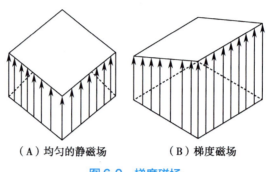

（A）均匀的静磁场　　　（B）梯度磁场

图 6-9　梯度磁场

（二）组成

梯度磁场系统是由梯度线圈、梯度控制器、数模转换器（digital-to-analog converter,DAC）、梯度放大器和梯度冷却系统等部分组成的。梯度磁场是电流通过一定形状结构的线圈产生的。梯度磁场是脉冲式的,需较大的电流和功率。梯度磁场系统电路由控制、预驱动、功率驱动、反馈、高压控制、高压开关电路等组成,如图 6-10 所示。

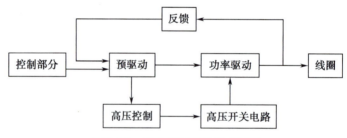

图 6-10　梯度磁场系统构成框图

因 MRI 方法不同,对梯度脉冲的开关有不同的要求,几种梯度之间的组合情况也不同。梯度脉冲的开关和梯度组合的控制,由计算机的 CPU（中央处理器）及控制电路完成。计算机发出的控制信号通过控制电路送到前置放大器。前置放大器输入电压同反馈电路的电压进行比较后送至功率驱动器,同时送出信号给高压控制,进而控制高压脉冲的接通和断开。

在 MRI 中为了得到满意的图像空间分辨力,磁场梯度必须有一定的强度,要求梯度驱动电流比较大。如当磁场梯度为 100Gs/m 时,驱动电流约需要 60A。要提供这样大的驱动电流,需要有前置放大器和功率驱动器。

前置放大器采用线性好、零点容易调节的集成运算放大器。从前置放大器输出的电流较小,而驱动梯度磁场线圈需相当大的电流,完成这样大的电流驱动,通常用多组单元电路并联,每个单元都用复合互补功率管电路。

高压控制电路依据从前置放大输入的信号电平,控制高压开关电路。当输入电平高于设定值时,输出 5V 的脉冲电压控制高压开关电路的闭合与断开。脉冲电压使高压开关闭合,经一定时间延迟后再使高压开关断开。

（三）涡流对梯度磁场的影响

由于梯度线圈周围存在金属，当梯度电流导通或切断时，变化的磁场在周围金属体中感应出感生电流，此感生电流在金属体内环形流动，称为涡流。涡流的强度与磁场的变化率成正比。涡流所产生的热量，称为涡流损耗。由于涡流也会产生变化的磁场，其方向与梯度线圈产生的磁场相反。因此涡流会削弱梯度磁场。如果梯度磁场电流不加任何补偿，涡流的存在会大大影响梯度磁场的变化，严重时类似于加了一级低通滤波器，梯度脉冲波形将产生畸变，如图6-11所示，这样，梯度场线性将受到严重破坏，导致图像模糊并产生伪影。涡流补偿可以通过RC电路使梯度脉冲电流产生畸变，因而产生所期望的梯度脉冲波形。

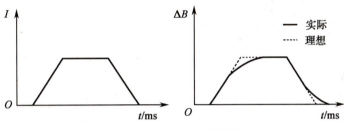

图6-11　涡流对梯度磁场的影响

由于涡流的分布不仅在径向有，而且在轴向也有，因此RC电路不能完全补偿涡流磁场对梯度磁场的影响。可以利用有源梯度磁场屏蔽，即在梯度线圈和周围金属体（如真空瓶壁）之间安放第二组梯度线圈，与原梯度线圈同轴，但电流方向相反，电流同时通断（也称为双梯度线圈系统）。这样，第二梯度线圈抵消和削弱第一梯度线圈在周围金属体的涡流，在第一梯度线圈和周围金属体之间起到屏蔽层的作用。有源梯度磁场屏蔽的缺点是技术复杂、费用高。

梯度磁场系统功率大，为得到理想的磁场梯度，梯度线圈电流往往超过100A。如此大的电流将使线圈产生大量的热量，如不采取有效的冷却措施，梯度线圈就有可能烧毁。常用的冷却方式有水冷和风冷两种。

二、梯度磁场线圈

梯度磁场线圈的作用是在一定电流的驱动下，产生线性度好的梯度磁场。不同梯度磁场采用不同的线圈。MRI设备的梯度磁场线圈应满足下列4个要求，①良好的线性特性：当梯度磁场线圈所产生的梯度磁场的线性范围小于成像视野时，图像将会出现空间畸变。梯度磁场线圈设计时要求在给定的几何尺寸下，梯度磁场的线性范围至少大于成像视野。②响应时间短：梯度磁场从零上升到所需稳定值的时间称为梯度磁场的响应时间。响应时间应尽可能短，响应时间决定或限制着成像系统最小可用的回波时间。最小回波时间的长短在梯度回波成像、平面回波成像、弥散成像、超薄层面成像、MRA成像和MR频谱分析中有重要意义。③功耗小：因梯度磁场线圈建立梯度磁场需要很大的驱动电流，故驱动电源电路中一般有大功率器件。大功率器件需采取有效的散热措施。为降低散热要求，要求驱动电源在能建立需要的梯度强度前提下，尽量减小电源自身的功耗。④最低程度的涡流效应：MRI设备设计中必须尽量避免梯度磁场的涡流效应，至少将涡流效应减小到最低程度。

用一对半径为 a 的圆形线圈可得到梯度磁场 G_z，两线圈中电流的方向相反。当取两线圈的距离为线圈半径 a 的 $\sqrt{3}$ 倍时，可得到线性最好的梯度磁场，这是著名的麦克斯韦对线圈。梯度磁场 G_x 和 G_y 可用相同的线圈得到，在空间上互相垂直。G_x 和 G_y 线圈不是圆形的，一般为直线系统或鞍形线圈。不同方向的梯度线圈与静磁场线圈的空间位置关系如图6-12所示。

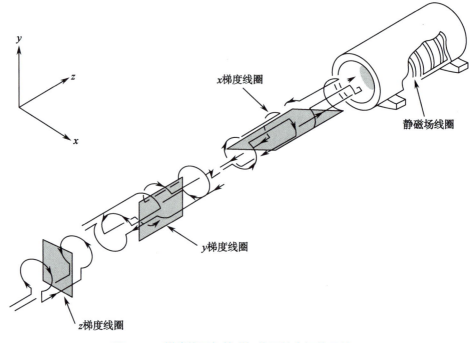

图 6-12　梯度线圈与静磁场线圈的空间位置关系

（一）直线系统

四根长导线分别放在如图 6-13 所示的位置，坐标分别为 (a, b)、$(-a, b)$、$(-a, -b)$、$(a, -b)$。流过导线的电流为 I，则梯度磁场 G_y 为

$$G_y = \frac{2\mu_0 I \cos 2\varphi}{\pi r^2} \tag{6-3}$$

其中，$\mu_0 = 4\pi \times 10^{-7}$ 是真空导磁率，$r = \sqrt{a^2 + b^2}$，φ 为导线 (a, b) 的方位角。

当 $\varphi = 22.5°$ 时，G_y 可变为

$$G_y = \frac{\sqrt{2}\mu_0 I}{\pi r^2} \tag{6-4}$$

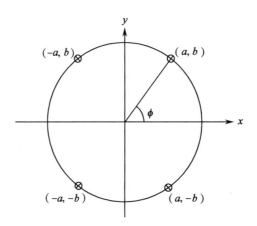

图 6-13　产生梯度磁场的四条平行无限长直导线

实际上导线不能无限长，必须提供适当的返回电路。电流回路的设计有多种方式，例如：①回路和导线与 z 轴夹角相同，这样结构相当紧凑，但梯度减小；②导线和回路与 x 轴夹角分别

为 67.5° 和 22.5°，此时梯度增大；③回路是矩形或半圆形。尽管它们不能产生非常均匀的梯度磁场，但是其优点是 x、y、z 梯度磁场线圈都可以固定在两个平板上，在磁体腔内所占空间最小。

（二）鞍形线圈

两对鞍形线圈构成的梯度磁场线圈如图 6-14 所示，半径为 a，长度为 l，角度为 φ，沿磁体轴线 z 分开的距离为 d，其中 $d/a=0.755$、$l/a=3.5$、$\varphi=120°$。鞍形线圈用的是圆弧线而不是平行的直线，对样品入口的限制小，其返回电路与 z 轴平行，不会产生 z 方向磁场而影响梯度磁场。线性度在 $0.36a$ 的球体内不超过 3%。

图 6-15 为四对鞍形线圈所构成的梯度磁场线圈，其中 $d_1/a=0.375$，$d_2/a=1.60$，$l/a=3.5$ 和 $\varphi=120°$。增加鞍形线圈对数可提高梯度磁场线性度，该梯度磁场线性度不超过 3% 的球半径可以增大到 $0.36a$。

G_x、G_y 和 G_z 三组梯度线圈被封装在用纤维玻璃制作的大圆筒内，再装入磁体的腔内。

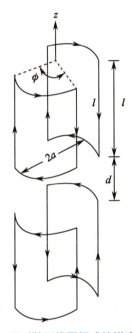

图 6-14　两对鞍形线圈组成的梯度磁场线圈

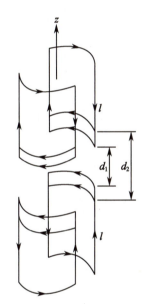

图 6-15　四对鞍形线圈组成的梯度磁场线圈

三、技　术　参　数

衡量梯度磁场系统的参数有磁场梯度、梯度切换率、梯度磁场的工作周期、梯度磁场的有效容积、梯度磁场的线性等，其中最重要的指标是磁场梯度和梯度切换率。梯度磁场的参数与图像的空间分辨力、SNR、对比度、成像时间长短和成像层多少等因素有关。

1. 磁场梯度　磁场梯度又称为梯度场强度（gradient strength），表征梯度磁场系统产生的磁场随空间的变化率，单位为 mT/m（毫特斯拉/米）。

磁场梯度的大小与空间分辨力的关系可用下列公式表示

$$G_x = \frac{2\pi}{\gamma T_s \Delta x} \qquad G_y = \frac{\pi}{\gamma T_\varphi \Delta y} \qquad G_z = \frac{\Delta \omega_p}{\gamma \Delta z} \qquad (6\text{-}5)$$

式中，Δx、Δy、Δz 分别是像素的边长，T_s 是频率编码梯度脉冲的时间，T_φ 是相位编码梯度脉冲的时间，$\Delta \omega_p$ 是选层 RF 脉冲的频宽。可见，磁场梯度越大，像素越小，空间分辨力越高。对于临床常规的成像方法，磁场梯度的大小为 10～15mT/m 便可满足要求。但对更先进、更快速的成像方法，则需要更大的磁场梯度和更快的切换率，如磁场梯度大于 25mT/m、切换时间小于 0.25ms。

1.5T 的超导 MRI 设备的梯度磁场强度大于 30mT/m，典型值为 50mT/m。

2. 梯度切换率和梯度上升时间 梯度切换率（slew rate）是指单位时间及单位长度内的梯度磁场强度变化量，常用每秒每米长度内磁场强度变化的特斯拉量表示[T/(m·s)]，也可用每毫秒每米长度内磁场强度变化的毫特斯拉量表示[mT/(m·ms)]。梯度切换率示意图如图 6-16 所示。图中中间矩形部分表示梯度磁场达到预定值并保持不变，左侧表示梯度线圈通电后梯度磁场强度逐渐增加至预定值，时间 t 为梯度上升时间。梯度切换率大小为磁场梯度与梯度上升时间的比值。梯度磁场的切换率就是图中梯形左侧线的斜率。斜率越大，梯度切换率越高，表明梯度磁场变化越快，所需梯度上升时间越短，可进一步提高扫描速度，实现快速成像。

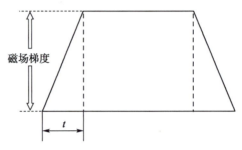

图 6-16 梯度切换率示意图

梯度磁场的切换率与图像 SNR 有密切关系，可用自旋回波脉冲序列说明。回波时间 TE 与各梯度脉冲的时间可用下式表示

$$TE = 0.5T_p + 3T_g + 0.5T_s \tag{6-6}$$

式中，T_p 是选层梯度脉冲宽度，T_g 为梯度脉冲的上升或下降时间，T_s 为读出的梯度脉冲宽度。因为图像噪声 N 与 T_s 的平方根成反比，所以可得出下面的公式

$$N = \frac{1}{\sqrt{2TE - T_p - 6T_g}} \tag{6-7}$$

可见，TE 不变时，降低 T_p 或 T_g，可减小噪声。而信号强度 S 由下式决定

$$S = k\exp(-TE/T_2)[1 - \exp(-TR/T_1)] \tag{6-8}$$

式中，k 是由质子密度等决定的常数。可见，TE 一定时，信号强度也不变，降低 T_p 或 T_g，SNR 得到提高。T_p 或 T_g 降低意味着梯度磁场的切换率提高。

3. 梯度磁场的工作周期 它是在重复时间（repetition time，TR）期间，梯度磁场工作的时间占 TR 时间的百分数。如果梯度磁场的工作周期为 50%，则表示梯度磁场在 TR 期间的一半时间里导通工作，另一半时间里切断冷却。梯度磁场的工作周期与成像层数有关。在 MRI 设备中，多层成像是在 TR 时间内对样品的许多层面进行连续扫描，成像层越多，梯度磁场的工作周期百分数越高。

对一般的自旋回波和梯度回波序列，梯度磁场的工作周期都不会饱满，但当更快地采集时，如快速梯度回波（fast gradient echo，FGRE）、快速自旋回波（fast spin echo，FSE）和 EPI 时，工作周期较大。许多制造商都提供工作周期为 100% 的梯度磁场系统，表明工作周期大不会限制临床扫描。

4. 梯度磁场的有效容积 它又叫均匀容积。梯度线圈通常采用所谓的鞍形线圈。有效容积就是指鞍形线圈所包容的、其梯度磁场能够满足一定线性要求的空间区域。这一区域一般位于磁体中心，并与主磁场的有效容积同心。对于鞍形线圈，其有效容积只能达到总容积的 60% 左右。梯度线圈的均匀容积越大，对成像区的限制就越小。

5. 梯度磁场的线性　它是衡量梯度磁场平稳性的指标。线性越好，表明梯度磁场越精确，图像的质量就越好。梯度磁场的非线性一般不能超过 2%。

（殷志杰　李晓原）

第四节　射频系统

MRI 设备的射频系统包括发射 RF 磁场部分和接收 RF 信号部分两部分。射频系统不仅要根据不同的扫描序列编排组合并发射各种翻转角度的射频脉冲（即射频场），还要接收成像局域内的奇数核子的 MR 信号。MR 信号微弱，只有微伏的数量级，因而射频接收系统对灵敏度、放大倍数以及抗干扰能力要求都非常高。

发射 RF 磁场部分由发射线圈和发射通道组成，如图 6-17 所示。发射通道由发射控制器、混频器、衰减器、功率放大器、发射 / 接收转换开关等组成。接收 RF 信号部分由接收线圈和接收通道组成。接收通道由低噪声放大器、衰减器、混频器、滤波器、相位检测器、低通滤波器、A/D 转换器等构成。RF 线圈发射的 RF 磁场，激发样品的磁化强度共振发出 MR 信号，经接收线圈接收将 MR 信号变为电信号。此电信号再经放大、混频、A/D 转换等一系列处理，最后得到数字化原始数据，送给计算机进行图像重建。

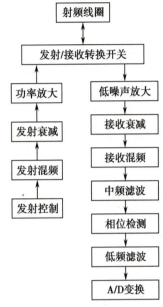

图 6-17　射频系统构成框图

一、射频线圈的种类

MRI 设备通过 RF 线圈发射电磁波对人体组织进行激发，人体组织中发出的 MR 信号再通过接收线圈检测 MR 信号。用于建立 RF 磁场的 RF 线圈叫发射线圈，用于检测 MR 信号的 RF 线圈叫接收线圈。在 MRI 中，同一 RF 线圈可以在序列周期内不同的时间分别执行发射和接收两种任务，在这种情况下，它既是发射线圈又是接收线圈。

MRI 用的发射 / 接收线圈相当于广播、电视用的发射 / 接收天线。区别是，广播、电视的发射地点和接收地点相距可达千百公里，接收天线处在发射的电磁波的远场中，发射天线和接收天线之间是行波耦合；行波的波长比收、发两地的距离小得多，行波的电场和磁场特性可以认为一致。在 MRI 中，RF 线圈和人体组织之间的距离远远小于波长，接收线圈处在被接收的 MR 信号的近场区域，发射和接收之间不是行波耦合而是驻波耦合，驻波的电磁能量几乎全部为磁场能量。为此，MR 信号的接收和 RF 激励不采用电耦合的线状天线，而必须采用磁耦合的环状天线，也就是 RF 线圈。线圈的传统定义是一系列连接起来的同心圆环或螺旋形导线。MR 成像的 RF 线圈有种类较多，但任何一种线圈的功能不外乎建立 RF 磁场激发自旋系统产生共振，或者接收自旋系统在弛豫过程中产生的 MR 信号。

1. 按功能分类　按功能射频线圈可分为发射线圈和接收线圈。两用线圈将发射线圈和接收线圈制作合成一体，体线圈和头线圈常采用两用线圈，在工作时通过电子线路在发射和接收之间进行切换。大部分表面柔软线圈都是接收线圈，四肢线圈有用接收线圈的，也有用两用线圈的。线圈与受检组织的距离越近，信号越强，但观察范围越小。接收线圈的形状和结构差异也很悬殊。

2.按主磁场方向分类 射频磁场的方向应该与主磁场垂直。由于主磁场有纵向磁场(如超导磁体和常导磁体的磁场)和横向磁场(如永磁体的磁场)之分,射频磁场的方向也要随之改变。体现在设计上就需要不同的线圈结构。螺线管线圈和鞍形线圈是体线圈的主要形式,螺线管线圈主要用于横向静磁场的磁体,它产生的射频磁场方向与人体轴线一致。鞍形线圈用于纵向静磁场的磁体,它产生的射频磁场则垂直于受检者轴线。

3.按适用范围分类 根据线圈作用范围的大小可将其分为全容积线圈、部分容积线圈、表面线圈、体腔内线圈和相控阵线圈五大类。

全容积线圈是指能够整个地包容或包裹一定成像部位的柱状线圈。这种线圈在一定的容积内能比较均匀地发射及接收 RF 场,因而主要用于大体积组织或器官的大范围成像,也用于躯干某些中央部位的成像。常见的全容积线圈有体线圈和头线圈两种。

部分容积线圈是由全容积线圈和表面线圈两种技术相结合而构成的线圈。这类线圈通常有两个以上的成像平面(或线圈),其 RF 野的均匀性介于全容积线圈和表面线圈之间。

表面线圈是一种可紧贴成像部位放置的接收线圈,其常见结构为扁平型或微曲型。这种线圈形成的 RF 发射场和接收场极不均匀,表现为越靠近线圈轴线 RF 场越强、偏离其轴线后 RF 场急剧下降。

腔内线圈是近年来出现的一种新型小线圈。这种线圈使用时需置于人体有关体腔内,以便对体内的某些结构实施高分辨力成像,直肠内线圈是最常见的腔内线圈。

相控阵线圈是由两个以上的小线圈或线圈单元组成的线圈阵列。这些线圈可以彼此连接,组成一个大的成像区间,使其有效空间增大。各线圈单元也可相互分离。但无论哪一种连接方法,其中的每个小线圈均可同时接收对应小区域的 MR 信号,且在测量结束后,使小区域的信号有机地联系在一起。近年来出现的 TIM 技术,全称为全景成像矩阵(total imaging matrix,TIM),支持多个独立的矩阵线圈同时进行扫描,各线圈之间可以通过自由组合、无缝连接,构成一个拥有超大 FOV 的全景成像矩阵,可涵盖全身所有部位。

4.按极化方式分类 常用的线圈按其极化方式的不同可分为线性极化和圆形极化两种方式。线性极化的线圈只有一对线圈,相应射频磁场也只有一个方向。而圆形极化的线圈一般被称为正交线圈。它的两个线圈工作时接收同一 MR 信号,但得到的噪声却是互不相干的。这样,如果对输出信号进行适当的组合,就可以使线圈的信噪比提高,故应用广泛。例如,磁体内置的发射/接收体线圈就是正交线圈,此外还有正交头线圈等。

5.按使用部位分类 射频线圈按照 MR 检查的部位来分,主要可分为头部、颈部、头颈部、包绕线圈(用于胸腹盆腔检查)、乳腺、肩关节、膝关节、四肢小关节、体线圈、全脊柱线圈、腔内线圈(直肠)、眼线圈等,如图 6-18 所示。

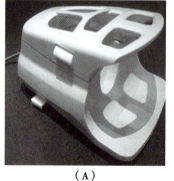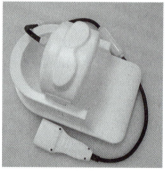

(A)　　　　　　　　　　(B)

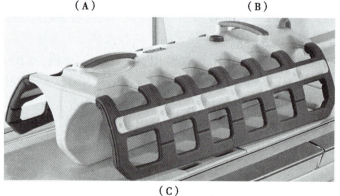

(C)

图 6-18　三种不同部位的射频线圈
(A)头颈部联合线圈;(B)眼线圈;(C)下肢血管线圈。

二、发射线圈与发射通道

（一）发射线圈

发射线圈产生 RF 磁场，必须让 RF 功率放大器的输出电压加到线圈的两端，使发射线圈共振于 RF 频率 ω_0，这样线圈流过的电流最大，产生的 RF 磁场也最大。这种线圈与电容的并联谐振电路如图 6-19 所示。线圈 L 与电容 C_2 并联，在满足下面的条件时，电路将谐振于 RF 频率 ω_0

$$\omega_0^2 LC_2 = 1 \tag{6-9}$$

此时线圈中的电流将是总电流的 Q 倍，Q 为回路的品质因数

$$Q = \frac{\omega_0 L}{R} \tag{6-10}$$

式中，R 为发射线圈的电阻，这个电阻一般很小。Q 值为几十至几百。

谐振时回路的阻抗最大，其阻抗为 $10\sim100\text{k}\Omega$ 的纯电阻。而功率放大器的输出阻抗一般设计为 50Ω，如果把这个谐振回路直接接到功率放大器输出端，阻抗将非常不匹配，大部分 RF 功率将被回路反射回去。为了阻抗匹配，在上述电路中引入可变电容 C_1，调节它的容量可使谐振电路的阻抗变为 50Ω。这种转换理论上是没有功率损失的。C_1 通常比较小，大约 15pF，C_2 在 $20\sim200\text{pF}$ 范围之内，C_1 和 C_2 耐压值约为 1kV。

如图 6-19 所示，对接二极管对提供了阈值屏障，消除了低电平噪声和削去了发射脉冲的下降沿。它们必须是高频二极管（低电容），有高峰值电流。

发射线圈是该电路的核心，对它的基本要求：①适当的 Q 值，Q 值不能太大，太大时脉冲衰减时间变长；②均匀的 RF 场，即线圈应在受激发的样品范围内产生一个均匀的 RF 场；③线圈装置不能太大，线圈的电感随它的线度成比例地增大，必须保证它不能太大，以避免自激振荡（线圈与线圈自身的分布电容形成的振荡）频率与工作频率接近。第二个和第三个要求是互相矛盾的，设计和调试时应根据实际情况作适当处理。

最简单的发射线圈由单个圆形线圈组成，如图 6-20 所示。半径为 r 的带电圆形线圈沿着轴方向产生的 RF 磁场 B_1，其分布由下面的公式来描述

$$B_1(y) = \mu_0 \frac{r^2}{2(r^2+y^2)^{3/2}} \tag{6-11}$$

式中，y 为场强所在点到线圈平面的距离。可见，场强 B_1 沿轴方向随与线圈平面的距离 y 的增加而降低，线圈的最大灵敏度以及有效穿透深度在很大程度上取决于线圈的半径。

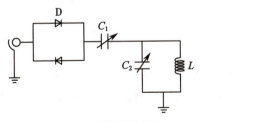

图 6-19　发射线圈电路

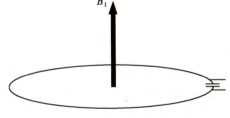

图 6-20　圆形线圈

线圈应尽可能产生均匀的 RF 磁场，与躯干同轴安放的螺线管线圈不失为一种合适的配置。因为理想情况下，B_1 和 B_0（静磁场）必须相互垂直，所以这种类型的线圈仅限于轭形永磁体。

直径与人体大小一致的螺线管线圈的 MR 频率相对偏低（$<10\text{MHz}$）。对于高频轴向磁场超导磁体，有必要找到一种能产生均匀磁场的柱形结构线圈，并且线圈的磁场方向垂直于磁体的轴向。鞍形线圈的导线连接方式，如图 6-21 所示，它产生的横向磁场用于垂直磁场的永磁体中；当用于开放磁体时可变形为蝴蝶形，如图 6-22 所示。

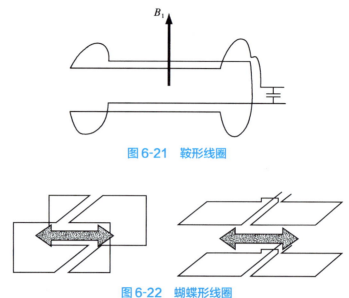

图 6-21　鞍形线圈

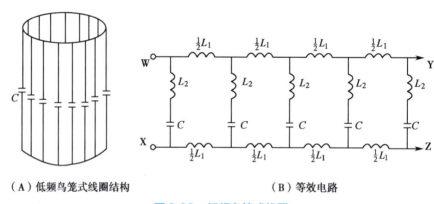

图 6-22　蝴蝶形线圈

当频率高于 25MHz 时,鸟笼式线圈引起了人们的兴趣。这种线圈经证实是一种 RF 场高度均匀的发射线圈,因其形状像鸟笼,故称为鸟笼式线圈,如图 6-23(A)所示。在圆筒的两端是两个导体圆环,在圆筒的侧面是 N 条均匀分布的直导体,导体两头与圆环相接,导体中间还接有一个电容 C。鸟笼式线圈的电路可以用一个集总单元等效电路表示,如图 6-23(B)所示。

（A）低频鸟笼线圈结构　　　　　　　　　　（B）等效电路

图 6-23　低频鸟笼式线圈

电路中 L_2 代表直导体的电感,$\frac{1}{2}L_1$ 代表圆环每一段导体的电感。电路的起点 W、X 分别和终点 Y、Z 连接成闭合电路。当电流在这个集总单元电路传播时,每个单元将产生相位差 $\Delta\Phi(\omega)$。如果电路总的相位差等于 2π 的整数倍,则电路产生谐振。每条直导体上的电流与 $\sin\theta$ 成正比,θ 为每条导体对于圆筒轴线的方位角。

一般螺线管产生的静磁场方向是与螺线管轴方向平行。与螺线管轴平行的直导体产生的 RF 磁场与静磁场方向互相垂直,如果每条直导体的电流均与 $\sin\theta$ 成正比,则它们共同产生的 RF 磁场比鞍形线圈有更好的均匀度。

还有一种高频的鸟笼式线圈,其电容平均分布于两端的圆环,直导体只有电感,如图 6-24 所示。

鸟笼式线圈广泛应用于临床实践中。用于开放磁体时,可变形为平面笼式线圈,分上、下两个,紧贴磁体安置,如图 6-25 所示。

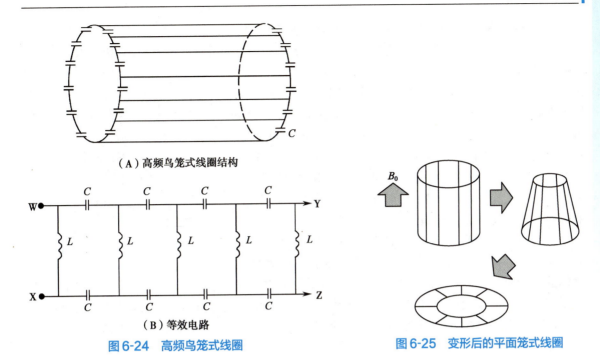

（A）高频鸟笼式线圈结构

（B）等效电路

图6-24 高频鸟笼式线圈

图6-25 变形后的平面笼式线圈

（二）发射通道

发射通道主要包括频率合成器、发射混频器、发射调制器、功率放大级、发射控制器。具有形成 RF 脉冲形状、对脉冲进行衰减控制、脉冲功率放大和监视等功能。

1. 频率合成器 在 MRI 设备中，需要用到多种频率的 RF 信号。发射部分需要一路中频信号和一路与中频进行混频的信号；接收部分需要用到两路具有 90° 相位差的中频信号和用以混频的一路 RF 信号；同时整个 RF 部分的控制还要有一个共用的时钟信号。

频率合成器通过混频器完成频率的相加和相减，通过倍频器完成频率的乘法，通过分频器完成频率的除法，通过鉴相器和锁相环路稳定频率。它具有输出信号频率精确、稳定、易控制等特点。由于 MRI 设备的工作频率适合于石英晶体振荡器的频率范围，因此，可用石英晶体振荡器作为频率信号源。

如图 6-26 所示，频率合成器由四部分组成，①固定频率部分：它提供频率合成过程中所需的各种频率，如 F_3、F_4、F_7、F_8、F_{10} 等，也可提供对外输出的一些固定频率如 F_{11}、F_{12} 等。②低频部分：输出频率 F_9，用作合成器细调步进频率；③高频部分：输出频率 F_1、F_2，用作合成器粗调步进频率；④相加部分：完成几个频率的相加或相减。合成器的输出频率为 $F=F_{10}+F_9+F_1+F_2$，通过频率粗调和细调，使 F 同时满足覆盖率及分辨力的要求。

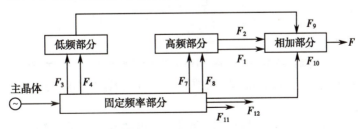

图6-26 频率合成器框图

2. 发射混频器 它通过两种信号混频，产生 RF 信号，同时通过门控电路形成 RF 脉冲波形。采用不同的非线性器件，以及选取不同的工作状态，可以得到多种混频器，如三极管混频器、二极管平衡混频器、二极管开关混频器、二极管平衡式开关混频器以及环形混频器等。其中以环形混频器性能最佳。

187

3. 发射调制器 因所有 MRI 方法都采用脉冲形式的 RF 磁场,故对 RF 信号的输出必须采用开关控制,同时为了激发一定频带的原子核或者一个小空间区域的原子核,还需对 RF 信号进行幅度调制。

如图 6-27 所示,调制和门控均可用双平衡混合器(也叫铃振调制器或双平衡调制器),RF 信号加到输入端 1,由输出端 3 输出的信号大小受输入端 2 波形的调制。虽然直接用模拟电路可以产生调制功能,但是多功能系统可以用 CPU 或缓冲存储器存储这种功能。离散数据可以由脉冲控制器(可以是独立的或者由 CPU 控制的)输出,通过合适的 D/A 转换器输入双平衡混合器,产生更加平滑的波形。

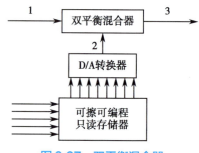

图 6-27 双平衡混合器

调制的目的是激发一个特定的频带,但单一通道不可能激发 $\omega_0 + \Delta\omega$(其中 ω_0 是中心频率)的单一频带,同时也激发对称的边带 $\omega_0 - \Delta\omega$。为防止这种可能性,常采用单边带调制方法。这需增加第二个 RF 通道,用正交混合器使 RF 和调制信号分别分解为相对相移 90° 的两个分量,分别通过两个通道,如图 6-27 所示,在功率放大前两个通道再结合,因有一个边带相位差为 180° 而互相抵消,故只剩下另一个边带同相相加。

4. 功率放大级 发射调制器输出的 RF 脉冲信号幅度仅为 0.5V 左右,功率也只有 1mW 左右,必须经功率放大,才能馈送到发射线圈以产生 RF 磁场。

由于 RF 脉冲的频率高达数十兆赫兹,因此采用高频功率放大器。RF 脉冲频宽较窄,可采用调谐回路放大器。为提高效率,多采用乙类、丙类甚至丁类工作状态。例如,一种 MRI 设备的 RF 发射功率为 10kW(电压峰值约为 2 000V),为获得如此大的功率放大,采用多级功放及功率合成技术,如图 6-28 所示。

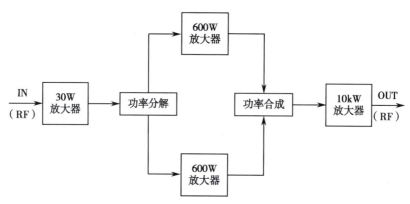

图 6-28 RF 发射功率放大级框图

(1) 30W 放大器:将调制器输出的 0.5V、1mA 的 RF 脉冲信号放大到 30W。

(2) 600W 放大器:它采用效率高的乙类推挽功率放大器,将 30W 放大电路输出的几十伏信号进一步放大。

(3) 功率分解与功率合成:在高频功率放大器中,当需要输出的功率超出了单个电子器件所能输出的功率时,可以将输入功率分解,同时输入到几个电子器件,再将几个电子器件的输出功率叠加起来,以获得足够大的输出功率,即功率分解与功率合成。

(4) 10kW 功率放大器:由于末级功率放大器的功率大,因此大多采用"AB"类真空四极管放大器。

5. 发射控制器 在 RF 发射和接收部分需要用到中频信号,并且对接收中使用的中频信号相位又有特别要求。发射混频中还需要一个门控方波信号,用以控制 RF 脉冲的持续时间。

发射控制器是协调 RF 系统各部分工作的重要单元,其主要功能有:①脉冲信号的产生。计算机通过数据总线送来发射调制的控制信号。在发射控制器中通过 DAC 芯片将这些信号变换成模拟信号,送至发射调制器,供 RF 脉冲成形用。②门控及中频相位的组合输出。计算机送给发射控制器控制信号,发射控制器将其转变成门控信号送至发射混频器。发射控制器还接收相移控制信号,经过组合后输出相位分别为 0°、90°、180°或者 270°的中频信号。

三、接收线圈与接收通道

(一)接收线圈

接收线圈用于接收受检部位所产生的 MR 信号,它直接决定着成像质量。它与发射线圈的结构非常相似,有些线圈甚至具有发射和接收双重功能。但其性能比发射线圈高。如 Q 值高,电阻小。Q 值越高,接收信号的带宽越小。带宽小将限制所接收的 MR 信号的频率或成像区域。

对于接收线圈,最重要的是 SNR,其次是信号响应均匀性。信号响应均匀性决定于线圈产生的 RF 磁场的均匀性。但对于发射线圈,RF 磁场的均匀性是最重要的。如同一个线圈分别用于发射和接收,可用一个"Q 开关",使该线圈在发射脉冲期间为低 Q 值,而在接收信号时变为高 Q 值。但应考虑在发射脉冲期间对接收器的隔离,如图 6-29 所示,在发射脉冲期间,两组二极管(D_1 和 D_2)导通,在 1/4 波长导线末端的 D_2 使接收器的输入端短路。但是从 M 点看,1/4 波长导线在该处等于开路,因此所有发射功率都传送到谐振电路去。在接收信号期间,由于线圈接收到的信号电压太小,不能使两组二极管导通,因此隔离了发射器,并消除了接收器输入端的短路,接收信号全部被输入到接收器。

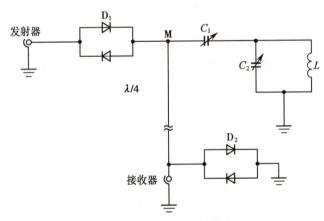

图 6-29 接收器保护电路

可见,最好用双线圈系统,这样发射线圈和接收线圈可以分别优化,并容易进行隔离,但要注意双线圈之间的耦合问题。这两个线圈产生的磁场除了必须与静磁场正交外,彼此之间也必须互相垂直,才能使耦合最小。

接收线圈的性能很大程度上取决于线圈的几何形状和导线材料。螺线管状的接收线圈 SNR 高,但仅适用于主磁场方向与受检者床垂直的场合。多数情况是主磁场方向与受检者床平行,螺线管状接收线圈不能使用。接收线圈多选用鞍形,其磁场很容易满足与主磁场垂直的要求,但 SNR 较相应的螺线管线圈小 $\sqrt{3}$ 倍。用两个正交鞍形线圈组合成一个接收线圈,它们接收的信号相加,可使 SNR 提高 $\sqrt{2}$ 倍。

由于接收线圈距组织越近接收的信号越强,而且线圈越小接收的噪声越小,因此,为提高接收线圈的 SNR,人们设计出一些线圈,其形状跟受检部位的外形相吻合,正好将其覆盖在受检部位的表面,此类线圈称为表面线圈,如脊柱表面线圈、膝关节表面线圈等。表面线圈只是在一定的视野（field of view，FOV）和体表下一定深度范围内有较高的 SNR，如把几个表面线圈排列组合成一个相控阵线圈，则可以在足够大的视野和深度范围内达到高 SNR。

脊柱表面线圈如图 6-30 所示，它是一个矩形线圈，长 20～30cm，宽 10～15cm。表面线圈与一个低损耗的电容 C_1 并联，其谐振频率为

$$f = 1/(2\pi\sqrt{LC_1})$$

调节电容 C_1 可使其谐振频率等于 MR 信号的频率，使它接收到的 MR 信号最强。同轴电缆的阻抗为 50Ω，为使 MR 信号传输功率最大，通过电容 C_2 将表面线圈谐振电路的阻抗也调到 50Ω。

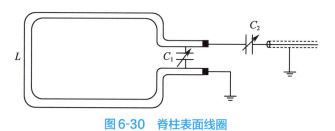

图 6-30　脊柱表面线圈

四单元线性脊柱相控阵线圈如图 6-31 所示，它由四个矩形线圈并排、相邻线圈部分重叠组成，可进行线圈与线圈间的任意组合。由于线圈之间互感会使接收灵敏度降低，故相邻线圈之间部分重叠以使互感为零。每个线圈与低输入阻抗的前置放大器、A/D 转换器和存储器相连。由于每个线圈接收的信号其振幅和相位都不同，信号必须经过相移和变压器之后才能合成。可以有不同的方法合成图像：数值相加图像、平方和图像、均匀灵敏图像和均匀噪声图像。临床实践证明，用 12cm 方形线圈做成的四单元相控阵线圈，FOV 为 45.6cm，在椎体（皮肤下 7cm 深）处 SNR 为 15cm×30cm 矩形表面线圈的 2 倍。

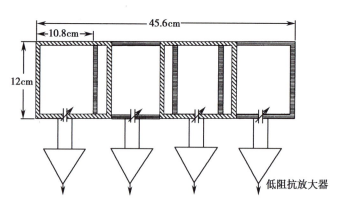

图 6-31　脊柱相控阵线圈示意图

（二）接收通道

在 MRI 设备中，接收线圈接收到 MR 信号所产生的感生电流微弱，必须经过接收通道放大、混频、滤波、检波、低频放大 A/D 转换等一系列处理后才能送到计算机，接收通道组成的框图如图 6-32 所示。

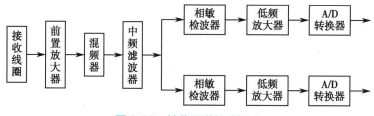

图 6-32　接收通道组成框图

1. 前置放大器 它是接收通道中最重要的环节，其质量的好坏将严重影响图像质量。一般选用低噪声的场效应管，如选用可工作在低温下的噪声因数为 1.3dB 的砷化镓场效应管。因为场效应管的击穿电压一般非常低(约 12V)，所以必须在发射脉冲期间提供适当的保护；至少需有一对对接二极管。前置放大器总增益约为 10^4 可调，以满足 A/D 转换器的需要。

2. 混频器与滤波器 信号经过低噪声前置放大后进行变频，将信号频谱搬移到中频上，这一功能由接收混频器完成。同发射混频器一样，接收混频器是利用混频元件的非线性，让信号频率同本地振荡频率进行组合，获得需要的中频信号，再经中频放大器进一步放大后送往相敏检波器。

在这过程中会产生许多不需要的频率组合，应设法尽量减少其影响，常用的措施有：①选择适当的混频器电路。常选用二极管平衡混频器，它具有较好地抑制不需要组合频率的能力。②设计滤波电路，滤除组合频率。这里还包括对输入信号进行去除噪声的滤波，可采用多级滤波器。

3. 相敏检波器 又叫正交检波，对于频率和相位均不同的信号，该电路具有良好的选择性。由二维傅里叶成像的原理可知，MR 信号中的频率和相位特性代表了体素的空间位置信息。系统对 SNR 的要求也很高，所以不采用简单的二极管幅值检波器，而采用相敏检波器(phase sensitive detector, PSD)。PSD 实际上是一个混频器或模拟乘法器，使输入信号与参考信号相乘，输出信号为二者的乘积，输出信号的频率与输入信号和参考信号的频率有关，幅度则与二者的相位差和幅度有关。

检波时，输入信号的所有频率 F 同中心频率 f_0 相减，f_0 左边的谱线与 f_0 差值为负，右边差值为正，如图 6-33 所示。但在记录 MR 信号时不可能区分正频率和负频率。在傅里叶变换后的频谱中处在 f_0 两边的谱线将发生折叠，形成频谱折叠现象，表现在成像上就是场中心两边的图像折叠。在 MRI 设备中使用成对相敏检波器，两个相敏检波器的参考中频信号具有频率和振幅相同而相位相差 90° 的特性，故称为正交检波，避免了频谱折叠现象。

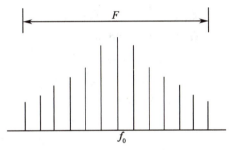

图 6-33 MR 信号的频谱示意图

4. 低频放大与低通滤波 由于检波器的要求，进入检波器的中频信号及检波输出的低频信号均为零点几伏，而 MRI 信号最终经过 A/D 转换数字化时需要 10V 左右的电平，因此必须由低频放大器将检波后的 MRI 信号进行放大。同时，检波输出的信号中除了所需的 MRI 信号，还有一些高频的干扰和噪声，这都影响成像质量，必须加低通滤波器予以滤除。为保证不失真地进行放大，对低频放大器的要求：①要有良好的线性；②要有较宽的频率响应特性。

5. ADC A/D 转换器是用来将所接收的模拟 MRI 信号变换成数字信号，供图像重建系统重建图像的。使 MRI 信号数字化的过程就是对 MRI 信号的采样和量化的过程。奈奎斯特(Nyquist)采样定理表明，为使被数字化的信号不致失真，采样频率 f 必须等于或大于被采样信号的最高频率的两倍，为此，选用 A/D 芯片时应首先考虑芯片的变换速度是否合乎要求。

如果采样频率 f 小于被采样信号的频率的两倍，该信号采样后变成低频信号。如图 6-34 所示，图(A)采样频率为信号频率的四倍；图(B)采样频率等于信号频率的两倍；图(C)采样频率小于信号频率的两倍，该信

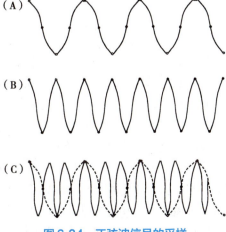

图 6-34 正弦波信号的采样

号采样后变成图中虚线所示的低频信号。

若 MRI 设备使用的梯度磁场在 1～10mT/m 之间，相应的信号频率应为 12～120kHz。采样频率应在 24～240kHz 及以上，且一般将 MRI 信号量化为 15 位数字信号。

（姚旭峰）

第五节　计算机系统

在 MRI 设备中，计算机（包括微处理器）的应用非常广泛。各种规模的计算机、单片机、微处理器，构成了 MRI 设备的控制网络。计算机系统作为 MRI 设备的指令和控制中心，不仅具有数据采集、处理、存储、恢复及多幅显示等功能，而且还能选择观察野、建立 RF 脉冲波形和时序图、打开和关闭梯度磁场、控制接收和收集数据及提供 MRI 设备各单元的状态诊断数据。除主计算机外，还需配备用于高速计算的阵列处理机和用于数据存储的磁盘。主计算机系统由主机、磁盘存储器、光盘存储器、控制台、主图像显示器（主诊断台）、辅图像显示器（辅诊断台）、网络适配器以及测量系统的接口部件等组成。主图像显示器通常又是控制台的一部分，用于监视扫描和机器的运行状况。

主计算机一般采用性能较好的小型机，也有以高档微机作为主计算机的。近年来，有些 MRI 设备中还装备了双机并行的主计算机，使整个系统的可靠性大大提高。常用的操作系统有 DOS、UNIX 和 Windows 等，其中后两种在 MRI 设备的主计算机中广泛使用。具备 DICOM 标准接口的 MRI 设备，可顺利接入 PACS，从而具有图像数据的数字化、资源共享、大容量存储、远程会诊等重要功能。计算机系统功能框图如图 6-35 所示，计算机系统主要功能包括梯度磁场的控制、射频脉冲的控制、图像重建及显示。

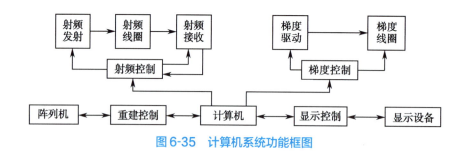

图 6-35　计算机系统功能框图

一、梯度磁场的控制

在大多数成像方法中，每个梯度磁场都有一定的形状，并且 x、y、z 三个方向的梯度之间有很严格的时序关系，因此必须采用计算机进行控制。

计算机直接控制的原理框图如图 6-36（A）所示，此方法对梯度电流具有很强的控制能力，但其缺陷是在扫描过程中，CPU 的工作时间被占用，无法进行其他工作。

较先进的方法是用计算机对梯度电流波形进行间接控制，其原理如图 6-36（B）所示。首先，计算机在选定所需的成像方法以后，将对应的梯度电流的波形按时间采样，将所得的序列以文件形式存于计算机内。初始化时，将这些序列值送入梯度存储器中，开始扫描时启动地址计数器，顺序选通梯度数据各存储单元，将梯度数据送入缓冲器，提供给 DAC 进行转换，获得所需形状的梯度信号。用此方法，计算机只在初始化时将数据送入梯度数据存储器，在扫描开始时启动地址计数器。在扫描过程中，梯度波形的产生仅由地址计数器控制，计算机可进行其他工作。

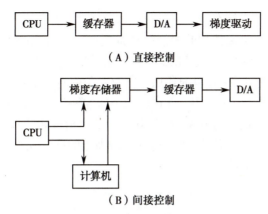

（A）直接控制

（B）间接控制

图6-36　计算机控制梯度磁场的两种形式

二、射频脉冲的控制

　　根据成像方法的需要，MRI 设备以一定的时间间隔，产生一定形状的 RF 脉冲波，其中包括 RF 脉冲波成形、相位控制、脉冲开关等电路，此外还包括 RF 接收的衰减及滤波控制。

　　在 MRI 中，同梯度磁场形成部分相似，最初用计算机直接控制数据的采集、计算和显示。但有时需任意改变事件的次序，或者用 CPU 完成多项任务，现在全部采用计算机间接控制办法。

　　计算机根据所选定的成像方法和成像参数，在初始化时将 RF 波形的数值在时间上序列化，再以空间顺序存储于 RF 存储器中，存储器的地址受 RF 地址计数器的控制。地址计数器起始地址由计算机设置，当它启动以后随时钟信号递增，计数器顺序输出选通 RF 存储器的各个单元，取出所存储的数据形成所需的脉冲波形，其组成如图6-37 所示。此框图类同于梯度磁场计算机控制框图。实际上各部分（如计数器、存储器）的结构完全相同。RF 脉冲的波幅由发射成形部分的衰减因子控制，而宽度则由偏转90°和偏转180°等信号控制。

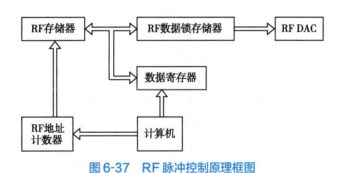

图6-37　RF 脉冲控制原理框图

三、图像重建

　　MRI 系统在恒定磁场的基础上，通过施加一定的线性梯度磁场，由 RF 脉冲激发受检部位产生 MR 信号，再经接收电路将 MR 信号变成数字信号。此数字信号还只是原始数据，为获得受检部位高质量的图像，还必须经过一系列的数据处理，如累加平均去噪声、相位校正、傅里叶变换等数据处理方法。这些处理过程由计算机图像重建部分完成。

　　图像重建的本质是对数据进行高速数学运算。由于获取的数据量相当大，因此需要大容量的缓冲存储器，其次，由于图像数据量大，因此若要成像时间短，就必须要求运算速度快。仅靠计算机来进行全部运算需要大量的时间，不能满足实际成像的需要，目前多用图像阵列处理器来进行影像重建。图像阵列处理器一般由数据接收单元、高速缓冲存储器、数据预处理单元、算术

193

和逻辑运算部件、控制部件、直接存储器存取通道以及傅里叶变换器组成。

图像重建的运算主要是快速傅里叶变换。每幅图像应该对应两个原始数据矩阵,一个表示信号的实部 M_x,另一个则为信号的虚部 M_y。实部和虚部矩阵均被送入傅里叶变换器,分别进行行和列两个方向的快速傅里叶变换,以便还原出带有定位信息的实部和虚部图像矩阵。此后,图像处理器再对这两个矩阵的对应点取模,就得出一个新的矩阵,两个方向的模矩阵中每个像素值的大小正比于每个体素磁共振信号的强度,以其作为灰度值显示出来时就得到所需的磁共振图像。在高速图像阵列处理器中,所有的数学运算均由固化的硬件和微码完成,目前重建一幅 MR图像的最快速度仅仅需要 600μs。

四、图 像 显 示

经图像重建后,磁共振图像立刻传送至主控计算机的硬盘中,并以图像的形式显示。目前,阴极射线管(cathode ray tube,CRT)显示器已经淘汰。MRI 设备常选配专业级彩色液晶显示器,液晶显示器尺寸一般≥19″,显示矩阵≥1 280×1 024,场频(即刷新速率≥75Hz),显示器像素点距≤0.29mm,对比度≥600:1,亮度≥270cd/m²,液晶显示器响应时间≤25ms,其上下和左右的视角≥±85°。

(姚旭峰)

第六节 磁共振成像设备质量保证

MRI 设备质量保证是指整个系统的质量体系,包括主体设备质量、操作技术、周围配套设备的质量状况等。对设备实施质量保证的目的是使诊断准确及时,减少受检者在受检过程中的危险、不适感和降低诊治过程中的费用,提高医院的诊治效率。用于质量保证的测量通常是对实验物体如体模模拟进行的。采用体模的目的是能对 MRI 设备的定性和定位准确性加以客观评价。

一、主 要 参 数

用于 MRI 设备质量保证的参数可分为非成像参数、信号强度参数和几何参数等三类。

(一)非成像参数

非成像参数是指与 MRI 没有直接关系的参数,如共振频率、磁场均匀性、射频翻转角的准确性、涡流补偿、梯度场强度校准等。这些参数对于 MR 信号及最终图像的质量起重要的作用。

1. 共振频率　MRI 系统的共振频率是指由拉莫尔公式和静磁场所确定的 RF 波频率,也是整个射频发射和接收单元的基准工作频率。共振频率的变化一般是由静磁场的漂移所致。每次开机之后需对其进行校准,属于日常常规的质量保证检测项目。

2. 磁场均匀性　主磁场均匀性是 MRI 设备图像质量的重要参数。由于磁场均匀性的高低直接决定波谱的质量,因此磁共振波谱测量和成像对主磁场均匀性的要求更高。通过测量某一特定波峰的半高宽(full width at half maximum,FWHM)可得到磁场均匀性。半高宽可以用 Hz为单位,也可以用 ppm 为单位,二者的关系为

$$FWHM(ppm)=\frac{FWHM}{42.576B_0}(Hz) \tag{6-12}$$

3. 射频翻转角的准确性　RF 翻转角是 RF 系统的重要性能指标之一,其可通过单脉冲的梯度回波序列如 FLASH、GRASS 或 FISP 等进行测量。将一可产生均匀信号的体模置于磁体物理中心,启动扫描后便可记录 ROI 的信号强度。信号强度有功率或角度两种表示法。特定体模的RF 功率参考值一旦确定,可在此基础上快速测定 RF 翻转角来判断 RF 系统的状态。

4. 涡流补偿　典型的检测周期为半年，但在机器全面维修、调整、升级后必须进行测试。

5. 梯度场强度校准　典型的检测周期为半年，每次调整、维修、升级梯度系统后必须进行测试。

（二）信号强度参数

1. 信噪比　信噪比（signal noise ratio，SNR）是指图像的信号强度与噪声强度的比值。信号强度是指图像中某一感兴趣区内各像素信号强度的平均值；噪声是指同一感兴趣区等量像素信号强度的标准差。重叠在图像上的噪声使像素的信号强度值以平均值为中心而振荡，噪声越大，振荡越明显，SNR 越低。信噪比是对整个磁共振成像系统信噪比的综合反映，可用均匀水模检测。

图像的 SNR 与静磁场强度、采集线圈、脉冲序列、TR、TE、NEX、层厚、矩阵、FOV、采集带宽、采集模式等很多因素有关。

2. 均匀度　均匀度是指图像的均匀程度，它描述了 MRI 系统对体模内同一区域的再现能力。均匀度检测使用的体模也是均匀模。图像均匀度是通过比较不同区域信号强度测量值的差异得到的，均匀度 U_Σ 可用下列公式计算

$$U_\Sigma = \left(1 - \frac{S_{max} - S_{min}}{S_{max} + S_{min}}\right) \times 100\% \tag{6-13}$$

式中，S_{max} 为所测区域中信号最大值，S_{min} 为所测区域中信号最小值。

图像的均匀度与静磁场本身的均匀性、射频线圈质量、涡流效应及梯度脉冲等因素有关。

（三）几何参数

1. 空间分辨力　图像的空间分辨力是指 MRI 图像对解剖细节的显示能力，实际上是成像体素的实际大小；层厚代表层面选择方向的空间分辨力。层面内的空间分辨力受 FOV 和矩阵的影响。FOV 不变，矩阵越大则体素越小，空间分辨力越高；矩阵不变，FOV 越大则体素越大，空间分辨力越低。空间分辨力还与相位、频率编码有关的梯度场升降幅度变化有关。

2. 线性度　图像的线性度也称为几何畸变，是描述 MRI 图像几何变形程度的指标。体现了 MRI 系统重现物体几何尺寸的能力。可用图像中两点的距离与受检物体相应两点实际尺寸相比较，计算线性度。一般用畸变百分率表示，即

$$畸变百分率 = \frac{L_R - L_M}{L_R} \times 100\% \tag{6-14}$$

式中，L_R 是实际距离，L_M 是测量距离。导致图像几何变形的主要因素包括静磁场不均匀、梯度场线性不佳、信号不完全采集、磁敏感性改变及脉冲序列等。

3. 层面几何特性参数　层面几何特性参数是描述成像层面位置、层厚及层间距准确性的指标。层厚是指层面轮廓线的半高宽；层面位置是指层面轮廓线半高宽中点绝对位置，也即层厚中心点的位置；层间距指相邻两层之间的间隔距离，与 CT 的层间距不同，后者通常是指两个相邻层厚中心点之间的距离。影响层厚、层面位置及层间距准确性的因素主要有激光定位系统的准确性、梯度磁场线性、射频磁场的均匀性以及静磁场的均匀性等。

二、检　测　体　模

（一）体模材料

体模（phantom）是各种检测标准中常说的检测物，即测试所用的人体模拟物。体模又称为水模。MRI 体模材料应具有化学和热稳定性，在存放期间不应有大的变化，否则会影响参数测量。应尽量避免使用着色材料，容器与填充物不应有明显的磁化率差异。体模材料的 T_1、T_2 及质子密度应满足以下要求：$100ms < T_1 < 1\,200ms$，$50ms < T_2 < 400ms$，及质子密度 $\approx H_2O$ 密度。

有许多材料可用于 MRI 体模，这些材料大多是含有大量质子的凝胶和不同顺磁性离子的水溶液。表 6-1 列出了一些材料的弛豫时间。

表6-1　几种常用体模试剂的弛豫时间（0.5T，20MHz）

溶剂	浓度	T_1/ms	T_2/ms
CuSO$_4$	1～25mmol/L	860～40	625～38
NiCl$_2$	1～25mmol/L	806～59	763～66
1，2-丙二醇	0～100%	2 134～217	485～72
MnCl$_2$	0.1～1mmol/L	982～132	—

其中 CuSO$_4$、NiCl$_2$ 和 MnCl$_2$ 是顺磁性试剂，弛豫时间是温度和场强的函数。弛豫率与离子浓度近似呈线性关系。CuSO$_4$ 溶液的 T_1/T_2 值接近于1，与生物组织的 T_1/T_2（3～10）相差较大，故这种溶液只能用在 T_1、T_2 及质子密度值的测试上。

（二）Magphan 体模

Magphan 体模是美国体模实验室设计的一种磁共振体模，此组合型 Magphan 体模可进行横断面、冠状面和矢状面及斜面的成像，可检测下列参数：①信噪比；②均匀度；③几何畸变（空间线性）；④扫描层厚和连续性；⑤空间分辨力；⑥低对比度分辨力；⑦伪影；⑧ T_1、T_2 的测量（灵敏度的检测）等参数。它具有定位容易、测量性能参数多等优点。

三、伪　　影

伪影（又称鬼影 ghost）是指成像和信息处理过程中人体并不存在的错误特征，致使图像质量下降。MRI 因多序列、多方位、多参数成像，成像原理及过程复杂，成像时间长，是出现伪影最多的一种影像技术。常见的伪影如心脏的搏动伪影、血管的流动伪影、腹部的呼吸运动伪影、小视野成像条件下所产生的折叠伪影以及铁磁性物质导致的金属伪影等，这些伪影无法彻底消除，但可以找到抑制伪影的方法。除了上述伪影以外，还有很多伪影属于设备伪影，即与 MRI 设备出厂质量、运行稳定性、硬件故障等相关的图像伪影。

1.磁共振梯度伪影　梯度系统故障导致的伪影一般出现在图像的编码方向，有的贯穿整幅图像，有的表现为受检体轮廓的条纹，图像无法重聚。有的在频率或相位编码方向有明显的几何结构失真，图像可能被压缩或拉伸，这种失真在大的 FOV 上表现最明显，如图 6-38 所示。有的间断地，也可连续地出现于一序列或一幅图像上，表现为模糊及非结构性的信号失真，无规则的大块高低信号区交替出现。

产生梯度伪影的原因：①梯度场的非线性引起几何结构失真。由于计算机重建图像时，频率和相位编码方向均采取线性算法，而实际场强呈非线性，因此导致信号投影空间错位。随着距磁场中心点距离的增加。梯度强度和线性关系失真越厉害，所成像的几何结构失真也越严重。②梯度系统控制电路故障，可能导致某个轴直流偏置增大，或梯度切换不良，造成伪影。③梯度线圈的工作在交变的大电流状态，工作时梯度磁场快速变化所产生的力，使梯度线圈发生强烈的机械振动，在扫描过程中产生很大的噪声，给图像带来伪影。

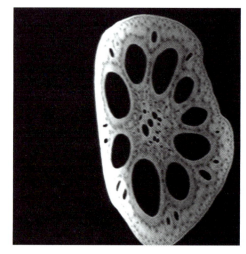

图6-38　梯度非线性几何变形伪影

2.射频伪影　由于受 MRI 设备内部或外来的射频场干扰造成的图像伪影称为射频伪影。射频伪影通常表现为明暗相间的点状结构排成线状，类似拉链，又称为拉链伪影。做好设备本身及磁体间的屏蔽,提高设备本身的稳定性,检查时注意关闭磁体间的屏蔽门,可以有效防止射频伪影的出现。

3.射频不均匀伪影　采用表面线圈或多通道相控阵线圈采集 MR 信号可提高图像信噪比,但与体线圈相比,表面线圈包括相控阵线圈接收 MR 信号在整个采集容积区域是不均匀的,越靠近线圈的部位采集到的信号越高,而越远离线圈的部位采集到的信号越低,这种现象被称为近线圈效应,也被称为射频不均匀伪影。

射频不均匀伪影的主要解决方案有两种:①采用滤过技术。这实际上是一种图像后处理技术,使距离线圈不同远近的组织信号尽可能地较为接近。②利用表面线圈敏感度信息与体线圈比对的方法。在使用平行采集时需要事先利用快速序列来获取线圈敏感度信息,这些信息除了可以用于平行采集技术外,还可用于近线圈效应的校正。具体的方法是在成像序列扫描前,先利用表面相控阵线圈进行校准扫描或称参考扫描,获得线圈空间敏感度信息,然后利用体线圈再扫描一次,通过相控阵线圈与体线圈得到各空间位置上信号强度的比对,获得较准确的校正信息,在成像扫描时则可采用该纠正信息来减轻甚至消除射频不均匀伪影。

4.自由感应衰减伪影　在自旋回波序列中由自由感应衰减信号干扰造成的拉链状伪影称为自由感应衰减伪影。由于该拉链状伪影沿频率编码方向,但位于图像相位编码方向的中点,因此也称为中心拉链伪影。减小自由感应衰减伪影的主要对策有:①设计更为理想的选择性射频脉冲波形;②调整射频激发的相位周期;③采用扰相梯度,使多余的横向磁化矢量失相位。

5.人字形伪影　人字形伪影表现为整幅图像中重叠有类似于织物条纹或网格的干扰伪影,又称网格伪影。人字形伪影由持续时间短但幅度较大的噪声脉冲引起,也称尖峰干扰。尖峰干扰可以由电路元件焊接不良、部件松动、模数转换器性能降低等原因引起。尖峰干扰将造成 K 空间中的"坏点",傅里叶变换后,这些坏点将在最终的图像中表现为条纹或网格状伪影。

四、操 作 规 范

MRI 设备工作在强磁场环境中,容易受周围环境、操作者等多种因素影响。在临床使用中,操作规范对于确保其正常运行以及降低故障率非常重要。

(一)MRI 设备的日常操作规范

1.开机前准备工作　开机前检查并记录设备间冷水机的温度显示、氦压缩机的压力显示,检查并记录磁体监视器的磁体压力显示、液氦液位显示,检查并记录磁体间的温度和湿度显示。确保各检查项目值均在正常运行范围内方可开机,如有异常则及时报告设备工程技术人员。

2.开机　开机应严格按照 MRI 设备厂家规定的流程进行,首先打开设备总电源,按下控制台的电源键,设备自检完成后进入登录界面,输入设备用户名和密码,等待进入工作界面,开始进行受检者扫描或图像处理等设备操作工作。

3.扫描　受检者进行扫描前应严格按照 MRI 检查操作规程进行安全事项的准备,杜绝各种铁磁性物体进入检查室,避免对 MRI 设备或人员造成伤害。

4.关机　MRI 设备不需要每天关机,为保证软件运行正常,可每周进行一次软件关机。关机前应检查并记录冷水机温度显示、氦压缩机压力显示、磁体压力显示、液氦液位显示、磁体间内的温度和湿度显示。如有异常应及时报告设备工程技术人员。关机时应确认扫描、图像处理和图像传输等检查操作已完成,严格按照厂家规定的流程进行关机程序,显示器无信号传入时,关掉设备总电源。

5.运行记录　每天记录 MRI 设备的开、关机时间,设备运行状况,受检人数,交接班情况等。

(二)MRI 设备的维护与保养

1.MRI 设备的三级维护与保养　三级维护与保养是有效降低 MRI 设备故障率的重要保证。三级维护与保养包括:①MRI 设备操作人员每天进行的一级维护与保养;②MRI 设备工程技人员每季度进行的二级维护与保养；③MRI设备工程技术人员与厂家技术人员每年进行的三级维护与保养。

2. MRI设备日常维护与保养的内容 MRI设备日常维护与保养的内容包括：①设备间和磁体间环境。MRI设备的各组成单元工作时都会产生一定热量，使周围环境温度升高，影响包括磁场稳定性在内的系统性能；环境湿度过大或过小都会造成电元器件的性能变化。设备间和磁体间环境温度一般控制在18~22℃，湿度控制在40%~60%。MRI设备操作人员应每天观察并记录设备间和磁体间的温度、湿度；观察并调节恒温、恒湿精密空调的运行状况；发现故障及时报告工程技术人员。工程技术人员定期检查精密空调的运行状况，更换滤网，清洗管路和室外机组。②磁体系统。MRI设备操作人员应严格执行安全操作规程，严防铁磁性物体进入磁体间，及时清理磁体扫描孔；观察并记录磁体压力和液氦液位；发现故障及时报告工程技术人员。工程技术人员定期检查并校正磁体匀度、磁场中心频率、射频磁场的功率和稳定性、梯度磁场强度和切换率。③水冷系统。水冷系统负责射频放大器、梯度系统和氦压缩机的冷却任务。MRI设备操作人员应每天观察并记录冷却水的温度、水压、流量等运行指标；发现故障及时报告工程技术人员。工程技术人员定期更换制冷剂，清洗管路和室外机组。④氦压缩机。氦压缩机正常工作时会发出规律的鸟鸣声音。MRI设备操作人员应随时注意倾听氦压缩机的声音；每天观察并记录氦压缩机的压力和液氦容量等运行指标。⑤检查床。检查床的运行状态影响扫描定位的准确性。MRI设备操作人员应密切注意检查床升降、移动是否流畅和有无异响；观察检查床下及检查床与磁体连接部有无异物并及时清理；发现故障及时报告工程技术人员。工程技术人员定期检查并保养检查床的皮带和滑轮；定期校准检查床的定位精度。⑥扫描线圈。扫描线圈是射频发射和MR信号接收的主要部件，直接影响图像质量。MRI设备操作人员进行操作时应轻拿轻放，连接线圈插头与检查床插座时应对位准确。工程技术人员定期检测线圈状态，清洁线圈插头和检查床插座。⑦计算机系统。计算机系统是MRI设备的控制中心。MRI设备操作人员应时刻观察其运行状态，根据计算机的内存状态对已备份图像进行必要的删除。同时，工程技术人员需定期检查运行状态并保养计算机系统。

（殷志杰　姚旭峰）

思考题

1. 磁共振成像系统由哪几部分组成？它们的作用是什么？
2. 简述磁共振成像设备的主磁体种类，并比较其优缺点。
3. 超导磁体有何优缺点？
4. 匀场有哪些类型？如何匀场？
5. 简述梯度系统组成及磁共振信号的空间定位原理。
6. 梯度系统产生的涡流对成像有什么影响？如何解决？
7. 评价梯度系统性能的参数有哪些？
8. 简述射频系统的组成及其工作原理。

第七章　超声成像设备

医学超声成像是将超声波发射到人体，接收从人体反射或透射的超声波，获取人体声像图的成像技术。1880年，皮埃尔·居里（Pierre Curie）和雅克·居里（Jacques Curie）兄弟发现压电效应，实现了利用电子学技术收发超声波。

通过本章节的学习，使学生全面了解医学超声成像的理论基础；熟悉医学超声成像设备的基本结构；掌握医学超声成像的工作原理。使学生具有规范操作各类医学超声成像设备的能力；能够根据受检者实际情况熟练调整各成像参数，获取受检部位的清晰图像；具有超声成像设备日常维护和质量控制的能力。把社会主义核心价值观教育融入专业教学中，培养学生乐观向上，积极奋进的生活、学习态度；树立技能、财富、道德、忠诚等方面的正确价值观。为今后从事医学超声设备领域相关工作打好扎实的理论基础与技术技能。

第一节　概　　述

超声波在医学中的应用，有超声诊断、超声治疗和生物组织超声特性研究三大方向。超声成像设备主要集中在超声诊断方面，故又称为超声诊断仪，其发展速度最快，已有各种各样的超声成像设备供临床应用。

一、发展简史

20世纪初，物理学家朗之万（Langevin）利用压电效应，首次研制成了石英晶体超声波发生器，从此揭开了发展与推广超声技术的新篇章。

1946年，出现了A型超声反射法探测疾病；1949年，首次用超声显像法得到上臂横断面声像图，称为二维回声显像（tow dimensional echogram）；1955年，获得特异的二尖瓣狭窄的回声图像。其后，有些学者相继用M型超声诊断多种心血管疾病，并称为超声心动图（ultrasonic cardiogram）；1956年；用双探头从头颅两侧探测脑中线波，有助于颅脑占位性病变的诊断，并首次使用术语"脑回声图"；1957年，将声学多普勒（Doppler）效应用于超声诊断，1959年研制出脉冲多普勒超声。

20世纪60年代中期，开始研究机械式或电子式快速实时成像法。1967年，提出电子扫描法；1973年，机械扇形扫查和电子相控阵扇形扫查等实时成像法均成功地应用于临床；1975年，开始用计算机处理超声图像，应用灰阶及数字扫描变换器（digital scan convertor，DSC）和数字图像处理（digital image processing，DIP）技术，使超声诊断仪体积缩小，图像质量提高，并很快得到普及。

20世纪80年代，彩色多普勒超声用于临床，探测心脏、大血管的多种疾病取得满意的诊断效果；1982年，研制出彩色经颅多普勒超声扫描仪（TCD仪），可以做颅内血管的各种切面，显示脑血管分布、血流方向和速度，另外，环阵、凸阵探头的产生和各种腔内、管内探头及手术中探头等介入超声的应用，使实时超声显像更加受到重视，并得到迅速发展。

20世纪90年代以来，全数字化技术、三维超声成像技术、对比谐波和组织谐波成像技术，彩色多普勒血流成像技术、超声介入技术等技术的出现和不断发展，为超声成像设备增添了活力和竞争力，使其在医学影像领域的地位不断地提高，成为现代医学影像设备中的主力军。

二、分　类

利用超声波进行医学成像的过程中,尝试过很多方法,如反射成像、透射成像、散射成像等。现代最成熟、最常用的方法是反射成像,即回波成像。回波成像又可分为回波幅度信号成像和回波频移信号成像(多普勒成像)。回波频移信号成像将在第三节中介绍,这里主要介绍回波幅度信号成像。

回波幅度信号成像有 A 型、B 型、M 型等方式。其中 B 型成像方式(B 超)是超声成像设备中运用最广泛、最典型的成像方式,而且多数 B 型成像设备已兼容了 M 型成像方式。

(一)A 型诊断仪

A 型是幅度调制型(amplitude mode),简称为 A 超,是超声技术应用于医学诊断中最早的一种成像仪器。

A 超是利用超声波的反射特性来获得人体组织内的有关信息,从而诊断疾病的。当超声波束在人体组织中传播遇到不同声阻抗介质界面时,就产生反射回声,每遇到一个界面,产生一个回声,该回声在示波器的屏幕上以波的形式显示,如图 7-1 所示。

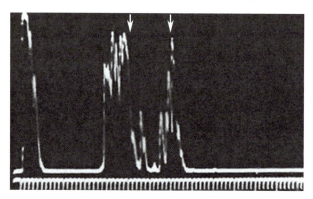

图 7-1　A 型成像显示图

我们可以根据 A 超提供的回波幅度高低、回波数量多少等信息对组织状态进行诊断。临床上常用此法测量组织界面的距离、脏器的径线,探测肝、胆、脾、肾、子宫等脏器的大小和病变范围,也用于眼科及颅脑疾病的探查。虽然许多诊断项目已逐渐被 B 超所取代。但在对脑中线的探测、眼轴的测量、浆膜腔积液的诊断、肝脓肿的诊断以及穿刺引流定位等方面,以其简便、易行、价廉等优势有着不可忽视的实用价值。

A 型超声诊断仪的工作框图如图 7-2(A)所示。它主要由主振器、发射放大器、探头、接收放大器、时间增益补偿(time gain compensation,TGC)、显示器、时基发生器、时标发生器和电源等部分组成。

1.主振器　产生同步脉冲,是整机工作的指令信号,控制发射放大器、时基发生器、时标发生器、TGC 电路和显示器同步工作,整机协同工作的关系如图 7-2(B)所示。

2.发射放大器　产生激励电压,加到换能器上。发射脉冲电压波的大小与持续时间,直接关系着诊断仪的灵敏度和分辨力。脉冲越窄,则轴向分辨力越高;脉冲峰值电压越大,则灵敏度越高。

3.接收放大器　将回波转换成的电信号(一般在十几微伏到几百毫伏之间),进行放大及波形处理,然后送到显示器的垂直偏转板。

4.时基发生器　产生一个随时间而线性变化的电压,加到显示器的水平偏转板产生时间基线(扫描线)。信号加到垂直偏转板上,被时基线展开,得到 A 型显示。

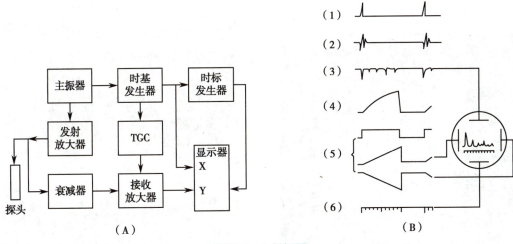

图 7-2　A 超框图

（A）方块图；（B）工作原理图。

5. 时标发生器　用于测量时间，由时间标志信号发生器产生一时标电压加到垂直偏转板上，或者进行亮度调制。按照人体中超声传播的速度，将时间刻度换算成距离刻度而显示于屏上。

6. TGC　主要补偿超声在传播过程中的衰减。

7. 衰减器　它设在换能器与接收放大器之间，通过衰减器对两个反射波幅度做比较，如对脏器的进波与出波进行定量比较等。

8. 显示器　早期 A 超显示器多用静电偏转式的示波管，幅度显示的动态范围可在 30dB 以上。

除了上述几个主要组成部分外，还有一些专用的 A 型仪，如用于脑中线的检查，设有电子开关以将双向信号显示在荧光屏上，这种仪器有两个探头，两个发射电路和两路前置接收放大器。

通用的 A 型超声探头多采用单块压电晶片，做成圆片形，直径为 20～30mm，有时还在振动片后带有吸收块，用以提高轴向分辨力。

（二）B 型诊断仪

B 型是亮度调制型（brightness mode），简称为 B 超。其工作原理是借助于换能器或波束的动态扫描，获得多组回波信息，并把回波信息调制成灰阶显示，形成断面图像，也称断面显像仪，B 型成像显示如图 7-3 所示。

B 超可以清晰地显示各脏器及周围器官的各种断面像，由于图像富于实体感，接近于解剖的真实结构，因此 B 超已成为超声影像诊断的主要手段。其基本结构和工作原理作为本章的重点将后面章节中详细讲解。

（三）M 型诊断仪

M 型成像是运动型（motion scanning）的简称，M 型超声诊断仪用于显示心脏各层的运动回波曲线。图像垂直方向代表人体深度，水平方向代表时间。由于探头位置固定，心脏有规律地收缩和舒张，心脏各层组织和探头间的距离便发生节律改变。因而，返回的超声信号也同样发生改变。随着水平方向的慢扫描，便把心脏各层组织的回声显示成运动的曲线，即为 M 型超声心动图，M 型成像显示如图 7-4 所示。

M 型诊断仪用于检查人体中的运动器官，其特色是用来诊断心脏的各种疾病，如对心血管厚度的测量、瓣膜运动情况的测量等。同时输入其他生理信号，还可以进行比较研究，如研究心脏各部分运动和心电图、心音图的关系，研究心脏搏动与脉搏之间的关系等。此外，还可以用以研究人体内其他运动界面的活动情况，如胎心以及一些动脉血管搏动等。这就是通常将 M 型超声诊断仪称为超声心动图仪的原因。目前，B 型诊断仪已普遍带有 M 型显像的功能。

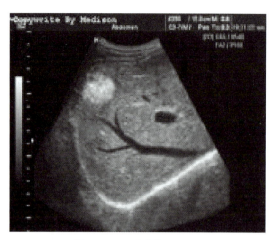

图7-3　B型成像显示图

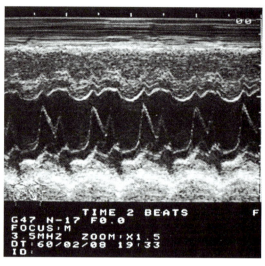

图7-4　M型成像显示图

　　与A型和B型超声诊断相比较,M型超声诊断仪的脉冲发射与回波检测的过程是相同的,只是显示回波信息的方法有所差别。

三、医用超声成像技术

　　随着临床医学的发展和科学技术的进步,超声成像技术在成像方法、探头、信号检测与处理方法及临床应用软件等方面都取得了长足的进步。

(一)换能器技术的发展

　　探头是超声诊断仪的核心部件,常被称为超声诊断仪的"眼睛"。其主要特性取决于换能器技术的发展。早期常用的换能材料,压电陶瓷晶体由于受带宽、频率、尺寸等限制,被新型的高分子聚合物及人造单晶材料所代替。新型换能材料为高频超声成像、实时三维超声成像、血管内超声成像、经食管超声心脏成像等技术的实现提供了保障。

　　高品质换能器是保证超声图像高分辨力和高清晰度的关键技术。20世纪90年代后,国外几家公司都研制出高品质的换能器,例如512振元的超高密度探头,使二维聚焦成为可能,同时能改善侧向、横向分辨力;宽频探头结合数字声束形成和射频数字化能实现宽频技术,可避免损失频带信息的弊端,该项技术不仅能解决分辨力和穿透力的矛盾,而且信息丰富,能获取完整的组织结构反射的宽频信号;微电子工艺使换能器的振元高度密集,声束扫描线密度高,使图像更加细腻;探头制造技术的提高,使我们能够得到更小振元尺寸、更宽工作频率的换能器;各种腔内探头(直肠、膀胱、阴道、食管、管腔内、血管内及内镜探头)的制造成功为开展超声介入提供了条件。

　　目前,超声探头向着高密集、小曲率、高频率等方向发展。

(二)计算机平台技术

　　传统的超声诊断仪采用简单的微处理器作为中央控制系统。目前,PC平台技术是国际上发展的最新技术趋势。基于标准PC平台的超声诊断系统,俗称电脑化超声诊断仪。当今先进的技术是使用PC作为中央控制系统,对电影回放、图像处理、档案管理及远程传输,例如DICOM3.0接口等都能方便地实现。同时可以增加屏幕上显示的内容和大量的应用软件模块,丰富仪器的性能,提高医务人员的工作效率和质量。

(三)宽频带成像技术

　　宽频带成像技术的应用可以全面采集到超声回波中隐含的丰富信息,谐波成像即是宽频带应用的一个例子。

　　宽频带超声成像不仅指超声探头具有宽频带,仪器的接收通道也应该具有宽频带特性。一定频宽的脉冲经声场介质作用后，将产生具有多重频率的回波信号，从成像的观点来说，回波信号中频率成分利用得越充分，图像质量就越好。传统的超声诊断仪只接收基波信息成像，近几年来，二次谐波成像（second harmonic imaging, SHI）技术逐步趋于成熟，开始用于心外脏器和组织的检查。二次谐波成像时，仪器通过带通滤波，只提取二次谐波信号进行成像。无对比剂存在时，二次谐波信号来自组织，称自然组织谐波成像，有对比剂存在时，二次谐波信号主要来自对比剂微泡，称对比剂谐波成像。其他方面还包括能量造影谐波成像（power contrast agent harmonic imaging, PCAHI）和脉冲反向谐波成像（pulse inversion harmonic imaging, PIHI）等。目前大多数中高档超声诊断仪均具谐波成像功能。

（四）超声造影成像技术

超声对比剂从物理形态上可以分为：①含有自由气泡的液体；②含有包膜气泡的液体；③含有悬浮颗粒的胶状体；④乳剂；⑤水溶液。由于对比剂使散射的信号大大增强，可以突出感兴趣区域的图像，改善图像的信噪比，从而便于医学诊断。血液中存在对比剂后，人体中小血管的血流可以得到显示。由于正常组织和肿瘤对某种对比剂的反应存在差异，利用对比剂可以提高肿瘤的检出率。早期含自由气泡的液体对比剂，因稳定性不够已基本淘汰。目前采用气泡更稳定、大小可控制、对人体无害、易排出的包膜微泡对比剂，具有良好的造影效果。

微泡对比剂的应用，进一步拓宽了超声诊断仪的诊断和治疗范围。已用于肿瘤的诊断、良恶性肿瘤的鉴别诊断、急性局灶性炎症、局部缺血坏死、血管性疾病等的诊断及心肌血流供应情况的观测。

超声诊断设备经历了模拟成像、混合成像和数字成像3个不同的发展阶段，超声诊断仪的数字化，从数字扫描转换器开始到今天的超声发射、接收、成像过程的全数字化，数字技术已被高性能的超声诊断设备普遍采用，并成为超声诊断设备的发展趋势。同时，数字技术的发展和应用，也促进和带动了超声诊断设备的高性能和小型化发展。高性能的超声诊断设备不仅能够满足临床疾病诊断的各种需求，而且能够深入开展相关基础和临床的医学研究，从而进一步促进了超声诊断技术，从单纯形态学向形态生理学与功能学的方向发展。在保证所需功能前提下的超声诊断仪的小型化、结构简单化（如笔记本电脑大小或手掌大小），无论是床边检查还是出诊或急诊的现场抢救检查，更能体现出超声诊断的重要临床地位和价值，同时，也拓宽了超声诊断技术的临床应用范围。

目前，超声诊断设备的发展方向是专门化、智能化和柔性组合化。人们殷切地希望能在一台超声设备内整合：模拟和数字聚焦、单维和多维显示、幅度和频移转换、静态兼动态成像、局部和全身诊断、多功能和多种类的探头配备，并能融合Windows操作平台、数字化信息检测、网络化远程通信、多图像多功能存储系统、多系统并行工作的超级超声诊断仪的新概念设计。

（李哲旭）

第二节　B超的基本结构和工作原理

B超在几十年的发展过程中，围绕着换能器结构的不断发展及扫描方式的变革，设备的基本结构和工作原理也不断地更新与发展。目前最常用的为多振元线阵（或凸阵）扫描B超系统。

一、医用超声探头

医用超声探头是将电能与机械能互为转换的媒介，超声的产生和接收都由探头完成。

（一）换能原理

1. 压电效应　某些电介质在沿一定方向上受到外力的作用而变形时，其内部会产生极化现象,同时在它的两个相对表面上出现正负相反的电荷。当外力去掉后,它又会恢复到不带电的状态,这种现象称为正压电效应。当作用力的方向改变时,电荷的极性也随之改变。相反,当在电介质的极化方向上施加电场,这些电介质也会发生变形,电场去掉后,电介质的变形随之消失,这种现象称为逆压电效应。能够产生压电效应的电介质称为压电换能器。

在医学应用中,超声波的发射是利用换能器的逆压电效应。即用电信号激励换能器使其产生机械振动,振动在弹性介质中的传播形成超声波。而超声波的接收利用了正压电效应。即把超声波对换能器表面的压力转换为电信号。由此可见,压电效应是换能器工作的基础。

2. 医用压电材料 医用超声探头的核心是压电换能器,也称为压电振子,它是由压电材料制成的。探头的压电材料直接决定电声转换效率,关系到图像质量的优劣。

目前用于医用超声换能器的压电材料,按物理结构可分为压电单晶体、压电多晶体(压电陶瓷)和压电高分子聚合物(复合压电材料)等。

(二)基本结构

探头是超声成像设备最关键的部件,发展的不同时期出现了不同的探头,根据探测部位、应用方式、波束控制及几何形状的不同,分为很多种探头。

1. 柱形单振元探头 主要用于 A 超和 M 超,是各类超声诊断仪探头的结构基础。

柱形单振元探头由五部分组成,其基本结构如图 7-5 所示。

①压电振子:用于接收电脉冲产生机械振动获得超声波,其几何形状和尺寸由诊断要求确定,上、下电极分别焊有一根引线,用来收、发电信号。②垫衬吸声材料:用于衰减并吸收压电振子背向辐射的超声能量,使之不在探头中来回反射而使振子的振铃时间加长,要求垫衬具有大的衰减能力。并具有与压电材料接近的声阻抗,以使来自压电振子背向辐射的声波全部进入垫衬中并不再反射到振子上。③声学绝缘层:防止超声能量传至探头外壳引起反射,造成对信号的干扰。④外壳:作为探头内部材料的支承体,并固定电缆引线,壳体上通常标明该探头的型号、标称频率。⑤保护面板:用以保护振子不被磨损。由于保护层与振子和人体组织同时接触,其声阻抗应接近人体组织的声阻,并将保护层兼作为层间插入的声阻抗渐变层,其厚度应为 $\lambda/4$ 或 $\lambda/4$ 的奇数倍。

2. 机械扇扫超声探头 利用机械扇扫实现超声图像的实时动态显示,是 20 世纪 70 年代后期才趋于成熟的一项技术。开始时扫描线数较少,扫描角度也不大。随着技术的进步,到 80 年代中期,机械扇扫超声换能器的产品性能日趋改善。

机械扇扫技术的发展过程中,出现了不同结构特征的探头,如图 7-6 所示,是一种较成熟的机械摆动式扇扫探头的结构示意图,它由压电振子、直流马达、旋转变压器以及曲柄连杆机构组成。该探头仍采用圆形压电振子,并将其置于一个盛满水的小盒中,前端由一橡皮膜密封,此范围又称为透声窗。旋转变压器用于产生形成扇形光栅所必需的正、余弦电压,它是关于角度的敏感元件,当直流马达转动时,通过曲柄连杆机构带动旋转变压器在一定角度范围内转动,旋转变压器的两个次级线圈(转子线圈)给出正、余弦电压。直流马达通过曲柄连杆机构带动压电振子作 80° 摆动,从而使声束在 80° 范围实现扇形扫描。

机械扇扫探头一般采用圆形单振子,具有较好的柱状声束,有利于提高系统的灵敏度;且体积小,重量轻,使用操作比较轻巧方便;其次是光栅的线密度可以做得较高,从而获得更令人满意的图像质量。其缺点是扫描重复性、稳定性较差,噪声大,寿命短,渐渐地被电子线阵探头、凸阵探头、相控探头等取代。

3. 电子线阵探头 电子线阵探头以其较高的分辨力和灵敏度、波束容易控制、实现动态聚焦等特点已被广泛采用。电子线阵探头的换能器采用了多个相互独立的压电振子排列成一线,主要由多元换能器、声透镜、匹配层、阻尼垫衬、二极管开关控制器和外壳等六部分组成,如图 7-7(A)所示。

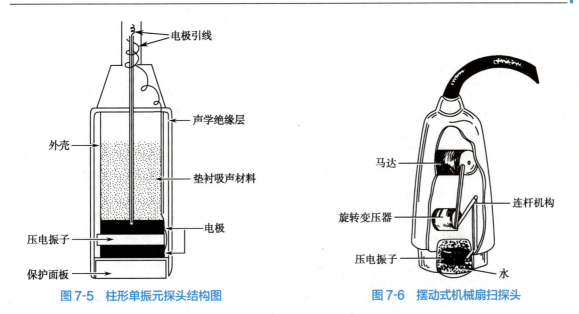

图 7-5　柱形单振元探头结构图　　　　图 7-6　摆动式机械扇扫探头

（1）多元换能器：其结构如图 7-7（B）所示。换能器的振元通常是采用切割法制造工艺，即对一宽约 10mm、一定厚度的矩形压电晶体，通过计算机程控顺序开槽。

换能器的工作频率确定后，即可确定所用晶片的厚度。探头的工作频率越高，所用晶片的厚度越薄。至于每个振元的宽度，要从辐射强度和波束的扩散角两个方面考虑。宽度窄，振元的有效面积小，辐射强度小，影响探测灵敏度；宽度窄还会造成近场区域以外扩散角大，声束主瓣宽，副瓣大，横向分辨力下降。

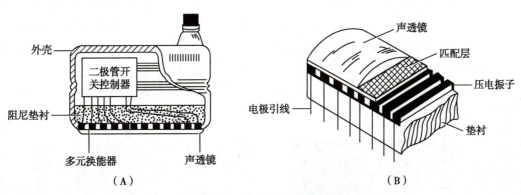

图 7-7　电子线阵探头内部结构图
（A）探头；（B）多元换能器。

（2）声透镜：其作用与光学透镜相似，对换能器发出的超声束起会聚的作用，可改善探测灵敏度，提高横向分辨力。声透镜一般做成平凸形，利用折射原理聚焦声束。其材料通常采用环氧树脂、丙烯树脂与其他成分复合配制而成。

（3）匹配层：换能器中的压电振子发出的超声波通过声透镜传播到人体时，由于两者的声特性阻抗差别比较大，将产生反射，增加能量损耗并影响分辨力，因此，在压电振子和声透镜之间加入声特性阻抗适当的薄层来实现匹配，而在声透镜和人体之间使用耦合剂进行匹配。

（4）阻尼垫衬：其作用与柱形单振元探头中的垫衬作用相同，用于产生阻尼，抑制振铃并消除反射干扰。

（5）二极管开关控制器：用于控制探头中各振元按一定组合方式工作，若采用直接激励，则每一个振元需要一条信号线连接到主机，目前换能器振元数已普遍增加到数百个，则与主机的连线需要数百根，这不仅使工艺复杂，而且增加的探头电缆的重量也是不堪设想的。采用二极管开关控制器就可以使探头与主机的连线数大大减少。

(6)外壳：起保护作用，一般采用重量轻、硬度强的聚丙烯材料。

4. 凸形探头 其结构与线阵探头相同，只是振元排列成凸形，但相同振元结构凸形探头的视野要比线阵探头大。由于其探查视场为扇形，故对某些声窗较小脏器的探查比线阵探头更为优越。但凸形探头波束扫描远程扩散，必须给予线插补，否则因线密度过低，影响图像的清晰度。凸阵探头外观如图7-8所示。

5. 相控阵探头 是把若干个独立的压电晶片按一定的组合方式排成一个阵列，通过控制压电振子的激励顺序和信号延时，达到对声束方向、焦点位置与大小等声场特性控制的目的。相控阵探头可以实现波束电子相控扇形扫描。

相控阵探头结构与线阵探头的结构相似：①所用换能器也是多元换能器；②探头的结构、材料和工艺亦相近，如图7-9所示。

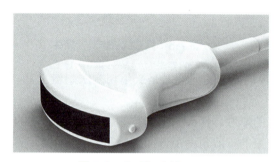

图7-8　凸阵探头外观图

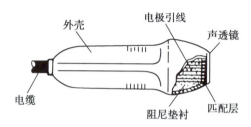

图7-9　相控阵探头结构图

相控阵探头与线阵探头的不同之处主要有两点：①在探头中没有开关控制器，相控阵探头中各振元不像线阵探头各振元那样分组、分时工作，不需要用控制器来选择参与工作的振元；②相控阵探头的体积和声窗面积都较小，可以通过一个小的"窗口"，对一个较大的扇形视野进行探查。

6. 矩阵探头 是近几年出现的多平面超声探头，主要应用于实时三维超声成像，矩阵探头外观如图7-10所示。其换能器是由一块矩形压电晶体，用激光切割成数千个小的振元排列而成，如图7-11所示。

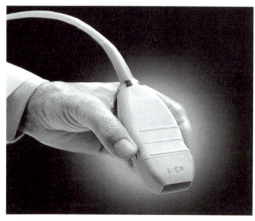

图7-10　矩阵探头外观图

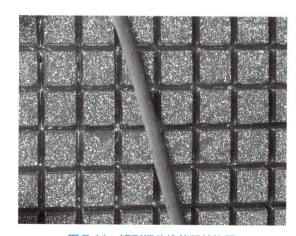

图7-11　矩形探头换能器结构图
振元与头发丝的比较。

　　矩阵探头发出的扫描线呈矩阵排列，振元同时发射，同时接收声束，可以在三维的立体空间的层面，反应靶目标任意细微结构的真实三维形态。这样一次采集就可以得到容积体的成像，主机接受的回波信号可以遍及任意立体空间之内。并实时更新所覆盖范围内形态的变化，即实时三维成像技术。

为实现实时三维成像，探头还匹配了先进的微电子处理技术，可同时处理几千个晶片接收的声束信息，形成三维实时图像。

（三）超声场

弹性介质中充满超声能量的空间称为超声场，超声传播所到之处，就形成超声场。不同的超声振源，不同的传播条件将形成不同的超声场。了解超声场的性质和分布特点，对超声成像设备的设计与应用都非常重要。

1. 单晶圆形声源的超声场　单晶圆形晶片处于发射状态时，就像活塞做往复振动。其超声场指向性如图 7-12（A）所示。超声能量密度最大的中心线称为声轴，在声轴周围 −6dB 范围内的声场轴区称为声束，声束的横断面的直径称为束宽。声束根据声程将其分为近场和远场，靠近振源的超声场称为近场（也称菲涅尔区），距振源一定距离的超声场称为远场（也称佛朗赫费区）。

（1）近场区内声场特性：近场区内，瞬时声压和质点振速不同相，是一个花瓣区，由于干涉和衍射使声压和声强起伏很大，是不能用于超声诊断的一个死区，它越短越好。一般来说，晶片直径越大，波长越小，则近场长度越长。

（2）远场区内声场特性：远场区内，瞬时声压和质点振速同相，声压和声强比较平稳，用作超声成像，如图 7-12（B）所示。

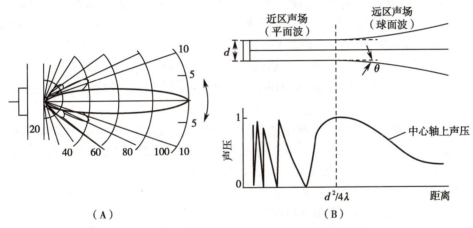

图 7-12　圆晶片超声场指向性与轴向声场分布图
（A）超声场指向性图；（B）远场区内声场特性。

2. 矩形声源的超声场　分单个矩形振元与多个矩形振元分析。

（1）单个矩形振元：矩形振元的声场分布比圆形振元的复杂，单个矩形振元的声场指向性图如图 7-13 所示。

当 $a=b$ 时，主声束呈如图 7-13（A）所示的截面为圆形的立方体；当 $a>b$ 时，主声束呈如图 7-13（B）所示的截面为椭圆形的立方体。

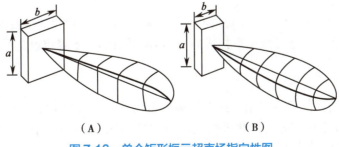

图 7-13　单个矩形振元超声场指向性图

（2）多个矩形振元线阵排列：现代的超声换能器多是多个矩形振元线阵排列的，若它们以同频率、同相位、等振幅振动时，可近似将其当作均匀点源直线阵处理，如图7-14所示。

由于各振元波相干的结果，在基阵中心轴线 z 轴上声压最大，且成束状发射。其指向性图与单个矩形振子不同之处是主瓣的宽窄、副瓣的大小、振元间互耦影响的强弱，这是线阵换能器设计中要考虑的主要问题。

相对于单振子换能器而言，线阵换能器合成波束主瓣宽、副瓣大，这是由于每个矩形振元的辐射面小，因此辐射的声束扩散角大。为使主瓣窄，应加大振元数 n 和相邻振元间中心距 d。但 n 的大小一方面受探头体积的限制，另一方面又受探测

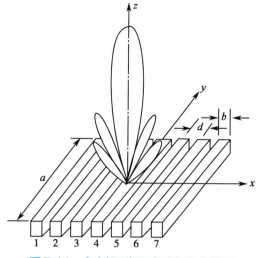

图7-14　多个矩形振元超声场指向性图

部位声窗大小的限制。而 d 过大，将使副瓣增大，这反而会影响横向分辨力。降低频率也可以使主瓣变窄、副瓣减小，但这样又会使副瓣角特别是第一副瓣角变大。同样也影响分辨力。换能器的尺寸要根据以上情况综合考虑。当换能器尺寸和工作频率一定时，波束指向性的改善只能通过其他的手段来实现。比较常用的方法有两种：①通过聚焦实现波束控制，对多振子换能器在 y 方向上，通过声透镜实现声学聚焦，而在 x 方向上采用电子聚焦，特别是采用多点动态电子聚焦，更能有效地提高横向分辨力，克服副瓣干扰；②采用组合发射方式，线阵扫描探头工作时，n 个振元中每次仅有相邻的 m 个工作，加大 m 的值，可以增大每次发射振元的等效孔径，也可以使指向性得到改善。

（3）线阵超声场指向性的控制：前面讨论多个矩形振元线阵排列产生的超声场指向性时，假设条件是各振元以同频率、同相位、等振幅振动。如果各振元激励信号不同相位（即延时激励）会出现什么状况？经研究发现，延时激励会使线阵超声场的指向性发生改变。

如果线阵排列的五个振元同时被激励时，其合成超生场的主瓣中心线垂直于振元排列方向，如图7-15（A）所示。但如果激励的方式发生改变，例如，采用延时激励，即第1个振元最先激励，延时一段时间再激励第2个振元，以此类推。这时合成超声场的指向性就与振元排列方向的法线产生了一个偏角 α，如图7-15（B）所示。偏角的方向与激励顺序有关，由振元1~5顺序逐个延时激励，偏角在 z 轴右侧；由振元5~1顺序逐个延时激励，偏角在 z 轴左侧。偏角 α 的大小与激励信号的延时量有关。

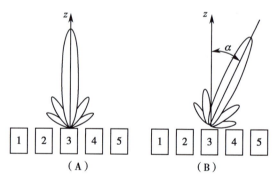

图7-15　线阵超声场指向性控制示意图
（A）同时激励；（B）延时激励。

通过改变激励脉冲的延时量，控制超声场的指向性，在医学超声成像技术中运用广泛，相控阵探头就是运用这种方式来形成扇形扫描的，而后面要讲的电子聚焦也是通过控制波束的指向性来实现的。

（四）组合扫描

现代超声探头的换能器多由相互独立的多个振元排列组成（如128个振元），即线阵（或凸阵）探头。为了提高系统的分辨力和灵敏度，工作时通常都是有若干个相邻的振元同时受到激励，这种方式称为组合扫描。

多振元组合发射，等效于单个振元的宽度加大。也便于对波束的电子聚焦和多点动态聚焦，从而改善整个探测深度范围内的分辨力和图像清晰度。

选用线阵各振元不同的工作次序和方式，会直接影响成像质量。由于振元不同顺序的分组激励，也就形成不同的发射束扫描。B超仪中常用的扫描方式有组合顺序扫描和组合间隔扫描，现分述如下。

1. 组合顺序扫描　如图7-16所示，设总振元数为n，子振元数为m（假设$m=4$），则激励顺序为$1\sim4$，$2\sim5$，$3\sim6$，$4\sim7$……

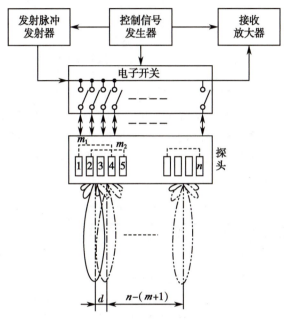

图7-16　组合顺序扫描示意图

由图可见，顺序扫描是用电子开关顺序切换方式，将相邻m个振元构成一个组合，接入发射/接收电路的振子，使之分时组合轮流工作，产生合成超声波束发射并接收。具体工作过程如表7-1所示。这种顺序扫描方法最简单，虽然它也使等效孔径加大、波束变窄、分辨力有所提高，但从表7-1可知，此种扫描声束的线距等于振元间距，图像质量不高。

表7-1　组合顺序扫描工作流程

第几次发射、接收？	哪些振元发射、接收？	声束中心位于何处？	波束位移多大？
第一次	$1\sim4$	振元2、3中间	—
第二次	$2\sim5$	振元3、4中间	d
第三次	$3\sim6$	振元4、5中间	d
第四次	$4\sim7$	振元5、6中间	d
……	……	……	……
第$n-m+1$次	$(n-m+1)\sim n$	振元$(n-2)$、$(n-1)$中间	d

2. 组合间隔扫描　要提高图像质量，必须缩小声束的线距。那么改变振元组合方式是否可以减小声束间的线距呢？回答是肯定的。下述的间隔扫描只不过是对顺序扫描的一种改进，间隔扫描又分为$d/2$间隔扫描和$d/4$间隔扫描两种。

（1）$d/2$间隔扫描：设总振元数为n，子振元组合分为两组，一组为m，一组为$m+1$。对其分组间隔激励，如图7-17（A）所示。假设$m=5$，则$m+1=6$，分组激励次序为$1\sim5$，$1\sim6$，$2\sim6$，

2～7……这时可见声束间距为 $d/2$，与组合顺序扫描相比，线数增加近 1 倍，使生成的图像更加清晰。其工作过程如表 7-2 所示。

表 7-2　$d/2$ 组合顺序扫描工作流程

第几次发射、接收？	哪些振元发射、接收？	声束中心位于何处？	波束位移多大？
第一次	1～5	振元 3 中心	—
第二次	1～6	振元 3、4 中间	$d/2$
第三次	2～6	振元 4 中心	$d/2$
第四次	2～7	振元 4、5 中间	$d/2$
第五次	3～7	振元 5 中心	$d/2$
第六次	3～8	振元 5、6 中间	$d/2$
……	……	……	……

（2）$d/4$ 间隔扫描：若要进一步地提高图像的清晰度，可采用 $d/4$ 间隔扫描，如图 7-17（B）所示。这种扫描方式与组合顺序方式相比较，其线密度提高了 4 倍，图像质量得到进一步的改善。其缺点是，由于每次发射和接收振元的分组并不一定相同，因此收发控制电路就相对复杂些。$d/4$ 组合顺序扫描工作流程如表 7-3 所示。

表 7-3　$d/4$ 组合顺序扫描工作流程

第几次发射、接收？	哪些振元发射？	哪些振元接收？	声束中心位于何处？	波束位移多大？
第一次	1～3	1～3	振元 3 中心	—
第二次	1～3	1～4	振元 3、4 中间	$d/4$
第三次	1～3	2～4	振元 4 中心	$d/4$
第四次	1～4	2～4	振元 4、5 中间	$d/4$
第五次	2～4	2～4	振元 5 中心	$d/4$
第六次	2～4	2～5	振元 5、6 中间	$d/4$
……	……	……	……	……

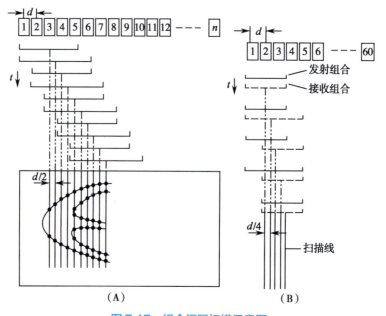

图 7-17　组合间隔扫描示意图
（A）$d/2$ 间隔扫描；（B）$d/4$ 间隔扫描。

（五）声束的聚焦

探头发出的超声束在探测深度范围内会聚收敛称为超声的聚焦，要提高超声探测器的灵敏度和分辨力，除了对线阵探头实施多振元组合发射，还需将探头发射的超声束在一定的深度范围内会聚收敛，以此增强波束的穿透力和回波强度。

声束聚焦通常分为两类：声学聚焦和电子聚焦。采用何种聚焦方式，视不同的应用场合而定。有些场合仅采用一种聚焦就能满足要求，有的场合需同时用两种聚焦。

1. 声学聚焦　与光学聚焦的基本原理相似，采用声透镜进行聚焦。声透镜是利用折射原理制成的聚焦元件，其聚焦原理如图 7-18 所示。焦距 F 的长短与透镜曲率半径成正比，与折射率成反比。通过对透镜几何尺寸和材料特性的选择，可改变其聚焦特性。为了减小超声波在材料中的传输损耗，透镜应尽可能做得薄些。为保证良好的声学聚焦，还应考虑声透镜材料的选择、声阻抗的匹配以及制作工艺等。

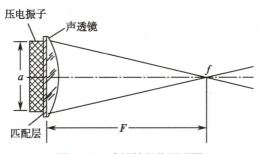

图 7-18　声透镜聚焦原理图

2. 电子聚焦　用声透镜对声束进行聚焦，其焦距是固定不变的，这对探测不同深度的目标不利。人们根据对线阵振元延时触发可改变声束指向性的原理，研究出电子聚焦的聚焦方式，为动态聚焦打下了良好的基础。电子聚焦实质是对各振元采用延时激励，即每一激励脉冲，经不同的延时后到达各振元，使得这些振元发射的声场在某个既定的区域内，因相位相同产生相长干涉，而在另一区域内产生相消干涉，使各振元发射的超声波在焦点处会聚。

电子聚焦的焦距长短，取决于被激励的振元数目、激励脉冲的延迟时间以及换能器的工作频率和间隔距离等。通常焦距越长，被激励的振元越多，延迟时间亦增加。

电子聚焦的工作过程如图 7-19 所示。

假定将要发射的一组振元数 $n=8$，若从两端向中心逐步增加延迟时间，则合成波面呈凹形弧面（近似二次曲线凹面），这如同凹面镜一样，在焦距处形成声束聚焦。

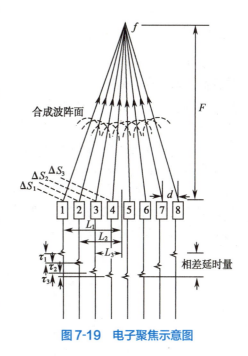

图 7-19　电子聚焦示意图

设 1、2、3 号振元距线阵中心距离分别为 L_1、L_2、L_3；焦距 $F=35\text{mm}$，相邻两振元的间距 $d=0.5\text{mm}$，则由 7-19 图可得

$$L_1 = 3.5d = 3.5 \times 0.5 = 1.75\text{mm} \tag{7-1}$$

$$L_2 = 2.5d = 2.5 \times 0.5 = 1.25\text{mm} \tag{7-2}$$

$$L_3 = 1.5d = 1.5 \times 0.5 = 0.75\text{mm} \tag{7-3}$$

则第 1 振元与第 2 振元的声程差（第 1 振元与第 2 振元声线长度差）为

$$\Delta S_1 = \sqrt{F^2 + L_1^2} - \sqrt{F^2 + L_2^2} = \sqrt{35^2 + 1.75^2} - \sqrt{35^2 + 1.25^2} = 0.021\ 41\text{mm} \tag{7-4}$$

同理可得

$$\Delta S_2 = 0.014\ 28\text{mm} \tag{7-5}$$

$$\Delta S_3 = 0.007\ 142\text{mm} \tag{7-6}$$

由声程差可以算出各相差延时量 τ_0，若超声波在人体组织内传播的平均速度为 $c = 1\ 540\text{m/s}$，则可求得第 1 振元与第 2 振元的相差延时量 τ_1

$$\tau_1 = \frac{\Delta S_1}{c} = \frac{0.021\ 41}{1\ 540 \times 10^3} = 0.000\ 013\ 902 \times 10^3\text{s} = 13.9\text{ns} \tag{7-7}$$

同理

$$\tau_2 = \frac{\Delta S_2}{c} = 9.27\text{ns} \tag{7-8}$$

$$\tau_3 = \frac{\Delta S_3}{c} = 4.64\text{ns} \tag{7-9}$$

将图 7-19 发射电子聚焦的延迟过程归纳如表 7-4 所示。

表 7-4　发射振元与相应的激励脉冲延迟量

发射顺序	发射振元	激励脉冲延迟量 /ns
第一次发射	第 1 振元和第 8 振元	0
第二次发射	第 2 振元和第 7 振元	$\tau_1 = 13.9$
第三次发射	第 3 振元和第 6 振元	$\tau_1 + \tau_2 = 23.17$
第四次发射	第 4 振元和第 5 振元	$\tau_1 + \tau_2 + \tau_3 = 27.81$

3. 动态电子聚焦　超声成像过程中，在整个探测深度的范围内波束都能有良好的会聚，才能提高整幅图像的清晰度，这就要求发射波的焦距可变，即动态聚焦。由于发射波的焦距是随发射激励脉冲的不同延时而改变的，因此，改变激励脉冲的延时，就可调节焦距，从而获得动态电子聚焦。

动态电子聚焦又可分为等速动态电子聚焦和全深度分段动态电子聚焦。等声速电子聚焦的实现方法：通过计算机控制，以一定的速率改变发射和接收的延迟时间，使焦点随发射波和接收同步移动，使整个探测深度的所有位置，都有良好的横向分辨力。显然，这种聚焦方式最为理想。但由于焦点的移动速度快、延时分级细、延时精度高，故对电路设计有更高的要求。一种较为简单实用的方法是全深度分段动态电子聚焦，如图 7-20 所示。

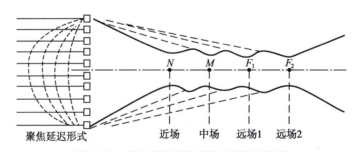

图 7-20　全深度分段动态电子聚焦示意图

所谓全深度分段动态电子聚焦，就是将所要探测的深度划分成若干段，常分为四段，即近场（N）、中场（M）、远场 1（F_1）、远场 2（F_2）。这四个焦距由聚焦延迟时间关系和传播媒介中的声速决定。工作时按近场、中场、远场 1、远场 2 顺序发射。

这种聚焦方式的优点：分段数少（仅分四段），对延迟线的转换速度要求不高，电路实现也较容易。其缺点是显示一行信息需经若干次不同焦点的发射与接收，降低了成像速度，容易造成图像闪烁。超声诊断设备在图像处理过程中采用"慢入快出"的方式解决上述问题。

二、模拟 B 超

B 超发展的初期，主要采用的是模拟超声成像技术。以线阵扫描 B 超系统为例，其基本工作原理是将若干组超声换能器依直线排列，由控制系统控制，依次激励各组换能器，形成扫描波束。同时，换能器接收回波信号。当前一组换能器完全接收回波后，下一相邻组换能器才开始工作。同时，采用相控技术进行波束聚焦，使得回波信号得到增强，并将其送到信号处理系统，信号处理系统再将回波信号进行处理后，变成视频信号输出，形成医学超声图像。

B 超系统一般是由发射单元、接收单元、信号处理与图像形成单元、系统控制单元等部分组成。如图 7-21 所示。下面以线阵扫描 B 超系统为例，具体讲解各单元的基本组成及其工作原理。

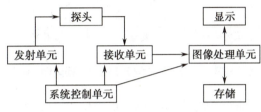

图 7-21　B 超基本组成框图

（一）发射单元

发射单元是指把控制单元给出的触发逻辑信号（DP）调制成探头振元所需的激励脉冲信号的单元电路。EUB-240 型 B 超发射单元电路框图如图 7-22 所示。这是一种较为典型的电路，可分为发射聚焦电路、发射多路转换电路、发射脉冲产生电路、二极管开关电路和二极管开关控制电路等。

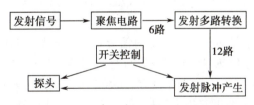

图 7-22　EUB-240 型 B 超发射单元电路框图

1. 发射聚焦电路　通常由多路延迟线组成，产生对发射波束长轴方向电子聚焦所需的延时脉冲信号。输出的各路触发脉冲的延时量必须根据当前发射的焦距来确定。

对发射聚焦电路的基本要求：①能根据波束扫描方式的需要，提供不同延时量的脉冲信号；②一次输出的各脉冲信号应符合发射聚焦的要求；③考虑探头工作频率和多点动态聚焦的需要，脉冲延时能通过数控方式快速变换；④足够的延时精度。

2. 发射多路转换电路　是对聚焦电路输出的多路延时脉冲，根据扫描、多点动态聚焦的需要进行按组重新分配的过程。

3. 发射脉冲产生电路　发射多路转换电路输出的延时脉冲是逻辑信号，不能直接用来激励探头的振元，使之产生超声波，而是要将这一逻辑脉冲"转换"成一个幅度、宽度、功率等能满足振元产生超声波的脉冲。这一"转换"是采用发射脉冲产生电路实现的，发射脉冲的幅度和宽度是两个重要指标。

一般而言，幅度大，则超声功率就强，而且接收灵敏度也就高；脉宽窄，则分辨力高，盲区小。

213

并且尽可能减小发射激励脉冲的后沿振铃,以适应一定的高电压输出。

发射脉冲产生电路最关键的地方是对激励脉冲后沿的处理,即最大可能减小阻尼振荡的幅度和振荡的次数。

4. 二极管开关电路和二极管开关控制电路 设置二极管开关电路的目的是减少主机与探头的连线。为控制二极管开关电路,还必须设置一个二极管开关控制器,用以产生控制探头中二极管开关相应需要的控制信号。输出高电平时,探头中相应二极管开关打开,否则输出为低电平。

(二)接收单元

接收单元是指探头接收到反射超声波,将其转换成电信号输送开始到回波信号合成为止的单元电路。EUB-240 型 B 超接收单元框图如图 7-23 所示,分为前置放大、信号合成(虚线部分)两部分,信号合成又分为接收多路转换、可变孔径、相位调整等电路。

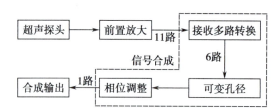

图 7-23 EUB-240 型 B 超接收单元电路框图

采用多振元组合发射和动态聚焦,其接收电路也要与发射电路对应起来,形成对发射调制的解调过程。

1. 前置放大器 由于探头获得的回波信号十分微弱,其幅度约在 $10 \sim 30 \mu V_{p\text{-}p}$ 范围之间,再加上传输衰减,其信噪比就降得更低。因此应预先给予一定量的放大,才能送往后级合成处理。对前置放大器的要求是在做到低噪声和外部干扰小的前提下,尽可能提高放大器的增益。另外,由于回波信号占据一定的频带范围,因此要求放大器要有足够的带宽,否则容易产生波形失真,从而导致纵向分辨力下降。

前置放大器路数的多少与一次投入工作的振元数目和开关二极管阵列的控制有关。EUB-240 型 B 超,共设置 16 路前置放大器。

2. 信号合成 信号合成是对同一目标反射信号到达不同振元的信号合成。

(1)接收多路转换开关:EUB-240 型 B 超中,接收多路转换开关的任务就是从前置放大器的 16 路输出中,选出当前有回波信号输出的 11 路,并将它们合成(转换)为 6 路($F_0 \sim F_5$)输出。

(2)可变孔径电路:采用多振元组合发射,虽实现了动态电子聚焦,但接收就会带来换能器有效孔径增大的问题,孔径增大意味着近场分辨力降低。采用可变孔径接收,近场用小孔径,中、远场用较大孔径,这样既保证了近场分辨力不会降低,又照顾到中、远场的指标。

在接收过程中,对于近场目标信号用较少的振元投入工作,即缩小孔径;对于中场,用比近场较多一点的振元投入工作,适当扩大孔径;对于远场用较多的振元投入工作,进一步扩大孔径。随着探测深度的增加,分段增加接收振元的工作,从而达到由浅至深分段增大孔径的目的。

(3)相位调整:接收相位调整是信号合成的最后一步,它实质上是发射聚焦的解焦电路。

调相电路将可变孔径电路输出的各路信号之间的延时量进行调整,使之实现同相合成。

(三)信号处理与图像形成单元

信号处理与图像形成单元是指回波信号合成后进行一系列处理,最后形成全电视信号的单元电路。对于 EUB-240 型 B 超,它是由模拟信号处理和图像形成两个部分组成的,即预处理电路和数字扫描变换电路。

1. 预处理电路 要解决以下几个问题。①超声在传播过程中的衰减,即处在不同深度上的反射回波信号由于衰减量不同造成回波信号幅度差异很大,需要通过时间增益补偿电路来解决;

②工作频率越高,衰减越大,发射信号频谱的中心频率随探测深度增加而下移,需要采用动态滤波来解决;③同距离上反射目标,由于反射系数不同造成反射回波信号幅度差异很大,要对回波信号进行对数压缩;④反射回波中包含高频载波成分,需要用检波电路得到需要的反射回波幅度信息;⑤对反射源的边界需要用勾边电路来突出,便于病灶的诊断和器官组织的测量。

(1)时间增益补偿(time gain compensation,TGC)电路:由于介质对超声波的散射和吸收作用,超声波在人体软组织中将随着深度的增加而逐渐减弱。如果不对远距离的回波给予一定的增益补偿,不同深度相同声阻抗界面在显示器上将有不同灰度显示。

时间增益补偿的原理,实质上是要求动态地提供增益控制,TGC 电路提供一个随时间而变的、能跟踪所预期的回波信号的控制电压,控制放大器的增益。

(2)动态滤波(dynamic filtering,DF)电路:是一个频率可控的选频网络,从医学角度讲,就是通过动态滤波滤除近场的过强低频成分和深部的高频干扰,把有诊断价值的回波提取出来。

(3)对数放大器:对射频回声信号实施对数压缩是实现灰阶显示的基础,它是模拟图像处理的一项重要内容。对数放大器就是用于对信号实施对数压缩的这样一种非线性放大器,可以使所显示的图像层次更加丰富。

(4)检波电路:将对数放大器输出的高频(3.5MHz、5MHz 等)回波信号变换为视频脉冲信号输出,以便于实施数字扫描变换处理和屏幕显示。现代超声诊断设备中常采用包络检波器等成熟的集成电路,提高了电路的稳定性和可靠性。

(5)勾边电路:在图像处理技术中,"勾边"(边缘增强)是不可缺少的处理环节。为了突出图像的轮廓,使之便于识别和测量,常采用勾边电路,勾边方法有多种,例如微分相加、积分相减等。

2. 数字扫描变换电路　数字扫描变换器(digital scan convertor,DSC)是计算机技术和数字图像处理技术在 B 超中的成功应用,采用 DSC 技术后的 B 超,不仅能用标准电视的方法显示清晰的动态图像,而且提供了强大的图像处理功能。

DSC 实质上就是一个带有图像存储器的数字计算机系统,EUB-240 型 B 超 DSC 方框图如图 7-24 所示。

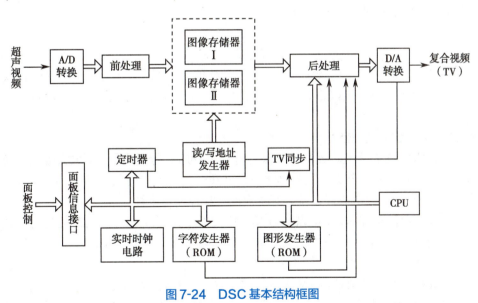

图 7-24　DSC 基本结构框图

(1)A/D 转换:要对超声视频模拟信号实施计算机图像处理,首先必须将模拟信号转换成数字信号,这一转换过程称之为图像数字化。在选择 A/D 转换器时要考虑超声信号的一些参数,假如超声视频信号的带宽为 6MHz,为了使采样输出信号能不失真地再现原信号,必须使采样频率至少为输入信号最高有效频率的两倍,采样频率至少要大于 12MHz。转换精度视像素的灰阶而定。通常采用 4 位或 8 位甚至更高的 A/D 转换器。

（2）前处理：在 A/D 转换之后，在图像存储器之前的这一段处理称为图像的前处理。前处理不会改变 A/D 转换获得的各像素之间持有沿波束矢量方向的时间关系。EUB-240 型 B 超的前处理主要包括行相关处理和帧相关处理。设有缓冲存储电路、行相关电路、串 / 并变换电路和行相关电路。

（3）图像存储器：又叫主存储器或帧存储器，是 DSC 的核心部件。图像存储器用于存储一帧或数帧超声图像数据，其单帧容量的大小取决于一帧扫描行信息线的多少以及对探测深度回波进行 A/D 变换的取样速率。其字长由像素灰阶的多少而定。

（4）后处理：在图像存储器之后到 D/A 转换之前的这一段处理，称为图像的后处理。后处理以提高图像清晰度、突出更具有诊断价值的图像特征为目的。一般后处理有以下内容：灰度修正、灰阶扩展与压缩、γ 校正、直方均衡、电子放大、插行处理、灰阶标志生成、正 / 负像翻转等。

（5）全电视信号合成和 D/A 转换：为了适应 TV 显示，DSC 形成的数字信号要转换成模拟信号，即 D/A 转换。一个完整的超声电视信号不仅包含带有人体组织信息的回声信号，还包含灰阶标志信号、字符信号以及同步信号 $\overline{CSYNC}$ 和消隐信号 $\overline{CBLK}$ 等。在进行 D/A 转换之前，先要进行全电视信号合成。

（四）系统控制单元

超声成像系统是一个复杂的电子仪器设备，要使各部分电路有条不紊地工作，必须对整机进行有序协调地控制。在前面介绍发射单元、接收单元、信号处理与图像形成单元等涉及许多控制信号，都是由控制单元给出的。

随着计算机技术的不断发展，系统控制单元电路有很大的改进。各设备之间差异很大。它主要由中央处理器（CPU）、程序存储器（ROM）、工作存储器（RAM）、读 / 写控制电路、取样时钟发生器、DP 脉冲发生器、数据输出接口电路、收 / 发控制（ROM）产生电路、电视同步信号产生（ROM）电路、字符、标志形成电路、键盘电路等组成。CPU 在 ROM 程序和相应硬件的支持下，以及在系统时钟和屏幕显示时钟的控制下，发出各种控制信号，并接受键盘命令，从而完成超声的发射、接收以及 DSC 处理的各种任务。

三、全数字 B 超

全数字化超声诊断系统是从波束形成到信号转化的全过程采用数字处理，1987 出现世界上第一台全数字化超声诊断系统，经过三十多年的发展，不断改进，不断更新，已成现代超声诊断系统的主流。

（一）全数字 B 超的关键技术

全数字化技术保证了超声诊断设备图像更清晰、更准确，分辨力更高，大大提高了超声诊断的准确率，直接决定着超声诊断设备的整体质量。在一定程度上可解决带宽、噪声、动态范围、暂态特性之间的矛盾，使超声成像系统具有更高的可靠性和稳定性。

从分析成像原理的角度出发，可以把 B 超分成发射单元、接收单元、信号处理与图像形成单元和系统控制单元等。如果从生产制造的角度出发，我们还可以把 B 超分成前端、信号处理和后端，如图 7-25（A）所示。

波束合成器称为 B 超的前端，扫描变换器称为 B 超的后端。B 超的后端总是数字化的，即数字扫描变换（DSC），而 B 超的前端最初是模拟前端（如前面分析的 EUB-240 型 B 超）。当 B 超具有一个数字前端的时候，它的信号处理部分无可选择地是数字信号处理，而扫描变换本来就是数字化的，因此这样的 B 超称为全数字 B 超，如图 7-25（B）所示。

下面就全数字 B 超有别于模拟 B 超的几个关键问题进行探讨，共性的问题在这里就不讨论了。

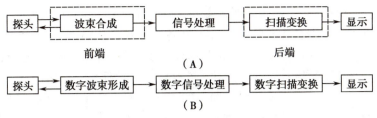

图 7-25 全数字 B 超基本构成框图

1. 数字波束形成 关键是波束合成，波束合成简单地说就是延时求和。延时是控制声束方向和聚焦需要的，是 B 超前端的精髓。延时精度是 B 超最重要的指标之一，是图像质量的核心要素。延时的复杂性在接收动态聚焦的场合变得更加突出，这时延时要随着接收深度的增加而实时动态地改变。延时的方法可分为两大类：模拟延时与数字延时。模拟延时一般采用抽头延时线的器件，延时精度、可控性、可靠性都有限。在通道数较多且动态接收聚焦的情况下，尤为突出。数字延时的性能在很大程度上依赖于数字器件的速度和集成度，随着数字器件速度和集成规模的提高，数字延时具有模拟延时无可比拟的优势。下面介绍两种数字波束形成器。

（1）控制采样脉冲方式：如图 7-26 所示，数字波束形成器通过控制 A/D 转换器的采样脉冲实现数字延时。

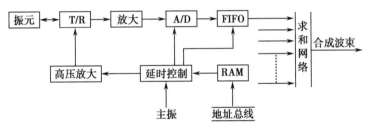

图 7-26 控制采样脉冲方式的数字波束形成器（一个通道）框图

这种波束形成器的数字延时精度等于主振周期 T。延时量以 T 为量化单位转换成二进制数码存放在各通道延时数据 RAM 中，以备实时扫描过程中随时调出使用。各通道的延时控制器主要由发射延时计数器和接收延时计数器组成。在延时数据装载期，发射延时数据装载发射延时计数器，接收延时数据装载接收延时计数器。发射期开始后，各通道发射延时计数器同时开始倒计数，计数频率为主振频率，当一个通道的发射延时计数器倒计数至零时，便产生该通道的发射脉冲。当所有通道都发射了脉冲之后，接收期才可以开始。接收期开始后，各通道的接收延时计数器同时开始倒计数，计数频率为主振频率，当一个通道的接收延时计数器倒计数至零时，便产生该通道的第一个采样脉冲，此后接收延时计数器工作于固定分频状态，输出射频采样脉冲。A/D 变换器的输出暂存于各通道的 FIFO（先进先出的数据缓存器）之中，当各通道的 FIFO 都已收到它的第一个样本时，便可以启动各通道的 FIFO 移位输出。各通道的 FIFO 输出相加就是各通道信号的延时相加，也就是波束合成器的输出。

（2）基于双口 RAM 方式：如图 7-27 所示，数字波束形成器是基于双口 RAM 实现的。

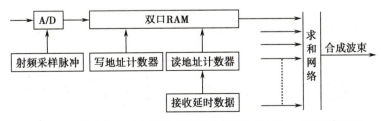

图 7-27 基于双口 RAM 方式的数字波束形成器（一个通道）框图

217

在这种数字波束形成器中，各通道回波信号被同一射频采样脉冲均匀采样，并按同样的地址将采样数据分别同步写入各通道的双口 RAM。从各通道双口 RAM 的不同地址单元取数求和即可实现波束控制与动态聚焦所需的延时，延时精度等于射频采样间隔。读地址计数器与写地址计数器的时钟频率都等于射频采样率，写地址计数器仅仅是周而复始的简单变化，但读地址计数器为了动态聚焦的需要不再有写地址那样简单的变化规律。在每一个接收聚焦段期间，它具有简单递增的变化规律，而从一个接收聚焦段跳到另一个接收聚焦段时，新的延时数据装载读地址计数器，使读地址出现一次"异动"的节拍，之后又是有规律地简单递增。

在不希望高射频采样率的情况下，可以通过插值提高数字延时的精度，如图 7-28 所示。当双口 RAM 的数字延时方案与插值滤波器配合使用时，双口 RAM 提供粗延时，而由插值滤波器把延时精度提高到 1/4 或 1/8 的射频采样间隔，从而为获得高精度延时提供了实际可行的途径。

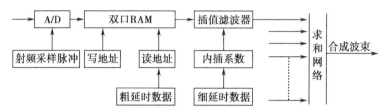

图 7-28　具有插值滤波器的数字波束形成器（一个通道）框图

2. 数字信号处理　全数字 B 超数字信号处理的核心内容是检波，用以完成这个任务的电路称为检波器。

最简单的检波器仅需一个二极管，就可以完成。目前，集成射频检波器得到了广泛的应用，具有更高的灵敏度和稳定性。

全数字 B 超数字信号处理一般采用的检波器分为包络检波器和同步检波器。前者的输出信号与输入信号包络成对应关系，主要用于标准调幅信号的解调。后者实际上是一个模拟乘法器，为了得到解调作用，需要另外加入一个与输入信号的载波完全一致的振荡信号（相干信号）。

包络检波输入是高采样率的射频回波，输出是低采样率的视频信号。有两种包络检波器可供选择，一种是绝对值包络检波器，另一种是正交包络检波器。

（1）绝对值包络检波器：如图 7-29 所示。射频信号是一个带通信号，其中心频率为载波频率。在射频信号取绝对值之前必须把它的直流成分去除，取绝对值之后，信号频谱的能量中心位于零频、二倍载频、四倍载频，其中的低频成分就是我们要提取的回波包络。抽取滤波实际上是合并了两个信号处理步骤，其一是提取回波包络的低通滤波器，其二是低采样率电路，把高采样率的包络变为低采样率的包络。

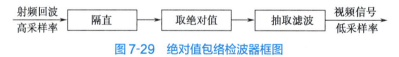

图 7-29　绝对值包络检波器框图

（2）正交包络检波器：如图 7-30 所示。正交包络检波的关键是把实射频回波变为复射频回波，称为正交化处理，可以通过一对正交的带通滤波器实现。由于射频回波正交化之后即可进行低采样处理，因此这对正交的带通滤波器可以用抽取滤波器实现。正交抽取滤波器输出两路信号，一路是复包络的实部 I，另一路是复包络的虚部 Q，它们在复信号取模电路中进行 $\sqrt{I^2 + Q^2}$ 运算，即得我们要提取的回波信号包络。

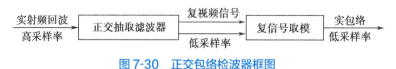

图 7-30　正交包络检波器框图

（二）全数字 B 超分析

以 DP-9900 型 B 超为例分析全数字 B 超的基本结构和工作原理。其系统结构图如图 7-31 所示。

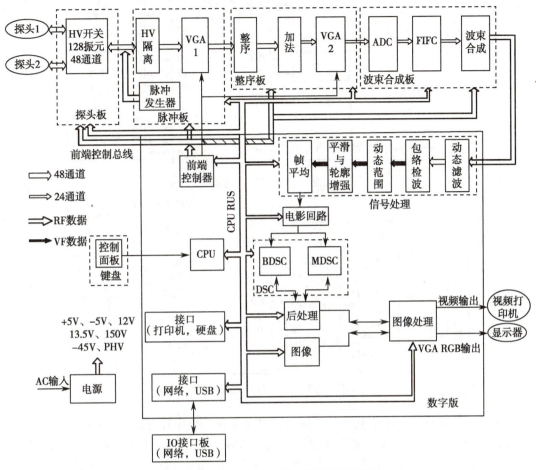

图 7-31　DP-9900 型 B 超系统结构图

DP-9900 型 B 超由探头板、脉冲板、整序板、波束合成板、数字板、控制面板、I/O 接口板、电源板等部分组成。其中数字板又包括以 CPU 为中心的系统控制部分，以包络检波为中心的信号处理部分和以 DSC 为中心的图像处理部分。各板与母板间的连线如图 7-32 所示。

1. 探头板　采用带有 128 个振元的探头和 48 个发射／接收处理通道。每条扫描线可以应用 48 个相邻的振元，需要通过切换电路来实现 128 个振元到 48 个振元的转换。这个切换电路根据信号处理板的命令执行相应的切换任务，通过高压模拟开关 HV20220PJ 和继电器组 TN2-5V 实现转换。

探头板包括高压开关电路组模块、高压开关控制电路模块、探头选择继电器组及其控制模块、自检模块等。

2. 脉冲板　有两个功能：高压发射脉冲产生和回波信号放大。包括两个模块：发射脉冲电路模块与回波信号放大电路模块。

（1）发射脉冲电路模块：用于生成高压发射脉冲，可以再分成数字总线信号缓冲电路、发射序列电路、发射驱动和高压脉冲输出电路。其工作过程是把发自于发射序列电路的低压发射脉冲，经过发射驱动电路和驱动高压脉冲输出电路，最后触发探头开始发射过程。

（2）接收和放大回波电路：把经过高压隔离电路隔离后的回波信号送到 AD604 的输入端，在 VGA1 控制下，进行可控增益放大，为后面的整序电路提供足够的信号增益。可进一步划分为高压隔离电路、可变增益放大电路以及参考电压生成电路。

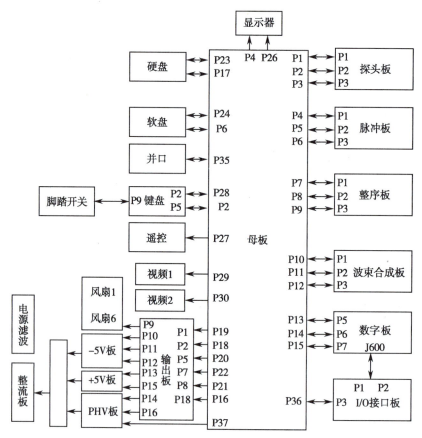

图7-32　各板与母板间连接图

3. 整序板　整序板的核心是通过三级模拟开关实现的整序开关矩阵。MC14052用作模拟开关。PECHO[48…1]为经脉冲板放大的超声回波信号。输入信号对应于探头的48个通道。

该电路先去掉信号PECHO[48…1]中的DC成分，然后将剩余的信号发送到一级开关矩阵，该矩阵由排序地址A[1…0]控制，用以实现最多4个空间的排列转换。以此方式，1至4的任何信道接收的任何信号都可以作为第一个信道的信号并进入二级开关矩阵。二级开关矩阵由排序地址A[3…2]控制。根据一级开关矩阵实现的转换，二级开关矩阵可以实现最多16（4×4）个空间的排列转换。这样，16个信道中任何一个信道接收的信号都可以作为第一个信道的信号，并进入三级开关矩阵。二级开关矩阵的信号输出将被缓冲，然后被发送到三级开关矩阵。三级开关矩阵由高4位的排序地址A[7…4]控制。根据前面两个级的转换，三级开关矩阵可以采用48个信道接收的任何信号作为第一个信道的信号，这样就能实现48个通道的中心对称整序。经排序的通道由加法器对称相加，经TGC2放大，然后进入波束合成板。

4. 波束合成板　其功能是信号的A/D转换和波束合成。波束合成板包括滤波电路、A/D转换、FIFO电路、波束合成控制接口电路、波束合成和数字低通滤波电路等。

（1）输入滤波和A/D转换电路：输入滤波电路的功能是对A/D转换器完成差分驱动，并构成低通滤波以防止采样造成的重叠。

（2）FIFO电路：12通道FIFO采用FPGA（U96）内的SRAM实现，另外的12通道FIFO采用FPGA（U97）内的SRAM实现。其存储容量为512字节。很好地满足了接收相位调整的要求。

（3）波束合成控制接口电路：该电路提供与主机CPU的接口。为了实现接收动态聚焦，不同通道的取样时钟需要不同的延时。波束合成电路中，波束合成控制电路由主CPU写入延时参数，存入SRAM中。

（4）波束合成和低通滤波电路：波束合成电路从SRAM获取动态参数，将缓冲在FIFO中的

12 信道回波信号数据加权求和并调整孔径的直径。经计算的数据通过低通滤波后形成输出。

5. 数字板 数字板主要由计算机系统、RF FPGA(UA1)、VF FPGA(UA2)、电影回路 FPGA(U31)和 DSC FPGA(U32)等组成。

(1) 计算机系统：采用 MCF5370(U1)作为中心，完成以下功能：①配置 FPGA 和初始化 FPGA；②处理超声扫描中断；③响应键盘中断；④执行操作界面相关的所有操作。

(2) RF FPGA(UA1)：直接与波束合成板相连，接收回波数据，完成动态滤波，生成后端测试信号、前端控制信号和前端总线。转换的信号直接被发送到 UA2。

(3) VF FPGA(UA2)：包络检波、二级取样、对数压缩和动态范围转换、奇偶数扫描线修正、中值滤波、平滑处理、边缘增强、多焦点连接、VGA1 和 VGA2 输出以及前端测试数字信号的生成。经处理的回波信号将被发送到电影回路 U31。

(4) 电影回路 FPGA(U31)：回波再生、帧相关处理、电影回放、图形和图像显示、VGA 到 VIDEO 的转换。经处理的信号(Image…)被发送到 DSC FPGA。它也接收由 DSC FPGA 处理的信号(RawB…RawM…)。

(5) DSC FPGA(U32)：实现从极坐标到正交坐标的转换、PAN/ZOOM 功能、B/B 与 B/M 模式的切换等。它接收电影回路 FPGA 信号(Image…)，输出(RawB…RawM…)到电影回路 FPGA。

6. 控制面板 此电路主要完成以下功能：①对按键的扫描和读取，并将其转换为键码值然后传输给主机；②接收轨迹球消息并发送给主机；③光电码盘接口控制，光电码盘输出的为 2 位的格雷码，控制电路对其输出进行方向判断和计数，并将计数值传送给主机；④单片机编码器(single chip microcomputer programmer, STC)消息传送，当检测到面板上的 STC 调节电位器发生变换时，读取当前的值发送给主机。

该电路主要包括单片机(AduC812)、CPLD(EPM3128ATC100)、背光按键、轨迹球、机械旋转编码器以及滑动电位计等。

(李哲旭)

第三节 超声多普勒成像

超声多普勒技术是研究和应用超声波由运动物体反射或散射所产生的多普勒效应的一种技术。根据多普勒效应，结合声学、电子技术制成的超声成像系统，称为多普勒超声诊断仪(D 型超声诊断仪)。它能够对运动器官、组织无损伤性地检出其运动情况的信息，广泛应用于血管、心脏、血流和胎儿心率等的检测。

一、超声多普勒技术

(一)多普勒效应

当声源、接收器、介质之间存在相对运动时，接收器收到超声频率和超声源的频率之间产生的差异，这种现象称为多普勒效应，其变化的频差称多普勒频移。它是由奥地利数学家和天文学家多普勒(C.J.Doppler)于 1842 年在研究星座时首先报道的一种物理现象。

多普勒频移与血液颗粒的流动速度 V 有关，只要测得多普勒频移就可以求得相应的血液流动速度，通过测量接收信号的多普勒频移，就可以估算出人体内运动组织或血流的速度，从而达到了非侵入性检测体内生理状况的目的。

(二)多普勒技术的医学应用

20 世纪 50 年代，利用超声多普勒原理首先出现的是"电子流量计"系统。这种系统虽然不是专为医学研制的，但可用以检测人体血流。

1. 应用多普勒效应测定血流速度的基本原理　两块平行并列放置的压电晶体，其中一块作为发射极，另一块作为接收极。通常在医学超声诊断中，换能器（包括收、发换能器）均静止不动，主要是介质在运动。当超声波入射到达血管内的血液颗粒时，由于血液颗粒是运动的，这时就出现了第一次多普勒频移现象；而被血液颗粒散射的超声波返回到接收极时，由于散射体的血液颗粒相当于超声波的声源，它也是运动着的，于是就出现了第二次多普勒频移现象。

为了计算方便，作两点假设：①假定血液颗粒是向着发射极和接收极运动的速度为 V；②假定超声的入射线和散射线对于血液方向的倾角相同，都等于 θ，则

$$f_R = \frac{c + V\cos\theta}{c - V\cos\theta}f_S \tag{7-10}$$

多普勒频移为：

$$f_D = f_R - f_S = \frac{2V\cos\theta}{c - V\cos\theta}f_S \approx \frac{2V\cos\theta}{c} \tag{7-11}$$

上式表明，多普勒频移与血液颗粒的流动速度 V 有关，只要测得多普勒频移就可以求得相应的血液流动速度，这是多普勒技术测量血流的基本公式。从中可以看出，通过测量接收信号的多普勒频移，就可以估算出人体内运动组织或血流的速度，从而达到了非侵入性检测体内生理状况的目的。

2. 超声多普勒成像系统的发展　70年代后，多普勒系统进入实用阶段，发展至今，常用的有三种模式，即连续波多普勒成像系统、脉冲波多普勒成像系统、多普勒彩色血流显像系统。

超声多普勒成像系统对于人体内活动目标，如血流、活动较大的器官的检测具有独特优势，是一种很有发展前途的医学检测方法。近年来，利用微型电子计算机、数字信号处理技术、图像处理技术等相结合制成的各种系统。可以用来测定血流速度、血流容积流量和加速度、动脉指数、血管管径，判断生理上的供氧情况、闭锁能力、有无紊流、血管粥样硬化等，均能提供有价值的信息。

二、多普勒频移信号的显示

多普勒频移信号的输出与显示有多种方法，这里主要介绍振幅显示、频谱显示和彩色显示。

1. 振幅显示　即幅度 - 频率显示，如图 7-33 所示，横坐标用频率标定，从负最大频移值到正最大频移值；纵坐标代表以对数形式表示了不同频移的回声强度（采样区内不仅红细胞的速度不尽相同，而且具有相同速度的红细胞数目也不一样多，因而不同频移的回声强度是不同的）。它可以用来研究某一时刻血流速度的详细分布，帮助确定采样区的位置，协助判断异常血流的起源。

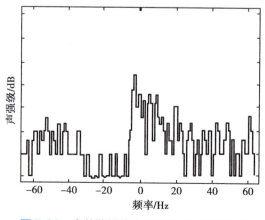

图 7-33　多普勒频移信号幅度 - 频率显示图

2. 频谱显示　即频率 - 时间显示，如图 7-34 所示。

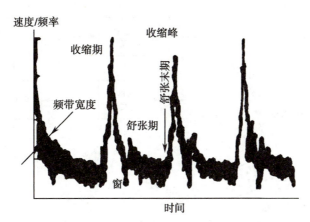

图 7-34　多普勒频移信号频率 - 时间显示图

频谱显示包含如下信息。

（1）频移时间：显示血流持续的时间，以横坐标的数值表示。单位为 s。

（2）频移差值：显示血流速度，以纵坐标的数值表示，代表血流速度的大小。单位为 m/s 或 kHz。

（3）频移方向：显示血流方向，以频谱中间的零位基线加以区分。基线以上的频移信号为正值，表示血流方向朝向探头；基线以下的频移信号为负值，表示血流方向背离探头。

（4）频谱强度：显示采样区内同速红细胞数量的多少，以频谱的亮度表示。速度相同的红细胞数量越多，回波信号的强度就越大，频谱的灰阶则越高；相反，速度相同的红细胞数量越少，回波信号的强度就越低，频谱的灰阶则越低。

（5）频谱离散度：显示血流性质，用频谱在垂直距离上的宽度表示，表示某一瞬间采样区内红细胞速度分布范围的大小。若速度分布范围大，则频谱增宽；相反，若速度分布范围小，则频谱变窄。在层流状态时，平坦形速度分布的速度梯度小，呈空窗型，故频谱较窄；抛物线形速度分布的速度梯度大，故频谱较宽；在湍流状态时，速度梯度更大，频谱则更宽。当频谱增宽至整个频谱高度时，称为频谱充填。

频谱显示实际上是多普勒信号振幅、频率和时间三者之间相互关系的显示，准确显示了多普勒信号的全部信息，是反映取样部位血流动力学变化的较为理想的方法。

3. 彩色显示　在二维 B 型或 M 型超声图基础上，用不同的色彩表示血流方向及其相对速度等动态信息。血细胞的动态信息主要由速度、方向和分散三个因素组成。常用红色和蓝色表示血流方向，朝向探头运动的血细胞用红色表示，离开探头运动的血细胞用蓝色表示；用显示的亮度来表示速度的快慢，即流得越快的血流色彩就越明亮，反之，流得越慢的血流色彩就越暗淡；用黄色、湖蓝色等其他色彩表示分散（血流的紊乱情况），即血流为层流时其色彩变化小，而湍流时色彩变化大。

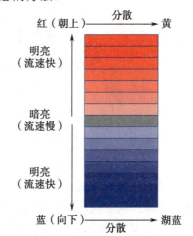

图 7-35　多普勒信号彩色显示原理图

多普勒信号彩色显示原理如图 7-35 所示。应当注意的是，即使是同一血流，由于探头所放位置不同，有时用红色表示，有时用蓝色表示。

三、超声多普勒成像系统

多普勒成像在其发展过程中，出现了多种多样的成像系统，现就主要的几种加以简单介绍。

1. 连续波多普勒成像系统 其基本结构如图7-36所示。

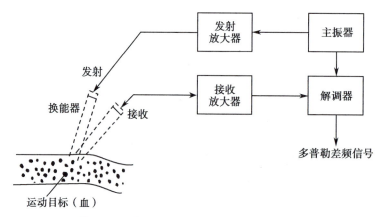

图7-36 连续波多普勒系统的基本结构框图

主振器为一连续波正弦振荡电路,产生与发射换能器谐振频率相同的频率信号,去激励发射换能器产生超声束。活动目标反射和散射回来的回波信号(已包含那些位于两个换能器的波束叠合区中运动目标贡献出的多普勒频移信号),经低噪声的回波接收放大器放大,然后在解调器中加以检测,提取出多普勒频移信号f_D,再经低通滤波器滤出纯的多普勒频移信号f_d,经放大和进一步处理后,最后显示(或记录)结果。

连续波多普勒成像仪没有纵向分辨能力(距离分辨能力),如果有两条不同深度但平行的血管,并都在超声束的覆盖之中,则二维图像无法区分它们的深度。脉冲波多普勒成像仪能解决这个问题。

2. 脉冲波多普勒成像系统 结合了脉冲回波系统的距离鉴别能力和连续波速度鉴别能力的优点,因而应用更为广泛。其基本结构如图7-37所示。

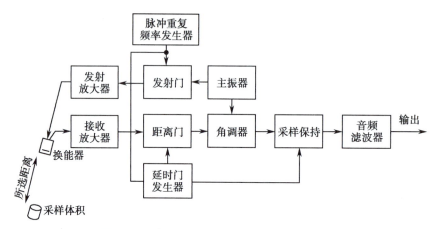

图7-37 脉冲波多普勒成像系统基本结构框图

脉冲波多普勒成像系统除了能获得多普勒信号以外还可测出回波的时间与波束方向,据此确定运动目标的位置。这些信息是成像中所必需的,它所提供的距离信息,可以测定血管中某点的流速。但是脉冲波多普勒系统由于其最大显示频率受脉冲重复频率限制,在检测高速血流时容易出现混叠现象。

3. 彩色多普勒血流成像系统 彩色多普勒血流成像(color Doppler flow imaging,CDFI)是利用超声多普勒原理对心脏和血管进行探测的最新技术。它是根据多普勒效应和频移规律在超声显像和超声心动图的基础上,利用运动目标指示器(moving target indication,MTI)原理来计算出血液中的血细胞运动状态,根据血细胞的移动方向、速度、分散情况,调配红、绿、蓝三原色及其亮度,然后重叠显示在传统的 B 超图像上。它可以显示出血流方向和相对速度,提供在心脏和大小血管内血流的时间和空间信息,从而能定性地了解血流特征(层流、湍流、涡流);还可以显示出心脏某一断面处的异常血流分布情况和测量血流束的面积、轮廓、长度、宽度,把血流信息显示在 B 型或 M 型图像上。

(1) MTI 法多普勒测量基本原理:如图 7-38 所示,探头发射一次超声波,从心脏的壁层和血细胞反射一次回波,当探头接收到两个回波后探头再发射下一个超声波。由于血细胞运动速度很快,因此回波的位置和第一次不一样。若将第一次和第二次接收到的回波相减,即形成第三种波形。因为心脏壁层几乎没有移动,第一次与第二次从心脏壁层反射的回波几乎相同,所以相减之后它们的波形相消;血细胞快速运动,其回波位置不断变化,相减之后产生运动信息。如果朝同一方向多次发射超声波,且沿着回波的每一个点进行检测,即可得到不同距离上的目标运动速度,获得血细胞的运动信息。当多次反复上述发射时,获得的动态信息就更加准确。

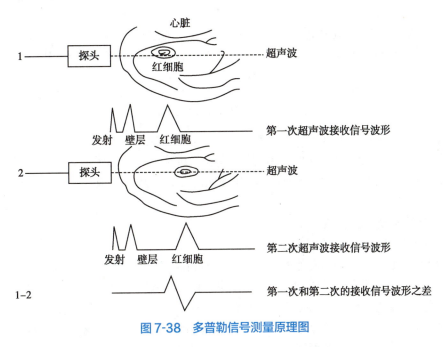

图 7-38 多普勒信号测量原理图

(2) CDFI 的工作原理:如图 7-39 所示。

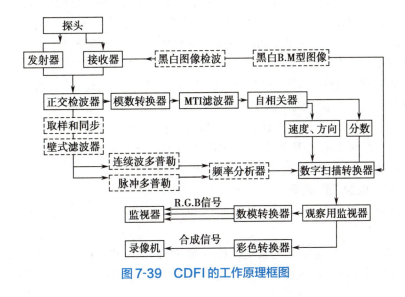

图 7-39 CDFI 的工作原理框图

CDFI 以脉冲超声成像为基础,在超声波发射与接收过程中,系统首先产生差为 90° 的两个正交信号,分别与多普勒血流信号相乘,其乘积经 A/D 转换器变为数字信号,经梳形滤波器滤波,去掉血管壁、瓣膜等产生的低频分量后,送入自相关器做自相关检验。由于每次取样包含了许多血细胞所产生的多普勒血流信息,因此经自相关检验后得到的是多个血流速度的混合信号。将自相关检测结果送入速度计算器和方差计算器求得平均速度,连同经傅里叶变换处理后的血流频谱信息及二维图像信息一起存放到数字扫描转换器(DSC)中。最后,根据血流的方向和速度的大小,由彩色处理器对血流资料做伪彩色编码,送彩色显示器显示,从而完成彩色多普勒血流成像。

(郝利国)

第四节　超声成像新技术

随着科学技术的进步,超声成像设备取得了突破性的进展。出现了很多成像新技术,如三维成像技术、谐波成像技术、介入性超声技术、弹性成像技术等,为医学研究提供了高质量影像信息。

一、三维成像技术

20 世纪 70 年代中期人们开始探讨发展三维超声成像技术,自 80 年代后期开始,由于计算机技术的飞速发展,使得三维超声成像技术得以实现,三维成像起初用于胎儿诊察。目前已用于心脏、脑、肾、前列腺、眼的观察,腹部肿瘤、动脉硬化的诊断。从二维成像到三维成像是超声诊断设备技术的一次重大突破。

(一)三维超声技术的发展
三维超声的发展可分为三个阶段。

1. 自由臂三维　其成像方式是利用二维探头对目标进行一个面一个面的扫查,获得多个二维图像信息,再将二维图像信息重建为三维立体图像。优点是无需特殊的探头,价格低廉。缺点是成像速度慢,图像质量差,临床应用价值不大。

2. 容积三维成像　它的成像原理和自由臂三维的成像原理一样,区别在于设计了专门的容积探头,提高了成像速度,可以瞬间重建,也有准实时三维的叫法,但这不是真正意义的实时三维,它还是一个断面一个断面地进行扫查,然后进行三维重建。其探头的内部有一个小马达,带动晶片进行摆动,逐一扫过每一个层面,经过计算机处理,重建立体图像,目前,容积三维技术的应用比较广泛。但有一定的局限性,如在心脏诊察方面,由于是运动器官,通过重建方式来获得运动三维图像还有一些技术瓶颈。

3. 实时三维成像(四维)　用于实时三维成像的矩阵探头的出现,彻底改变了超声三维成像的方式。其成像工作原理是通过探头发出呈矩阵排列的扫描线,一次采集得到容积体的成像信息,进而形成三维图像。主机接收的回波信号可以遍及在三维的任意立体空间,覆盖的范围之内没有盲区。实时更新所覆盖范围内形态的变化,即实时三维的成像技术。通过实时三维成像技术,可得到心脏等脏器的立体结构,有利于诊断和医学研究。

(二)三维超声成像工作原理
三维超声成像过程包含下面几个步骤:数据采集、三维重建、三维图像可视化和三维图像操作。

1. 数据采集　三维数据采集是实现三维成像的第一步,也是确保三维成像质量的关键一步。根据三维成像技术的发展过程可分为间接三维数据采集和直接三维数据采集。

（1）间接三维数据采集：以二维超声技术为基础，三维数据的采集是借助已有的二维超声成像系统完成的。即在采集二维图像数据的同时，采集与该图像有关的位置信息。再将图像与位置信息同步存入计算机，重建出三维图像。

（2）直接三维数据采集：保持超声探头完全不动，直接获得三维体积的数据。比在先获得二维图像的基础上实现三维图像重建更理想。矩阵探头的出现就实现了三维数据的直接获取。矩阵探头用电子学的方法控制超声束在三维空间的指向，形成三维空间的扫描束，进而获取三维空间内的回波数据，进行计算机处理后形成三维图像。

2．三维重建　数据采集完成后，进行三维重建。三维成像技术有立体几何构成法（GCS 模型）、表面轮廓提取法、体元模型法（Voxel 模型）等技术。

（1）立体几何构成法：将人体脏器假设为多个不同形态的几何组合，需要大量的几何原型，因而对于描述人体复杂结构的三维形态并不完全适合，现已很少应用。

（2）表面轮廓提取法：将三维超声空间中一系列坐标点相互连接，形成若干简单直线来描述脏器的轮廓，曾用于心脏表面的三维重建。该技术所用计算机内存少，运动速度较快。缺点：①需人工对脏器的组织结构勾边，既费时又受操作者主观因素的影响；②只能重建左、右心腔结构，不能对心瓣膜和腱索等细小结构进行三维重建；③不具灰阶特征，难以显示解剖细节，故未被临床采用。

（3）体元模型法：是目前最为理想的动态三维超声成像技术，可对结构的所有组织信息进行重建。在体元模型法中，三维物体被划分成依次排列的小立方体，一个小立方体就是一个体元。一定数目的体元按相应的空间位置排列即可构成三维立体图像。体元模型法需要相当高精度和速度的计算机系统。有些三维重建软件为了加快运算速度对原始数据进行隔行或隔双行抽样运算，采用模糊插值算法使图像更加平滑。

3．三维图像可视化　三维图像可视化就是将三维重建的图像信息映射到二维平面显示的过程。各种可视化模式直接决定了三维超声图像的显示情况。

三维图像可视化分为灰度渲染和彩色渲染两大类。

（1）灰度渲染（gray render）：这种可视化只使用了灰度数据。根据不同的算法，灰度渲染有不同的显示模式：表面模式、多平面模式、透明模式、倒置模式。不同显示模式有不同的特点，为医师提供目标结构的各种检查视角。

（2）彩色渲染（color render）：对三维结构进行彩色渲染，有两种模式，即单色渲染模式（pure color render mode）和玻璃体渲染模式（glass body render mode）。单色渲染模式仅使用了彩色多普勒信号（速度或功率）的色彩信息，对血流的方向、范围进行三维成像。玻璃体渲染模式，联合应用透明灰度渲染与单色渲染模式，显示三维灰度结构和彩色多普勒信息，辅助医师观察血管，判断血管的走向、与周围组织关系及对感兴趣部位的血流灌注进行评价。

4．三维影像操作　临床医生对三维超声的认可在很大程度上与系统提供的用户界面有关。良好的人 - 机交互应能快速响应用户的命令，能保证用户非常方便地实现图像的旋转、大小与视角的变换，以便从一个最佳的位置观察人体解剖结构，最好还能迅速地提取受检者诊断中需要的各种参数。给临床医生提供一个能参与三维图像处理与显示过程的环境，这样的环境可以让医生根据自己的经验不断优化图像的分割与显示，以确保临床诊断的准确性。

（三）三维超声图像优势

与二维超声图像相比，三维超声图像具有以下优势。

1．图像显示直观　采集了人体结构的三维数据后，医生可通过人 - 机交互方式实现图像的放大、旋转及剖切，从不同角度观察脏器的切面或整体。这将极大地帮助医生全面了解病情，提高疾病诊断的准确性。

2．精确测量结构参数　心室容积、心内膜面积等是心血管疾病诊断的重要依据。在获得了脏器的三维结构信息后,这些参数的精确测量就有了可靠的依据。

3.准确定位病变组织 三维超声成像可以向医生提供肿瘤(尤其是腹部肝、肾等器官)在体内的空间位置及其三维形态,为体外超声治疗和超声导向介入性治疗手术提供依据。这将有利于避免在治疗中损伤正常组织。

4.缩短数据采集时间 成功的三维超声成像系统在很短时间里就可采集到足够多的数据,并存入计算机。医生可以通过计算机存储的图像进行诊断,而不必要在受检者身上反复用二维探头扫查。

未来三维超声技术的发展将得益于计算机和相关领域技术的快速发展。新的算法研究,进一步提高重建速度和图像质量,对检查和诊断提供更准确的依据。

二、谐波成像技术

传统的超声成像是接收和发射频率相同的回波信号成像,称为基波成像(fundamental imaging,FI)。基波成像采用线性声学原理,即认为人体是一种线性的传播媒质,发射某一频率的声波时,从人体内部反射或散射并被探头接收的回声信号也是该频率附近的窄带信号。这种成像的方式虽然不断有新技术的出现,但始终存在一定的缺陷,①频率依赖性衰减:远场图像质量随频率增高而下降;②旁瓣伪像:主声束成像的同时,旁瓣亦形成图像,即伪像;③杂波簇:近场声强变化较大,引起多重反射,使近场图像质量受到影响。为此,提高二维图像质量一直是工程技术领域不断研究的课题,也是临床医师的迫切要求。

实际上,超声波在人体传播过程中,表现出明显的非线性。回波信号受到人体组织的非线性调制后产生基波的二次、三次等高次谐波,其中二次谐波幅值最强,用回波的二次等高次谐波成像的方法称为谐波成像(harmonic imaging,HI)。谐波成像是非线性声学在超声诊断方面的应用。

如图7-40所示,谐波的特点:①谐波的非线性变化。谐波的强度随着深度的变化呈非线性变化,谐波在体表皮肤层的强度实际为零。随着深度的增加而增强,直到某个深度时因组织衰减作用超过组织的非线性参数的作用时,该点就成为下降的转折点(图中箭头所指)。在所有的深度上,组织谐波的强度都低于基波。②谐波和基波能量关系如图7-41所示,弱的基波几乎不产生谐波能量,而强的基波产生相对强的谐波能量。这些特点有利于提高谐波成像的图像质量。

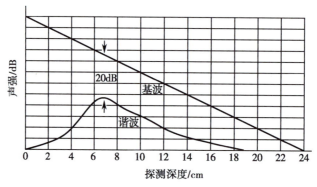

图 7-40 谐波非线性变化示意图

在谐波成像技术中又因是否使用超声对比剂而分为两种不同的成像类型,不使用对比剂的谐波成像称为组织谐波成像或自然谐波成像,而使用对比剂的则称为对比剂谐波成像或对比谐波成像。

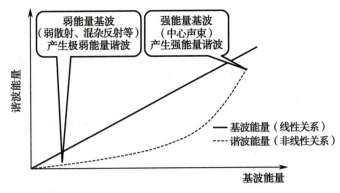

图 7-41　谐波与基波能量关系图

（一）组织谐波成像

临床上大约有 20%～30% 的受检者，由于肥胖、肋间隙狭窄、胃肠气体干扰、腹壁较厚等原因，而被超声称为显像困难受检者。组织谐波成像（tissue harmonic imaging，THI）能很好地解决该问题。

组织谐波成像是利用宽频探头，接收组织对发射波非线性调制而产生的高频基波信号及谐波信号，采用滤波技术，去除基波信号，仅利用谐波进行成像，在信号处理过程中常采用实时平均处理，增强较深组织的回声信号，改善图像质量，提高信噪比。

1. 组织谐波成像技术　从工程技术的角度来看，组织谐波成像系统比传统超声成像系统更具先进性和复杂性，实现的难度也较大。由于来自组织的谐波能量远远小于基波能量。因此，成像技术的实现要解决以下四个主要问题。

（1）超宽的动态范围：谐波成像时，会损失 10～20dB 的信号强度，为保持信噪比，必须设定非常宽的动态范围来接收这种相当弱的信号来成像。

（2）足够窄的发射脉冲超声波：确保发射源在谐波频率上发射能量足够小，提高接收谐波信号的真实性和可靠性。

（3）锐利的滤波器：对于组织谐波成像来讲，谐波信号是我们最需要的成像信息，滤去其他信号，提取谐波信号是组织谐波成像的关键技术之一。

（4）单纯组织谐波信号提取：超声探头所接收回波信号中的谐波信号并不都是组织谐波信号，系统本身也可能产生谐波信号，即在距离探头一定距离之后所探测的谐波信号事实上是由两种来源不同的谐波信号混合而成的，一种是超声波传播之前超声源产生的溢漏谐波信号；另一种是超声波传播过程中组织非线性引起的组织谐波信号。抑制溢漏谐波信号，提取单纯组织谐波信号，也是一个技术难点。

2. 组织谐波成像特点　组织谐波成像技术决定了其成像特点。

（1）具有较好的对比解析度：在超声成像中，低旁瓣代表高对比解析度。谐波信号可在成像时提供较低的旁瓣强度，如图 7-42 所示，由于声波传播过程中，不管经过的是否是均匀介质，都可以观察到低旁瓣，因此组织谐波成像比基波成像有着更好的对比解析度，可以在诊断中给医生提供更明确的诊断信息。

（2）有效地抑制了伪像，提高了图像质量：超声图像中大部分伪像来源于腹壁或接近于腹壁的反射和散射信号，由于超声波传播的初期谐波能量较低（图 7-41），决定了这些信号中含有极少的谐波能量，如果利用谐波成像，大部分近场伪像将被消除。另外，弱的基波几乎不产生谐振能量，也对消除伪像有一定的作用。

（二）对比谐波成像

对比谐波成像（contrast harmonic imaging，CHI）是指用超声对比剂（ultrasound contrast agent，UCA）的谐波成像。

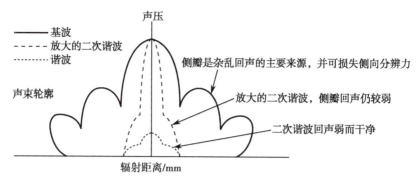

图7-42 基波、二次谐波声束比较示意图

1. 超声对比剂 超声对比剂是一类能显著增强超声背向散射强度的化学制剂。其主要成分是微气泡。对比剂的微气泡由两个部分组成：蛋白质、糖类、脂质或多聚化合物构成的外壳，以及由气体构成的核心。早期的超声对比剂是含二氧化碳、氧气或者空气的微气泡，由于尺寸大、不稳定等原因，临床应用有限。目前常用的是各种表面活性剂等材料包裹的微泡，内含氟碳或氟硫气体，由于氟碳或氟硫气体具有高分子量、低溶解度、低弥散度等特点，使得对比剂性质更加稳定，已广泛应用于临床。

对超声对比剂的要求有以下四个方面：①安全；②可以通过肺循环；③稳定性好；④可以改变组织的声学特性。

2. 超声造影成像 利用超声对比剂的各种声学特性，已经研究出了一系列基于超声对比剂的血流灌注成像方法。包括对比剂基波成像、对比剂谐波成像（即对比谐波成像）、谐波功率多普勒成像等。超声造影成像是当前医学超声成像中的热门研究课题，超声对比剂与造影技术发展迅速，为超声造影成像的发展打下了良好基础。

（1）超声造影成像的临床应用：超声造影成像能提高心脏、血管显示的清晰度；能提高病变组织与正常组织灌注的差异（包括肝脏、心肌等），在临床中得到了广泛应用。①超声造影成像对细小血管和低速血流的显示更加敏感，可动态观察肝、肾及其肿瘤的血流灌注，显著地提高了肝、肾肿瘤的检出率和诊断的准确率。②超声造影成像提高外周血管及一些位置较深血管的显示率，如肾血管、颅内血管的显示率，这样可以有效地诊断血管狭窄、闭塞等疾病。③在心脏病变中，心肌造影超声心动图可用于诊断急性心肌梗死和评价危险区及梗死区心肌面积等。④在肿瘤介入治疗中，超声造影成像有助于准确地指导治疗的部位及范围，及时评价疗效。在治疗不完全的病例中，还可以观察残存的肿瘤血管及这些血管灌注的区域，为进一步超声定位及引导介入治疗提供可靠依据。

（2）超声造影成像操作：超声造影成像虽然属于有创检查，但操作比较简单，基层超声医生经过培训均可以胜任造影检查工作。以下是超声造影的步骤，①医生先向受检者解释超声造影过程，受检者签署知情同意书；②检查前，先行常规超声、彩色多普勒超声检查；③将5～10ml生理盐水溶入对比剂瓶中，配成对比剂溶液（此溶液6h内是稳定的）；④将对比剂溶液注入肘正中静脉，可以重复给药（两次给药间隔至少为15min）；⑤将超声诊断仪设置在造影专用的模式下，调整相关参数。对造影过程全程录像，了解病变血流灌注情况。

（3）超声造影成像设备：较早推出的超声诊断仪的造影功能比较简单，一般主要是灰阶对比剂成像，没有对比剂的彩色能量显示和定量数据分析功能，主要通过超声造影前后图像的变化对病灶进行定性判断。根据应用部位分为常规对比剂成像与心脏对比剂成像。2000年之后，各大主要超声厂家推出的支持超声造影的彩超，都可以进行对比剂的定量数据分析，通过分析时间强度曲线，为临床和科研提供定量指标。

近年来，超声造影成像技术临床应用范围与应用的深度日益增加，越来越多的超声设备都配备了造影成像功能。这种技术操作简便,临床意义重大,必将在各级医院普及。

3. 对比谐波成像 是超声造影成像技术中最成熟、应用最广泛的成像技术,是通过提取对比剂的非线性谐波信号进行成像的技术。

超声对比剂注入血管可改变组织的超声特性,其最基本性质就是增强组织的回波能力,可在 B 型超声成像中提高图像的清晰度和对比度。直径 <10μm 的气泡明显增强散射信号(具有丰富的二次谐波),有效地抑制不含对比剂的组织(背景噪音)回声。利用谐波成像技术可测量体内微小血管血流,能抑制不含超声对比剂的组织运动在基波上产生的杂波信号,大大提高信噪比。

(1)二次谐波成像:在应用超声对比剂成像技术中,人为抑制回波信号中基波信号,提取二次谐波信号进行成像,是对比谐波成像常用的技术。由于微气泡可产生比组织更强的二次谐波能量,可提高含对比剂组织的信噪比,有效地改善图像质量。常用的实现方法有脉冲反相法和交替移相法。

1)脉冲反相法:是通过探头发射两束形状相同,相位相反的脉冲,使接收回声中的基频成分完全抵消,只剩下谐波成分。这一技术允许使用宽频带探头,可获得更佳的轴向分辨力,增加对比剂的灵敏度。

2)交替移相法:是探头发射两束形状完全相同的脉冲,但第二个脉冲采用短暂延迟发射技术,当合成回波信号时,来自组织的线性信号因相位差极小而被删除,来自微发泡的非线性谐波信号呈明显的相位差而得以累积和保存。采用频域的方法处理信号还可减少运动伪影,使采集的信号更丰富,对比剂的敏感性和空间分辨力更高。

(2)对比谐波成像新进展:对比谐波成像是利用数字滤波器,对检出的对比剂二次谐波信息进行成像。经过一段时间的临床应用,暴露了对比谐波成像一些潜在的缺点:对比剂用量较多,检查成本较高;采集的信息量较少,敏感性和特异性差;对各类对比剂的兼容性差等。为解决上述问题,采用了对比剂的三频段成像技术,这是目前最先进的对比剂成像技术。此技术不仅提取对比剂的二次谐波信息($2f_0$),还同时提取次谐波信息($f_0/2$)和基波信息(f_0),对三频段信息进行融合处理,所得到的图像清晰细致,尤其善于捕捉细节信息。对于造影状态下的二维图像及血流灌注的细节检查而言,该技术展现在医生面前的是一幅清晰的对比剂分布图像。

谐波成像主要的问题是组织中谐波的产生和积累。理论和实验都证明了当超声波照射到含微气泡的液体时会产生二分之一基波频率的信号(次谐波),即发射频率为 f_0 的超声波,而接收频率为 $f_0/2$ 的回波信号,以超声对比剂的后散射强度和组织的后散射强度的比值来比较次谐波和二次谐波,则次谐波的比值高于二次谐波的比值,而且在一定的范围内次谐波的比值随声压增加而增加,二次谐波比值随声压增加而减少。为此,利用次谐波成像似乎更能突出血流和组织之间的对比度。此外,次谐波频率低于二次谐波频率(两者相差 4 倍),它在组织中的衰减小。当然,次谐波成像也存在着缺点,主要是空间分辨力欠佳。对于次谐波成像的研究刚刚起步,寻找最适于次谐波成像的对比剂,设计新型探头和对成像方法的研究对于能否发挥出次谐波成像的优势至关重要。

三、介入性成像技术

介入性超声(interventional ultrasound)是 1983 年在哥本哈根国际介入性超声学术会议上提出的。介入性超声成像是在超声成像基础上,通过侵入性方法达到诊断和治疗的目的。可在实时超声引导下完成各种穿刺活检、抽吸、插管、局部注射药物等。伴随着各种导管、穿刺针、活检针及活检技术的不断改进和发展,将介入性超声学推向了"影像和病理相结合,诊断与治疗相结合"的新阶段,为促进现代临床医学的发展,发挥了不可替代的重要作用。

现主要应用的领域有超声引导下穿刺活检、经皮穿刺造影、经皮穿刺引流、手术中超声、腔内超声（直肠、阴道、食管、血管内超声）等。目前临床开展的有膀胱镜、直肠镜、阴道镜、十二指肠镜、腹腔镜等超声内镜检查。

（一）介入超声的发展

早在一百多年前，医生就有从活体内直接获取病变组织进行病理学诊断的愿望。1853 年，佩吉特（Paget）针吸获得了乳腺癌的细胞；1880 年，艾瑞斯（Ehrich）首次进行了经皮肝穿刺活检。在超声成像问世以前，穿刺具有很大的盲目性，其风险使这一技术难以在临床上广泛推广。

随着超声成像技术的不断成熟，人们就自然想到使用超声定位进行活检。1861 年，本拉明（Berlyne）最早用 A 性超声探伤仪和普通单声束探头导向对尸体肾脏进行定位穿刺。20 世纪 70 年代 B 型超声导向技术迅速发展。1972 年，高伯格（Goldberg）和霍尔姆（Holm）几乎同时研制出穿刺探头，成功地在声像图上同时显示病灶和针尖，实现了预先选择安全的穿刺途径并监视和引导穿刺针准确到达"靶目标"的夙愿，从根本上解决了传统方法穿刺的盲目性问题，提高了穿刺的安全性和准确性。80 年代以后，实时超声导向等穿刺技术被广泛用于医疗实践，并对临床医学产生了重要影响。

早期的介入性超声通常是在超声引导下的各种穿刺诊断和引流等技术。随着技术的不断发展和进步，介入性超声的应用迅速扩展，如术中超声、腔内超声、肿瘤的热消融和化学消融以及高强度聚焦超声治疗等。近年来，各种微创诊断与治疗技术的不断创新和进展对介入性超声技术的迅速发展起到了巨大的推动作用。介入性超声与临床外科系统相互渗透、促进和依从，形成超声影像和病理、诊断和治疗相结合，甚至改变了不少疾病的诊断和治疗模式，催生出许多全新的诊断和治疗新技术。

目前，以超声定位、监控和治疗为一体的高强度聚焦超声技术在肿瘤治疗的临床应用研究中已经获得一定进展。在非肿瘤治疗方面，如前列腺增生和输卵管妊娠等，均有深入研究的价值。

（二）超声引导穿刺技术

穿刺技术是指将穿刺针刺入体腔抽取分泌物做化验，向体腔注入气体或对比剂做造影检查，或向体腔内注入药物等方式的一种诊疗技术。由于其直观、简捷、微创等优点，在现代的医学诊断和治疗中得到了广泛应用。特别是随着超声成像技术的发展，超声引导下穿刺技术得到更加广泛的应用。

1. 超声引导　超声仪器作为穿刺定位的影像设备，早在 20 世纪 60 年代就有应用实例。但当时由于超声成像技术的落后，其定位作用有限。70 年代实时 B 超的出现，使得超声引导下的穿刺技术得到迅速发展并广泛地应用于临床。

2. 穿刺针　是一种特殊的针具，其结构一般可分为针尖、针干和针座，根据不同的形状和临床用途可分为很多种，如根据形状可分为普通穿刺针、多孔穿刺针等；根据临床用途可分为骨髓穿刺针、肝穿刺针、甲状腺穿刺针等。

（三）血管内超声

当前，血管内超声（intravascular ultrasound，IVUS）在冠心病诊断与治疗中发挥着非常重要的作用。近年来，出现许多新技术，极大丰富了 IVUS 的临床应用。

1. 血管内超声三维重建　IVUS 三维重建是近年来 IVUS 成像技术的研究热点，它利用 IVUS 实时地呈现血管横断面图像的特点，使超声探头在血管腔内轴向移动，扫描出一串连续的血管断面图像，从而重建出一段血管的三维形态，这样获得的血管腔及管壁的立体信息能更好地反映血管的真实形态，为冠心病的诊治提供更可靠的依据。

血管三维重建技术能提供血管和粥样硬化斑块复杂的纵向结构信息，很好地评价介入治疗前后血管变化。IVUS 三维重建可分为 4 个基本步骤：①图像的获得；②图像数据化和节段化；③三维重建；④显示和分析。

其中最重要的是正确获得横截面的二维影像序列，一般是用恒速马达按一定速度（一般 1mm/s）

回撤探头获得。图像的显示方式也分为三种：①柱状显示模式，可以直接观察管腔表面；②矢状显示模式，可以直接估计管腔是否阻塞以及动脉壁的病理变化；③管腔显示模式，可以连续分析整个节段的管腔情况。

2.血管内超声的前视功能　目前的 IVUS 仅能显示探头处横断面的图像，对于严重狭窄和闭塞的病变，若超声探头无法通过，则检查无法完成。采用直径为 4mm 的实时三维前视 IVUS 导管，根据需要能沿血管轴向远端"看到"数厘米深度的影像，以显示不稳定斑块，故 IVUS 前视是可能的，并且能更方便全面地显示血管壁的结构。二维前视的 IVUS 导管可以"看到"迂曲的病变血管或完全闭塞的血管远段，且能应用多普勒效应对其进行测量。

3.血管内超声弹性图　近 10 年来，在 IVUS 基础上发展起来的血管内超声弹性图（IVUS elastography）可用于斑块力学特性的评价，是通过检测冠状动脉内斑块的机械学特性来评估其性质的一种技术。组织对机械性刺激的反应取决于其机械学特性，不同组织对机械刺激的反应不同，坚硬的组织（如钙化和纤维组织）受压和被牵拉的程度小于柔软的组织（如脂质），由此判断斑块的组成成分。张力增高的区域表明组织产生压缩，组织脆性增加，如存在脂质核或巨噬细胞浸润时。相比而言，张力很小的组织表明组织稳定，如纤维帽。斑块内巨噬细胞浸润与张力成正比，而平滑肌细胞和纤维帽厚度成反比。研究显示，不稳定斑块的张力可由体部的 1% 上升至肩部的 2%，钙化斑块的张力值为 0～0.2%，置入支架处斑块的张力值更低。

IVUS 弹性图是将 IVUS 图像和射频测量结果相结合的新技术，能够测定紧张度增加而倾向破裂的区域，利用 IVUS 导管收集不同压力作用下冠状动脉血管壁和斑块的射频回波信号，经局部置换建立反映组织受牵拉情况的横断面弹性图，从而区分不同的斑块成分。此技术弥补了标准 IVUS 区分脂质斑块和纤维斑块较困难的缺点。血管内弹性图是评价斑块组成和易损性的独特工具，为临床上识别易损斑块提供了新的诊断方法。

四、组织弹性成像技术

组织弹性成像（tissue elastography）是以弹性作为成像因素而形成的图像。

超声弹性成像（ultrsonic elastorgraphy）最早由奥菲尔（Ophir）等在 1991 年提出，由于组织的弹性模量分布与病灶的生物学特性密切相关，且传统的 CT、MRI 及常规超声扫查无法直观地展示组织弹性模量这一基本力学属性的特征。而利用弹性成像可定量估计弹性模量的分布并将之转化为超声图像。目前此技术已得到迅速发展。

（一）超声弹性成像研究

1.超声弹性成像　是对组织施加一个内部（包括自身）或外部的动态或静态/准静态的激励，在弹性力学，生物力学等物理规律作用下，组织将产生一个响应，例如位移、应变等。利用超声设备压缩组织，收集单位时间段内的各个 RF 信号片段，然后利用对压迫前后发射的回波信号进行分析，提取出位移场信息，计算出变形程度等参量信息，以彩色编码成像，故名为"超声弹性成像"。

当组织内部弹性系数分布不均匀时，组织内的应变也会相应地有所差异。弹性系数小的区域，对应的应变比较大；反之，弹性系数较大的区域，相应的应变较小些。通过互相关技术对压缩前后 RF 信号进行延时估计，可以计算出位移场信息，也可以得到组织内部的应变分布情况。近年出现的实时组织弹性成像（real-time tissue elastography，RTE）则将受压前后回声信号移动幅度的变化转化为实时彩色图像。弹性系数小的组织受压后位移变化大，显示为红色；弹性系数大的组织受压后位移变化小，显示为蓝色，弹性系数中等的组织显示为绿色，以色彩对不同组织的弹性编码来反映组织硬度。一些研究结果表明，实时组织弹性成像能较有效地分辨不同硬度的物体，但所反映的并不是受检体的硬度绝对值，而是与周围组织相比较的硬度相对值。

2.弹性图与声像图的区别　传统声像图是通过组织回波信息表达组织相应的解剖结构情

况,弹性图则是与组织的局部应变、杨氏模量(Young modulus)及泊松比(Poisson's ratio)有关,通过组织的弹性特征反映出组织质地变化。弹性图的建立一般需要三步:计算组织应变量、杨氏模量及泊松比等;逆运算;图像重建。

(二)超声弹性成像的方法

弹性成像反映的是弹性特征信息,已应用的成像方法主要有以下两种。

1.施以动态应力 对受检组织从外部给以低频振动(20~1 000Hz),激发组织内部的振动,被周围软组织包绕的硬而不均质的组织在正常的振动特征的模式里产生干扰,应用多普勒探测计算程序形成实时振动图像。

2.施以静态应力 给受检组织施加一定的静态或半静态压力,对加压前后的回波信号利用一定的方法进行分析,从而得出沿换能器轴方向组织内的应变剖面图。

无论是静态应力还是动态应力,对于均质各向同性的弹性体都有一定的应变常数,但是当组织内部弹性分布不均匀时,其应变分布也会有变化。测量换能器表面所接触的应力范围并校正组织内非均匀应力范围,在得到应力和病变范围后,计算组织的弹性模量剖面图,将这些信息重建后显示为弹性图。

(三)弹性成像的相关技术

目前关于超声弹性成像的技术较多,被广为接受的分类是泰勒(Taylor)等提出的分类标准,即将超声弹性成像技术分为三种:压迫性弹性成像、间歇性弹性成像、振动性弹性成像。

1.压迫性弹性成像 首次提出的弹性成像便是使用压迫性弹性成像的技术方法。该方法是通过操作者手法加压,然后对组织受压前后的变化进行比较,得到相关的压力图。

2.间歇性弹性成像 间歇性弹性成像是由凯瑟利夫(Cathelive)等提出,其原理是利用一个低频的间歇振动,使组织发生位移,利用该方法获得感兴趣区域中不同弹性系数的组织的相对硬度图。超声瞬时弹性成像就是利用该项技术,主要用于肝纤维化诊断、肝脏疾病发展的监测及治疗效果的评价。

3.振动性弹性成像 振动性弹性成像又称为超声激发振动声谱成像,于1998年由法特米(Fatemi)等提出,其利用低频振动作用于组织并在组织内部传播,把振动图像用实时多普勒声像图表现出来。

(四)超声弹性成像技术应用

不同的组织有不同的弹性,同一个组织中不同的病变时期也可能有不同的弹性。这种差异,对癌症的早期诊断、病变的良恶性判断、癌变扩散区域的确定、肿瘤放疗、化疗、治疗效果的确认具有临床意义。

1.乳腺癌的检测 有研究对乳腺癌进行超声和相应的弹性成像检查,超声图和弹性图都显示在3点处有一肿物,但在弹性图上显示的该肿物范围较超声图上显示的范围大,同时,弹性图在11点处又显示有另一很小的肿物,而在超声图上未能显示,后被病理证实有两个肿物。研究还发现,与良性乳腺肿瘤不同,癌在弹性图上始终较其在超声图上表现的范围大,作者推测这种差异与癌肿周围产生结缔组织有关。加拉(Garra)等对46个不同类型的乳腺肿块进行弹性成像,并对所有肿块进行了活检术或针吸术,病理结果证实:15例纤维腺瘤,12例癌,6例纤维囊性结节,13例为其他类型的肿瘤。根据弹性图和相关的超声图上肿瘤的显像情况、对亮度、边界和规律等进行评估,结果发现脂肪等软组织在弹性图上表现为明亮的区域,而坚实的组织(包括实质、癌及其他肿物)则显示为较暗区域。在统计学上,癌较纤维腺瘤表现明显暗($P<0.01$),并且在弹性图上显示的范围明显大于超声图所显示的范围。研究表明利用明亮度和范围大小的不同进行比较,73%的纤维腺瘤和56%的良性肿瘤可与癌组织区分。另外,一些癌在超声图上仅表现为阴影区,而在弹性图上则表现为边界明显的肿物,说明弹性成像对于评估乳腺超声图上的阴影区是有价值的,而且还有助于区分乳腺肿瘤的良恶性。

2.肝脏病变的超声弹性成像　在弹性成像的具体应用中,对组织施加低频振动时,组织内部产生响应,其内部剪切波会产生衍射现象,从而影响成像效果,为了克服这一影响,凯瑟利夫(Catheliv)等提出了瞬时弹性成像(又称脉冲弹性成像)方式:采用脉冲激励,使生物组织内部产生瞬时剪切波,利用超声快速成像系统(帧频 > 10 000 帧 /s)取得射频数据,用负相关方法估计组织位移,进而得到在组织内部剪切波的传播情况,以及其速度与组织弹性模量的直接关系,由于该方法具有无创、无痛、无并发症、经济、易于操作、重复性好等优势,在临床上多用于无创性诊断肝纤维化。

3.前列腺病变的超声弹性成像　由于前列腺癌组织弹性明显有别于正常组织,因此,在前列腺癌的鉴别中超声弹性成像也具有独特的优势。索末菲(Sommerfeld)等研究发现,利用超声弹性成像能较为准确地对在灰阶超声上呈等回声或高回声表现的前列腺癌进行分级,可以提高前列腺癌早期检测能力。米亚娜(Miynaga)等通过 29 例未接受治疗的前列腺癌受检者的试验表明,弹性成像敏感度为 93%,明显高于常规经直肠超声。帕尔温(Pallwein)等对比分析了 492 例前列腺癌的弹性成像与病理结果,结论为弹性成像与传统的穿刺结果相关性良好,联合应用弹性成像与常规诊断方法,可以有效提高前列腺癌组织活检的敏感度。超声弹性成像有助于前列腺占位病变良恶性的鉴别。此外,国内有学者对 77 例前列腺增生受检者与 17 例正常者的前列腺进行经直肠实时弹性成像,得出经直肠超声弹性成像能够提供正常前列腺与前列腺增生组织的硬度信息。

4.热治疗时的监测　热治疗是目前新产生的肿瘤保守治疗方法,准确的监测是决定治疗效果的关键,也是有待解决的重要问题。卡莱尔(Carlisle)等在体外对高强度聚焦超声(HIFU)诱导的兔脊椎旁肌肉内的热损伤病灶进行弹性成像,较好显示了病灶范围,并与病理诊断结果大体吻合。瑞盖蒂(Righetti)等对新鲜切除的犬肝脏利用 HIFU 诱导产生热损伤病灶,通过控制治疗强度水平和暴露时间治疗大小不同的病灶。

(郝利国)

第五节　超声设备的日常维护与质量控制

超声设备在临床应用时,应进行日常维护与质量控制,才能更好地为医疗服务。

一、日 常 维 护

为保障超声设备安全、可靠地运行,使设备处于良好的技术状况,应对设备进行预防性的日常维护。

(一)超声设备使用注意事项

1.操作环境及场所要求　超声设备使用时,对其操作环境及场所有以下基本要求(这里给出的是一个大体的参考值,因各生产厂家设计不同,会有一些差别)。

(1)温度:10~30℃。

(2)压力:70~106kPa。

(3)湿度:30%~80%。

(4)检查室:无太阳直接照射,空气对流良好,周围无大功率的电磁场干扰源。

(5)电源:独立使用插座,且插座具备接地条件。

2.开机前准备

(1)确认设备及稳压器电源开关置于"OFF"后,方可将插头插入电源插座。

(2)检查连接电缆、电线等连接状态和设备控制键的设定位置,以确认仪器是否处于可正确动作的状态。

（3）检查电源电压是否稳定。是否与其他电气装置连同使用,这些都会影响超声设备的性能。

3．使用中注意事项

（1）开机后,应注意设备发出的机械声音是否正常,并观察自检程序是否运行正常。

（2）操作前,要与受检者进行沟通,告知检查过程中可能出现的不良反应,如轻微的疼痛等。检查过程中,力度适中,认真仔细,密切观察受检者反应。

（3）操作时,应经常检查主机、监视器是否处于正常状态。

（4）一旦出现突然断电现象,应立即将仪器电源置"OFF"位置;待电压稳定后,再重新开机。

（5）设备突然自动停机,应断掉电源,请专业维修人员帮助。

4．关机后注意事项

（1）设备使用后,按照说明书流程有序关机,不得强行切断电源。

（2）先关闭设备电源开关,后关稳压器电源开关,再切断电源。

（3）待设备充分散热后,用仪器罩将其盖好。

（二）保养与维护前准备工作

1．设定工作区域 保养与维护超声设备也需要一个合适的环境与场所,要满足与使用环境差不多的环境条件和电源条件,其中要说明的一点是,环境湿度应在 50%～70% 之间,以免产生静电而击穿芯片等器件。还要有合适的场所,场所内要有防静电工作台,保养与维护区域地面也要进行防静电处理。场所要放置指示牌。

2．加标锁定 超声设备在保养与维护间歇期或维修人员离开时应进行加标锁定,达到警示他人、有效隔离设备与电源的作用。

（1）加标锁具:加标锁定的标牌和锁具应根据加锁对象不同各异,如空气开关锁具、插头锁具等。锁具并不是单人使用的,解锁后放到指定的地方,以备需时使用。

（2）加标锁定顺序:通常的顺序是关机,切断电源(包括清除残留能源),上锁,填写加标锁定警示牌(包括锁定人员姓名、锁定人员工号、锁定人员联系方式及锁定原因),核查。

3．备份

（1）备份的作用:备份是容灾的基础,是指为防止系统出现操作失误或系统故障导致数据丢失,而将全部或部分数据集合从应用主机的硬盘或阵列复制到其他的存储介质的过程。传统的数据备份主要采用内置或外置的存储媒介进行冷备份。但是这种方式只能防止操作失误等人为故障,而且其恢复时间也很长。随着技术的不断发展,数据的海量增加,很多开始采用网络备份。网络备份一般通过专业的数据存储管理软件结合相应的硬件和存储设备实现。

（2）备份分类:可以分为系统备份和数据备份。

1）系统备份:指的是为了避免用户操作系统因磁盘损伤或损坏、计算机病毒侵入或人为误删除等原因造成计算机操作系统不能正常引导,将操作系统事先贮存起来,用于故障后的后备支援。

2）数据备份:指的是用户将数据包括文件、数据库、应用程序等贮存起来,用于数据恢复时使用。超声诊断仪保养和维护时,要进行开机密码、用户配置文件、用户数据等备份。

（三）超声设备使用外部环境的日常保养与维护

1．供电电源 开机前检查电源电压是否在正常范围(220 ± 22)V 内,尤其是配有不间断电源的机器,一定要在不间断电源正常工作后再打开超声仪器。当电源电压波动超过(220 ± 22)V 时,应马上关掉电源,停止工作。

2．保护地线 定期检查保护地线,由于操作者和受检者都要直接接触超声仪器,为防止漏电伤及人员,必须定期检查保护地线是否连接正常,接地电阻是否达到安全要求(一般要小于4Ω)。

3．环境卫生 定期清洁诊断仪及周边卫生。机器外部应坚持每天进行清洁,不能用具有腐蚀性物质或有机类物质擦拭仪器。当清洁仪器键盘和显示屏时,注意不要将液体流至仪器内部,并且不要刮擦显示屏及探头表面。

4.电缆维护 在确认仪器没有通电的情况下,进行电缆的可靠连接检查和导电接触面的清洁。当导电接触面有锈蚀或污物时应用专用清洗剂清洗,严禁用砂纸或其他金属物件打磨,并且不能用手直接接触,以免汗渍造成锈蚀。

(四)超声设备的日常保养与维护

超声设备主要由探头、显示器、控制面板和主机组成。

1.探头的保养与维护

(1)使用注意事项:超声探头是超声设备最重要的部件,使用前认真阅读探头使用说明书,严格遵守探头的使用规定,在安装和拆下探头时,首先应关闭整机主电源,然后小心地进行操作,使用前应认真检查探头外壳、线缆是否有破损,以防探头工作时高压电击伤人,在使用过程中必须小心轻放,不得碰撞探头。

(2)探头清洁:探头使用后,用超声耦合剂擦拭干净。清洁探头时,可用较温和的洗涤剂和湿润柔软的抹布清洁,探头应经常保持清洁。

(3)探头消毒

1)流程:超声探头消毒流程如图7-43所示。

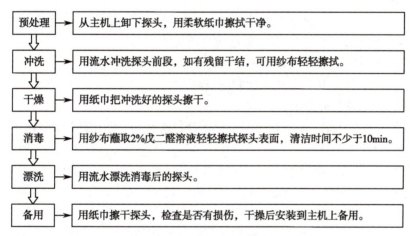

图7-43 超声探头消毒流程图

2)注意事项:①不要使用含酒精、漂白粉、氯化铵的溶液清洗消毒探头的任何部分,此类物质将对探头造成不可修复的损坏;②避免将探头与含有矿物油或羊毛脂的溶液或耦合剂接触;③清洗水温不应超过55℃;④如果采用浸泡清洁或消毒时,浸泡液面不能超过探头与外壳结合部;⑤清洗消毒过程中避免对探头造成震动或冲击,也不要使电缆过度弯曲或拉伸;⑥清洁消毒人员应做好个人防护。

2.显示器的保养与维护

(1)日常使用注意事项

1)在符合要求的温度和湿度环境下工作。

2)保持使用环境的清洁卫生。灰尘会引起内部电路失效,灰尘过多还可能影响散热,导致元件老化,影响显示器的使用寿命。

3)不要让液体溅入显示器内部,不要在显示器上方吃食物。

4)避免与化学药品的接触,腐蚀性气体可能导致主板元件损坏。

5)液晶显示器表面有多层薄膜,严禁用锐器刻划。液晶显示器是玻璃制品,搬动时应避免碰撞、震动。

6）严禁随意拆卸液晶显示器，如遇故障务必请专业人员维修。

7）长时间不用时，应关闭显示器电源，拔掉电源插头。

（2）显示器清洁

1）清洁显示器：应选合适的清洁液和清洁工具。因酸性或碱性的溶液对屏幕都有损害，故要选 pH 值为中性的清洁液，千万不能使用含氨或酒精的清洁液；清洁布要选用超细纤维原料制成的，要封边、原色、不能有磨毛；还要备一个软毛刷，用于清洁外壳。

2）清洁前：要关闭电源，拔下电源线，不要带电清洁。

3）清洁显示屏时：如屏上灰尘较多时，先用干的清洁布将灰尘掸去，再把清洁液均匀喷洒在清洁布上，静待几秒，让清洁液完全渗入清洁布，然后轻轻顺着同一个方向擦拭。遇到顽渍，则向同一个方向多擦拭几次，不可来回反复擦拭，力度不能过大。要注意的是清洁布上不能喷洒太多清洁剂，否则擦拭时会有液体溢出。不要用力挤压显示屏。

4）清洁外壳时：先用软毛刷清洁灰尘，要留意散热孔的灰尘。去除灰尘后，用清洁布加清洁液仔细擦拭，注意清洁布的湿度，避免液体流入散热孔。

3．控制面板的保养与维护 超声设备的控制面板是人机对话的媒介，使用频繁，其保养与维护非常重要。

（1）控制面板使用注意事项

1）日常使用时：注意控制面板的清洁卫生，由于控制面板上的键盘四周有很多缝隙，很容易进入灰尘，严重时会造成键盘失灵，甚至会出现系统故障。

2）点击按键或调整旋钮时：要注意不要用力过猛，避免出现机械故障。

3）使用时：要注意不要让液体进入控制面板内。

（2）控制面板的日常保养与维护

1）超声设备每天使用后：都要对控制面板进行日常清洁，常用的方法是用电吹风冷风吹扫或用清洁布擦拭，并用覆盖罩布。

2）内部清理：超声设备使用 3～6 个月（根据使用环境不同）要进行内部清理，即按照保养手册上的规范步骤拆下轨迹球、编码器旋钮上盖，对轨迹球、键盘内部、编码器等部位进行清洁。下面以 mindray DC-3 型彩超为例介绍轨迹球的保养方法。①拆卸：用双手按住轨迹球压圈上凸点，顺时针旋转 45°，压圈升起，即可取出压圈和轨迹球体，如图 7-44（A）所示；②清洁：用干净柔软的干布或纸清洁轨迹球内的长轴和轴承，同时清洁球体，如图 7-44（B）所示；③安装：把轨迹球球体放入凹处，将压圈的卡扣对准轨迹球上盖缺口放入，用双手压住压圈上凸点逆时针旋转压圈 45°，此时卡扣会卡住压圈左右凸点处于水平位置，恢复安装完成，如图 7-44（C）所示。

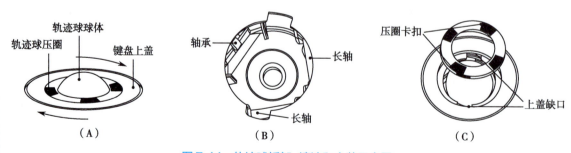

图 7-44 轨迹球拆卸、清洁和安装示意图

4．主机的保养与维护 主机是超声设备的核心，超声的发射和接收、信号处理、图像的形成与处理、系统控制、图像传输与显示等都是在此部分完成的。

（1）主机清洁：超声设备主机部分清洁流程如图7-45所示。

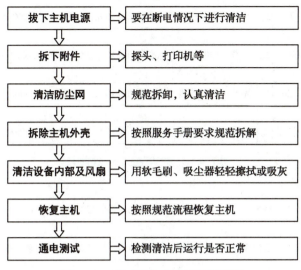

图7-45 超声设备主机清洁流程图

（2）主机检测与维护

1）功能检测：超声诊断仪功能检测也是日常保养的重要环节，具体流程如图7-46所示。

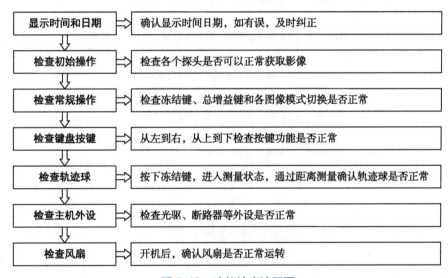

图7-46 功能检查流程图

2）安全检测：①电气安全检测，具体步骤如图7-47所示。进行各个电气安全参数检测时，应使用符合国家或国际标准的检测仪器，采用的检测仪器不同，检测的方法有所不同，应仔细阅读仪器使用说明书，规范检测。另外，图7-47中的标准限值根据各生产企业的标准不同可能略有差异，但都应满足国家或国际标准。②机械安全检查：具体步骤如图7-48所示。

3）图像检测：这里讲的图像检测是检测超声设备的性能参数，这些参数的好坏会直接影响成像质量。检测标准应依据相关组织颁布的国家或行业标准，与超声设备相关标准化组织包括全国医用电器标准化技术委员会超声设备分技术委员会和全国声学标准化技术委员会超声水声分技术委员会的相关标准保持一致。具体检测方法也属于质量控制范围，在下一部分中详细介绍。

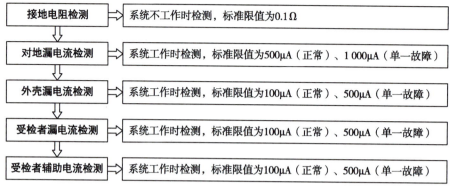

图 7-47　电气安全检测流程图

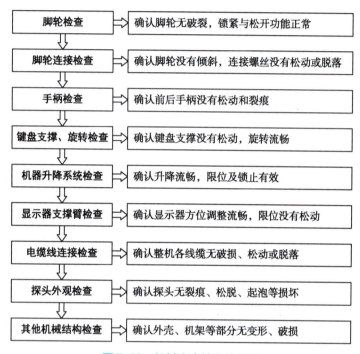

图 7-48　机械安全检查流程图

二、质 量 控 制

超声诊断仪作为与人类健康乃至生命密切相关的特殊仪器,其质量控制是非常重要的环节。

(一)影响超声设备质量的主要参数

影响超声设备质量的因素有很多,除了表征设备性能的关键参数以外,还有一些可在操作面板上进行调节的操作参数。性能参数与操作参数的正确调节,是保证仪器运行中处于最佳状态、提供正确的诊断信息的基础。

1. 性能参数

(1)盲区:是指超声诊断仪(主要是 B 超)可以识别的最近回波目标深度。盲区小有利于检查出接近体表的病灶,这一性能主要受探头的构造参数与发射脉冲放大电路特性的影响。可以通过调节发射脉冲幅度或发射脉冲放大电路时间常数等调节盲区大小。

(2)最大探测深度:是指超声诊断仪在图像正常显示允许的最大灵敏度和最大亮度条件下,能观测到的最大深度。该值越大,表明仪器具有更大的检查范围。影响这一性能的因素有以下几种。

1）换能器灵敏度：换能器在发射和接收超声波过程中，灵敏度越高，探测深度越大。灵敏度主要取决于振元的转换性能和匹配层的匹配状况。

2）发射功率：提高换能器的超声功率可提高探测深度，提高超声功率可以通过增大发射电压实现。但必须限制超声功率在安全剂量阈值内，即声强应不大于 $10mW/cm^2$。

3）接收放大器增益：提高接收放大器增益可提高探测深度。但因提高放大器增益时，在放大弱信号的同时，也放大了系统的噪声信号，故提高增益也要适中。

4）工作频率：生物体内组织的声衰减系数与频率成反比。频率越低，衰减越小，探测深度越大，但分辨力变差。相反，频率越高，探测深度越小，但分辨力变好。为了提高整机的工作性能，一般采用动态滤波技术，来兼顾分辨力和探测深度的合理应用。

（3）纵向分辨力：也称为轴向分辨力，是指在图像显示中能够分辨纵向两个回波目标的最小距离。该值越小，声像图上纵向界面的层次越清晰。实际中纵向分辨力可达到 2～3 个波长数值。纵向分辨力与超声脉冲的有效脉宽（持续时间）有关。脉冲越窄，纵向分辨力越好。为了提高这一特性，目前换能器普遍采用多层最佳阻抗匹配技术，同时在改善这一特性时，为了保证脉冲前沿陡峭，在接收放大器中，各厂家都采用了最好的动态跟踪滤波器。

（4）横向分辨力：也称为侧向分辨力，是指在超声束的扫查平面内，垂直于声束轴线的方向上能够区分两个回波目标的最小距离。该值越小，声像图横向界面的层次越清晰。横向分辨力与声束宽度有关，声束越窄，横向分辨力越好。声束宽度与振元直径和工作频率有关，常采用声透镜、可变孔径技术、分段动态聚焦等方法提高横向分辨力。另外，横向分辨力还和系统动态范围、显示器亮度以及媒质衰减系数等有关，在测量横向分辨力时，一定要将超声诊断仪的相应参数调到最佳状况。

（5）几何位置示值误差：是指超声诊断仪显示和测量实际目标尺寸和距离的准确度。在实际应用中主要测量纵向几何位置示值误差和横向几何位置示值误差。这个技术参数测量生物体内病灶尺寸的准确度，涉及诊断与治疗的一致性。影响这一准确度的因素与声束设定和扫描规律形式有关，扇形图像的均匀性比平面线阵扫描几何位置准确度差。

（6）声束切片厚度：声束切片厚度是换能器在垂直于扫描平面方向上的厚度。切片越薄，图像越清晰，反之会导致图像压缩，产生伪像。切片厚度取决于振元短轴方向的尺寸和固有频率。常用的解决方法是采用聚焦技术。

（7）对比度分辨力：对比度分辨力是指在图像上能够检测出的回波幅度的最小差别。对比度分辨力越好，图像的层次感越强，细节信息越丰富，图像越细腻柔和。影响这一因素的原因主要有声信号的频宽和显示灰阶。

（8）血流参数：除了上面的常用性能参数外，对于多普勒血流成像系统，还有一些我们要关注的参数。

1）多普勒频谱信号灵敏度：是指能够从频谱中检测出的最小多普勒信号。

2）彩色血流灵敏度：是指能够从彩色血流成像中检测出的最小彩色血流信号。

3）血流探测深度：是指在多普勒血流显示、测量功能中，超过该深度即不再能检出多普勒血流信号处的最大深度。多普勒血流信号可以有三种表现方式：彩色血流图像、频谱图和音频输出。

4）最大血流速度：是指在不计噪声影响的情况下，能够从取样容积中检测的血流最大速度。

5）血流速度示值误差：是指彩超从体模或试件中测得的散射（反射）体速度相对其设定值的相对误差。

6）血流方向识别能力：彩超辨别血流方向的能力，彩色显示中用红和蓝颜色区分，频谱显示中用相对于基线的位置表达。

2．操作参数　为了便于调节，获取最佳的图像，超声设备的很多参数是可以通过操作面板上的旋钮或按键进行调整的。

（1）超声能量输出：常通过调节能量输出控制键来实现。一般标识为能量输出（energy output）键或发射功率（transmit power）键，不同厂家和型号的仪器各有不同的标示。仪器面板或显示屏幕上标注的能量输出单位并非标准的功率单位瓦特（W），而是分贝（dB）或最大输出功率的百分比。显示屏上成像参数区都会显示这一指标。

超声诊断仪发射超声波的分贝数是指换能器实际发射功率与换能器最大发射功率比值的常用对数再乘以 10。由于实际发射功率总是小于或等于最大发射功率，因此仪器上分贝数总是小于或等于 0。

超声波作用于生物组织，可以产生多种生物效应，有可能对人体产生伤害。合理地调节超声能量输出是正确操作最基本的要求。

（2）增益：超声诊断仪探头接收的反射信号很弱小，一定要经放大器放大后才能进行信号处理与图像显示。此放大器输出信号与输入信号功率比值的常用对数值乘以 10，即为增益（gain），单位为 dB。

1）总增益：每一台超声诊断仪都有总增益调节键，用于控制整个成像范围内的增益，同步调节各个深度、角度的增益。

成像过程中应根据实际情况调节增益，以获得最佳图像。增益过高，会将噪声信号放大而出现假像；增益过低，则可能丢失有用的低回声信号。

2）深度增益补偿：超声波的强度随传播距离增加而衰减，深部的反射信号强度低于浅部，成像后将会产生深部暗淡、浅部明亮的效果。为了获得均匀一致的图像，必须对深部回声信号进行深度增益补偿（depth gain compensation，DGC）。超声成像的深度，本质上是超声波传播的时间，超声波发射 - 接收的时间越长，对应的成像位置就越深。仪器实际上按照发射 - 接收时间进行补偿，DGC 又称时间增益补偿（time gain compensation，TGC）。深度增益补偿的调节以图像深、中、浅部强度均匀一致为准。

3）侧向增益补偿：由于人体组织声学特性的复杂性，即使在同一深度，不同部位的回声强度也并不相同。因此，部分仪器除了在深度方向进行补偿外，还在水平方向进行补偿，即侧向增益补偿（lateral gain compensation，LGC）。

（3）动态范围：动态范围（dynamic range，DR）是指超声诊断仪能接收处理的最高与最低回声信号比值的常用对数值乘以 20，单位是 dB。与此相应，在图像中表现为所包含的"最暗"至"最亮"像素的范围，动态范围越大，信号量越大，声像图所能表现的层次越丰富，但是噪声亦会增加，而信噪比并不提高。人体反射的超声信号动态范围很大，一般在 40～120dB。这就要求超声诊断仪具有较大的动态范围，目前仪器接收信号的动态范围可以达到≥180dB。调节动态范围可对重要的回声信号进行扩展显示，对非重要的信号则进行压缩或删除，既能兼顾低回声信号的提取，又能保证高回声的突出。动态范围过大时，图像较朦胧；过小时图像则显得锐利、对比度高、颗粒粗。应根据受检者条件和检查目的选择适宜的动态范围，腹部脏器和小器官一般为 65～70dB，心脏和血管一般为 55～60dB，成像较困难的受检者可适当降低动态范围。

（4）聚焦：超声仪器中，对超声束的聚焦是提高图像质量的重要手段。目前的超声仪器中，主要采用实时动态电子聚焦来实现超声波在发射与接收过程中全程聚焦。在控制面板上，发射聚焦的焦点位置和数量均可随时调节，将聚焦区域定于感兴趣深度，可获得更加理想的图像，同时设置多个聚焦区能使图像更均匀，但聚焦点设置过多会导致图像帧频下降。

（5）灰阶：B 型超声图像是以不同强度的光点反映回声信号的强弱，称作灰阶显示。由最暗到最亮可分成若干等级，称作灰阶。目前的超声诊断仪已经达到 64 级或 256 级灰阶，能完全满足诊断需要。显示屏的右上角或左上角显示有灰阶标尺，指示当前灰阶成像最暗到最亮的分级。适宜的灰阶设置使图像层次清晰，易于发现病变。

（6）多普勒角度：超声束与血流速度方向之间的夹角，称为多普勒角度（Doppler angle）。多普勒系统检测到的速度只是血流速度沿声束方向的分量,必须经角度校正(angle correction),即除以多普勒角度的余弦值后才能获得实际血流速度。考虑到余弦函数曲线在大于60°时明显变得陡峭,随角度增大余弦值变化更明显,因角度校正不当而产生的误差也将明显增加,测量重复性降低,故在测量血流速度时要求多普勒角度控制在60°以内。

对于彩色多普勒血流成像,由于血流方向越接近垂直于声束方向,沿声束方向的血流速度分量就越小,检测到的血流多普勒频移信号就越低。因此操作过程中应尽量侧动探头,使血流方向尽可能平行于声束,以提高血流检出的敏感性。

(7)取样容积:脉冲波多普勒取样容积(sampling volume)大小的调整,主要指沿声束方向上的长度调整,一般具有1~10mm的可调范围。而宽度就是声束直径,一般不可调。取样容积大小的调节,本质上就是改变接收脉冲的持续时间,接收脉冲持续时间越长,取样容积就越大。取样容积的大小可影响检测结果,应与所检测的血管腔相适宜。取样容积过大,包含了血管壁结构甚至周围血管的血流,频谱中就会出现干扰、伪影或其他血管的血流速度信息。取样容积过小,仅能检测血管腔内某一层面的血流速度信息,所测血流速度代表性差。一般情况下,血管腔内近管壁的血流速度偏低,而管腔中心血流速度较高。

(8)壁滤波器(wall filter):探头接收到的多普勒信号中除了来自血细胞的频移信号外,也包含了来自房室壁、瓣膜或血管壁运动的低频信号,这些信号如不滤掉,将会影响检测结果。壁滤波器是一个高通滤波器,将低速的血管壁、心肌运动信号及干扰滤除,只保留相对速度较高的血流信息。其他成像条件不变,随着滤波频率的增高,低速信号更多地被滤除。检测高速血流时,应调高壁滤波器滤波频率,尽量滤除血管壁、心肌的低速信号。检测低速血流时,应降低壁滤波器,如壁滤波器滤波频率过高,将会把真实的低速血流信号滤除。比如检测静脉血流或动脉舒张期血流速度时,壁滤波器设置过高将会获得无血流或动脉阻力指数增高的结果。

(9)速度基线:改变彩色或脉冲波频谱多普勒速度零基线(baseline)的位置,可以增大单向速度量程,从而克服混叠现象。当然,这减小了反方向的速度量程,导致反方向易发生混叠。比如脉冲波多普勒频谱的零基线位置下移,正向速度量程增加,反向速度量程减小;下移至最低位置时,正向速度量程增加一倍,反向速度量程为零。

(10)速度量程:根据采样定理,彩色或脉冲波多普勒可测量的最大频移(速度)是脉冲重复频率(PRF)的一半。因此,调整多普勒可测量的速度范围,也称作速度量程或速度标尺,本质上就是改变脉冲重复频率。大多数仪器以"scale"命名此键,少部分仪器以"PRF"命名此键。应根据被测血流速度的高低选择合适的速度量程。高速血流选用高量程,否则产生彩色或频谱混叠,或增加干扰信号;低速血流选用低量程,以增加血流检测的敏感性。

为了扩大多普勒可测速度范围,减少混叠的发生,一般可采取以下方法,①减少取样深度:不论是彩色取样框还是脉冲多普勒取样容积,采样部位越浅,速度量程就越大;②选择低频探头或降低多普勒频率:取样深度不变时,探头多普勒频率越低,最大可测血流速度就越高;③增大多普勒角度:在多普勒系统速度量程并没有扩大的情况下,多普勒角度增大可使沿声束方向的速度分量减少,从而可以测量更大的血流速度且并不发生混叠,这相当于增大了速度量程;④移动零基线:改变零基线位置,可以单方向增大速度量程,但却牺牲了反方向的速度量程。

(11)多普勒帧频:帧频反映了多普勒系统的时间分辨力。增大帧频的方法包括,在获得足够信息的前提下尽量减小二维灰阶图像的成像范围(深度和角度)和减小彩色取样框、尽可能减小取样深度、关闭或减少不必要的各种图像处理功能(如降低帧平均等)、减少焦点数、减少多普勒扫描密度、改变速度量程等。

(12)彩色取样框:彩色多普勒二维取样框的调节包括大小和倾斜角度两方面。在能覆盖检查目标的前提下取样框应该尽量小,对于较大范围的检测目标,取样框不应一次性覆盖,而是移动取样框分部位检查。取样框过大,会降低彩色多普勒帧频和扫描线密度,时间分辨力和空间分

243

辨力均受影响，从而在检查时漏掉短暂的、小范围的异常血流信号，深度方向上增大取样框，还会使多普勒速度量程降低，更易出现彩色混叠。

超声所能检查的血管，其走行往往与体表平行，成像时声束近乎垂直于血流方向，显然不利于多普勒频移信号的采集。超声束的指向对于彩色多普勒成像具有重要意义。线阵探头的多普勒声束指向可以在一定范围内改变，使取样框倾斜度发生变化，缩小多普勒声束与血流方向之间的多普勒角度，以利于多普勒频移信号的采集。多普勒效应"感知"的只是沿声束方向上的血流速度分量，声束与血流越平行，多普勒角度越小，多普勒效应"感知"的速度分量就越大，检测血流的敏感性就越高。对于平行于体表的血管，应尽量增大取样框倾斜角度，以增加血流显示的敏感性。然而，对于位置较深的血管，增大倾斜角度的同时也增大了超声传播距离，超声衰减也增加，反而不利于多普勒频移信号的检出，这对于高频探头尤其明显。取样框倾斜角度的影响是双向的，对于浅表的血管，应尽量增大倾斜角度，对于位置较深的血管，倾斜角度不宜过大。

（13）余辉：余辉（persistence）是用于调节前后连续的若干帧图像的叠加，二维灰阶成像和彩色多普勒成像都有余辉的调节。叠加图像越多，所获得的信息量就越大，每一个像素在屏幕上的存留时间就越长，灰阶图像表现越细腻，但对运动脏器"拖尾"现象越明显；叠加越低，则当前帧的信息量所占比例越大，每一个像素在屏幕上的存留时间就越短，灰阶图像颗粒就越明显，但对运动脏器的显示有较好的跟随性。在彩色多普勒显像时，增大余辉可使低速、低流量的血流更易显示清楚。

在临床应用过程中，以上阐述的参数并不是相互独立的。为获得最佳的成像效果，或为达到特定目的而突出某一特别的成像效果，需要综合调节多个功能键。

（二）超声设备相关检测标准

医用超声设备是整个医疗器械产业的重要组成部分，国内从事该类设备研制、开发、生产、销售的企业越来越多，在临床上的应用越来越广泛。为了提高医疗质量、保证医疗安全，就需要加强医用超声设备的规范管理，对设备的质量控制和质量保证提出要求。

超声设备相关标准化组织包括全国医用电器标准化技术委员会医用超声设备分技术委员会和全国声学标准化技术委员会超、水声分技术委员会。前者的职责是国内医用超声产品通用标准、专用标准、产品标准的制订和修订，后者的职责是国内超声（包括医用超声）、水声领域基础标准的制订和修订。两者对口的国际标准化组织为国际电工委员会第87技术委员会（IEC/TC87）。另外，由国家质量监督检验检疫总局组织建立的全国声学计量技术委员会，负责声学（含超声）计量领域内国家计量技术法规的制定、修订和宣传贯彻，声学量值国内比对以及相关机构委托的其他相关工作。本节罗列了部分标准、规程和规范，以供参考。同时，本节中介绍的标准、规程和规范，随时有可能被修订，请参阅最新的标准原文。

1. 与医用超声诊断类直接相关的国家和行业标准

（1）GB 10152—2009《B型超声诊断设备》：该标准适用于标称频率在2～15MHz范围内的B型超声诊断设备，包括彩色多普勒超声诊断设备（彩超）中的二维灰阶成像部分，不包括血流测量成像部分。该标准不适用于眼科专业超声诊断设备和血管内超声诊断设备。该标准规定了超声频率、探测深度、侧向分辨力、轴向分辨力、盲区、切片厚度、横向几何位置精度、纵向几何位置精度、周长和面积测量偏差、M模式性能指标、三维重建体积计算偏差等性能要求。该标准未涉及超声彩色血流成像。

（2）YY 0767—2009《超声彩色血流成像系统》：该标准适用于工作频率在2～15MHz范围内，基于多普勒效应的超声彩色血流成像系统。该标准规定了彩色成像模式下的探测深度、彩色血流图像与其所在管道的灰阶图像重合度和血流方向辨别，以及频谱多普勒模式下的探测深度、血流速度读数误差和血流方向辨别等性能要求。

（3）YY 0593—2005《超声经颅多普勒血流分析仪》：该标准适用于超声经颅多普勒血流分析

仪。该产品采用超声多普勒技术测量颅内、颅外血流，一般以频谱形式显示，不形成二维结构图像。该标准规定了超声频率、流速测量范围及误差、最大工作距离、超声输出功率等性能要求。

（4）YY 0448—2009《超声多普勒胎儿心率仪》：该标准适用于根据多普勒原理从孕妇腹部获取胎儿心脏运动信息的超声多普勒胎儿心率检测仪。不适用于系附在孕妇腹部、采用多元扁平超声多普勒换能器的连续胎儿心率监护装置。该标准规定了超声频率、综合灵敏度、空间峰值时间、峰值声压、输出超声功率等性能要求。该产品不涉及超声彩色血流成像。

（5）YY 0449—2009《超声多普勒胎儿监护仪》：该标准适用于超声多普勒胎儿监护仪。该产品采用连续波或脉冲波超声多普勒原理，在围产期对胎儿进行连续监护，并在出现异常时及时提供报警信息。超声多普勒胎儿监护仪具备监测和贮存胎儿心率、宫缩压力数据的功能，不能形成二维结构图像，一般不涉及血流参数。

（6）YY/T 0749—2009《超声　手持探头式多普勒胎儿心率检测仪性能要求及测量和报告方法》（IEC 61266:1994，IDT）：该标准适用于产生单超声波束，由手持式探头组成的超声多普勒胎儿心率检测仪，其应用于孕妇腹部并通过使用连续波或准连续波超声多普勒方法来获取胎儿心脏运动信息。不适用于产生多束超声波束的连续监护装置，通常这类装置采用类似的工作原理，但适用系附于受检者的扁平探头。该标准规定了超声频率、综合灵敏度、空间峰值时间、峰值声压、输出超声功率等性能要求。该产品不涉及超声彩色血流成像。

（7）YY 0773—2010《眼科 B 型超声诊断仪通用技术条件》：该标准适用于超声频率在 10～25MHz 范围内的眼科 B 型超声诊断仪。该标准规定了探测深度、侧向分辨力、轴向分辨力、盲区、横向几何位置精度、纵向几何位置精度等性能要求。该产品不涉及超声彩色血流成像。

2．与医用超声诊断类直接相关的国外标准

（1）超声诊断设备声输出测量与报告的 510（K）导则（美国 FDA）。

（2）IEC 61206:1993：超声连续波多普勒系统测试步骤（技术报告）。

（3）IEC 61685:2001：超声血流测量系统仿血流体模（正式标准）。

（4）IEC 61895:1999：超声脉冲波多普勒诊断系统确定性能的测试步骤（技术报告）。

（5）87/231/NP：超声彩色血流成像系统确定性能的测试步骤（秘书提案）。

（6）UD-3 Rev.l，1998：超声诊断设备热和机械声输出指数实时显示标准（AIUM 和 NEMA 制订并发布）。

上述标准和技术文件主要涉及被检设备的安全和基础方面的参数，但对彩色超声多普勒成像设备性能检测只做了方法研究，未做阈值要求。

3．相关计量检定规程及校准规范

（1）JJG 639—1998《医用超声诊断仪超声源检定规程》：该规程适用于通用 B 型脉冲反射式超声诊断仪超声源的检定（标准频率不高于 7.5MHz）。该规程规定了以下内容，①安全计量特性：输出声强和受检者漏电流；②灰阶图像计量特性：探测深度、侧向分辨力、轴向分辨力、盲区、横向几何位置精度、纵向几何位置精度和囊性病灶直径误差等。该规程未涉及超声彩色血流成像。

（2）GJB 7049—2010《医用超声多普勒诊断设备超声源检定规程》：该规程规定了医用超声多普勒诊断设备超声源的技术要求、检定条件、检定项目、检定方法、检定结果的处理和检定周期。

该规程适用于配接非介入性平面线阵、凸阵、相控阵、容积和机械扇扫（包括单元式、多元切换式和环阵）探头的，且探头标称频率不高于 15MHz 的医用超声多普勒诊断设备超声源的检定。

该规程规定了以下内容，①安全计量特性：输出声强和受检者漏电流；②灰阶图像计量特性：最大探测深度、侧向分辨力、轴向分辨力、盲区、几何位置示值误差、声束层厚误差、对比度分辨力；③彩色血流成像计量特性：多普勒信号灵敏度、彩色血流灵敏度、血流探测深度、最大血流速度、血流速度示值误差、方向分辨力等。

（3）JJG 28—2018 彩色多普勒超声诊断仪检定规程：本规程依据 JJF 1002—2010《国家计量检定规程编写规则》，并参照 JJF 1438—2013《彩色多普勒超声诊断仪（血流测量部分）校准规范》、YY 0767—2009《超声彩色血流成像系统》的内容制定。本规程适用于标称频率不高于15MHz 的彩色多普勒超声诊断仪的首次检定、后续检定和使用中的检查。不适用于眼科超声诊断仪、经颅多普勒血液分析仪以及血管内超声诊断设备的检定。

本规程规定了①计量性能要求：输出声强、盲区、多普勒血流速度等；②通用技术要求：外观、标识及功能，电气、机械及防护性能等；③计量器具控制：检定条件、检定项目、检定方法等；④检定结果处理和检定周期。

（三）超声设备检测装置

检测超声设备的装置主要有以下三类：检测灰阶图像表征参数的装置；检测彩超血流参数的装置；检测安全参数的装置。

1. 检测灰阶图像表征参数的装置 常用检测灰阶图像表征参数的装置是仿组织超声体模，用于检测深度、纵向分辨力、横向分辨力、盲区、几何位置示值误差、声束切片厚度、对比度分辨力等性能参数。

仿组织超声体模是 20 世纪 80 年代美国首先研制出来的，有 Gammex、ATS、CIRS、Nuclear-Associates 实验室和中国科学院声学研究所等生产的产品。它由与人体组织的声速、声衰减、背向散射参数数值相接近的材料制成，内嵌不同选材、布置的各种专用靶标，用以检测影响图像品质的性能参数。

仿组织超声体模的使用较简单，一般将被检超声诊断仪的配接探头通过耦合剂或除气泡水放置在体模声窗上，然后调节被检设备，使之呈现期望图像，进行检测即可。下面介绍几款常用的仿组织超声体模。

（1）中科院 KS107 系列：KS107 系列产品由中国科学院声学研究所研制，是与国家标准（GB 10152—2009）和检定规程（JJG 639—1998）配套的产品。有 KS107BD 型、KS107BG 型、KS107BQ 型和 KS107-3D 型等系列产品。三款体模的外观如图 7-49 所示。

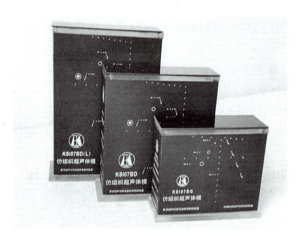

图 7-49 KS107BD（L）型、KS107BD 型、KS107BG 型体模外观图

体模内充满仿人体组织材料，材料内嵌埋有满足不同检测需求的靶线群和仿囊、仿肿瘤、仿结石等模型，KS107BD 型超声体模内部分布如图 7-50 所示。

图中 $A_1 \sim A_5$ 为横、纵向分辨力靶群：其横向分支分别距声窗 30mm、50mm、70mm，120mm 和 160mm，A_1 和 A_2 两群中两相邻靶线中心水平距离依次为 1mm、5mm、4mm、3mm、2mm，$A_3 \sim A_5$ 三群中则依次为 5mm、4mm、3mm、2mm。纵向分支中两相邻靶线中心垂直距离分别为 4mm、3mm、2mm、1mm；B 为盲区靶群：相邻靶线中心横向间距均为 10mm，至声窗距离分别为 10mm、

9mm、8mm、7mm、6mm、5mm、4mm、3mm；C 为纵向靶群：共含靶线 19 条，相邻两线中心距离均为 10mm；D 为横向靶群：共含靶线 7 条，相邻两线中心距离均为 20mm。

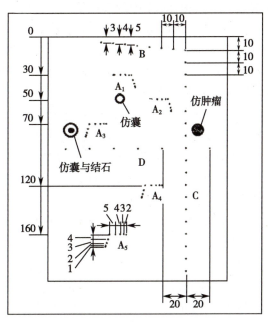

图 7-50　KS107BD 型超声体模内部分布图

（2）SONO403 和 SONO404 系列仿组织超声体模：是 Gammex 从 20 世纪 80 年代开始研究和生产的仿组织超声体模，其产品都符合 EN ISO 13485、FDA 21 CFR 820 和 IEC 60601-1 等标准，获得全球领先的检验、检定、测试和认证机构 SGS 颁发的 13485 认证。

SONO403 和 SONO404 系列仿组织超声体模共有 4 款，即 403GS LE 型、403LE 型、404GS LE 型、404LE 型，是 Gammex 生产的多用途精密灰阶体模（其型号中带 GS 的具有灰度比对靶线），适用于工作频率在 2～18MHz 范围内的超声诊断仪设备的性能检测。可为分辨力、探测深度和几何位置示值误差等提供精准测量。同时仪器还提供一个 10mm 无回声的囊袋用来评估系统噪声和几何失真。体模采用最先进的仿组织凝胶技术，能提供一个更为稳定的背景材质，能兼容最新的组织谐波设备和技术。

SONO403 和 SONO404 仿组织超声体模外观如图 7-51 所示。

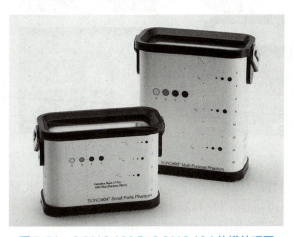

图 7-51　SONO403 和 SONO404 体模外观图

2. 检测彩超血流参数的装置　彩色超声多普勒血流成像系统应用越来越广泛，其质量控制不仅要进行灰阶图像表征参数检测，还要对血流参数进行检测。血流参数检测装置主要是由恒流泵、恒流泵控制器、缓冲器、流量计、多普勒仿血流体模和仿血液储罐组成等组成。下面介绍几种检测装置。

（1）CDFT 100 型彩色多普勒血流检测仪：中国人民解放军总后勤部卫生部药品仪器检验所研制的 CDFT 100 型彩色多普勒血流检测仪是一种微控电子系统、精密机械、高精度计量传感器相结合，能够精确模拟人体血液流速的设备，主要用于医用超声诊断设备的血流参数的检测。其主要功能包括多普勒信号灵敏度测试、彩色血流灵敏度测试、血流探测深度测试、血流速度示值误差测试、最大血流速度测试、血流方向分辨力测试等。

该仪器与中国科学院声学研究所研制的 KS205D 血流流速体模配接使用。

（2）Gammex 1425 型多普勒血流体模：1425 型是集 B 超性能测试和多普勒性能测试体模于一身的一套齐备的超声多普勒检测系统，该体模内置有 1 个 403GS LE 体模，可同时用于多普勒和 B 超系统的测量。该包括流体系统、组织模拟体模和电子流量控制系统。组织模拟血管和血液模拟流体都与人体组织的超声特性近似。使用通常的扫描设定就可以进行测量。而且保证用体模测得的性能表现与其在临床检查中的表现一致。检测除了 403GS LE 体模可检测的项目以外，还可以进行多普勒信号灵敏度、彩色血流灵敏度、深度流动灵敏度、彩色血流与 B 模式图像的一致性、方向分辨力、流速读出精度、取样门控定位精度等项目的检测。

此体模材料模拟人体组织的衰减，有针靶用来测试穿透深度、纵向和横向分辨力以及电子卡钳精度。2mm、4mm、6mm 的无回声囊靶嵌在三个不同深度，用于图像质量分析。用于多普勒测试的 5mm 管路符合 FDA 灵敏度推荐值。一条血管模拟颈动脉，另一条用于测量多普勒灵敏度及开发扫描技术。

带角度的血管用来测试不同频率探头的灵敏度和多普勒角度的精度，不同的流速则测试多普勒偏移的精度。好的流量设备是完备的系统并能提供精确的声速，它们也能用于传统超声系统的实际质量控制和比较，同样也能用于多普勒超声的基础教学。

1425 型体模外观及内部分布如图 7-52 所示。

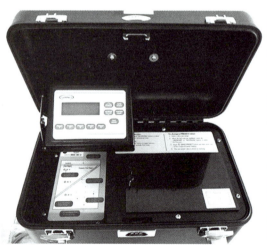
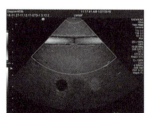
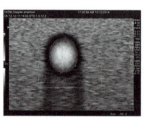
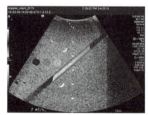

图 7-52　1425 型体模外观及内部分布图

3. 检测安全参数的装置　超声诊断仪安全参数检测主要包括输出声强、机械指数（mechanical index，MI）、热指数（thermal index，TI）和漏电流等。

国际上，医用超声诊断设备的输出声强用空间峰值时间平均声强折减值表示，所谓折减值是在水中测量空间峰值时间平均声强依照指定路途衰减折减后的数值。

为最大限度地减小临床风险，将空间峰值时间平均声强转换为热指数，将负峰值声压转换为机械指数，并在仪器屏幕上予以显示，由临床操作者依据合理可能尽量低原则，即在获得所需诊断信息的前提下,采用尽可能低的输出声强和尽可能短的扫查时间,以保障受检者安全。彩超系统中的二维灰阶成像部分,原则上还是用毫瓦级超声功率计检测输出声强;涉及彩超的多普勒功能时,检测空间峰值时间平均声强和负峰值声压,再换算出热指数和机械指数。

输出声强是针对被检仪器安全性能指标的检测,它的大小直接涉及生命健康。

机械指数指示被检仪器潜在的空化生物效应的程度。热指数则指示被检仪器的热生物效应,即超声波在体内产生的温升程度,热指数包括骨热指数(thermal index for bone,TIB)、颅骨热指数(thermal index for cranial bone,TIC)和软组织热指数(thermal index in soft tissue,TIS)。

(1)超声功率计:是用来检定各类医用超声诊断仪超声源(二维灰阶成像)输出声强的主要标准计量器具,是计量部门对生产、使用医用超声源输出的平均超声功率进行计量检定的依据。在全国质量检验机构和计量院所迄今所用的超声功率计中,常用的为BCZ100-1型(浮力靶电磁力平衡式)和UPM DT-1型(辐射力天平式)。

(2)超声声场分布检测系统:超声声场分布检测系统主要用来测量超声诊断仪工作时的声输出参数,如最大空间平均超声功率输出(最大功率)、峰值负声压、输出波束声强、空间峰值时间平均导出声强、-6dB脉冲波束宽度、脉冲重复频率或扫描重复频率、输出波束尺寸、声开机系数、声初始系数、换能器至换能器输出端面距离、换能器投射距离等。

超声声场分布检测系统的核心部件是水听器和三维定位水箱。医用超声诊断设备的探头发射超声,用水听器接收信号,放大后送至示波器和数字仪表。

Sonora超声声场分布检测系统是一套高度集成的超声实验和测试设备,由硬件和软件组成,用来测量超声诊断设备和理疗设备的声输出参数。该系统操作简单,可将超声信号数字化,可对超声输出进行一维或二维扫描。通过软件可进行收集、显示和储存数据,并能根据原始数据进行各种运算,得到所需的技术指标包含热指数和机械指数的测量。利用一维或二维扫描可得到输出波束尺寸,二维扫描还可得到超声输出功率。可出具IEC60601-2-37或FDA track L FDA track Ⅲ格式报告,并支持各种类型的医用超声诊断设备的超声探头,包括线阵、凸阵、扇扫等各种常见类型。

该检测系统由三维超声测量水箱系统(包含三维步进电机控制器、水箱、水听器固定装置等)、PVDF水听器(带前置放大器)、专用Lab-VIEW测量软件、泰克数字示波器和连接电缆组成,技术性能:三维水箱的步进电机运动步进优于10μm/步,最高可达1.25μm/步,运动精度≤10μm,最大运动速度大于2cm/s,每个轴相各有两个限位点;双层膜式水听器频率范围(±3dB)为1～20MHz,标称灵敏度为-272dB(参考1V/μPa在1MHz时),水听器敏感元件尺寸为0.4mm,输出阻抗为50Ω,最高使用温度为40℃。

(3)医用漏电流测量:医用漏电流测量仪主要用来测量超声诊断仪的机壳漏电流和受检者漏电流。由于医用超声诊断类设备接触受检者的器件为换能器(探头),因此对受检者漏电流的检测工具需要与探头有良好的接触。

国产YDI型医用漏电流测量仪就是一款常用的漏电流测量仪器,它最大的特点为顶部有一极板,上面涂抹超声耦合剂就可以与超声诊断设备的探头进行良好接触。其测量范围为0～199μA,最大允许误差为±1%,分辨力为0.1μA。

(四)超声设备质量控制参数检测

依据相关标准,运用质量控制仪器对质控参数进行检测是超声设备质量控制的重要内容。

1.灰阶图像表征参数检测　常用KS107或SONO系列体模进行检测。检测前,应使用超声耦合剂。按规定程序开启被测超声设备。将被测设备探头经耦合介质置于体模声窗上,并使声束扫描平面与靶线垂直。

(1)探测深度(最大)和盲区检测

1)探测深度(最大)检测:①将探头对准纵向靶群,对机械扇扫(包括环阵)探头、凸阵探头、相控阵探头，应将其顶端中心对准该靶群；②提高总增益，调整 STC，提高远场增益，近场增益调至适当；③提高对比度（对可调者，下同）至适当程度；④提高亮度（对可调者，下同），但以全屏幕上无散焦和光晕为限；⑤聚焦调节（对可调者，下同）置于远场聚焦或多段、全深度同时聚焦状态；⑥通过上述调节，获得被检仪器所能达到的最大深度范围内的均匀画面；⑦微动探头，读取所观测到的最大深度靶线所在深度（mm），即为（最大）探测深度，如图 7-53 所示。

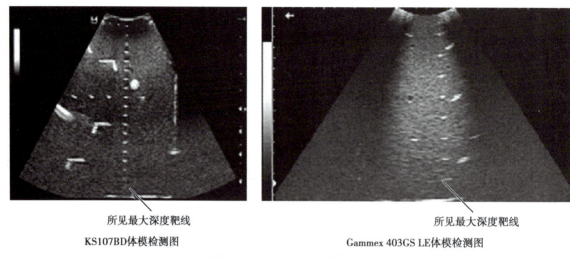

所见最大深度靶线   所见最大深度靶线

KS107BD体模检测图   Gammex 403GS LE体模检测图

图 7-53 最大探测深度检测图

2）盲区测量：①将探头对准盲区靶群，若不能一次覆盖全部，则平动探头分段观测；②适当降低总增益、近场增益和亮度，减弱仿组织（tissue mimicking, TM）材料背向散射点，使靶线图像清晰可见；③聚焦调节置于近场聚焦状态；④读取所能观测到的最小深度靶线所在深度（mm），即为盲区，如图 7-54 所示。

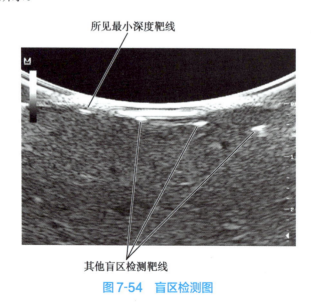

所见最小深度靶线

其他盲区检测靶线

图 7-54 盲区检测图

（2）侧向分辨力和轴向分辨力测量：侧向分辨力和轴向分辨力是成像性能最重要的指标之一，它反映了图像的清晰度。

1）侧向分辨力（阈值）测量：①将探头对准某个侧向分辨力靶群；②降低总增益，根据靶群所在深度减弱 TGC（或 STC、DGC）；③降低亮度；④保持较高的对比度；⑤聚焦调节置于或靠近被检靶群或置于多段、全深度同时聚焦状态；⑥通过上述调节，将所测深度附近 TM 材料背向散射光点隐没，并保持靶线图像清晰可见；⑦小范围平动探头，并可轻微俯仰，读取所能分辨（即靶线图像之间亮度与背景相同）的最小靶线间隙（mm），即为该深度处的侧向分辨力（阈值），如图7-55所示。

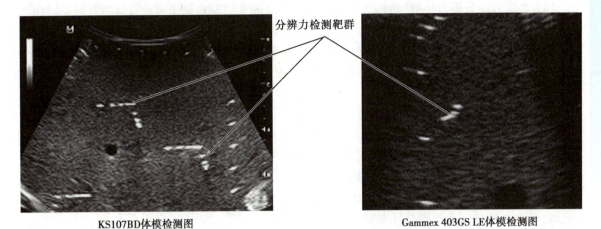

KS107BD体模检测图　　　　　　　　　　　　Gammex 403GS LE体模检测图

分辨力检测靶群

图7-55　侧向/轴向分辨力测试图

2）轴向分辨力（阈值）测量：①将探头对准某个轴向分辨力靶群或轴侧向分辨力靶群的轴向分支；②被检仪器调节同"侧向分辨力（阈值）测量"，在检测完某深度侧向分辨力后，立即检测同深度轴向分辨力；③读取所能分辨的最小靶线间隙（mm），即为该深度处的轴向分辨力。必须注意，由于遮挡效应的存在，有时需将增益、亮度适当提高，方可看清1mm以下间隙，如图7-55所示。

2. 血流参数检测　常用CDFT 100型彩色多普勒血流检测仪或Gammex 1425型多普勒血流体模进行检测。下面以1425A体模检测为例，介绍几种血流参数检测方法。

（1）多普勒信号灵敏度（血流探测深度）检测

1）将1425A体模设置到产生中等流量脉动或连续流动。

2）将彩色超声多普勒成像仪设置到多普勒模式，向体模水槽内倾入适量蒸馏水或涂抹适当耦合剂。

3）扫描有角度的血管，从窄的一端开始并沿着血管移动，直到流动波形消失在噪声中。

4）在刚刚的扫描中，恰巧信号消失的深度就是多普勒信号的灵敏度（血流探测深度）。

5）在流量从低到高的范围内，重复上面的测试。

6）记录结果。

（2）彩色血流灵敏度检测

1）将1425A体模设置到产生中等到高等流量脉动或连续流动。

2）扫描5cm深度上有角度的血管。

3）降低流量直到多普勒显示消失，多普勒信号能够被获得的最低的流量就是流动灵敏度。

4）在体模的各个深度上重复上面的测试。

5）记录结果。

（3）方向识别能力检测

1）将1425A体模设置到连续流动模式，保证流动速度足够低且处于层流状态并保证湍流现象不会发生。

2）用扇形探头扫描水平血管，放置探头时，保证彩色图像的中心声轴垂直于血管轴，为了做到此点，调整探头直到血管的上壁和下壁在图像中都能够清晰地显示。

3）穿过血管图像，正向的血流部分应该与负向的血流部分镜像。

4）频谱显示同样正向和负向相等,通过基线镜像。

5）改变多普勒声束的角度使得血流仅在一个通道显示,在其他通道没有明显的流动。

6）记录结果。

（4）血流方向分辨力检测:将探头对准体模的方向分辨力靶群,调节被检仪器的总增益、TGC、对比度和亮度等,将 TM 材料背向散射光点隐没,并保持靶线图像清晰可见;对具有动态聚焦功能的机型,使其在被测深度聚焦。读取方向分辨力:靶群图像中可以分辨出不同血流流向的最小靶群间距,即为被检仪器配接该探头时的方向分辨力。

（李哲旭　郝利国）

思考题

1. 画出超声设备的基本结构框图,简述其各部分的作用。

2. 画出超声设备发射电路基本结构框图。

3. 画出超声设备接收电路基本结构框图。

4. 超声探头的工作原理是什么?

5. 简述多振元超声探头的基本结构。

6. 简述全数字 B 超的优势。

7. 简述 DP-9900 型 B 超的主要组成。

8. 简述超声多普勒技术。

9. 简述应用多普勒效应测定血流速度的基本原理。

10. 简述彩色多普勒血流成像。

11. 简述三维超声成像的优势。

12. 简述谐波成像技术。

13. 超声设备保养维护前准备工作有哪些?

14. 简述超声设备整机检测内容。

15. 影响超声设备质量的主要参数有哪些?

第八章　核医学成像设备

第一节　概　述

核医学成像是一种以人体正常组织与病变组织之间的放射性浓度差别为基础的脏器或病变的成像方法。通过将具有选择性聚集在特定脏器或病变的放射性核素或其标记化合物引入体内（口服、静脉、皮内或鞘内注射），利用核医学成像仪器在体外探测体内放射性药物的分布，并根据需要以一定的方式显示或重建脏器和病变的图像，从不同角度反映人体脏器内细胞的功能、脏器的血流供应及分布、脏器的代谢过程、抗原或受体的分布特性等，故亦称之为功能和代谢成像。一般情况下，由于疾病引起的功能性改变早于形态学改变，因此核医学成像有利于疾病的早期诊断和基础医学研究。核医学成像设备包括 γ 照相机（γ camera）、发射型计算机体层设备（emission computed tomography，ECT）。发射型计算机体层设备包括单光子发射计算机体层（single photon emission computed tomography，SPECT）和正电子发射计算机体层（position emission tomography，PET）设备。根据成像模式的不同，可分成单模态分子影像设备（SPECT、PET）、双模态分子影像设备（SPECT/CT、PET/CT、PET/MRI 等）和多模态分子影像设备。本章将针对这几类主要核医学设备展开介绍。

一、发展简史

（一）核医学设备发展简史

核医学成像始于 20 世纪 50 年代初期。1951 年，美国加州大学的卡森（Benedict Cassen）用晶体加准直器研制成功第一台闪烁扫描仪，获得了人体第一张甲状腺扫描图。由于探头是机械装置驱动的逐行扫描，故所成图像分辨力很差，扫描速度慢，无法实现快速动态成像。1957 年，安格（Hal O. Anger）研制成功了全世界第一台采用碘化钠晶体加针孔准直器作为探头的 γ 照相机，实现了快速一次成像和快速动态成像。1964 年市场上开始供应商品化 γ 照相机，并可配置多种类型的准直器，γ 照相机已成为当时最基本和最主要的核医学成像仪器，开创了核医学成像的新纪元。

由于 γ 照相机获得的平面图像是多层组织的重叠图像，对微小、深部或放射性浓度改变较小的病变，常被其前后的放射性掩盖而难以清晰显示，另外也不便于对放射性分布进行精确定量计算。1963 年，库尔（Kuhl）和爱德华兹（Edwards）利用成角扫描获得体内放射性的不同投影后，再用简单的反投影第一次重建了体内放射性核素的体层影像，但所得影像模糊，未能得到实用。1972 年，豪斯菲尔德（Hounsfield）利用计算机滤波反投影法，成功研制出第一台实用的 X-CT，几乎与此同时，核医学体层设备也研制成功。1976 年第一台商业化 PET 扫描仪（ECAT）面世，1978 年第一台以锗酸铋（BGO）晶体为探测器的 PET-HEADTOME-Ⅱ问世，1979 年库尔（Kuhl）等研制出世界上第一台实用的 SPECT 设备，核医学从此进入体层时代。20 世纪 90 年代中期，随着符合成像的 SPECT 设备进入临床，正电子成像更是进入一个临床应用空前发展的时代。新技术与新方法层出不穷，包括以 3D 锥形束探测技术代替 2D 扇形束探测，提高了探测效率；图像重建解析法与迭代重建术代替滤波反投影法降低系统噪声，改善了图像质量与空间分辨力，缩短了图像采集时间。特别是解剖与功能图像的融合技术，如 SPECT 与 CT、PET 与 CT、PET 与 MRI 融合等，实现了衰减校正（attenuation correction，AC）与同机图像融合，同时获得病变部位的功能代谢状况和精确解剖结构定位信息，使核医学成像发展至功能解剖融合成像的时代。

（二）我国核医学设备现状

我国的核医学起步于 1956 年，在西安举办了第一个生物医学同位素培训班，为中国同位素的应用奠定了基础。20 世纪 60 年代随着我国国产核医学仪器的研制和生产以及放射性药物的试制、供应，核医学得到了普及和推广。20 世纪 80 年代我国开始了 γ 照相机的生产。随着核医学仪器设备技术的发展和我国综合国力的增强，SPECT、PET、SPECT/CT、PET/CT、PET/MRI 等大型核医学设备已实现了国产化并迅速应用于日常临床诊疗工作。

二、分类及应用特点

（一）γ 照相机

γ 照相机亦称为闪烁照相机，是核医学基本成像设备。自 1957 年研制成功以来，γ 照相机成为此后三十多年最主要的核医学成像仪器，不仅能够静态成像，而且还能够进行快速连续动态扫描，是脏器动态功能研究必不可少的工具。γ 照相机主要由四部分组成，包括闪烁探头、电子线路、显示记录装置及一些附加设备。

（二）单模态分子影像设备

从 20 世纪 80 年代开始，单模态分子影像设备逐渐从早期的 γ 照相机过渡到发射计算机体层设备（ECT）。ECT 是继 γ 照相机之后，又一重要的核素脏器成像设备。通过探头在体外从不同角度采集体内某脏器放射性浓度分布，再经计算机数据处理和图像重建，显示二维、三维图像，获得脏器的水平切面（层面）、冠状切面及矢状切面或一定角度的剖面影像。不仅能够准确定位，提高图像质量，还可进行定量分析。

目前 ECT 分为两类，一类是探测发射 γ 射线的单光子核素，称为单光子发射计算机体层（SPECT），另一类是探测发射正电子的放射性核素，称为正电子发射计算机体层（PET）。与 CT 相比，虽然 ECT 的图像比较粗糙、空间分辨力差，但两者工作原理不同，不能相互替代。CT 属于穿透型体层成像，成像依赖于组织密度的差异，当病变组织与正常组织无密度差异或差异在仪器的分辨能力以下时，难以显示脏器的病变状况；ECT 属于发射型体层成像，成像依赖于脏器组织对注入体内的放射性药物吸收浓聚的多少及其发射 γ 光子的量形成图像，反映脏器病变组织功能的变化和差异，而非组织密度差异。

1. SPECT 和 PET SPECT 是在 γ 照相机的基础上发展起来的核医学成像设备，实际上是在一台高性能 γ 照相机的基础上增加了探头旋转装置和图像重建的计算机软件系统。其基本结构主要由探头、旋转机架及扫描床、计算机及其辅助设备等三大部分构成。与常规 γ 照相机相比，SPECT 在结构上有所改进：增强了光电倍增管的磁屏蔽以克服探头旋转过程中地球磁场变化对光电倍增管性能的影响；系统的均匀性、线性、稳定性要求均高于传统 γ 照相机；装备旋转机架和低衰减的扫描床，配备计算机和 SPECT 专用软件，以实现对机架运动的控制和图像的重建等功能。这些改进不但使设备具有体层功能，也提高了平面显像的性能。SPECT 体层成像的优势在于：①克服了平面成像对器官和组织重叠的干扰，可单独观察某一体层内的放射性核素分布，不仅有利于发现较小的病灶和深部病变，还可进行定量分析。②在心肌血流灌注、脑血流灌注、骨盆成像、全身成像等方面比 γ 照相机具有明显的优势，其平面成像与 γ 照相机相似，但具有更好的系统均匀性、线性和稳定性。③兼有多种成像方式，包括平面、动态、全身和体层成像等。④通过增加 SPECT 探头数量，可进一步提高灵敏度，缩短体层采集的时间，提高图像质量。其中双探头 SPECT 是性价比最高、最实用的机型，其功能全面、应用范围广、价格适中，至今仍是各大型医院广泛使用的核医学体层成像设备。SPECT 虽然拥有巨大的优势，但也存在许多不足，

①灵敏度低：图像中反映的信息量小（即计数率低），这是由SPECT成像方式决定的（必须将药物引入病人体内，借助于准直器进行空间定位）。②衰减及散射影响较大：光子由体内发射穿过软组织及骨骼时被吸收衰减。据测试，5cm的软组织对^{99m}Tc射线的衰减可达50%。由于路径不同，衰减造成图像严重失真，尤其对胸部、心脏行体层成像，有衰减和无衰减的图像可能完全不一样。另外，体内发射的光子碰到高密度物质（例如骨、准直孔边缘等）发生的散射同样也会使正常图像叠加上一幅完全不均匀的伪影。③重建图像的空间分辨力低：SPECT重建空间分辨力一直远低于CT、MRI重建图像的分辨力。SPECT平面图像目前最好的固有空间分辨力为3～4mm半高宽（full width at half maximum，FWHM），重建图像固有空间分辨力为6～8mm。而CT及MRI图像分辨力可达0.17mm。然而，由于核医学图像固有的功能成像特点，在竞争激烈的成像技术中，SPECT仍具强大活力。

双探头符合线路SPECT（coincidence circuit SPECT）是一种在传统SPECT上实现对正电子核素探测的影像设备，它在双探头SPECT基础上，对探头设计、电子线路、图像校正和图像重建等方面都进行了改进，以适应正电子成像的要求。其优势在于一机多能，即在保证探测灵敏度和分辨力的前提下，兼顾传统低能核素成像与正电子核素成像，不仅能完成SPECT所有成像工作，还能进行正电子成像（主要是^{18}F-FDG），有效完成PET所具有的部分临床诊断任务，对普通医疗单位具有特别重要的意义。但也存在不足：①空间分辨力、灵敏度、图像对比度和进行动态成像的能力显然不如专用PET；②进行^{18}F-FDG成像的检查时间较长，无法使用超短半衰期正电子核素（如^{11}C和^{15}O）等。

PET是在现代核素脏器成像技术中处于前沿的一种重要仪器，大大促进了核医学的发展，被认为"在核医学史上奠定了一个划时代的里程碑"。其基本结构与其他核医学设备相似，都是由探测器和电子学线路、扫描机架和同步扫描床、计算机及其辅助设备等三大部分构成，但其成像原理、探测器的结构及性能指标要求等，均与SPECT有很大区别。其优势在于：①所用发射正电子的放射性核素如^{11}C、^{13}N、^{15}O等都是人体组织的基本元素，易于标记各种生命必需的化合物及其代谢产物或类似物而不改变它们的生物活性，且可参与人体的生理、生化代谢过程；由于这些核素的半衰期都比较短，检查时可给予较大的剂量，从而提高图像的对比度和空间分辨力。因此，PET图像是反映人体生理、生化或病理及功能的图像，比SPECT的图像更清晰、更真实。②测定正电子的基本方法是测量湮灭辐射（annihilation radiation）产生的γ光子对，采用电子准直（electronic collimation），其灵敏度比SPECT高10～100倍。改善了分辨力（可达4mm）。由于它采用成对探测器进行探测，而且γ光子能量高，不易被吸收，故湮没辐射的位置深度对测量结果无明显影响，可以得到准确的衰减校正，它可用实测数和经衰减校正后的真实数进行三维分布的"绝对"定量分析（精度±10%），远优于SPECT。PET已成为单模态分子成像最理想的定量代谢影像设备。

2. 微型SPECT和PET 微型核医学成像仪器是基于核医学临床诊断技术发展起来的专门用于动物体层成像的装置，包括检测单光子放射性核素的微型SPECT（micro-SPECT）和检测正电子放射性核素的微型PET（micro-PET），主要提供放射性药物在实验动物体内的功能代谢和生物分布等信息。不管是micro-SPECT还是micro-PET，其设计及工作原理与临床SPECT和PET设备一样，只是应用对象是实验动物，由于大部分实验动物体型远小于人类，因此需要检出的病灶大小也要小很多，动物核医学体层成像仪器比临床用的设备具有更高的灵敏度和空间分辨力。

（三）双模态及多模态分子影像设备

为更好满足临床需求，核医学双模态成像技术迅速兴起和发展，例如SPECT或PET融合CT的成像模式。这样的融合成像通过取长补短，其诊断效能明显优于各组件单独工作之和，通过精确的解剖成像，解决了疾病功能诊断的定位难题，为医学研究和临床诊断提供了极大便利。1999

年推出的商品化 SPECT/CT，将低剂量 CT 和 SPECT 装于同一机架，实现了功能成像与解剖成像的同机融合；2001 年推出的带有诊断 CT 的 PET/CT 设备，使得双模态成像模式发展进入高潮期；现阶段逐渐发展成熟并进入临床的 PET/MRI 设备，必将进一步促进分子影像设备攀上另一个发展高峰。另外，微型核医学成像设备的推陈出新，包括微型 SPECT/CT 和 PET/CT，已成为医学基础研究和临床前研究的重要工具之一。多模态分子影像设备是指三种或三种以上分子影像技术结合起来的分子影像设备，有机组合在同一个整合式机架内，共用同一个扫描床，同一台成像仪器可提供多种影像的复合信息，精度高、速度快。由于每种分子影像技术均有其特点和不足之处，分子影像研究者期望多模态分子影像设备能够被应用于临床前期研究和临床应用。

第二节　核医学成像设备的基本部件

一、基本结构与工作原理

核医学成像设备的基本部件主要有准直器、闪烁晶体、光电倍增管、前置放大器、定位电路、图像处理电路、显示记录装置、机械支架和扫描床等，如图 8-1 所示。其中将准直器、闪烁晶体、光电倍增管、前置放大器和电子矩阵电路等固定在一个支架上，组成放射性探测器（探头），如图 8-2 所示。按照射线探测的原理，放射性探测器可分为闪烁探测器、气体电离探测器、半导体探测器、感光材料探测器等。

放射性药物从人体内释放出的 γ 光子，经准直器入射到闪烁晶体，闪烁晶体将入射的 γ 光子转换成光电子，能发出闪烁荧光。在闪烁晶体与光电倍增管之间由光导连接，光导的作用是将闪烁晶体产生的荧光有效地传输到光电倍增管的输入屏上。探头内一般有数十只光电倍增管，并按一定的规律排列。光电倍增管将接收到的闪烁光按照一定的比例关系转换成电流，经过前置放大器增幅放大后，输出到定位电路。

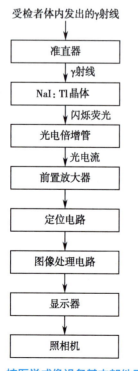

图8-1　核医学成像设备基本部件示意图

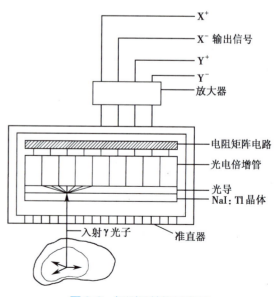

图8-2　探测器结构示意图

γ射线通过铅准直器孔道投射到晶体上,晶体产生的闪烁荧光可同时经光导传输到所有的光电倍增管上,最靠近荧光点的光电倍增管接收到的光子最多,输出的电脉冲幅度最大,离得较远者则因接收的光子数较少,输出的电脉冲幅度较小,如图8-3所示。晶体中发生一个闪烁事件就会使排列有序的光电倍增管阳极输出众多的幅度不等的电脉冲信号,对这些信号经过权重处理,就可得到这一闪烁事件的位置信号P。

定位电路就是在每个光电倍增管的输出端加一个与位置有关的权重电阻或权重延迟线,将每个光电倍增管输出的信号进行位置权重,再利用加法电路和减法电路将所有经过的位置权重信号进行总和,利用比分电路得出这一事件的位置信号P。

图8-4为由各个光电倍增管的位置权重电阻组成的矩阵示意图。每一个光电倍增管都与4个电阻相连接,各电阻的阻值根据光电倍增管的位置不同而异。任何闪烁事件发生在晶体的某个部位,相对应的光电倍增管通过位置权重电阻矩阵就会输出特有的位置信号和能量信号。当然实际情况要复杂得多,即每一个闪烁事件可作用于很多个光电倍增管,每一个管都输出经过位置权重的X^+、X^-、Y^+和Y^-值,最后需由加法电路将各管的输出值按X^+、X^-、Y^+和Y^-分别总和起来而给出此事件的X、Y、Z位置信号。这种位置权重矩阵电路被称为高精度坐标计算装置。

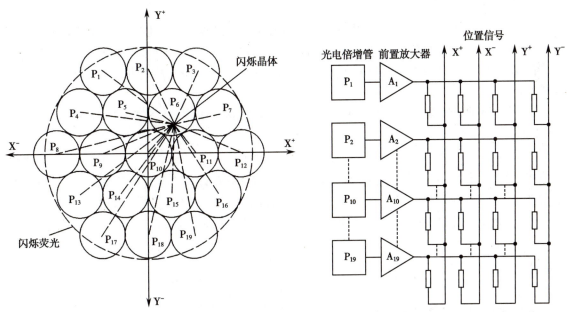

图8-3　闪烁荧光传输到各光电倍增管的示意图　　　　图8-4　位置权重电阻矩阵示意图

探头输出的位置信号和能量信号随后进入各种电子线路,包括,①信号线性放大器;②多道脉冲高度分析器:选择所需要的能量信号;③定标电路:用以预置成像计数量;④定时电路:预置一次或连续多帧成像时间;⑤门电路:用生理信号触发采集和停止采集;⑥定方位电路:不论病人体位如何,使图像总是保持正像;⑦电源电路;⑧探头运动和制动电路。

位置信号X、Y分别传输给显示器的水平(X)和垂直(Y)偏转板,使同时输入的能量信号定位触发阴极射线管起辉。阴极射线管逐个光点积累达一定量即形成一帧闪烁图像。

余辉显示器能够实时观察图像,但较为粗糙,常安置在探头支架上方用于病人体位监测和粗略地图像观察。高分辨力显示器用于实时或重放时的精细观察和照相。为永久保存图像并对图像进行复制,常用的仪器有多幅照相机、Polaroid照相机、针式打印机及影印机等。

二、准　直　器

探头的准直器是安置在晶体前方的一种特制屏蔽,使非规定范围和非规定方向的γ射线不得入射晶体，起定位采集信息的作用。一般主要由铅或钨制成。准直器的性能一定程度上决定了探头的系统性能。

（一）准直器的主要性能参数

准直器的主要参数有孔数、孔径、孔长（或称孔深）及孔间壁厚度等。准直器结构如图8-5所示。

1. 准直器的几何参数 包括孔数、孔径、孔长、孔间壁厚度，它们决定了准直器的空间分辨力、灵敏度和适用能量范围等性能参数。

2. 准直器的空间分辨力 是指对两个邻近点源加以区分的能力，通常以准直器一个孔的线源响应曲线的 FWHM 作为分辨力（R）的指标，R 越小表示空间分辨力越好。R 可根据准直器及其有关的几何参数求得

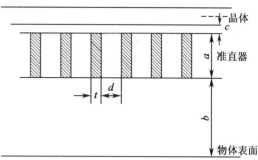

a 为孔长（即准直器的厚度）；b 为被测物与准直器外口的距离；c 为准直器内口与晶体的平均距离；d 为外口直径；t 为孔间壁厚度。

图 8-5　准直器结构示意图

$$R = \frac{a+b+c}{a} \times d \tag{8-1}$$

式中，a 为孔长（即准直器的厚度）；b 为物体表面与准直器外口的距离；c 为准直器内口与晶体的平均距离；d 为外口直径。对一个特定的准直器而言，空间分辨力随物体表面与准直器外口距离的增加而减低（成像时应尽量将探头贴近病人体表）。准直器孔径越小，分辨力越高。准直器越厚，分辨力也越高。

3. 准直器的灵敏度 灵敏度（S）为配置该准直器的探头实测单位活度（如 1MBq）的计数率（计数 /s）

$$S = 10^6 \times f \times e \times E \tag{8-2}$$

式中，f 为所测 γ 射线的丰度；e 为光电子峰探测效率；E 为准直器几何效率。此公式未考虑射线在被检物体内的衰减。对平行针孔准直器而言，式 8-3 中 k 为随孔的形态而异的常数，d 为外孔直径，a 为准直器的厚度，t 为孔间壁厚度。可见准直孔越大，灵敏度越高；准直器越厚，灵敏度越低；孔间壁越厚，灵敏度越低。

$$E = \left[\frac{kd^2}{a(d+t)} \right]^2 \tag{8-3}$$

根据式 8-2 和式 8-3 可导出以下近似关系

$$E \propto R^2 \tag{8-4}$$

对给定核素和给定 γ 射线能量，准直器的空间分辨力与灵敏度是矛盾的，空间分辨力的提高必然伴随灵敏度的降低。核医学工作者的责任就是根据具体情况和特定要求，正确处理好这对矛盾，取得相对好的结果。

4. 适用能量范围 主要由孔长及孔间壁厚度决定。高能准直器孔更长，孔间壁也更厚。厚度 0.3mm 左右者适用于低能（<150keV）射线探测，1.5mm 左右者适用于中能（150～350keV）射线探测，2.0mm 左右者适用于高能（>350keV）射线探测。

（二）准直器的类型

1. 按几何形状 准直器按几何形状可分为四类，如图 8-6 所示。①针孔型：为单孔会聚型准直器，外口径 2～6mm，外口与晶体间距 15～20cm。这类准直器的有效探测立体角很小，故灵敏度很低。所成图像与实体倒向。图像的大小随着准直器外口与探测物体的间距变化而变化，间距缩短，视野缩小，但图像放大倍数增加，灵敏度也增高。源的立体分布导致不同深度的源有不同的放大或缩小，叠加在一起，造成图像失真。应用要点是根据脏器的大小调整适当的距离，

只适用于较表浅的小脏器和小病变成像。②平行孔型：是最常用的准直器，其孔道与准直器内外垂直，内外孔径相等，故孔道平行。它的灵敏度较高。准直器外口与被测物体表面的间距对灵敏度、视野和图像大小影响不大，但随着间距的增加，空间分辨力下降。③扩散型：这类准直器中部的孔道仍保持平行，周边孔道逐渐向外扩散，结果是扩大了有效探测视野，但其代价是周边部位的灵敏度或分辨力降低。主要用途是在小晶体的 γ 照相机上对大器官成像。如与直径不够大的 γ 闪烁计数器配套，用于全身成像，仅沿 x 轴扩展，沿 y 轴保持平行不变。④会聚型：指多孔会聚型准直器，由呈会聚排列的孔和壁构成，其性能与针孔准直器相似，对脏器的放大倍数较小，有图像失真，但灵敏度和分辨力较高，较少使用。主要用途是对小器官成像。

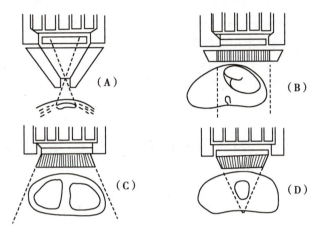

图 8-6　准直器类型
（A）针孔型；（B）平行孔型；（C）扩散型；（D）会聚型。

2. 按适用的 γ 射线能量　准直器按适用的 γ 射线能量可分为三类：①低能准直器；②中能准直器；③高能准直器。

3. 按灵敏度和分辨力　准直器按灵敏度和分辨力可分为三类：①高灵敏型；②高分辨力型；③通用型，即兼顾灵敏度和分辨力的一类准直器。

（三）各种常用准直器的实际性能

以某公司的准直器为例，与 γ 闪烁计数器配套测得距准直器表面 100mm 处的系统灵敏度和分辨力，如表 8-1 所示。

表 8-1　准直器参数

分类	孔数/ 10^3 个	准直器厚度/mm	孔壁厚度/mm	孔径/mm	灵敏度/（cpm·uCi^{-1}）	几何分辨力/mm	系统分辨力/mm	透射率
低能高分辨准直器（LEHR）	148	24.05	0.16	1.11	202	6.40	7.5	1.5%
低能通用准直器（LEAP）	90	24.05	0.20	1.45	330	8.30	9.4	1.9%
低能超高分辨准直器（LEUHR）	146	35.80	0.13	1.16	100	4.60	6.0	0.8%
低能扇形准直器（LEFB）	64	35.00	0.16	1.53	280	6.30	7.3	1.0%
中能准直器（ME）	14	40.64	1.14	2.94	275	10.80	12.5	1.2%
高能准直器（HE）	8	59.70	2.00	4.00	135	13.20	13.4	3.5%
心脏专用机准直器	48	40.25	0.20～0.40	1.90	285	6.95	7.4	N/A

三、闪烁晶体

闪烁晶体是将 γ 射线或 X 线转变为可见光的物质。射入 NaI:Tl 闪烁晶体的 γ 射线与 NaI:Tl 晶体发生光电效应和康普顿散射，这时 γ 射线失去能量，发出近似紫色的闪烁光。

NaI:Tl 闪烁晶体是在碘化钠（NaI）中掺入微量的铊（Tl）而形成的晶体，具有最大发光波长为 400nm、衰减时间为 0.25μs 的特性。NaI:Tl 闪烁晶体的原子序数（原子量）大，对 γ 射线的吸收效率高，并能制成大型的晶体。NaI:Tl 闪烁晶体不耐急剧变化的温度，3℃/h 的环境温度变化即可使其破损（将此称为潮解性）。NaI:Tl 闪烁晶体的厚度一旦增加，其吸收 γ 射线的灵敏度也会升高，但分辨力会下降。像 ^{99m}Tc（140KeV）等低能 γ 射线，即使 NaI:Tl 闪烁晶体很薄，穿透的射线也很少，灵敏度和分辨力却都很好。现在，NaI:Tl 闪烁晶体可做成直径 20～55cm、厚度 0.6～1.0cm 的平板状，因装置不同而采用的外形和尺寸各有不同。用于检查心脏、脑和甲状腺等器官的装置所采用的闪烁晶体尺寸较小，脏器专用的和移动式照相机的闪烁晶体尺寸也比较小，标准型的能够一次往返全身摄影的矩阵式探测器所采用的闪烁晶体则较大。

第三节　单光子发射计算机体层扫描仪

一、基本结构与工作原理

（一）基本结构

SPECT 由探测器（探头）、旋转机架、扫描床、控制台、图像处理的计算机工作站以及外围辅助设备等五部分组成，可进行多角度和多方位的数据采集和图像重建，探头是 SPECT 的核心部件。

（二）工作原理

SPECT 根据探头类型分为两种：多探头型（亦称扫描机型）和 γ 照相机型。多探头型 SPECT 的探头由多个小型的闪烁探测器组成，排列在圆周上，检查时探头做平动和转动两种运动，适用于快速动态研究。γ 照相机型的 SPECT 是由高性能、大视野、多功能的 γ 照相机和支架旋转装置、图像重建软件等组成，其探头借助运动机架围绕身体或受检器官旋转 360° 或 180° 进行完全角度或有限角度的放射性探测，获得一系列平面图像，利用专门的计算机软件进行图像重建，获得符合临床要求的横断面、冠状面、矢状面或者任意角度的各种体层图像。

二、探　测　器

（一）探测原理

SPECT 的探测器（探头）由准直器、NaI:Tl 闪烁晶体、光电倍增管（PMT）、前置放大器和计算电路等组成。传统 SPECT 实际上与 γ 照相机的探测器相同，其作用也是探测参与体内各种生理、代谢活动的放射性核素不断向外发射的 γ 光子。方向不规则的光子被准直器阻挡住，只有方向与准直器孔长轴平行的 γ 光子方可到达晶体。经闪烁晶体转换成可见光，再经光电倍增管和综合电路形成带坐标信息的电脉冲，输出到控制台进一步处理，形成图像。

（二）技术进展

1.传统探测器　最近几年采用 Anger 结构的 SPECT 设备技术进展主要体现在采用新型 PMT 及高分辨力的准直器。有的新型设备使用的超短结构 PMT 长度比传统的 PMT 短了 13cm，使得 SPECT 整体重量降低了 88kg，SPECT 系统分辨力（配置 LEHR）达到 7.5mm。新型 PMT 在降低探头和 SPECT 机架整体质量的同时，提高了 SPECT 系统分辨力和图像的信噪比。

2. 新型探测器 传统的 SPECT 采用 Anger 结构,目前仍被广泛用于大视野、通用型 SPECT 设备。对于 SPECT 设备来讲,晶体、PMT 和后续线路是探测器的主要部分。PMT 将荧光转化为电信号的效率仅有 20%～25%,只有 1/4 的光子被转换成电信号。最新研制成功并初步用于临床的碲锌镉(CdZnTe,CZT)半导体探测器克服了传统 SPECT 的局限性,为分子影像成像技术开拓了一条新的途径。

当具有电离能力的射线和 CZT 晶体作用时,晶体内部产生电子 - 空穴对,并且数量和入射光子的数量成正比。带负电的电子和带正电的空穴朝不同的电极运动,形成的电荷脉冲经过前置放大变成电压脉冲,其强度与入射光子的能量成正比。前置放大输出的信号经过后续电路处理,然后进行图像重建。CZT 探测器在室温状态下能够处理 2×10^6 光子 $/(s \cdot mm^2)$,从而保证 CZT 探测器对 γ 射线探测具有极高的系统灵敏度。

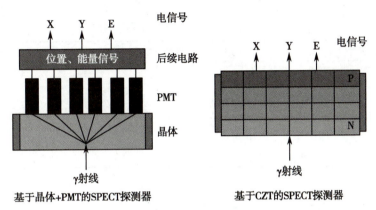

PMT 为光电倍增管;X、Y 为位置信号;E 为能量信号。

图 8-7 CZT 半导体探测器结构示意图

在室温情况下,CZT 半导体探测器可以直接将 γ 射线转化成电信号,与传统碘化钠闪烁晶体探头相比,具有更高的探测效率和能量分辨力,能量探测范围在 10keV～6MeV,非常适合探测能量 10～500keV 的光子;采用较厚的 CZT 晶体阵列(至少 6mm)和小尺寸像素面元电极设计的面元阵列探测器,能同时得到好的能谱特性和高的空间分辨力,从整体上改变 SPECT 系统性能(图 8-7),提高系统灵敏度从而减少放射性示踪剂的用量,缩短扫描时间,提高图像信噪比。CZT 半导体探测器易于加工成像素阵列探测器,配合桥接的硅集成信号读出电路,可做成紧凑、高效、高分辨力的 γ 射线成像装置,缩小探测器的体积,整体探测器可以通过高度集成化的线路来实现。由于探测器体积小,采用屏蔽需要的材料少,因此明显减轻了整个 SPECT 设备探头的重量(图 8-8、图 8-9)。采用半导体探测器探头的 SPECT 设备已经商品化,比如专用于小脏器的心脏 SPECT(图 8-10)和双探头乳腺分子影像设备。基于 CZT 探测器 SPECT 的性能如表 8-2 所示。

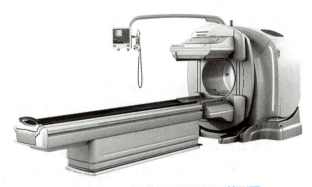

图 8-8 CZT 探头 SPECT/CT 外形图

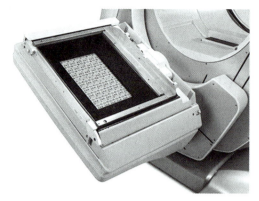

图 8-9　CZT 探头

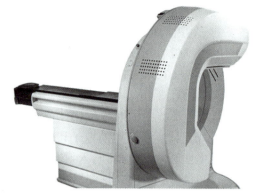

图 8-10　CZT 心脏 SPECT 外形图

表 8-2　基于 CZT 探测器 SPECT 的性能

物理量	传统结构（晶体 + PMT）	CZT 半导体探测器
有效原子序数	50	49（平均）
晶体密度 /(g•cm^{-3})	3.67	5.78
能量分辨力（140keV）	9%～12%	5%～6%
分辨力 /mm	4～8	2
灵敏度	—	高于传统技术 8～10 倍

三、机　　架

SPECT 的机架用于支撑整个探头，并精确控制探头和扫描床的各种运动。

（一）机架的旋转结构

根据 SPECT 旋转机架的结构形式不同分为圆环形、悬臂形、悬吊式和龙门形等。

1. 圆环形机架　圆环形机架是 SPECT 旋转机架的主要形式。许多厂家均采用这种设计，这种机架双探头相对 180° 放置，探头可改变角度采集。全身采集时探头作径向调整，多功能扫描床沿长轴方向匀速移动。

2. 悬臂形机架　立柱伸出两臂支撑两个探头，机架可以准确按一定角度步进或连续旋转完成 180° 或 360° 的体层采集。两个探头可以单独调整在悬臂中的位置和角度，两探头之间的间距可调，另外两条平行的地轨支持机架可以带动探头沿扫描床长轴方向做直线运动以完成全身扫描。

3. 悬吊式机架　将探头臂悬吊于天花板上，探头可以在较大的范围内任意移动或转动角度，灵活性最高，病人可以在病床上直接进行图像采集，减少了搬动危重病人带来的不便，提高了工作效率。

4. 龙门形机架　采用中空的龙门形机架，机架移动灵活，探头夹角具有 180°、90° 和 76° 设计，而且可以向头或尾部倾斜，在平面成像时能够更好地分开左右心室的影像。

（二）机架的运动形式

1. 运动方式　①探头及其悬臂以机架机械旋转轴为中心，做顺时针或逆时针的圆周或椭圆或人体轮廓的运动，扫描床与导轨垂直，主要适用于体层采集；②探头及其悬臂沿圆周运动，在半径方向做向心或离心直线运动，可以使探头在采集数据时尽可能贴近病人，缩短旋转半径，提高空间分辨力，也称身体轮廓红外探测扫描；③探头沿自身中轴做顺时针和逆时针倾斜或直立运动，主要适用于双探头呈 90° 方式进行 180° 心肌血流灌注体层成像或兼顾双探头时的质量控制的数据采集。在实际工作中，往往是①、②或①、②、③联合运动，这就是所谓的"轮廓跟踪技术"，以提高探测效率和空间分辨力。

2.控制方式　①手动控制：主要适用于数据采集前，根据检查部位、体位、倾斜角、旋转角等要求，把探头运动到指定位置。②自动控制：主要适用于全身或体层采集，根据预置的机架条件（起始角度、旋转的总角度、起始位置和运行总距离、是否轮廓采集等），在计算机的控制下自动运行并连续采集每个角度和位置上的投影数据。

（三）机架功能

SPECT 的机架部分由机械运动组件、机架运动控制电路、电源保障系统、机架手控盒及其运动状态显示器、实时监视器等组成。它的主要功能：①根据操作控制命令，完成不同采集条件所需要的机架的各种运动，如全身扫描运动、旋转体层扫描运动、预置定位运动等；②把心电 R 波触发信号以及探头的位置信号、角度信号等通过模数转换器传输给计算机，并接受计算机控制进行各种动作；③保障整个系统的供电，提供稳定的各种规格的高低压电源。

γ 照相机型的 SPECT 具有四大功能：平面静态、动态、全身和体层采集。其中平面静态和动态采集，机架与扫描床的相对位置固定，控制较简单。而全身扫描和体层采集是在探头和机架的运动过程中完成数据采集的。由于探头带有沉重的准直器、周围的铅屏蔽以及复杂的电子学线路。因此要求启动时，机械运动平稳有力、精度高，停止时刹车平稳、准确、安全可靠。一般采用由电机驱动齿轮和皮带传送来实现对机架运动的精确控制。需要有高精度和良好稳定性的运动系统和定位系统，这也是 SPECT 质量控制的关键之一。对于单探头 SPECT 系统，还需要良好的配重装置。

（四）机架控制系统

探头及机架的各种运动方式和速度受机架内定位控制系统的控制。定位控制系统主要由三部分组成：①驱动马达控制电路；②位置信息存储器；③定位处理器。定位处理器实际上是一个微型计算机，它的主要作用是控制探头及机架转动的角度、移动的距离及识别位置。定位处理器受主计算机的控制，并将各种定位数据传输给主计算机。

在主计算机的只读存储器中有一组标准的位置编码。每次开机后，主计算机把标准位置编码传输给机架定位处理器，标准位置编码储存在定位存储器中。在机架内，每种方式的机械运动其正反两个极限位置均装有限位开关和极限脉冲发生器，当运动滑块触及此开关时，即发出停止运动信号。在每个驱动马达的后部都装配有同轴运动脉冲发生器，马达转子每转动一周，脉冲发生器就发出一个或数个标准脉冲。机架定位处理器把接受的脉冲数与存储器中相应的位置编码相比较，以确定自身的位置。

为了保证体层扫描和全身扫描运动时，探头所转角度和机架移动距离的精确度，在每次开机后、紧急停止运动后或机架运动出错后，都要利用计算机机架位置检测和校正程序，首先进行机架位置自我检测。如果自检失败，要重新进行机架位置设定，即重新确定各种运动方式的标准脉冲参数（角度、距离和高度等）。此过程需要手动控制完成以下三个过程并加以确认：①探头旋转180°和360°；②探头侧位移动最小和最大距离（旋转半径的最大和最小）；③将探头和扫描床分别调到最高点和最低点，并确认当探头处于180°最低位和最高位时，扫描床的最低和最高高度。然后，再控制机架做各种运动直至运动到正反两个极限，即限位脉冲器发出停止脉冲为止。这样，计算机通过计算上述平移或旋转单位距离或角度时，同轴运动脉冲发生器所发出的脉冲数，并以此为标准计算运动到正反极限的总脉冲数，即可计算出全程移动的距离或旋转的角度。

四、扫　描　床

按照临床用途不同，SPECT 的扫描床分为普通功能床和多功能床。普通床的升降可以手动或自动完成，但前进和后退必须手动完成，体层的采集过程是先手动将扫描床上病人的靶器官移到探测视野后，通过 SPECT 探头的旋转完成所需的检查。早期的单一功能的 SPECT 多采用这种形式。而 SPECT/CT 多采用多功能扫描床,可以一次进行多床位的数据采集,而无需人工干预。

为适应旋转体层的需要,扫描床的床板多由碳纤维或铝质材料制成,具有重量轻、硬度大、韧性高、对 γ 射线的衰减小等特点(要求对 γ 射线的衰减<5%),可承担 200kg 以上的重量。要求扫描床的机械运行速度准确、可靠、稳定。当病人体重较大且床板伸出过多时,为避免前端向下倾斜,配有后部支撑装置,以保证床面水平。

五、控制台和计算机

(一)采集工作站

原始资料的采集通常由采集计算机完成,并配备有数据采集、数据库管理和质量控制软件等,能通过人机对话控制探头和扫描床的各种运动,实现各种图像采集,完成仪器的质量控制和校正。

1. 基本信息录入 包括姓名、性别、年龄、身高、体重、采集类型等。

2. 数据采集 软件提供常用的数据采集模式:①静态模式采集(static mode acquisition);②动态模式采集(dynamic mode acquisition);③门控模式采集(gated mode acquisition);④体层模式采集(tomography mode acquisition);⑤门控体层模式采集(gated tomography mode acquisition);⑥全身采集(whole body acquisition)。根据临床需求,可对生产厂家提供的设置参数进行部分修改后保存为一个采集规程,采集时直接调用相应的采集规程获取图像。随着探头探测能力的提高及信号捕捉技术和图像重建技术的改变,出现了一种全新的体层采集方式:类螺旋体层模式采集(step & shoot continuous tomography mode acquisition),与传统的步进采集模式相比,该采集方式可同时实现探头静止与运动状态中的信号采集。探头的运动状态不仅包括围绕设备中心的旋转,也包括靠近和远离人体的往复运动。这种全新的采集模式极大地提高了信号的采集能力,可大幅度提高图像质量并缩短扫描时间,从而提高小病灶的检出率及病人检查时的舒适度。经 γ 照相机探头采集到的人体内放射性分布信息(X、Y、Z 以及心电门控信号)经模数转换器(analog to digital converter,ADC)转换后通过接口板输入采集计算机。数据采集时首先在计算机内存中设定好存储矩阵,用来记录 γ 照相机探测到的闪烁事件。每次探测到有用的 γ 事件后,γ 照相机输出一个 Z 信号(开锁信号)到计算机,通知计算机将 γ 照相机的模拟 X、Y 位置信号进行 A/D 转换后作为图像矩阵的行列索引,查找闪烁事件发生的位置在图像矩阵中对应的单元,并把此单元计数加 1。经过一段时间的累加形成一幅完整的图像,传送给处理工作站做进一步处理、显示和存储。

3. 采集数据的管理 每次采集完成后,采集计算机可自动向处理计算机传送原始数据,并可对重建的图像进行排序、查询、删除等管理工作。

4. SPECT 的质量控制和各种校正 SPECT 是大型精密设备,必须定期进行质量控制,才能保证图像质量满足临床需要。在图像采集期间可使用相应的能量、线性、均匀性和旋转中心校正图实时校正采集数据。要求采集计算机的 A/D 转换器速度高、线性好,可作为生理信号(如心电图信号等)的输入接口,带有高速缓冲存储器、阵列处理机。

(二)处理工作站

核医学的图像处理工作站在核医学影像的诊断中具有重要的作用。它主要由手动处理规程、临床处理规程以及数据库维护等三部分组成。

1. 手工处理规程 包括对各种图像的显示浏览、数学和几何运算、图像资料的统计和分析等,另外还包括对资料的电影显示、感兴趣区(region of interest,ROI)的勾画、图像的标注、颜色显示方案选择等。

2. 临床处理规程 包括各系统的处理规程,如心肌血流灌注体层、肺通气灌注、全身骨成像、肾动态成像的常规处理软件等。

3. 数据库维护 包括数据的导入、导出、查询等功能。另外，在软件方面应具备各种图像处理程序和修正程序，能提供选择方式和参数，还应具备开发的易行性。

六、外 围 设 备

为更好地发挥 SPECT 在临床中的作用，根据临床检查项目和成像药物的不同，需要配备相应的小型外部装置。

1. ECG 触发器 用于实现心电控制的平面采集或体层采集，可对心动周期不同时相的心功能或心肌供血进行评价分析。

2. 多功能运动踏车功量仪 用于实现运动负荷下心肌血流灌注成像。踏车负荷范围 20～800W 可调，转速范围 30～130r/min，踏车过程中实时监测 12 个导联的心电，每 3min 一次的自动血压测量，测压范围 40～300mmHg，仪器通过串行通用接口与电脑相连。

3. 肺通气专用雾化器 其结构主要包括铅屏蔽、雾化器、呼吸管路、过滤器、氧气管等。将放射性药物经高频气流（9～11L/mim 的高流量氧气）振动雾化，经呼吸回路管道，被病人吸入肺内，累积计数达到一定标准后成像，可进行肺通气功能的分析和评估。在肺栓塞诊断中起重要作用。

4. 各种打印机 根据临床需要可配置喷墨打印机或激光打印机等。

5. 各种质量控制模型 SPECT 系统通过常规质控（routine tests，routine QC）以确保设备工作在最佳状态，从而及时发现设备性能降低程度。根据测试频度分为日质控（daily QC）、周质控（weekly QC）、月质控（monthly QC）、年质控（yearly QC）等。用于评价 SPECT 设备性能的质控模型有多种，如线性模型、四象限铅栅模型（图 8-11）、SLIT 铅栅模型、系统灵敏度测试面源以及 SPECT/PET 体层模型（图 8-12）。SPECT/PET 体层模型（Model 76-823）可进行冷场中的热损伤分辨力、热场中冷损伤分辨力、均匀场中的线性和均匀性响应等测量，并能够为确定旋转中心提供简便的方法。除此之外，还可通过测量点离散函数进行更加复杂的验证测试，从而可求出 MTF。

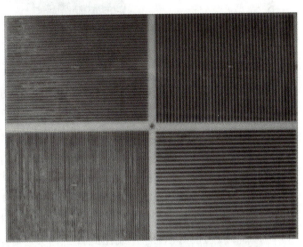

图 8-11 四象限铅栅模型

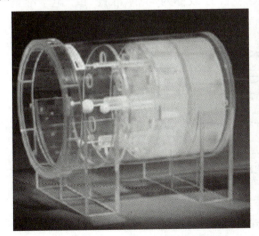
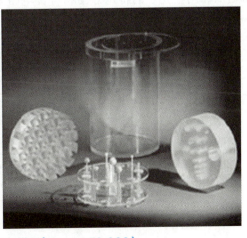

图 8-12 SPECT/PET 体层模型（Model 76-823）

第四节　正电子发射计算机体层扫描仪

一、基本结构与工作原理

PET 的基本结构与 SPECT 的基本结构相同，主要由探测器、机架、扫描床、控制台、计算机及外围设备组成。全身用 PET/CT 外形如图 8-13 所示。

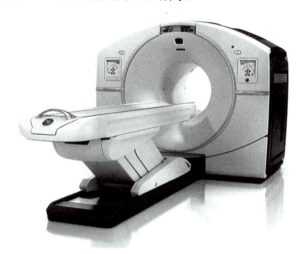

图 8-13　全身用 PET/CT 设备外形图

回旋加速器产生的 ^{11}C、^{13}N、^{15}O 和 ^{18}F 都是在放出正电子的同时，衰变成相应的同位素。将其标记在水、氧、糖、氨基酸等代谢物质上，注射于病人，通过摄像，将生理的、药理的、生化的过程等转变为图像。如图 8-14 所示，正电子发射体发射出的正电子（β^+）在极短时间内与其临近的电子（β^-）发生碰撞而发生湮没辐射，即在二者湮没的同时，产生两个方向相反的能量皆为 511keV 的 γ 光子。两个相对的 γ 闪烁探头加符合电路组成湮没符合探测装置。上述两个方向相反的 γ 光子可同时分别进入这两个探头，通过符合电路形成一个 Z 信号，而被探测到。湮没辐射发生的位置限于这两个探头的有效视野内，故探头视野越小，Z 信号的定位范围越窄，精度（空间分辨力）越高。凡在此视野外或在此视野内发生的湮没辐射，所产生的两个 γ 光子不能同时入射两个探头者，皆不能形成符合信号而不能被记录。可见这种位置探测不需要一般的屏蔽型准直器，而是依靠两个光子的特殊方向和符合电路来实现的，故称为"光子准直"或"电子准直"。由

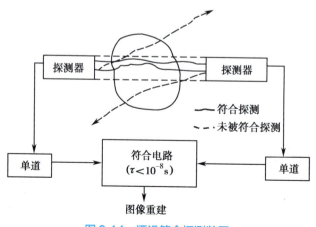

图 8-14　湮没符合探测装置

于免去了一般的屏蔽型准直器,极大地提高了探测灵敏度(一般准直器挡去了 90% 以上的应该入射视野的射线)。

PET 与 γ 照相机和 SPECT 相比具有以下优点:①不需要准直器;②检测灵敏度高;③本底低,分辨力高;④易于吸收校正;⑤可正确定量。

如图 8-15 所示,PET 是专门探测体内湮没辐射并进行体层成像的仪器,最常用的探头是由数百个成对分布的小型 γ 闪烁探测器组成的环形装置。人体置于环中,体内的湮没辐射产生成对光子可投影到相应的成对探测器中,四周众多探测器获得的这些投影信息就可重建体层图像,图像重建的原理和方法与 X 线 CT 及 SPECT 基本相同。为在短时间内获得更多信息和缩短采集时间,常采取两方面的措施以提高投影数:①用探头微角转动偏心旋转,二分法加半旋转或简单步进转动等运动方式增加扫描线,如图 8-16 所示;②由单环增至多环,不仅可增加一次采集的空间范围,并且由于两个邻近环的探测器还可构成交叉符合探测单元,形成交叉层面,故 n 环的准直层面共有 $2n$-1 个体层面。如 4 环可同时获得 7 层横断图像。

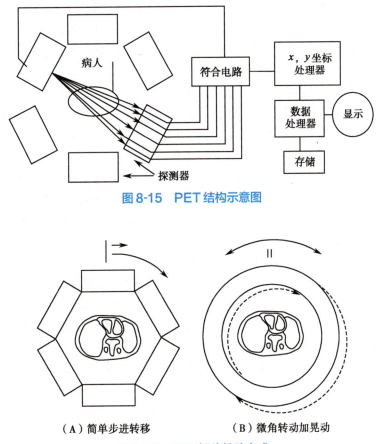

图 8-15 PET 结构示意图

(A)简单步进转移   (B)微角转动加晃动

图 8-16 PET 探头转动方式

二、探 测 器

探测器是 PET 设备的核心部分,它由闪烁晶体、光电转换器和高压电源组成。由于探测器的性能优劣直接影响 PET 的整体性能好坏,因此探测器的结构、晶体材料及电子学线路的研究和改进是 PET 设计的重要内容之一。

晶体的主要作用是能量转换,即将高能 γ 光子转换为可见光子,再由光电转换器将光信号转换为电信号,再经一系列电子线路系统完成记录。探测器的晶体面积一般较小而厚度大。既往用作 PET 的 γ 闪烁晶体多为锗酸铋（BGO），主要是因为它不易潮解、有很高的密度（7.13g/cm³），对 511keV 光电子的线性衰减系数为 0.92/cm，所以探测效率高，比 NaI:Tl 高 10 倍。它可被切割成直径 3mm 的小块，使 FWHM 近乎极限值（2.5～2.6mm）。BGO 的缺点是发光衰减常数较长，影响了时间分辨力，这对提高空间分辨力不利，因此发光衰减常数低的其他晶体也被广泛研究利用，如 CsF 和 BaF₂ 等。到 20 世纪 90 年代后期，硅酸镥（LSO）和硅酸钆（GSO）闪烁晶体的使用，使得 PET/CT 的临床应用性能大大提升。随着晶体技术的发展，新型晶体 LSO、硅酸钇镥（LYSO）和 GSO 在临床上逐渐得到广泛应用。LSO 不仅密度和原子序数都较高，而且对 γ 光子也有较高的探测效率，且余辉时间短（40ns），光产量高（碘化钠的 75%），能实现快速图像采集，因此，可以减少图像的运动伪影产生。

成对探测器探测视野内的一对由湮没反应产生的方向相反的 γ 光子到达两个探头的时间可能有差别（Δt），也可能无差别（Δt = 0），根据 Δt 和光速可计算出发生湮没辐射的确切位置，这是提高空间分辨力的又一技术进展，称为飞行时间（time-of-flight，TOF）技术。它与尽可能小的晶体结合起来，进一步提高了 PET 的空间分辨力。PET 的另一个特点是用互成 180° 的两个探测器进行探测，故湮没辐射的位置深度对测量结果无明显影响，并可得到正确的衰减校正，可用实测数和经衰减校正的真实数进行"绝对"定量分析（精度 ±10%），远优于 SPECT（精度 ±25%～±50%）。性能优良的探测器需满足以下几点要求：高探测效率、高空间分辨力、高可靠性和稳定性、短符合分辨时间。

光电转换器是将闪烁晶体探测器产生的可见光信号转换并放大成电信号，是 PET/CT 成像性能的重要部件。光电转换器有光电倍增管（photomultiplier tube，PMT）和硅光电倍增管（silicon photomultiplier，SiPM）。近年来，传统 PMT 逐渐开始被淘汰。一方面是由于 PMT 体积大，供电压较高，受磁场影响大；另一方面，渡越时间和渡越时间分散决定 PMT 的性能，PMT 的时间分辨力的长短由前者决定，然而，后者决定 PMT 时间分辨力的一致性。为了满足现行 TOF 技术的需求，要求渡越时间较短、渡越时间分散小，传统 PMT 已无法满足此要求。现在临床上出现的位置灵敏型光电倍增管（position sensitive photomultiplier tube，PSPMT），此光电倍增管可以更灵敏地探测光子位置，且分辨力高，尺寸小。另外，还有多通道 PMT 和微通道板光电倍增管（microchannel plate photomultiplier tube，MCP-PMT）。近年来，将快速 PMT 与 LYSO 耦合，PMT 性能取得了突破性进展，即应用于 TOF 采集技术，使得 PET/CT 的时间分辨力和位置分辨力得到极大提高。另一方面，结构紧凑、量子效率高及不受磁场影响的固态半导体光电探测器的出现，实现了真正的高光电探测效率、低噪声及超高时间分辨率。SiPM 探测器结构紧凑小巧、受磁场影响小、制造成本较低、能直接完成数字信号的转换，大大减少了光子信号损失，降低了噪声，使 PET/CT 具有更高的采集效率和探测灵敏度，能获得高质量的 PET/CT 图像，是应用于 PET 的光电探测器的未来发展方向。

三、机 架

机架主要用来固定探测器及让探测器在其上以某种方式运动，根据探测器在机架上排列的阵列形状，机架的中心孔为六角形或圆形。为了提高性能，一些环形 PET 带有旋转装置，其性能要求与 SPECT 一致，其探测器排列的方式是在直径 50～100cm 的圆周上，将数十至数百个闪烁晶体环形排列成 1～4 列均等的圆形，并且在机械传动系统的驱动下做圆周运动。PET 与 SPECT 的最大不同，在于各自的准直方法。由于 PET 采用的是电子准直方法，因此在机架上没有 SPECT 所使用的铅准直器。在机械系统方面，PET 与 SPECT 的要求一样，一般要求稳定、可靠、安全，还应能迅速灵活地调整定位；采集数据时应旋转平稳、精确，旋转中心准确。按探测器在机架上的排列形状和运动方式，PET 可分为固定型、旋转型、旋转 - 平移型、摆动 - 旋转型等。

四、计算机和网络系统

与 SPECT 类似，计算机是 PET 的重要组件，它控制所有的硬件设备，采集和组织数据，执行各种误差校正，重建体层图像，对图像进行处理和分析，显示图像和有关信息。较早的计算机运算能力有限，图像重建由专用的阵列处理机完成。计算机技术日新月异，近年来出现了采用流水线和超标量结构的精简指令集计算机、单指令多数据技术、加速图形接口等新技术，大大提高了数据处理和显示速度。新的 PET 系统多使用工作站或高档个人机，为实时性要求很高的 PET 数据采集、复杂的图像处理和定量分析提供了强大的硬件平台。随着 PET 技术的发展，全景 PET 系统的出现以及复杂的图像重建、图像处理、图像分析算法的迭代升级，对于计算机的性能要求越来越高，专用的数据计算和存储服务器也渐渐加入 PET 系统的配置中。

除了数据采集和图像重建，PET 的核心软件还包括数据库管理及操作（查询、排序、添加、删除、编辑等）、图像显示（黑白/伪彩色编码及调整、图像放大/缩小、电影显示、3D 显示）、图像处理和分析（图像的平滑、滤波、边缘增强、算术和逻辑运算、感兴趣区产生、计数统计、曲线生成、医学参数计算、功能图产生）、图像硬拷贝及文件存档（打印、拍片、存储在磁介质或光盘上）、文件格式转换及网络传输。这些专用的软件一般都被精心保护起来，不允许用户修改或触动。PET 的计算机通常运行于多任务操作系统之下，它们负责调度和同时运行多个进程，协调着前后台任务的执行，并且提供友好的人机界面，帮助医生掌握和运用上述庞大、复杂的软件。

第五节 双模态分子影像技术和设备

双模态分子影像设备是指建立在同一机架、同一扫描床、同一采集处理工作站硬件基础上的 SPECT/CT、PET/CT 和 PET/MRI 等设备。之所以严格要求在三个"同一"硬件结构基础前提下，是因为需要确保两种模态分子影像之间具有精确的解剖结构匹配。目前最成熟的是 PET/CT 和 SPECT/CT。PET/MRI 一体机是最新研制成功的高端融合影像设备，实现了在同一个设备上同时进行 PET 和 MRI 信号采集。

一、SPECT/CT 设备

（一）SPECT/CT 的基本结构

SPECT/CT 是单光子发射计算机体层成像仪和 CT 一体化组合的影像诊断设备，将功能代谢与解剖结构相结合进行成像。SPECT/CT 是将 SPECT 和 CT 这两种设备安装在同一个机架上，两种成像技术的定位坐标系统互相校准，在两种扫描间期病人处于同一个扫描床上且保持体位不变，可以防止因病人位移产生的误差，在一定程度上解决了时间配准的问题。SPECT 和 CT 扫描均是序列化完成。CT 在 SPECT 中的应用包括 SPECT 图像和 CT 图像融合，提高对 SPECT 图像发现病灶并定位的能力，以及利用 CT 对 SPECT 图像进行衰减校正。CT 图像提供的解剖结构信息可以用于对 SPECT 图像进行衰减校正，特别是 X 线和 γ 射线具有类似的物理特性、生物学特性，利用 X 线信息对 γ 射线衰减进行校正可以获得精确的结果。

（二）SPECT/CT 技术的两种模式

按照 SPECT/CT 设备中 SPECT 和 CT 结合的方式，可以将 SPECT/CT 技术分成两种模式：SPECT 与 CT 位于同一机架整合的 SPECT/CT 和 SPECT 与 CT 位于不同机架组合的 SPECT/CT。

1. SPECT 与 CT 位于同一机架整合的 SPECT/CT 该技术是将 CT 高压发生器、X 线管、CT 的 X 线探测器安装在 SPECT 的滑环机架上，这样 SPECT 和 CT 位于同一机架。这种技术的优势：SPECT 和 CT 位于同一机架，SPECT/CT 设备整体体积小、结构紧凑、稳定性高，对分别获得的 SPECT 和 CT 图像能够达到高精度图像融合的目的。这种 SPECT 和 CT 图像从同一机架获得的图像融合也被称为"自身图像配准技术"(inherent registration)。该技术另外的优点是 CT 旋转的速度比较低,不仅能够获得每一个 SPECT 床位的平均 CT 图像以保证 CT 图像与 SPECT 图像达到最佳的匹配,而且这样 CT 旋转震动对 SPECT 探头性能的影响也就很小,可以被忽视;使用超低剂量 CT 图像完成 SPECT 与 CT 图像融合,显著降低来自 CT 的 X 线对病人的辐射剂量。但是,这种将 SPECT 和 CT 位于同一机架的技术也会限制 CT 性能的提高、CT 扫描速度的提高和高压发生器功率的提高等。

2. SPECT 与 CT 位于不同机架组合的 SPECT/CT 为了提高 CT 扫描速度需要采用 SPECT 和 CT 组合式的机架形式。这类 SPECT 设备是将 SPECT 和 CT 放置在同一底座上,一般采用 SPECT 机架在前,CT 机架在后的模式,这样主要是为了 SPECT/CT 设备不影响 SPECT 的临床应用。同时需要在底座上装有轨道以便能够将 CT 设备推开,使得 SPECT 和 CT 具有一定距离,这样便于安装、调试和维修。但是,SPECT 探头和机架的存在却限制了位于 SPECT 机架后的 CT 部分临床应用,比如:对于大范围 CT 增强扫描,CT 不能完成机架倾斜角度扫描等。因为 SPECT 探头固有的技术限制和采用屏蔽等,使得 SPECT 探头部分很重,高速旋转的 CT 所导致的 CT 机架震动对 SPECT 探头的性能(均匀性、线性、能量分辨力等)均有非常明显的影响。所以,需要在 SPECT/CT 中使用 CT 时,应尽量避免使用快速扫描的 CT。这类 SPECT/CT 组合机架也有其优点:SPECT/CT 中的 CT(2、4、6、16、64 或 128 排)可以任意选择,不受技术的限制。

(三) SPECT/CT 设备技术进展

1. SPECT/CT 设备中探头技术改进 包括两种,一种采用 CZT 半导体探测器的 SPECT/CT 探头,能从整体上提高 SPECT/CT 设备的性能;另外一种提高 SPECT/CT 探头的技术就是将 SPECT/CT 探头重量减轻,以提高 SPECT/CT 设备整体性能。

2. SPECT/CT 设备中 CT 技术改进 包括选择 16 排或 64 排以上的 CT 完成冠状动脉成像工作;通过降低 CT 剂量实现 SPECT/CT 病人受照剂量的降低。如 SPECT/CT 临床使用仅仅局限于肿瘤研究,那么一般认为选择 16 排以下的 CT 足以满足临床需要。如需要进行心脏冠状动脉成像,那么就需要选择 64 排或 64 排以上的 CT 探测器。另外,通过低剂量扫描技术(将 CT 扫描剂量降低一半以上而保证 CT 图像质量不变的技术)从整体上提高 SPECT/CT 性能。如,采用 20~40mA 获得的 CT 图像质量与 80~150mA 基本相同,在不降低 CT 图像质量的前提下可以将病人的辐射吸收剂量降低一半以上。

综上所述,新型半导体 CZT 探测器使 SPECT 的灵敏度和分辨力同时提高,特别是分辨力达到或超过了一些 PET 的分辨力。CZT 技术基础上的 SPECT 将是 SPECT 技术发展的方向和未来。SPECT/CT 和 PET/CT 在发展的方向和临床使用上具有一些不同。在以后较长时间内 SPECT 和 SPECT/CT 将处于共同发展中。对于 SPECT/CT 设备中的 SPECT 将来会被半导体技术的 SPECT 取代,为了降低 SPECT 探头的重量也需要采用一些新型 PMT。

二、PET/CT 设备

(一) PET/CT 的基本结构

PET/CT 探头由分离的 PET 探头和 CT 探头组成,CT 探头在前,PET 探头在后。PET/CT 扫描系统就是将 PET 和螺旋 CT 整合在一台机器中,通过一个较长的扫描床将两个相对独立的、共轴的设备单元相连接,两个设备单元将保持一个合理的距离,以避免电磁干扰。两套系统可各自独立使用或联合使用,一次扫描可获得 PET、CT 及 PET 与 CT 的融合图像,达到了取长补短、信息互补的目的。PET/CT 是由功能性成像的 PET 和解剖性成像的 CT 共同组成的。其中,PET/CT 成像系统中的 PET 探测晶体、光电倍增管和图像重建算法,决定了 PET 的图像质量。

（二）PET/CT 设备技术进展

1. 图像重建技术　PET/CT 常见的图像重建方法主要有解析法和迭代法，其中解析法常用的有滤波反投影法（filtered back projection，FBP）；迭代法最常用的有序子集最大期望值法（ordered subset expectation maximization，OSEM）。滤波反投影法使用了傅里叶切片定理，即利用逆 Radon 变换对研究对象进行滤波反投影图像重建。首先将原始数据通过傅里叶变换转换成频域函数接着再进行斜坡滤波，再经反向投影计算进行图像重建，为了提高图像质量，需要进行二次滤波，将噪声伪影进一步清除，最后再进行反傅里叶变换重建出高质量的图像。FBP 抑制噪声主要是依据截止频率和陡度因子的不同进行的，从而获得高空间分辨力的图像。由于图像的质量和空间分辨力受截止频率影响较大，而受陡度因子的影响较小，因此，截止频率低时，图像的细节和噪声抑制较多，故重建的图像较平滑，均匀性也比较理想，但图像的分辨力欠佳；截止频率高时，重建出的图像细节较为丰富，分辨力高，但图像往往有较大的噪声。因此，其抗噪声能力差，使得细小病变难以得到完全精准的显示，限制了 FBP 的广泛应用。

迭代法重建技术是一种较为理想的重建技术，由于其在重建过程中加入多种条件的约束，如图像的物体几何形状、图像平滑性及对空间分辨力的不均匀性进行校正等，再将其理论投影值同实际测量投影值进行完全比对，最后获得最理想的解析图像的方法，因此迭代法重建的运算数据量庞大，计算速度慢是迭代法重建的最大缺点，难以满足快速图像重建的需求。OSEM 算法是迭代法中较快的算法之一，并且克服了 FBP 算法的图像噪声与空间分辨力密切相关的缺陷，由于迭代法重建数据量超大，故需要大容量的计算机，需要相对较长的重建时间，限制了其临床广泛应用。近年来，由于计算机技术的重大进展，迭代法重建技术也随之取得快速进步。迭代法重建技术在临床上开始广泛应用，能在不降低图像锐利度的情况下消除噪声，使重建图像的时间和图像的质量得到较为合理的兼顾。随着 OSEM 新重建算法的不断涌现，OSEM 已经可以实际应用于动态三维 PET 数据集的图像重建，为 OSEM 算法的进步及广泛应用奠定基础。与 FBP 相比较，OSEM 在低信息量的条件下，可以显著提高图像质量。目前 PET 图像重建及多层 CT 低剂量图像重建均采用 OSEM 算法。

2. TOF 技术　TOF 技术是 PET/CT 最热门、最核心的技术之一，可带来更高的图像质量、更少的用药剂量、更快的采集速度。TOF 技术通过测量两个光子到达环形探测器的时间差来确定位置。湮灭位置距探测器中心的距离 Δx 为

$$\Delta x = \Delta t \times C/2 \tag{8-5}$$

式中，Δt 是两个光子的飞行时间差；C 代表光速。由公式可知，Δt 越精确，则 Δx 越精确，即时间分辨力越小，定位精度越高，信噪比提升越大，临床病灶探测能力越强。由于时间分辨力越小，对校正的敏感度要求越低，因此可以降低 PET/CT 系统中对 CT 图像质量的要求，从而有利于降低 CT 辐射剂量，降低归化校正的复杂度。基于 LSO 晶体探测器的 TOF 技术 PET/CT 已上市，其使用 3.2mm LSO 晶体探测器，在模拟数字化 SiPM 平台上，实现了 214ps 的飞行时间分辨力。

PET/CT 是目前分子影像设备中技术最为成熟的，已在临床上得到了普遍的应用。随着影像技术的不断发展，PET 图像的空间分辨力大大提高，目前已达到 1.6mm，以及采用运动冻结技术消除呼吸运动影响后，明显提高了对病灶显示的精确性，大大提升了诊断的准确性。分子影像设备 PET/CT 的不断发展和进步，能够越来越多地满足临床应用的需求。飞行时间 TOF 技术、PET/CT 低辐射剂量、高灵敏度、全景动态扫描技术和超高速图像重建技术的诞生，有助于医学影像大数据时代和医学影像学的迅猛发展。

三、PET/MRI 设备

（一）PET/MRI 的基本结构

全身 PET/MRI 融合成像系统的研发经历了漫长的过程，由于 MRI 有很高的磁场强度，常规

的 PET 无法直接置于 MRI 设备内，否则会造成 PET 晶体探测器的崩溃，直到雪崩光电二极管（APD）技术在 PET 中的应用，才有效地解决了这一难题，使融合 PET/MRI 的临床应用成为可能。PET/MRI 的研究发展经历了图像融合、分体式、头颅一体化、全身一体化四个研发阶段。PET/MRI 系统结构构建可考虑的模式主要有四种：分离式、串联式、插入式及整合式。分离式结构即 PET 和 MRI 并列放置于两房间，MRI 和 PET 之间使用一个公共转运床"穿梭系统"在 MRI 和 PET 之间来回转运病人，将获得的图像进行软件融合，并不是真正的 PET/MRI 融合成像。串联式结构即 PET 与 MRI 按一定顺序排列放置，类似于 PET/CT 中的串联式结构，采用分步采集数据的方法。但 MRI 采集速度较慢，成像时间长于 CT，采用此种结构 PET/MRI 使用效率较低，且不能实现同时成像。插入式结构中 PET 探测器置于 MRI 设备内，PET 探头需最大限度降低对磁场干扰，同时它在磁场波动中应具有稳定性且可避免电磁干扰。这种设计可做到真正意义上的同时成像，但受 FOV 限制，只能进行颅脑成像。全身一体化 PET/MRI 将 PET 和 MRI 有机组合在同一个机架内，一次扫描即可同时完成全身 PET 和 MRI 检查，可获得人体有关解剖、功能和代谢方面的全方位信息，实现了 PET 和 MRI 的真正同步采集，但需要复杂和新的 PET 探测器技术。全身一体化 PET/MRI 如图 8-17 所示。

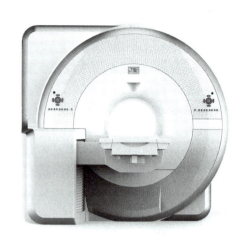

图 8-17　全身一体化 PET/MRI 外形图

（二）基于 PET/MRI 的 PET 探测装置

传统 PET 探头采用 PMT 进行光电转换，但由于 MRI 磁场可改变电子运行轨迹进而造成探测电子损失，因此 PMT 无法在磁场中正常运行。首先被提出并运用到一体化 PET/MRI 中的是 LSO-APD 检测模块，由磁场敏感度低的雪崩光电二极管（avalanche photodiode，APD）与 LSO 晶体组成。LSO 晶体体积小，最小可达到（2mm × 2mm × 20mm），易于整合到 MRI 中，同时可以提高 PET 图像的空间分辨力。APD 对磁场敏感度低，PET 探头分辨力高于 2mm，APD 可直接或通过极短的光纤与 PET 闪烁晶体连接，PET 数据传输处理系统通过同轴电缆引导与放大 APD 信号。目前，APD 已应用于 7.0T 场强的动物 PET/MRI 与 3.0T 场强的临床 PET/MRI。APD 使用稳定、对温度变化不敏感，可以确保 PET 和 MRI 的如弥散加权成像等高级功能同时扫描时系统的稳定性，MRI 和 PET 之间互不干扰，并且可以保证 PET 的定量准确度不受 PET 探测器的物理性能和发热的影响，更能发挥 PET/MRI 多参数的成像优势。

APD 对温度的稳定性要求相对较高且信号放大增益低、时间分辨力较差，无法胜任 TOF 功能。PET/MRI 采用 SiPM 与 25.0mm × 4.0mm × 5.3mm 的闪烁晶体，时间分辨力达到 390～400ps。SiPM 对磁场敏感度低，且工作电压低、光电转化率高，其温度稳定性、能量分辨力、时间分辨力均优于 APD，已成为 TOF-PET 探测器的最佳选择。与传统 PMT 相比，SiPM 的灵敏度和空间分辨力提高一倍以上，时间分辨力已提高至 400ps 以内。在此基础上发展起来的数字硅光电倍增管（digital SiPM，dSiPM）使得时间与空间分辨力进一步提升，但受到梯度磁场切换的影响，增加了不必要的电磁噪声，还有待进一步研究。新型闪烁晶体探测器的出现，提高 PET 成像的空间分辨力，使得 PET 与 MRI 同机融合成为可能，并推动了 TOF 技术的发展。

（三）PET/MRI 图像衰减校正

MRI 反映的是质子弛豫时间和密度的分布，无法直接得到物体的衰减图，如何利用 MRI 得到物体的衰减图成为 PET/MRI 系统的关键技术。目前在 PET/MRI 系统中，需通过间接计算法进行衰减校正。目前主要的研究方法有四种：组织分割法、图谱配准法（即利用预先获得的图像模板与实际采集的病人图像进行配准，进而得到相应的组织成分差异，然后进行衰减图像的估计)、透射扫描法和发射数据重建法[即采用透射扫描获得衰减系数(attenuation coefficient)，或通过特殊算法直接处理 PET 图像进行衰减校正]。

1. 组织分割法 最初采用解剖结构成像较好、利于观察的 T_1WI 图像，将人体组织按照不同的衰减特性进行分类，并赋予 511keV 下相应的衰减系数，用于 PET 图像衰减校正。其主要缺点在于：对于不同个体而言，忽略了组织的个体差异性；对于同一个体而言，即便在有差别的情况下，组织的分类数仍是固定的，不适用于本身密度不均匀的器官和组织(比如颅脑和肺组织)。此外，对于在传统 MRI 图像中信号相近但透射衰减系数相差明显的组织结构(比如骨皮质与近端气腔)，这种方法存在极大的组织分类误差。为此，在该理论基础上结合特殊的 MRI 序列，更有助于精确地组织分割。①两点 Dixon 序列对水和脂肪进行更细致地分割，可将 MRI 图像分为空气、肺、脂肪或软组织。而骨组织在该序列呈现低信号，并被错误地赋予软组织的衰减系数。②超短回波时间(ultrashort echo time，UTE)序列利用超短横向弛豫时间 T_2 可获取较高信号强度的骨组织图像，用于头颅 PET 的衰减校正。但空气与骨组织交界区域的分割误差仍不可避免。③利用 UTE 序列结合 Dixon 序列得到新的三回波序列(UTE triple-echo，UTILE)对组织进行分类，可以得到基于 MRI 图像的 4 级分类，实现全身骨骼和软组织的快速分离。然而，该序列目前仅适用于小 FOV 成像，且仍不能实现鼻旁窦的准确分割。④基于 UTE 序列，利用零回波时间(zero echo time，ZTE)采集极短的 T_2 信号，可进一步显示骨组织中骨小梁的结构，实现气腔、骨组织和软组织的分割，但同时受到采集时间增加的限制。目前，针对不同扫描部位选择不同 MRI 序列进行衰减校正，可得到较为理想的结果。

2. 图谱配准法 根据图像模板来源不同，图谱配准法分为模板法和地图集法。模板法是通过收集多个病人的组织图像，然后进行处理，并将代表平均情况的图像作为模板。地图集法主要是建立一个数据库，包括病人的 CT 图像和 MRI 图像，并在 PET/MRI 衰减校正中作为模板使用。

3. 透射扫描法 最近提出的一类可行途径是利用非 MRI 图像信息进行 PET/MRI 中 PET 数据衰减校正。以透射扫描为基础，即在 PET/MRI 装置中置入放射性核素源，在图像采集时获得发射图像和透射图像，为了同时完成采集，PET 设备需要具有 TOF 技术能力。但插入型 PET/MRI 的空间限制仍是一个挑战，因此，它更适于串联型 PET/MRI 系统。

4. 发射数据重建法 在 PET 发射数据中，同时包含有组织衰减信息，可直接利用所获得的 PET 发射数据重建组织的衰减图像。MRI 提供的清晰的组织结构和 TOF 技术更精确的定位均有利于准确获取衰减图。该方法还能够利用完整的发射数据，对扫描中出现的截断伪影进行有效校正。

(李　彪)

思考题

1. 简述核医学成像设备探测器的工作原理。
2. 简述 SPECT 与 PET 的区别。
3. 简述双模态成像的优势。

第九章　医学影像信息系统

随着计算机与网络通信技术的迅猛发展，医学影像设备已全部进入数字化时代，医学影像的全数字化采集、处理、传输、存储、管理、检索查询、显示浏览、报告发布等基于医学影像信息系统的工作模式已经实现，医学影像信息系统与医院信息系统（HIS）及电子病历（EMR）系统集成，影像检查相关资料扩展到临床科室共享，构成全院级医学影像信息系统。区域内医学影像资源和信息系统进一步集成与整合，实现了远程放射学和区域医学影像中心建设。以上信息系统共同构成医疗机构的信息化运营模式，实现医学影像设备资源、医学影像信息资源以及医学影像人力资源的最大化共享与最优化协同，从而提升了资源的利用率。

医学影像信息系统是负责影像检查相关业务的多个信息系统的总称。本章内容分为五节，第一节叙述系统的组成部分及主要功能、系统软硬件总体架构。第二节叙述系统的工作流程及系统之间的数据交换与融合。第三节叙述医学图像格式与信息系统数据通信相关标准、系统集成的意义及集成的方式。第四节叙述系统建设规划设计与管理。第五节叙述远程放射学和区域医学影像中心建设、医学影像云服务、计算机辅助诊断系统。

第一节　概　　述

一、基本概念与主要功能

医学影像信息系统（medical imaging information system，MIIS）是以计算机和网络技术为基础，与各种影像设备相连接，主要由负责影像业务的医学图像存储与传输系统（picture archiving and communication system，PACS）、放射信息系统（radiology information system，RIS）、影像后处理系统、计算机辅助诊断（computer aided diagnosis，CAD）系统和远程放射学（teleradiology）系统，以及其他辅助系统等构成。以计算机化、网络化管理预约登记、影像学检查、报告书写与审核，利用计算机辅助诊断结果支持临床决策，与医院信息系统（hospital information system，HIS）和电子病历（electronic medical record，EMR）系统集成与数据交换，共同构成现代化综合医院管理模式，实现了最大化医疗信息资源共享。

医学影像信息子系统包括普通放射、介入、超声、核医学、病理、CT 和 MRI 等影像科室或影像相关科室的 RIS-PACS 集成信息系统。

辅助医学影像业务运行的系统包括自动划价系统、自动预约登记系统、导医候诊呼叫系统、电子签名系统、胶片与报告集中/自助打印系统、照片与报告刻录发行系统以及标准时间发布与同步系统。医学影像信息系统负责准确全面地收集影像相关信息并进行管理，可以随时调阅受检者影像及诊断报告；实现医疗机构内部或者医疗机构之间的所有医学影像信息和工作流程的连接集成，实现影像数据共享和影像业务流程互通；支持医疗机构在医疗、教学、科研、管理等各方面的工作。

医学影像信息系统可实现医学影像业务流程的信息化，是医疗业务管理信息系统的重要组成部分，它与 HIS 系统中的收费记账系统、门诊急诊医师工作站、住院医师工作站、药房药师工作站实现集成并实时进行医疗业务信息的交换。集成平台为上述相关系统提供影像数据服务接口及应用接口。根据功能的不同将医学影像相关信息系统分述如下。

（一）预约叫号系统

由于医学影像检查等候时间长，为避免现场拥挤和排队过长等现象，给受检者最短的等候时间、相对准确的检查时间，根据不同的检查类型建立预约机制，受检者先对检查申请进行预约，到预约时间后系统代替人工对受检者进行呼叫，实现少量受检者在检查室外等候检查、合理利用检查设备、缓解科室接诊压力、提高了受检者就医满意度。在运行过程中与 HIS、RIS 进行数据共享，与 PACS、RIS、HIS 都要做好相关的接口设计。

（二）放射信息系统

RIS 除了负责记录受检者开始影像检查的文本信息，还可以管理影像耗材物资、影像设备、科室信息报表等，检索、查询、统计分析上述信息。实现影像科室工作流程的计算机化、无纸化管理；为受检者在整个影像业务流程中的质量控制和进行实时实地追踪；为医疗相关业务提供重要资料；RIS 是影像检查科室日常医教研工作管理和量化统计的工具，为医教研提供病例资料，使影像科室的工作实践进入到数字化、信息化管理阶段。RIS 不仅担负管理影像科室、驱动PACS 工作流程的重任，而且负责与 HIS 交互信息、对接临床医疗流程，可以说医学影像相关其他系统都是在围绕 RIS 作集成、流程管理与数据交换。

基于医疗流程的 RIS 具有鲜明的个性特征。由于不同医疗机构医疗流程不同，必然导致其RIS 不同，因此，RIS 的建设表面上是信息系统的建设，其实质是医疗机构医疗流程、管理流程的优化与重构、改革与创新的过程。

（三）医学影像存储与传输系统

PACS 是具备医学数字化图像的获取、压缩、存储归档、管理、传输、查询检索、显示浏览、处理、发布功能的医学影像信息系统，是专为医学影像管理而设计，与各种影像设备相连接，是医学影像业务中图像浏览、诊断与管理的核心。同时也是医学影像信息系统的重要组成部分，应用PACS 的意义不仅仅是数字化管理医学影像信息，更重要的是改变了影像科的工作流程，提高了工作效率，其主要功能特点如下。

1. 互联与管理 连接医学影像设备（例如 DR、CT、MRI、DSA、超声、核医学、病理等），并传输、存储与管理 DICOM 医学影像，实现无胶片化、数字化的医学影像管理。

2. 图像处理与分析对比方便 通过医用 DICOM 显示屏观看图像，优化了医学影像业务工作流程；数字化图像处理技术，实现了图像的窗宽窗位调节、三维后处理以及感兴趣区域的测量与统计，实现了治疗前与治疗后医学影像的分析对比，大幅度提高了影像医师和临床医师对图像的观察、阅读和理解能力。

3. 影像资料共享 PACS 改变了传统影像科室影像资料私有化的存储形式，以网络形式存储和传输数字化影像资料信息，实现了影像信息资源的最大化共享。医学影像信息的海量存储为研究人体的解剖生理，以及有效地发现病灶提供可靠的、共享的科学依据，为疾病的诊断与治疗提供可靠的、共享的医学影像学资料。

4. 具有广阔的发展前景 PACS 是一项技术含量高且应用前景十分广阔的高新技术，构建PACS 优化了影像检查流程、方便影像检查资料的数字化保存；提高了图像质量、图像三维重建等后处理技术，可以获得更多的对诊断有价值的信息；多种图像融合和计算机辅助诊断使影像诊断准确率大大提高；构建区域影像中心，最大化实现医疗资源共享等。它的发展与普及，不仅对影像医学，而且对临床医学的发展都起到了重大的推动作用。

随着 DICOM 标准的完善成熟与 PACS 建设的不断推进，PACS 的应用范围从最初的影像科室扩展到医疗机构内部的临床和医技科室，又从单一医疗机构扩展至医疗机构集团，以及区域医疗机构联合体。依据 PACS 的应用范围，可将其划分为小型 PACS（mini PACS）、全院级 PACS（whole hospital PACS）、区域级 PACS（regional PACS）三种类型。

1. 小型 PACS 一般是指在影像科室内部应用或者影像设备部门级应用的 PACS。

2. 全院级 PACS 也称为企业级 PACS（enterprise PACS），它将 PACS 能够提供的所有影像学服务扩展到医疗机构的各个临床科室、医技科室以及管理部门，并与医院信息系统、电子病历系统集成，是基于医疗机构全院级应用的 PACS。通过 PACS、RIS 与 HIS、EMR 的集成融合，在全院级 PACS 平台上，影像医师可获取临床、核医学、超声、检验、病理等相关信息，而临床医师亦可实时获取影像科室的医学影像信息资料。

3. 区域级 PACS 一般由政府、保险公司、社会保障部门共同推动，将某个特定区域内，由多家医疗机构组成医疗联合体的医学影像资源（设备、数据、人力）、应用信息技术等整合成为一个统一的平台，借助公共通讯网在广域网上进行图像传输和数据交换，为该地区的所有公众提供医学影像信息服务及医疗卫生健康保健服务。

（四）云胶片存储系统

影像检查资料实现互联网云服务器存储，受检者用云服务器推送的手机短信所提示的超链接或扫描二维码验证身份，通过验证可浏览或下载检查报告和原始 DICOM 格式图像，实现远程阅片和实时共享，为病人院外转诊和会诊提供方便；降低了医院传统胶片的使用量，在节约医疗成本、减少浪费、降低环境污染方面发挥了极其重要的作用；多数省市医院云照片按照人次收费即一次检查收取一次费用，而一次检查可能需要打印多张照片，与传统照片相比，云照片降低了受检者的检查费用支出。该系统运行需要与 PACS、RIS 进行集成。

二、系 统 架 构

医学影像信息系统由硬件、软件和网络三部分组成。硬件是系统运行的载体，由一台或多台服务器协调工作构成，软件是完成某些特殊功能和用途的程序的组合，网络是数据传送与信息通讯的桥梁。

（一）硬件

服务器硬件是计算机网络系统中提供数据处理的高效能计算机，具有高速度运算、长时间可靠运行、强大的外部数据吞吐等能力，是信息系统的核心部件。它用来接收和处理来自客户端的请求信息和工作任务，同时对整个系统进行管理、配置、调度、运算、请求、响应等。为保证系统的稳定性和数据的安全性，可用 2 台服务器组成的双机组集群服务器自动保持主机和备机数据同步的功能，并实时监视、检测服务器主机和备机状态，在主机出现故障或接收到人工指令时将主机切换到备机。

（二）网络

网络设备是医学影像信息系统各种业务数据传送与信息通讯的桥梁，其安全性、可靠性以及传输效率将极大地影响医学影像信息系统和网络的运行情况。为保证网络系统的高可靠性、高稳定性及高性能，网络拓扑结构设计一般采用核心层、汇聚层和接入层的三级网络架构。

（三）软件

医学影像信息系统软件包括网络操作系统、数据库管理系统以及具备一定功能和用途的信息系统管理软件。

（赵太春　钟晓茹）

第二节　工作流程与数据交换分析

从医学影像科室各种信息系统软件基本功能分析可以看出，每一种系统都不是孤立存在的，系统之间存在着数据交换与融合，交换过程与科室业务流程有关，与受检者在医院就诊过程有关，从诊室医师开具出受检者影像检查申请开始，到临床医师能看到受检者影像检查资料为止，各信息系统之间数据交换是一个非常复杂的过程，这一过程加大了现阶段医学影像信息系统构建的难度，尤其是预约叫号系统。根据不同影像检查类型，分析信息系统相关流程及数据交换如下。

一、数字化 X 线摄影系统、乳腺 X 线摄影检查类型

诊室医师从 HIS 开具出影像检查申请单时，HIS 与 RIS 的第一次数据交换就已经产生，影像检查相关信息数据从 HIS 传送到 RIS，受检者携带影像检查申请单或诊疗卡到影像检查科室登记时，如检查属于类似于 DR、乳腺 X 线摄影检查（MG）等业务流程比较简单、不需要预约时间、也不需要特殊准备的检查，登记人员操作 RIS 提取 HIS 申请单信息，确认登记并分诊，打印登记完成条码凭证，登记完成后，检查和分诊信息从 RIS 传送到预约叫号系统自动排队，同时预约叫号系统打印检查分诊排队通知单给受检者，受检者根据排队时间情况，提前到相应的检查室门口等候系统呼叫进行检查。

二、CT、MRI 检查类型

如诊室医师开具出 CT、MRI 检查申请，影像检查相关信息数据会从 HIS 同时传送到 RIS 和预约叫号系统，由于这些检查类型多数检查项目比较复杂、受检者需要做检查相关的检查准备工作、检查花费时间较长，因此需要预约检查时间，受检者到影像检查科室后，登记人员根据检查申请在预约叫号系统记录并安排检查时间，打印检查预约时间通知单给受检者，到达预约日期时，登记人员将当天已预约的受检者在 RIS 中提取 HIS 申请信息，确认登记并分诊，打印影像检查登记完成凭证；受检者在到达预约时间时，提前在相应的预约检查室报到，按扫描预约通知单上的条形码进行报到，报到完成后，等候系统呼叫进行检查。

三、RIS、PACS、影像检查设备、自助打印系统、云照片存储系统相关工作流程

（一）正常预约检查工作流程

受检者进入检查室后，技师操作检查设备，通过成像设备工作列表服务协议（basic worklist management service）获取 RIS 中受检者相关检查信息，确认后登记，避免重复输入受检者信息，检查完成后，技师排版照片并传送到自助打印系统，同时传送影像资料到 PACS，传送结束后，RIS 轮询 PACS 数据库找到受检者影像检查资料时，修改受检者检查信息为可书写报告状态，报告审核完成后，RIS 分发报告内容到 HIS、自助打印系统、云照片存储系统前置服务器，前置服务器收到报告内容以后，会从 PACS 获取影像检查资料传送到云照片存储系统，受检者通过个人信息验证，进入云照片存储系统浏览影像检查报告与图片资料，临床医生通过 HIS 客户端查看受检者报告内容和影像资料。这是受检者按正常预约流程做检查时，相关信息系统的工作流程，如图 9-1 所示。

（二）特殊工作流程

如受检者预约检查后提前做完检查，预约叫号系统轮询到 RIS 数据库中受检者检查报告为已审核状态，或受检者退费取消检查，这两种特殊情况出现时，预约叫号系统都需要把已占用预约时间释放，供系统继续预约受检者使用。这是构建预约叫号系统必须考虑的功能需求，该需求也是软件合作厂商认为在开发过程中难度最大的一部分，实现该功能需要预约叫号系统与 RIS、HIS 作更复杂的接口设计，对软件厂商的研发能力提出了很高的要求，如果已退费和提前完成检查时系统不能释放已占用的预约时间，就会导致 CT、MRI 系统预约时间过长，有些预约时间段根本没有受检者来做检查，造成设备和工作人员闲置的现象，降低了医疗资源的利用率。

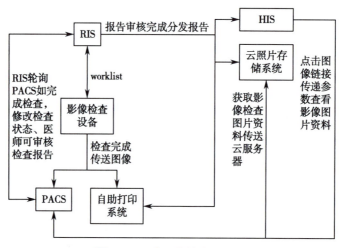

图 9-1　正常预约检查流程图

从以上分析可以看出，RIS 与 HIS、预约叫号、影像检查设备、PACS、自助打印、云照片存储都需要做接口设计，可以说医学影像科所有信息系统都是在围绕 RIS 运行，医院使用的预约叫号系统业务流程比其他行业复杂，且与 RIS 和 HIS 都需要做很复杂的接口设计，对预约叫号系统软件厂商的研发和后期维护能力提出了很高的要求。

（赵太春　钟晓茹）

第三节　技术标准与系统集成

早期数字化医学影像设备生产过程中，由于不同制造商采用的影像数据存储格式与传输方式不同，导致了影像格式不兼容、数据传输协议不兼容的问题。为了实现医学影像设备、医学影像信息系统、医院信息系统等医学信息系统及成像设备的互联、互通与信息数据共享，国内外标准制订机构在医学影像数据的存储格式、信息数据的交换与通讯传输、成像设备的互操作性等方面制订了相应的国际通行标准。

一、技　术　标　准

（一）医学数字成像和通信标准

DICOM 标准是医学影像和相关信息的国际标准（ISO 12052），定义了质量能满足临床需要的可用于数据交换的医学影像格式。目前提到的 DICOM 标准指 1993 年发布的 DICOM3.0 标准，是在 ACR-NEMA2.0（美国放射学会和国家电器制造商协会共同开发的一种数字成像与通信标准）基础上制订和发展起来的。DICOM3.0 标准是 ACR-NEMA 标准出版的第 3 个版本。该标准已发展成为面向网络应用环境的医学影像信息学领域的国际通用标准。只有在 DICOM3.0 标准下建立的医学影像信息系统才能为医疗机构用户提供最好的系统连接、兼容、扩展与集成。

DICOM 标准涉及医学影像、数据通信、管理信息系统等领域。目前 DICOM 标准最新版本号为 2021b，可在网址 http://www.dclunie.com/dicom-status/status.html 下载得到最新英文版全文，其文件共由 22 个部分组成，包含的主要内容有：提出标准的设计原则，定义标准中使用到的术语；提出 DICOM 一致性的定义和方法，DICOM 标准要求设备制造商必须提供本设备所支持的DICOM 功能的说明书，即 DICOM 一致性声明；对查询/检索服务类、发送/接收服务类、存储服务类、打印管理服务类、工作列表服务类等典型的 DICOM 服务类进行规范；定义 DICOM 中所有信息数据元素的集合，即数据字典；用于消息交换的服务和协议；用于相互交换的数据存储与文件格式规范；定义灰阶图像的标准显示函数与显示控制；提出 DICOM 图像的 WEB 访问标准；使用 HL7 临床文档架构的影像报告等。

对于医学影像检查设备，DICOM3.0 标准通过定义以下内容促进设备的互操作性。①阐明符合 DICOM 标准的设备所必须遵循的协议标准的集合；②说明能够利用上述协议标准在仪器设备间交换信息数据的命令和相关联信息的语法（syntax）和语义（semantic）；③规定介质存储服务以及存储在内部交换介质中、图像和相关信息的文件格式和目录结构都应符合设备对 DICOM3.0 标准的一致性声明；④提供符合标准的一致性声明的执行情况的信息；⑤规范医学影像信息交换的实现，奠定 DICOM 标准的开放性、互联性与互操作性，促进医学影像设备与 PACS、远程放射学系统的集成与发展。

（二）卫生信息交换标准

卫生信息交换标准（health level seven，HL7）是一系列在医院各信息系统之间、在不同应用之间，传递临床及管理电子数据信息的国际标准。HL7 将关注点集中在信息技术领域内的国际标准化组织（ISO）、开放系统互联（open systems interconnection，OSI）参考模型的第七层"应用层"，因而得名 HL7。HL7 可以应用于多种操作系统和硬件环境，也可以进行多应用系统间的文件和数据交换，如 HIS、临床检验信息系统（laboratory information system，LIS）、RIS 和药房信息系统（pharmacy information system，PIS）之间的数据交换。

HL7 的宗旨是开发和研制医院数据信息传输协议和标准，规范临床医学和管理信息格式，降低医院信息系统互连、互通的成本，提高医院信息系统之间数据信息共享的程度。HL7 可以在不同的医疗应用系统中进行接口的编址，这些应用系统可以发送或接收包括就诊者入院、出院、转院（admission，discharge，transfer，ADT）数据，治疗安排以及护理记录、医嘱、诊断结果以及费用等医疗信息。

（三）IHE 放射学技术构架

2000 年，北美放射学会（Radiological Society of North America，RSNA）和医疗卫生信息与管理系统学会（Healthcare Information Management and Systems Society，HIMSS）联合发起并建立医疗信息系统集成（integrating the healthcare enterprise，IHE）平台，其目的是提供一种更好的方法让医学计算机和信息系统之间更好地共享信息。IHE 强化已有的通信标准，比如 DICOM 和 HL7 之间的协同工作。IHE 专门用以解决医护工作者、医疗机构管理部门、其他医疗专业人士和医疗机构计算机系统间信息互操作问题。每年发布"IHE 放射学技术构架"文献。作为协调实施医疗信息标准的蓝图。其目的是研究如何更好地利用 DICOM、HL7 等多种现存标准，提高已有通信标准之间的协同应用水平，组成大型、区域医学信息网络。

（四）中国医学影像传输系统标准

为研究具有中国特色并符合国际相关标准的 PACS 标准体系，搭建、完善中国医疗行业与国际标准 DICOM3.0 和 IHE、HL7 等接轨的技术平台；建立中国数字化医院（PACS、HIS 和电子病案）及远程医疗的核心载体。中国卫生部在 2003—2005 年承担国家科技攻关项目"医疗器械关键技术研究重大产品开发 - 中国医学影像传输系统标准（C-PACS）"的基础上，提出了 C-PACS 系统标准体系技术草案，涉及内容包括：C-PACS 遵从性、图像处理、影像质量控制、工作流和数据接口、海量数据存储、PACS 系统安全和技术壁垒等。同时，C-PACS 在规范海量数据存储方面特别指出：海量数据的存储与管理是 PACS 面临的一项重要课题，要保证 PACS 的稳定和实用，就必须解决好海量医学影像信息数据的存储与调用问题。

（五）IHE 中国

由中华医学会放射学分会、中国生物医学工程学会、中国医院协会、中国医疗器械行业协会、中国医学装备协会和中国标准化研究院联合共同倡议发起 IHE 中国活动，以期构建一个平台，推动国内的 IHE 活动。从发起成立至今，IHE 中国积极加强对外沟通和国际合作，并成功举行一系列的宣传活动、学术讲座和测试准备活动。IHE 中国的基本原则是务实、开放和以应用为向导，需要国内各方面专家、与医疗信息化有关的学术团体及与医疗信息化相关的供应商、医疗机构、学术机构、研究院所等实体单位共同参与。

二、系 统 集 成

近年来，我国部分大型医疗机构逐步扩大规模，医院包括了分布在不同地理位置、相距较远的多个院区或门诊和住院部。受检者可以选择去医疗机构任何联网设备、院区、协作医疗机构完成影像学检查，实现影像检查服务的共享；同时，检查的结果（包括影像和检查报告）可以共享调阅，并且能够进行远程放射学和远程医疗会诊。为此，医学影像信息系统中的 RIS 和 PACS 所组成的 PACS-RIS 集成信息系统（以下简称 PACS-RIS）需要与 HIS、EMR、区域医疗系统、远程医学系统、互联网应用进行无缝集成才能实现服务共享、信息共享的目标。

由于不同厂家开发的医疗信息系统缺乏统一规范和标准，使医疗机构内部信息系统各自独立，信息不能共享，形成众多信息孤岛，给医疗机构各部门信息数据交流带来了巨大障碍。因此，医学影像的服务流程与信息数据互联互通和集成共享已成为临床工作的迫切要求。

（一）医院信息系统的集成

PACS-RIS 与 HIS 集成实现信息的自动交换，RIS 从 HIS 中自动获取受检者基本信息进行检查登记，包括受检者姓名、性别、出生日期、身份证号码、就诊卡号码、医保卡号码、检查项目名称、开单科室、开单医师、费用清单等，避免 RIS 重复录入信息，技师操作影像检查设备通过 DICOM 工作列表清单服务获取 RIS 中的受检者检查信息，从而保证信息的一致性、完整性；影像医师操作诊断报告工作站书写和审核签发影像诊断报告时，可自动获取 HIS 中受检者的相关临床就诊信息，包括检查信息、病历、医嘱、检验结果以及其他影像学检查结果等信息数据；在 HIS 临床医师工作站可直接从 PACS-RIS 中调阅受检者的图像信息和影像诊断报告；PACS-RIS 将受检者的检查状态（检查是否执行、报告是否书写和签发等）实时传递给 HIS；若 HIS 中受检者的基本信息有变更，能够实现 PACS-RIS 中相应信息数据的自动更改，从而保证信息的完整性和一致性。

完成 HIS 和 PACS-RIS 的流程与数据的集成后，医院信息系统业务流程得到了更好地梳理，无论是门诊、急诊、住院、体检系统都能实现 PACS-RIS 信息的有效传递与共享，有助于提高信息数据的准确性和管理层对受检者的检查、诊断、治疗情况的宏观了解，通过数据挖掘为决策管理提供有效依据。

信息系统的成功集成、灵活的参数传递方式使通过 HIS 查看检查结果的方式变得灵活直接，方便临床医师尽早查看辅助诊疗结果，为诊断提供更有效的依据，提高医疗机构的整体服务效率、水平和质量。

PACS-RIS 与 HIS 的集成方式目前主要有以下两种。

1. 采用 HL7 实现 PACS-RIS 与 HIS 的集成 HL7 是从医院信息系统接口结构层面上定义的一种接口标准格式。HL7 采用消息传递方式实现不同模块之间的互联互通，类似于网络的消息包传递方式。利用 HL7 可实现 PACS-RIS 与 HIS 集成的基本原理在于：通过开发 HL7 引擎（类似于网络驱动程序）实现模块之间的通信。HIS 发送"消息"传递给 PACS-RIS；PACS-RIS 在接收到"消息"后经过处理给 HIS"响应"。对该种方法来说 HIS 开发相对复杂、开发时间相对较长，但是技术成熟、符合国际标准、有很好的扩展性和兼容性、能与兼容 HL7 接口标准的其他医疗信息系统集成。

2. 数据库接口实现 PACS-RIS 与 HIS 的集成 通过数据库视图与存储过程实现 PACS-RIS 集成信息系统与 HIS 集成，是在 HIS 或 PACS-RIS 上创建一系列的视图与存储过程。HIS 通过门诊、急诊或住院医师工作站下达医嘱，然后通过视图与存储过程方式把受检者信息以及检查项目申请信息传输给 PACS-RIS，将受检者和检查项目的消息通过 DICOM 工作列表清单传输到影像检查设备,影像科医师在 PACS 工作站查询、检索、浏览图像,完成报告书写和审核签发,临床医师通过 HIS 的医师工作站调用浏览受检者图像和检查报告,受检者在自助照片和报告打印机上扫描就诊卡号码或检查序列号领取结果。PACS-RIS 和 HIS 数据库接口集成方式如图 9-2 所示。

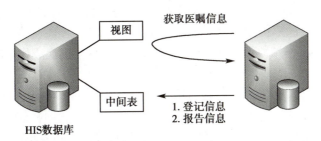

图 9-2 PACS-RIS 集成信息系统和 HIS 数据集成示意图

采用数据库中间表的方法,HIS 开发简单,只需要把受检者的检查项目信息和个人信息放入中间表,即可完成 HIS 与 PACS-RIS 的集成工作,HIS 基本上不用修改源代码,技术也非常成熟、稳定,开发时间较快,但此种集成方法对信息系统软硬件资源的性能和配置要求相对较高,系统集成(尤其是工作流程集成)的实时性相对比较低。

(二)区域医疗信息系统的集成

PACS-RIS 从最初的单机版系统,到科室级 PACS-RIS(mini PACS-RIS),再到全院级 PACS-RIS(whole hospital PACS-RIS),目前正朝着区域级(regional)甚至国家级 PACS-RIS(national PACS-RIS)的方向发展,这一发展趋势一方面是由医学影像和信息技术的飞速发展所推动,另一方面也符合各个国家和地区建设区域医疗卫生健康服务中心、加强跨医疗机构协同合作、影像等各类医学检查结果互通互认的要求。

区域医疗信息系统是指医疗领域协同合作的区域信息平台,最早由美国政府提出,目的是建立一个以居民健康档案为基础,为居民提供开放、共享的医疗服务保障体系。即从一个人的出生开始建立个人健康档案,跟踪一个人的健康状况,共享健康信息、诊断治疗信息、病历信息,从而实现医疗资源的最大化利用以及医疗机构间的协同合作。一般是以区域内最有影响力的一个医疗机构或者几个医疗机构作为中心医疗机构,与区域内其他所有医疗机构进行连接,共同组成一个区域医疗共同体,达到医疗信息数据互联互通、集成共享的目的。

随着居民对医疗保健要求的不断提高和我国医疗制度改革的不断深化,我国中央和各级地方政府加大了对区域医疗信息系统的投入。国家推动区域性三级医疗协同服务的目标是创新医疗卫生行业的信息化建设和协同医疗服务模式、切实缓解老百姓的寻医就诊难题,实现目标的关键技术就是要解决不同医疗机构、不同医疗信息系统间的信息共享与交换问题。

(赵太春 钟晓茹)

第四节 医学影像信息系统建设

实施医学影像信息系统是一项复杂的系统工程。医学影像信息系统项目不仅仅是在影像科室部署和实施,而且需同时与医疗机构的其他信息系统共享信息、交互协作。由于信息系统的实施与医疗机构的业务流程密切相关,涉及相关人员的操作和工作习惯,甚至影响到受检者的就诊,因此项目实施前需要进行全面和细致的调研评估,以确定项目范围和实施内容。

一、项目调研评估

1.整体情况 需要对医疗机构及医疗机构的信息化建设有全面了解,包括:①医疗机构整体战略计划；②医疗机构业务扩张计划；③信息系统应用现状；④用户的信息化接受程度；⑤医疗机构领导对信息化的支持力度；⑥信息化的组织架构；⑦医疗机构对影像系统的期望程度。

2．业务评估　影像信息系统涵盖了医疗机构中所有的影像科室及这些影像科室所涉及的相关业务流程，包括开医嘱、划价、预约登记、导医呼叫、机房检查、报告书写、审核签发、结果领取等。

3．技术评估　是对医疗机构信息化的全面了解，主要包括：①院内信息系统架构图；②信息化基础设施情况；③工作站数量；④设备接口情况；⑤与各个影像成像系统相关的信息系统情况；⑥信息交互方式。

通过上述调研和评估，得出非常明确的项目实施范围和规划，形成评估报告，以辅助医疗机构进行决策。

借助信息化手段，优化管理和重构流程是医疗机构管理者的必要职责，而新建医学影像信息系统为此提供了很好的机会，在项目实施之初，医疗机构管理层以及业务科室之间对业务目标要有一致的认识，保障信息系统建设的方向，并在选择供应商或自主开发上对于信息系统的架构以及功能的取舍有清晰的评价体系。

二、项目需求分析

项目需求分析可根据医疗机构的具体情况，深入到科室，与使用者直接沟通，了解具体功能的应用场景和特殊情况，具体需要考虑评估的内容如下。

1．工作流程　项目需求分析与评估的内容包括：①受检者登记和检查流程；②受检者拍片和取片流程；③影像科室医师诊断报告书写与审核流程；④影像诊断报告生成流程。

2．每日技师检查量和医师工作量信息

3．系统架构论证设计　从技术层面考虑，系统架构的论证设计应包括：①系统架构是否可升级、可扩展，是否具有最新的跨操作系统支持功能；②技术标准与技术规范的依从性，例如是否遵从 DICOM、IHE、HL7 标准；③是否需要构建影像数据归档平台并作为医疗机构临床文档库（clinical document repository，CDR）的重要组成部分；④图像存储和归档预测短期及长期所需存储空间、是否需要灾备冗余方案、未来数据增加后数据的备份以及迁移；⑤医学影像信息系统供应商可提供的高级可视化选配件和需要安装的第三方软件，如最大密度投影（maximum intensity projection，MIP）、二维多平面重组（multiplanar reformation，MPR）、CT 结肠高级功能、PET/CT 融合、核医学软件等，是否有新的专业影像处理软件需要；⑥集成要求，院方现有信息系统（如 HIS、EMR 等）与影像信息系统的对接、提供相关工作的技术要求等信息、受检者身份信息的交互索引管理；⑦数据管理，包括受检者信息管理、数据安全以及用户权限管理、数据生命周期管理、提出任何可能存在的漏洞；⑧网络基础架构，包括评估现有网络情况是否需要进行升级改造，制订某些具体的指标以测试安装好的影像信息系统与网络架构是否能稳定工作等。

三、全院级 PACS 的规划和建设

（一）全院级 PACS 分析

随着现代医学的发展，医院的诊疗活动越来越多地依赖医学影像检查（如 X 线机、CT、MRI、US、核医学、内镜等），医院内部所产生的数据量约 80% 来自医学影像资料。如何合理、高效地管理好这些医学影像资料已经成为医院信息化建设的一大课题。

PACS 的发展经历了从低级到高级、从技术研究到广泛商业应用的过程。PACS 发展到今天已被医疗机构广泛接受并且日益普及，正在向更高级应用的全院级和区域级 PACS 方向发展，如图 9-3 所示。根据世界卫生组织相关专家的分析，下一代 PACS 技术的发展将集中在以下几方面：完善系统架构设计，提升应用程序性能；采用三维重建技术，提高图像处理效率；开发多模态影像融合技术，提高诊疗质量；改进存储体系，增强系统的可靠性和灵活性。

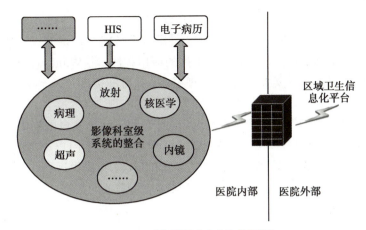

图 9-3 对全院级 PACS 的理解

(二) 全院级 PACS 设计

基于多影像融合的全院级 PACS 的主要技术关键点有以下几点。

1. 采用多影像融合技术,实现多源医学数据协同应用 目前医学影像检查呈现出从 B 超、普通 X 线机到 DR、DSA、CT、MRI、SPECT、PET 等多种不同的形式,各项检查均有自身的特点和优势,但在成像中又都存在缺陷和局限性。而多影像融合技术的研究应用,则可有效解决这一问题。医学影像融合是信息融合技术在医学影像学领域的应用,利用计算机技术,将各种影像学检查所得到的图像信息进行数字化综合处理,将多源医学影像数据协同应用,进行空间配准后,产生一种全新的信息影像,以获得研究对象的一致性描述,同时融合了各种检查的优势,从而达到计算机辅助诊断的目的,如图 9-4 所示。

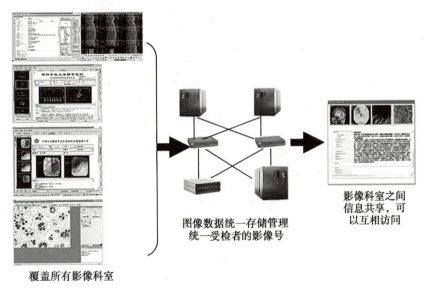

图像数据统一存储管理
统一受检者的影像号

影像科室之间
信息共享,可
以互相访问

覆盖所有影像科室

图 9-4 影像科室系统的整合

2. 基于智能客户端的系统架构设计 信息系统的实现最终要落实到具体的应用开发平台。对计算机应用开发技术的运用恰当与否、系统结构是否合理,直接影响到系统的性能、可靠性、可扩充性和可管理能力。客户 / 服务器 (C/S) 结构已成为新一代医院信息系统的首选运行平台。C/S 结构是 20 世纪 90 年代初开始流行的新一代系统结构,具有性价比高、用户界面好的优点。客户机 / 服务器体系结构被认为最适合用于 PACS。

在 PACS 的设计中,系统架构的选择是必须考虑的关键因素。现有的 PACS 大多采用 C/S 模式（即"胖客户端"模式）或 B/S 模式（即"瘦客户端"模式）。这两种模式在不同程度上均存在缺陷，影响了 PACS 的功能效率。全院级 PACS 采用基于智能客户端的设计模式来构建系统架构。该模式是由新一代 Microsoft.NET 架构支持的应用程序，将 Windows 平台与 Internet 应用结合起来。它能利用用户端计算机的本地处理资源，并可智能地连接到利用 web 服务进行通信的分布式数据源。智能客户端之所以"智能"，是因为它既具有"胖客户端"提供丰富用户体验的优点，又具有"瘦客户端"易于管理的优点，同时避免了两者各自的局限。智能客户端需要在用户计算机上装入并运行程序，像"胖客户端"一样，可以给予用户丰富的体验、高级的功能及快速的响应；同时，它又易于管理，可以集中部署和升级，并提供远程访问，具有"瘦客户端"的优点。为了保证最快的响应速度，智能客户端只交换所需要的数据，可以在线和离线工作，如图 9-5 所示。

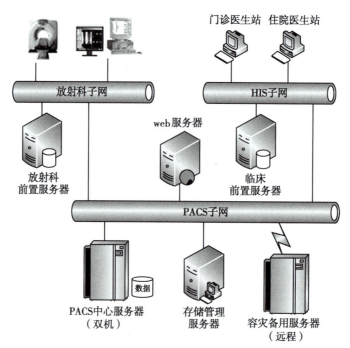

图 9-5　PACS 服务器分级体系架构

3. PACS 存储系统及服务器架构

（1）PACS 服务器架构：在服务器方面，两台 PACS 中心服务器通过双机软件搭建成双机热备的架构，如两台服务器中的任何一台出现故障，另一台服务器就会自动接管故障服务器的工作，以保证 PACS 的业务 24h 不间断。

（2）PACS 分级存储系统设计：医院影像设备的发展使医学影像数据量激增，每年数据呈线性增长。考虑到每年不断扩充新的设备、在线数据要求保证一年、对 3～5 年数据进行归档管理、离线数据系统全备份等需求，需要一种可靠、灵活的大容量存储系统来满足 PACS 的应用和发展。

对 PACS 历史影像数据调阅情况进行了系统调研，归纳于表 9-1。

表 9-1　医学图像调阅频率

数据生命期	需求	数据生命期	需求
1 年以上	6.29%	3 个月至半年	3.97%
半年至 1 年	3.70%	3 个月内	86.04%

根据表 9-1 中数据生命周期，采用三级存储架构来设计全院级 PACS，如图 9-6 所示。

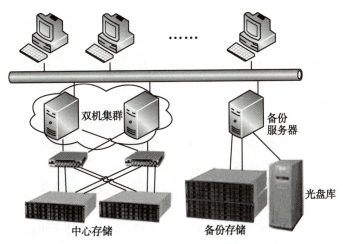

图 9-6 PACS 分级存储架构

其中一级存储作为在线存储用于 PACS 数据库和近期医疗图像的存储,满足大容量、高性能、高可靠性等特征要求;二级存储作为近线存储,用于存储不常用的历史数据,可帮助医院通过扩展自己的存储基础架构来跟上数据增长的速度,通常是采用数据迁移技术自动将在线存储中不常用的数据迁移到近线存储设备上,数据访问的访问频率不是很高,但保证数据共享和快速在线访问;三级存储通常采用离线归档的方式,对整个医院长期的历史图像进行归档,要求设备可靠、安全性好、容量大、成本低、便于管理。

(3)虚拟化数据管理平台设计:PACS 存储系统的设计也需要具备高扩展性和灵活性,需要支持容量增长的高度可扩展架构和对异构存储环境的支持。在存储设计中,利用存储虚拟化技术来解决异构体系架构问题。通过存储虚拟化,用户不用再去关心存储环境中底层物理环境的复杂性,也不用再去关心设备异构与否、协议是否统一。虚拟化使存储的统一管理成为现实,用户可以通过选择完善的存储技术来满足不断增长的需要。

4. PACS 网络设计 在服务器与存储连接方面,为了避免单点故障,使用两台光纤交换机、四块光纤卡和十二根光纤线连接中心存储与两台 PACS 服务器,两条链路采用负载均衡模式,连接到 PACS 服务器的任何一条链路出现故障都不会影响 PACS 的正常工作,服务器会将故障链路的所有业务自动切换到另外一条链路上。网络传输骨干网采用万兆接口,保证到桌面可得到千兆带宽。在安全性及浏览速度上完全可以满足医院影像诊断的需要。

(三)HIS 与 PACS 的选型原则

在实现以数字化医院为目标的医院信息化建设软件规划和选型中,应遵循以下几条原则。

1. 成熟性原则 在进行软件规划和选型时,选择经多家医院长时间运行,并被实践证明是成熟的医院信息系统。

2. 适用性原则 医院在进行规划和选型时,要选择那些能满足医院信息化建设的总体目标和实际需要的系统,其次才是资金和其他因素。

3. 标准化原则 所谓标准化原则,就是在进行软件规划和选型时,要坚持选择那些遵循标准接口的系统。如 HIS、LIS 应具备 HL7 等国际通用的医疗信息标准,PACS 应遵循 DICOM 和 HL7 等标准。另外,在医院实施信息系统的过程中,各种项目的代码如疾病、药品和诊疗等,应采用国际或国家统一的标准代码,甚至医院内部受检者 ID 号也应采用统一代码(如身份证号码)等,方便信息交换和共享。

4. 集成性原则 就是紧紧围绕医院信息化建设的总体目标,汲取各家所长,为我所用。数字化医院建设是一个复杂的系统工程,其开发和实施的难度非常大,通常依靠一家 IT 公司很难顺利完成,必须把多家各有特色的产品和功能集成在一起。

5．一致性原则　就是医院在软件规划和实施过程中，一定要坚持数据一致性和高度共享的原则，避免产生内部信息孤岛。

四、信息系统的管理

（一）数字成像的质量管理

随着医学影像设备不断更新，以及医学影像学、信息学、电子学等学科不断融合，其得到的数字化医学影像信息越来越丰富，在临床诊断和疾病治疗中具有重要价值，这就对数字化的医学影像质量以及相关数据信息的质量提出了更高要求。为此，数字化的医学影像科室必须建立科室质量控制与质量保证组织体系，制订并实施质量保证与质量控制方案。

1．质量保证（quality assurance，QA）　质量保证是质量管理中的重要概念，其主要思想是通过各种技术手段，使得医疗机构使用的医疗设备的各项性能技术指标，达到正常发挥其临床功能的要求。就数字影像的质量保证而言，在获得稳定、高质量、符合临床诊断要求的影像的同时，必须最大限度地降低受检者和工作人员的辐射剂量。为此，必须提高数字化医学影像科相关工作人员的专业素质和综合素质、提高操作使用技能、保持影像设备始终处于"完好待用"的最佳状态。

2．质量控制（quality control，QC）　质量控制是质量管理中的另一重要概念，是为了保持产品、过程或服务质量满足规定的质量要求所采取的技术措施和活动。数字影像设备性能指标的优劣直接影响数字影像质量，数字影像的好坏又直接影响诊断结果。数字影像质量不好，会造成漏诊、误诊，必须要有全面的数字影像质量控制思路。为了保证数字影像质量，必须采取一些措施和手段，制订相应的质量管理计划，对影像设备的各种性能指标进行验收检测、状态检测和稳定性检测等质量控制检测，并监测校正检查过程。

3．质量管理（quality management，QM）　QA 和 QC 都属于质量管理的范畴，质量管理要求制订方针、目标和职责范围，要明确计划步骤，分工明确，全员传达并贯彻执行。

4．全面质量管理（total quality management，TQM）　医疗机构为了最经济地实施和提供令就诊者、住院者、受检者充分满意的并且合乎质量标准的医学诊疗服务，将医疗机构内所有部门为质量控制、质量保证、质量改进、质量管理所付出的努力统一、协调起来，从而能达到最佳效果的组织管理活动。

5．全面数字影像成像质量管理　是指以最高的数字化成像与工作质量、最低的辐射剂量、最快捷有效的操作方式将影像数据完整传输到服务器中，成为对临床有价值的影像诊断信息，满足临床和受检者诊疗的需要。全面数字影像成像质量管理包含三方面的技术要求：①最佳影像；②最小剂量；③满足临床诊断需要。为实现这一目标所采取的各种方法即为全面数字影像成像质量管理。

（二）医学影像信息数据的管理

1．数据的备份、恢复　针对医疗机构信息系统网络复杂、易感染病毒或遭受攻击，信息数据易被破坏、出现操作失误或系统故障有数据丢失的风险等意外情况，应对医学影像信息数据进行备份，出现意外状况时，能通过备份数据还原原始数据。

2．数据的迁移　在医疗机构更换或者升级医学影像信息系统时，遇到的最大问题不是新系统的上线运行，而是旧系统数据如何能安全、完整、正确地迁移到新系统中。一般而言，影像检查数据中的受检者基本信息、影像检查诊断报告数据、科室管理数据是 RIS 数据，存放在关系型数据库中，如 SQL Server 或者 Oracle 数据库。医学影像数据通常都以 DICOM 文件形式独立保存在存储介质如独立冗余磁盘阵列、NAS 或者 SAN 中。

长期以来，信息标准化一直是我国医疗机构信息化发展的瓶颈，也是医学影像信息系统数据迁移的关键。在医学影像信息数据迁移过程中 DICOM 标准是可依赖的唯一标准，必须要求医学影像信息系统（包括存储的医学图像格式）完全符合DICOM3.0标准。

目前，常见的医学影像信息系统数据迁移方法有三种。

（1）旧系统的图像全部在新系统中重新归档存储一遍：如果旧系统数据量大时，迁移时间较长，会消耗掉新系统存储和系统资源。

（2）信息数据接口访问：新、旧系统制造商相互配合，共同约定好一个从新、旧系统中调取信息数据的接口规范与方法。信息数据接口访问方式需要定制化开发，会遇到一些技术挑战，事先商榷好详细的信息数据接口访问技术方案，确保方案可行，以尽可能地降低风险、避免差错。

（3）应用DICOM代理网关访问：该方法是一种无缝的信息数据访问方式，新医学影像信息系统的客户端不需要做任何技术修改，只需在安装时将DICOM代理网关配置为医用DICOM信息数据源，无需耗费大量时间移动历史信息数据，就可实现对原有信息数据的检索、查询和提取访问。

3. 宕机应急方案　宕机是指医学影像信息系统无法自行从一个系统错误中恢复，或系统软硬件层面问题导致系统长时间无响应、或预防性地执行关机程序，而不得不重新启动系统的现象。

造成信息系统宕机的原因有很多，主要包括非计划性宕机和计划性宕机两大类。其中非计划性宕机主要包括主机故障宕机、数据故障宕机、存储故障宕机、网络故障宕机、人为错误宕机、数据损坏宕机、中心站点故障宕机等；计划性宕机是信息系统在运行阶段所执行的不可避免的预防性维护措施，但因停机维护会导致数据库停止对外提供服务，对信息系统造成暂时停止运行的影响。计划性宕机是主动性停机，为例行操作、定期维护、部署与升级新设备与新软件等提供操作时间。

为了减少宕机，应该确保系统硬件正常运行、系统软件正确配置，且不存在网络故障；申请计划性宕机时，不仅要考虑计划的停机时间，同时还要考虑整个信息系统因停机而造成的影响以及波及的业务范围；发现信息系统可能存在的危险和不安全因素时，应及时采取相应措施进行预防性维护。

4. 信息安全管理　信息安全管理包括数据安全、隐私保障、数据加密、身份认证、电子签名、网络防火墙，以及物理硬件、系统、网络与应用的安全标准规范等内容。

信息安全的目标是保护信息的保密性、完整性、可用性、可靠性和不可抵赖性。

5. 监控与维护　随着医学影像信息系统规划建设与临床应用的不断拓展与深入，对自动化的系统进行监控以及系统维护均提出了更高的要求。为保障系统的持续有效、稳定运行，现行的服务器、网络服务、计算机软件、硬件接口、系统日志以及机房环境保障系统均需进行监控与系统维护。

服务器监控功能利用实时监控工具软件对关键服务器、工作站或其他特殊主机进行实时侦测。网络管理员可以随时获知任意一台受监控的服务器的运行状态，并在服务器出现异常的情况下（例如服务器意外宕机、存储空间不足、CPU利用率过高等），及时收到短信报警信息。

服务器的维护可分为硬件系统维护和软件系统维护两种。硬件系统的维护主要包括增加、卸载、更换设备等。软件系统的维护是服务器维护工作量最大的部分，包括操作系统、网络服务、数据库服务、应用程序等方面的维护。

（钟晓茹　赵太春）

第五节　医学影像信息系统的发展

医学影像信息系统已经极大地改变了医学影像科室的临床工作模式，提高了影像科室的工作效率，同时减少了工作失误；以全新的方式管理医学影像信息，影像医师可以对比浏览受检者多年前的历史图像和报告资料,查看受检者病情的发生、发展与转归的过程,对疾病进行深入的分析研究和归纳整理;可以提取医学影像信息系统中的医学影像对其进行二维或者三维的影像后处理、重建、重组,以及通过计算机辅助诊断等作为参考,为疾病的影像变化发展进行专业分析,为临床诊疗决策提供有价值的意见和建议,针对疾病的治疗效果及临床诊疗过程,可以通过影像进行评估,极大地方便了临床医疗、教学和科研工作的开展。

专业医疗服务力量地区性差异在世界范围内广泛存在,如何及时有效且高质量地把医疗卫生资源进行合理分配,使其能发挥最大作用,尽可能服务到更多的人群,缩小地区之间医疗资源差异,提高医疗服务效率,一直是各国卫生健康部门需要解决的难题。目前医学影像信息系统建设,正在向更深、更广的应用领域发展,医学影像信息系统对临床诊疗工作的重要性和价值,得到越来越多的显现与重视。医疗机构在全院级 PACS 基础上通过系统整合与集成,正在向区域医学影像中心拓展,已实现一定区域内影像资料交换与共享、集中统一管理与存储、具有多层级影像远程诊断和会诊的区域医学影像中心,从而为受检者提供更高效、更安全的医疗服务。

一、远程放射学系统

(一)基层医院医学影像检查开展情况

近几年大型医疗检查设备软硬件发展迅速,多层螺旋 CT、超导磁共振设备已广泛地安装到基层医院并投入使用,为基层医院业务水平的整体提高起到了较好的推动作用,更为我国医疗诊断及治疗水平的提高起到了重要作用。但同时也面临着一些问题:设备能开展的检查项目增多、利用不同的检查方法及手段从设备获得的影像资料的诊断,对影像科诊断医生的业务水平提出了更高的要求。在某些基层医院诊断专业水平不够的前提下,只好限制开展某些检查项目,造成设备功能闲置、性能没有充分利用的现象,同时一定程度上制约了临床工作的开展,限制了基层医院的整体发展速度。尤其在设备投入使用的早期阶段,基层医院迫切希望能得到上级医院在检查项目开展、影像资料诊断方面的专业技术支持,为此,远程放射学系统随着医学影像学的发展,越来越显示出它的必要性和重要性。

(二)远程放射学

远程医学是一种现代医学、计算机技术和通信技术紧密结合的新型医疗服务模式,应用远程通信技术和计算机多媒体技术提供医学信息和服务,包括远程会诊、远程咨询、远程教育和远程护理等。随着互联网技术的飞速发展,远程医学在医学界扮演着越来越重要的角色。远程放射学(teleradiology)是指通过计算机网络对受检者的影像资料进行远程传递,由影像专家或医师进行解读或会诊的一门学科,是远程会诊的重要分支之一,也是医院信息化建设的重要组成部分。远程医学是目前国内外研究的一个热点,远程放射学作为远程医疗中重要的一部分是较早发展又相对独立的一个领域,广泛使用于会诊、临床通讯及其他各种应用中。

(三)国内外发展现状

1.国外发展情况　美国是世界上远程医疗体系发展较好的国家之一。凭借其雄厚的科技资源和财力,几乎对远程医疗的各个方面都在进行研究,放射学家和皮肤病学家依靠存储转发技术,从 20 世纪 80 年代以来就通过电子通信系统传输视频或数字图像(例如 X 线片)等进行远程诊断。在电信技术取得进一步发展、高分辨力成像技术和网络宽带接入进一步加速的今天,全科医生和临床医生对远程医疗使用程度越来越高。远程医疗对美国医疗资源不足或偏远地区公众能及时得到医疗专家诊疗,发挥了很大的作用。

多数国家对于医疗卫生相关信息系统的建设,中央和地方政府是开发主体,并在国家层面进行协调,建立区域医疗信息平台,实现医学影像交换和共享,或将医学影像资料、影像诊断报告、关键的影像标注等作为电子健康档案(electronic health record,EHR)的重要组成部分进行共享,如加拿大医学信息共享技术方案,在全国范围内分地区建立区域医学影像诊断共享平台,共享平台存储的受检者医学影像检查资料,同时对无 PACS 的医疗机构提供共享 PACS 应用服务。美国国家卫生研究院(National Institutes of Health,NIH)授权建设的费城健康信息交换项目(Philadelphia Health Information Exchange,PHIE),实现了一定区域内受检者影像资料的安全有效共享。然而多数国家的区域医疗建设并不是一帆风顺,其间也经历了很多困难与挑战,英国国家卫生服务信息建设项目(National Programme for Information Technology,NPFIT)未达到预期效果,从而将建设大规模的信息系统转变为联通地方信息系统。美国医疗卫生信息和管理系统协会总裁利伯(Stephen Lieber)曾指出美国卫生信息化没有从一开始就建立起一套完整的卫生信息化标准是最大的错误。

在中央和地方政府、国家层面协调规划建立区域影像中心的同时允许第三方独立医学影像中心同步发展。美国最大的第三方独立医学影像中心,经营 302 家独立影像中心,分布于人口稠密的加利福尼亚州、马里兰州、新泽西州和纽约州等 7 个州,每年完成超过 700 万份影像业务,2016 年客户满意度 96%。其子公司提供远程医学影像诊断服务十多年,每年完成超过 600 万份影像诊断报告业务。

2. 国内发展情况　我国按行政区域划分建立的区域医疗影像中心有国家级、省级、地市级和县级,为一定区域内居民提供代表该区域先进水平的医疗服务,承担一定的人才培养、医学科研、教学等任务,同时承担服务区域突发公共卫生事件的医疗救治和技术支持。

我国某大型医院于 2009 年创建了国内、军内首家以专业影像服务为主体的远程医疗服务平台,覆盖了上百家基层医院,极大地提高了基层医院的诊疗水平,真正实现了"受检者专家零距离、诊断平台广覆盖"。某地区区域 PACS 和远程影像管理平台,通过互联互通、远程医疗和人才培养,城区 11 家大型三甲医院对 10 个远郊区县的 11 家综合医院实行对口支援,使其成为有较强医疗服务能力的县级医疗中心,辐射众多的乡镇卫生院和社区卫生服务机构,区县级医院起着"上下衔接"的重要作用。

我国在政府主导构建区域影像中心的同时也发展了很多第三方独立医学影像中心,2012 年以来,国家颁布了相关政策鼓励社会力量经营检验、影像、消毒供应等独立医疗机构,使第三方独立医学影像中心实现了线上远程会诊,同时线下独立影像中心方式也取得了较大发展。

成立于 1975 年的某医学影像研究所是目前国内成立最早,规模最大,具有独立法人资格的集医学影像学诊断、介入治疗、科研和教学培训为一体的独立医学影像中心。依托其建设的医学影像平台,提供远程诊断、会诊、远程教育、影像质控、影像检查、转诊预约等服务,联网 358 家医院,影响力辐射所在省全境和邻近地区。

某医学科技公司投资建设的医学影像诊断中心是我国目前颇具规模的线下连锁经营的第三方独立影像中心,利用云计算、大数据优势连接各中心、合作医疗机构,实现区域内影像设备及影像诊断专家的充分共享和高效协作,达到了均衡医疗资源、提高基层医院医疗水平、提高影像设备的使用效率、提高医疗服务质量和降低医疗费用等目的。

我国也存在三甲医院与公司混合投资模式建立的临床医学影像诊断中心,某地区临床医学影像诊断中心是三甲医院和公司混合投资,于 2012 年底筹建。中心医院牵头,投资建设临床医学影像诊断中心,垫资为基层公立医院进行数字化改造、终端 PACS 配置等;第三方专业影像公司投资建设云平台和民营医院的终端 PACS 配置,云平台接入影像诊断中心。专业医学影像公司与地方政府或区域医疗中心合作建设区域医学影像中心,能较好地平衡各方利益,获得技术支持,减轻地方财政支出的压力,具有高效快速整合区域影像资源的优势。

二、医学影像云服务

信息化热潮是 21 世纪的重要特征,随着信息化社会的高度发展,人们的生活和生产方式正在产生巨大的变革。现阶段区域医学影像中心已发展成以云存储为数据基础、云计算应用服务为核心、虚拟化和大数据技术为支撑,通过云传输方式为医疗机构、医疗保险部门和病人提供多种形式的、基于医学影像的在线云服务模式。

(一)云技术基础

传统模式下,企业或医疗机构建立一套信息系统不仅仅需要购买硬件等 IT 基础设施,还需要购买软件等应用系统的许可证,需要专门的技术人员维护。当企业或医疗机构的规模扩大时,还要不断升级各种软硬件设施以满足业务持续发展的需要。对于企业或医疗机构来说,计算机等硬件和软件本身并非真正需要的,它们仅仅是完成业务工作、提高效率的工具而已。

云技术(cloud technology)是指在广域网或局域网内将硬件、软件、网络等系列资源统一起来组成资源池,并通过网络按需所用,实现数据的云计算、云传输、云存储以及数据共享的一种服务托管技术,是基于云计算服务模式应用的虚拟化技术、大数据技术、管理平台技术、应用技术等的总称。云技术这个名词借用量子物理中的"电子云"(electron cloud)概念,强调说明该项技术的弥漫性、无所不在的分布性和社会性特征。

云计算是通过网络将庞大的计算处理程序,自动拆分成无数个较小的子程序,再交由多部服务器组成的庞大系统,经计算分析之后,将处理结果回传给用户。通过云计算技术,网络服务提供者,可以在数秒之内,处理数以千万计甚至亿计的信息,达到和"超级计算机"同样强大的网络服务。云计算是基于分布式处理、并行处理和网格计算的发展,将计算、服务和应用作为一种 IT 公共基础设施,使人们能够像使用水电那样使用计算机资源,就像电网供电一样,从古老的单台发电机模式转向电厂集中供电的模式,取用方便、费用低廉,通过计算机网络进行传输,按需把共享的资源、软件和信息提供给用户。

1. 按照提供的服务种类的不同分类 云计算应用服务分为以下三层架构,如图 9-7 所示。

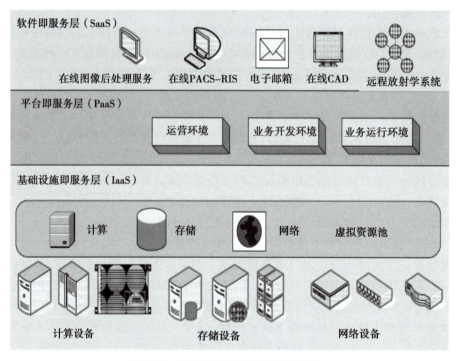

图 9-7 云计算应用服务的三层架构

(1)软件即服务(software as a service,SaaS):SaaS 提供给客户的服务是运营商运行在云计算基础设施上的应用程序,用户可以在各种设备上通过客户端界面访问,如浏览器。用户不需要管理或控制任何云计算基础设施,包括网络、服务器、操作系统、存储等。

（2）平台即服务（platform as a service，PaaS）：PaaS 是指通过互联网就直接能使用开发平台，不需要本地安装各类开发环境，将软件研发的底层平台作为一种服务，以 SaaS 的模式提交给用户。用户需要开发自己的应用软件，同样不需要管理或控制底层的云基础设施，包括网络、服务器、操作系统、存储等，但用户能控制部署的应用程序。

（3）基础设施即服务（infrastructure as a service，IaaS）：IaaS 把计算基础（服务器、网络技术、存储和数据中心空间）作为一项服务提供给客户，IaaS 是云服务的最底层，主要提供一些基础资源。普通用户不用自己构建数据中心等硬件设施，而是通过租用的方式，利用 Internet 从 IaaS 服务提供商处获得计算机基础设施服务，包括服务器、存储和网络等服务。在这种服务模型中，服务商提供所有计算基础设施，包括处理 CPU、内存、存储、网络和其他基本的计算资源，并收取一定的维护费。

以上三种服务可以形象地理解为用户需要某种应用软件实现业务管理，服务商提供三种方式供用户选择，用户通过浏览器直接使用服务商已研发好的软件成品，即 SaaS；服务商已搭建好软件研发环境，用户需要自己研发软件，即 PaaS；服务商提供网络虚拟计算机，用户可以管理 CPU、内存、存储、网络和其他基本的计算资源，需要自行安装操作系统、搭建软件研发平台、自己研发软件，即 IaaS。

在欧美，SaaS 已经成为医学影像信息系统的应用形式之一。在国内，大型医疗连锁集团、区域医疗联合体、社区医疗联合体、医学影像中心适宜地通过这种服务方式为终端用户提供直接、灵活、便捷的医疗保健服务。

2. 按照部署方式的不同分类　云计算分为以下三种类型。

（1）公有云：通常由第三方提供商为用户提供，比如用户经常使用的阿里云即是一种公有云。公有云可通过 Internet 使用，价格低廉，核心的属性是共享服务资源。公有云被认为是云计算的主要形态，目前市场上公有云占据了较大的市场份额，典型的有阿里云、百度云、腾讯云、华为云等。

（2）私有云：是拥有云计算基础设施并可以控制在此设施上部署应用程序的方式，私有云可以部署在企业数据中心的防火墙内，核心属性是专有资源。私有云是单独构建的，因而在数据安全性以及服务质量上自己可以有效地管控。私有云虽然在数据安全性方面比公有云高，但是维护的成本也相对较大。企业或者项目工程对安全数据要求较高，才有必要考虑。

（3）混合云：是在成本和安全方面的一种折中方案。顾名思义，就是公有云和私有云的结合。数据依然是存到本地的机器上，但是一旦出现大规模的访问或者计算时，就会把这部分计算的需求转移到公有云平台上，实现不同场景的切换。与此同时，在混合云方案中，私有云还常常把公有云作为灾难恢复和灾难转移的平台。混合云在使用起来具有更高的灵活性，是企业在考虑成本效益时的首选方案。混合云兼有了私有云的安全性，又可以利用公有云的计算资源高效工作，但资金投入较高、架构复杂、对管理人员的专业知识经验及能力要求较高。

3. 云存储技术　云存储是一种基于云计算概念延伸和发展的新兴的网络存储技术，将网络中大量各种不同类型的存储设备，通过应用软件集合起来协同工作，共同对外提供数据存储和业务访问功能。云存储具有如下特点。

（1）云存储：对使用者来说，云存储不是指某一个具体的设备，而是指一个由许多存储设备和服务器构成的集合体。使用者使用云存储并不是使用某一个存储设备，而是使用整个云存储系统带来的一种数据访问服务。严格来讲，云存储不是存储，而是一种服务。云存储的核心是应用软件与存储设备相结合，通过应用软件实现存储设备向存储服务的转变。

（2）数据存储：实际的物理存储可以跨越多个服务器，通常也跨越多个物理位置。云存储由多个分布式资源池组成，但仍然以一个整体对外提供服务，并通过冗余和分布式的数据存储保证数据的高容错性、持久性，以及多副本数据的一致性。

4. 虚拟化技术 虚拟化技术是云计算的基础技术,虚拟化是指计算元件在虚拟的基础上而不是真实的基础上运行,是一个简化管理、优化资源的方案。如同空旷、通透的写字楼,整个楼层几乎看不到墙壁,用户可以用同样的成本构建出更加自主适用的办公空间,进而节省成本,发挥空间最大利用率。这种把有限的固定资源,根据不同需求进行重新规划以达到最大利用率的思路,在 IT 领域就称为虚拟化技术。

虚拟化技术能使用户在同一设备中运行多个操作系统。其最终目标就是打破实体计算资源结构间的不可分割的障碍,这样用户能更灵活高效地分配和使用计算机资源,并且有助于提高安全性能,实现资源的灵活性和利用率的最大化。虚拟化是对实体(物理)计算资源的抽象,是将各种实体计算资源例如服务器、网络、内存、存储等予以抽象、转换后创建虚拟(而不是实际的)的资源并呈现出来,实现操作系统、内存、存储、网络的虚拟化。

5. 大数据技术 大数据是指在合理时间内无法用传统数据库软件工具或者传统流程对其内容进行抓取、管理、处理并分析成能有效支持决策制订的复杂数据集合。

大数据是一个抽象概念,主要由海量交易数据、海量交互数据和海量数据处理汇聚组成。大数据正在渗入越来越多的行业,金融大数据、医疗大数据、交通大数据等应用不断涌现。大数据具有数据量大、数据多样、时效高、真实度高、数据价值高的特点。

大数据分析技术主要包括可视化分析、数据挖掘算法、预测分析能力、语义引擎、数据质量和数据管理,大数据分析技术在学术研究和商业应用领域都有利于保证分析结果的真实性和结果有价值。

(二)医学影像云服务模式

医学影像云(medical image cloud)是指以医学影像信息的云存储为数据基础,医学影像云计算应用服务为核心,虚拟化和大数据技术为支撑,通过云传输方式,为医疗机构、医疗保险部门和病人提供多种形式的、基于医学影像的在线云服务模式。医学影像云具有可扩展、易于使用、按需配置的特点。终端用户可以在无需购买和维护额外 IT 设备的前提下,快速方便地使用和享受医学影像云服务。医学影像云的服务模式可以依据云计算类型、远程放射学服务模式以及区域医学影像诊断中心应用模式进行如下划分。

1. 根据云计算类型划分

(1)影像数据管理:典型应用是海量影像的云存储。国内已经有医疗机构开始尝试,将医疗机构的影像数据存储在第三方云平台上。从隐私保护和数据安全角度考虑,医疗机构普遍采用的是私有云形式。

(2)影像数据处理:典型应用包括影像数据重建重组、可视化数据分析以及数据挖掘、计算机辅助诊断(CAD)等的云服务应用。即将影像数据的处理算法和处理任务交给云端的医学影像云计算应用服务,然后在用户的浏览器端查看云端返回的影像数据处理结果。

(3)影像数据共享:典型应用是在云存储基础上实现远程阅片、远程会诊和个人影像云分享、科研与教学影像云分享等多方面应用。云分享不仅仅是分享,同时必须要提供完善的权限管理和流程控制。

2. 根据远程放射学服务模式划分

(1)远程诊断:是指通过区域性医学影像平台(区域级 PACS),上级医疗机构面向基层医疗机构提供影像学远程诊断报告的云服务模式。

(2)远程会诊:是指上级医疗机构通过远程会诊系统对基层医疗机构的就诊病人进行远程会诊、出具影像学会诊意见(非影像学诊断报告)的云服务模式。

(3)远程教学:是指位于区域中心医疗机构面向基层或偏远地区的医疗机构提供远程医学继续教育、远程专题讲座、远程学术研讨等远程人员医学教育培训的云服务模式。

(4)个人健康管理:未来趋势要求个人健康管理必须包括医学影像数据信息,以达到真正的全维度个人健康信息收集,影像诊断专家需要给出基于放射影像的风险评估,结合影像出具个性化和有针对性的健康干预建议和方案。

3. 根据区域医学影像诊断中心应用模式划分

(1)影像学检查云服务:负责参与区域影像中心的医疗机构的影像学检查所有流程云服务,从 HIS 提交影像学检查申请开始,到检查流程结束,在线划价、缴费、预约、登记、改期、影像与报告发布领取等流程,均通过云服务提供。

(2)影像学检查图片、诊断报告与居民电子健康档案管理系统集成,实现数据无缝对接互访的云服务。用户在调阅居民电子健康档案时能够同时方便地调阅医学图像和报告。

(3)影像会诊云服务:作为区域医学影像会诊平台,供平台参与机构发起向上和向下在线会诊,实现会诊申请、会诊阅片、出具诊断报告的云服务。

(4)影像托管云服务:建立区域医学影像托管中心,实现医学影像的在线申请、采集、存储、传输、诊断、会诊、结果发布等医学影像第三方管理的云服务。

4. 医学影像云服务的作用　其作用是充分发挥云计算、云存储平台的优势,实现了区域内影像设备的充分利用和影像诊断专家资源的充分共享与高效协作、提高了基层医疗机构的影像诊断水平、远程会诊可以为临床诊疗提供决策和上级医疗机构更专业的帮助、提高了基层医疗机构的整体发展速度。云存储与区域影像中心的建设,为医疗机构降低了影像数据存储及软硬件系统的管理与建设成本。随着计算机软硬件技术的不断发展,相信未来的云服务建设与运行成本也会越来越能为大多数医疗机构所接受,能更广泛地服务到更多的医疗机构。

(三)医学影像云平台建设

医学影像云平台建设是一个比较专业和复杂的课题,云平台服务于医疗行业,与其他行业相比数据存储容量较大、平台稳定性和安全性要求较高,总体来说,云平台建设需要考虑医疗机构的业务需求情况以及资金投入情况。

从业务情况分析,如果仅仅想解决影像资料的存储归档和调阅问题,构建云存储平台即可;需要解决病人影像资料共享,建立云照片存储平台;构建全院级影像信息系统供内部使用,采用虚拟化技术部署私有云;需要搭建区域医学影像中心,部署混合云平台。

从资金投入情况分析,如果投入较少,采用 SaaS 模式,使用厂商提供的软件服务或直接融入区域影像中心云平台;投入充足,可以考虑采用 IaaS 模式,搭建私有云或混合云平台。

(四)"互联网+"医学影像

越来越多的医学影像公有云或共享云在遵循法规和隐私保护的前提下,打破医学影像数据之间的壁垒,把海量的、分散的影像数据通过互联网联通起来,形成前所未有的医学影像大数据。有了海量影像大数据作为基础,可以通过数据挖掘技术,从数据中提取出潜在的知识或规律,描述或者预测数据的特性和趋势。使用大量的数据,不断训练机器智能,使得机器智能可以辅助或代替人工去处理、分析和标记数据,通过计算机辅助检测协助医师进行诊断。云技术使传统的机器学习和数据挖掘技术得到了新的推动力,正在焕发新的生命力。通过数据挖掘和机器学习可以发现和收获大数据蕴含的价值无限的宝贵资源。

通过医学影像云平台,病人或医疗机构在获得权限许可后,可以很方便地调取病人的云端医学影像数据,为医疗机构做出临床诊断、制订治疗方案提供有力支撑,21 世纪北美放射学会(RSNA)提出了放射学全球化(globalization of radiology)的概念,放射学全球化的参与者包括个人、团体和机构,致力于将分散在全球的放射学资源互联起来,更好地利用医学影像设备、影像新技术和新产品所提供的知识和数据,从而提供更有效、更便捷、全球共享的放射学服务。为达成这一目标,全球放射医师、技师和研究人员一起,克服地理、经济、文化和制度的差异,共同努力提高放射学服务的普及性、有效性、共享性及其质量。放射学全球化的共同努力将同时惠及经济落后国家和经济发达国家在内的全球领域的个人、团体和机构。

三、计算机辅助诊断

人工智能（artificial intelligence，AI）是计算机科学领域的一个分支，是研究、开发用于模拟、延伸和扩展人的智能的理论、方法、技术及应用系统的一门新的技术科学。被认为是 21 世纪三大尖端技术之一，包括了图像识别、机器人、语言识别及处理等多个技术领域的研究。近年来，人工智能在医疗方面的研究与应用也受到越来越广泛的关注。

（一）计算机辅助诊断概论

计算机辅助诊断（computer aided diagnosis，CAD）是基于医学影像学的技术手段，再结合计算机分析，辅助发现病灶，提高诊断准确度和工作效率的一种技术。CAD 是一个跨学科的研究领域，涉及计算机科学、医学影像学、图像处理及模式识别与人工智能等多学科的知识。

医学影像成像原理复杂、影像诊断存在不确定性，目前，应用计算机辅助诊断系统时，最终诊断结果仍由医师决定，并不完全由计算机进行自动诊断，只是医师在诊断过程中会参考 CAD 系统的输出结果，这样使得诊断结果能够更客观、更准确。

医学影像学中，CAD 系统的输出结果是定量分析相关影像资料特点而获得的，其作用是帮助影像科医师提高诊断准确性以及对于影像、疾病解释的一致性；CAD 系统之所以能够提高医师的诊断准确性，是因为在传统诊断方法中，影像科医师的诊断完全是主观的判断，因而会受到诊断医师经验及知识水平的限制和影响；其次，医师诊断时易于遗漏某些细微改变；再次，不同医师间及同一医师的阅片存在差异。CAD 系统执行的计算机客观判断对于纠正这些错误和弥补不足具有巨大的补充、辅助优势。

（二）计算机辅助诊断的应用与发展

CAD 除用于乳腺与胸部智能辅助诊断外，现已发展到骨疾病、脑卒中、头颈部血管、冠状动脉、主动脉、脑灌注、钙化积分、肝脏 MRI、儿童生长发育等方面的智能辅助诊断。

1. CAD 在乳腺疾病中的应用　CAD 技术可以详细地分析数字乳腺 X 线影像所能提供的全部信息，将乳腺 X 线图像与计算机数据库中的正常乳腺图像进行比较，也可以通过其专有的软件系统标记出乳腺 X 线图像中高度潜在恶性的可疑病灶（如肿块、异常结构、可疑恶性钙化等），如图 9-8 所示。提高了诊断医师对乳腺 X 线图像监测乳腺疾病的敏感性，降低对乳腺疾病的漏诊率，从而可以辅助临床诊断和治疗。其不易受到外来人为因素（如疲劳疏忽、经验限制等）的影响，在一定程度上克服了致密型乳腺所造成的诊断困难，显示出乳腺 X 线图像在辅助诊断方面的优越性。

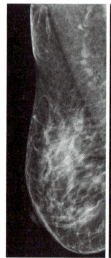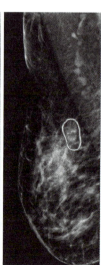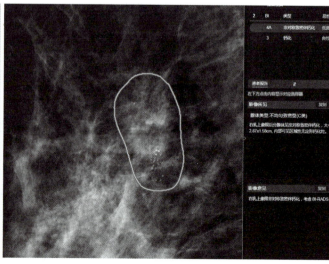

图 9-8　PACS 显示、CAD 查找病灶显示、病灶放大显示图

2. CAD 在胸部疾病中的应用　在利用 CAD 进行胸部疾病的辅助诊断中，CAD 对于肺结节的提取、肺实质的分割以及病灶的检测均有着重要的意义，如图 9-9 所示。胸部疾病，特别是肺癌，早期通常表现为肺结节。肺结节由于其形状不定，且易与支气管等其他组织连接，使其在图像中难以区分，不利于临床诊断。利用 CAD 实现肺结节的自动检测，对于诊断胸部疾病有着重要的意义。

3. CT 骨疾病智能解决方案　利用 CAD 完成快速诊断：胸部骨折及各种骨性病变筛查，包括肋骨、锁骨、肩胛骨、椎骨、胸骨等，并自动给出骨折位置信息（前、后、左、右，肋骨数等）；覆盖病灶范围广：可精准识别骨折、骨质破坏、骨转移、骨肿瘤、术后、疑似骨折等病变，对各种骨折性病变均

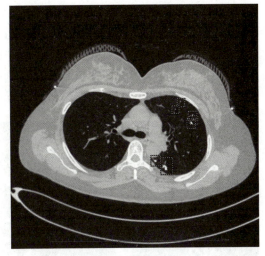

图 9-9　CAD 查找肺结节

有良好的敏感度；直观便捷：在 DICOM 图像上自动标注肋骨数，并提供曲面重组（curved planar reformation，CPR）、容积再现（volume rendering，VR）、MPR 等各种辅助展示功能，清晰呈现骨病灶位置、肋骨数等详细信息，并自动生成结构化报告，如图 9-10 所示。

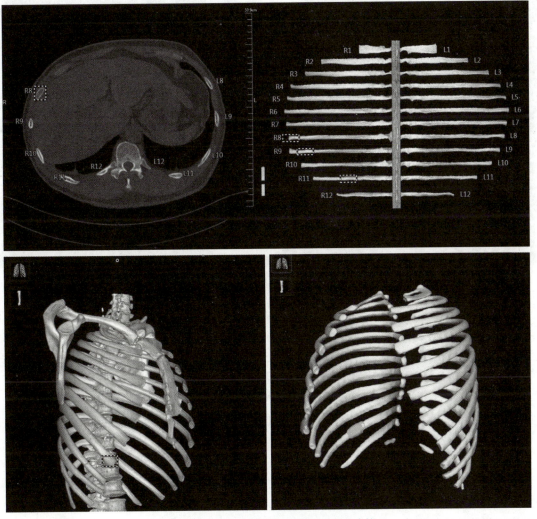

图 9-10　CAD 查找骨折及辅助展示功能

4. CT脑卒中智能解决方案　利用 CAD 迅速诊断：计算出血体积，中线移位判断，降低诊断时间；精准测量与定位：准确定位出血位置，精准评估并判别是否有脑疝的发生；动态评估：动态评估活动性出血，进行出血风险评估，并精准勾画出血范围、测量体积；精准分级评分：基于 CT 平扫提示不同脑区的急性缺血及亚急性缺血情况，自动计算病人 ASPECT 评分，提升缺血评估的一致性、辅助治疗方案的选择及预判病人预后。如图9-11 所示。

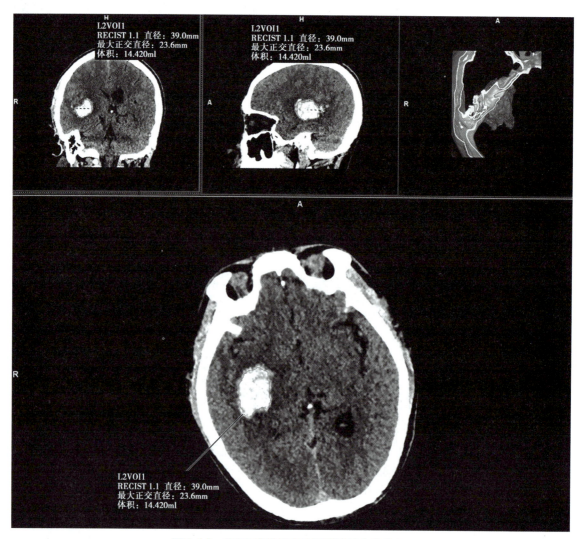

图9-11　CAD 定位出血位置及计算出血体积

　　医学影像是 AI 的天然入口，医学影像具有大量重复性的阅读诊断，影像本身客观、可量化，机器读片速度更快、更准确。医学影像的现有病例数量存量庞大，给 CAD 提供了丰富的参考资料，符合深度学习的场景要求，使 CAD 医学影像的筛查读片的能力普遍较强，尤其对于各种常见病变的诊断。CAD 的研究和应用已扩展到包括超声与核医学在内的所有医学影像成像检查方式；从乳腺和肺部病变扩展到几乎所有人体部位；从二维图像扩展到多维图像。未来的 CAD 技术将致力于更多的器官、更复杂的病变、更多样的医学影像模态以及更广阔的应用领域的研究。

　　CAD 的高速发展也让放射科医生感到了空前的压力，从目前 CAD 在影像科的使用情况来看，影像科医生对 CAD 比较欢迎，CAD 省下了影像科医生在找病灶、量化病灶、随访对比等重复性高、效率低下的工作方面花费的时间和精力。但 CAD 对图像的认知已经快速超过了人类，而且比人眼的精度更高，不仅可以"定量"，还可以"定性"分析，从理论上讲，CAD 可以做出比医生更为精确的结论性报告。

　　AI 使传统行业工作流程和模式发生了巨大的变化，很多职业已经被计算机取代而消失，尽管如此并不代表 CAD 能够取代影像诊断医生，毕竟 CAD 只能根据图像算出是某种疾病的概率，而不能给出确定性的信息，医生对于疾病的诊断是依靠严谨的科学思维和丰富的临床经验，从研究手段角度看，由于人体成像部位不同，病变的影像表现千差万别，成像技术种类繁多，不可能应用单一方法或手段对之进行 CAD 研究。因此，医学影像 CAD 研究通常针对具体技术手段、解剖部位和疾病展开。从临床实际工作情况来看，即使是专家级影像诊断医生，也认为对某些疾病的典型影像表现存在影像诊断结论与手术病理结果完全不符的情况。"同病异影"与"异病同影"是目前 CAD 需要攻克的难题。但作为影像诊断医生，应积极面对新事物的冲击，将临床实践与 CAD 相结合，加深对专业知识的钻研，努力使影像诊断与手术病理相符合，提高医学影像诊断的准确率。

（钟晓茹　赵太春）

思考题

1. 医学影像信息系统建设应如何进行规划与设计？
2. 分析医学影像相关信息系统集成的意义及集成的方法。
3. 未来 AI 能否代替影像诊断医生的工作？为什么？

实 验

实验一　X线管检查与实验

【实验目的】

1. 了解X线管的外观检查方法。

2. 熟悉X线管灯丝、真空度、旋转阳极启动、高压训练等实验方法。

3. 掌握X线管的工作特性。

【实验器材】

高压实验台一台、有机玻璃油箱一个、X线管一只、万用表一只、防护用品（铅屏风、铅眼镜等）、乙醚、纱布等。

【方法与步骤】

1. 外观检查

（1）观察X线管的玻璃壳是否有裂纹、划伤和瘢痕。

（2）观察灯丝是否有断路、短路、阴极聚焦罩松动、灯丝管外引线折断等现象。阳极靶面是否光洁，要求无麻点、龟裂，而且与阳极头无明显空隙。

（3）观察管内应无任何异物，金属部分无氧化、锈蚀现象。

2. 通电实验

（1）X线管真空度检查：将X线管玻璃壳外壁用乙醚清洁后，放入高压实验台油箱内（绝缘油的耐压不低于30kV/2.5mm），进行冷高压实验，以检查X线管真空度。冷高压实验是在X线管灯丝不加热的情况下，给X线管两极间施加管电压。在高压实验台上调整管电压，使管电压从低到高，逐级升高管电压（每级5kV）。在使用单相全波整流的高压实验台时，加给X线管的冷高压应不大于X线管最高管电压的70%；在冷高压实验中，X线管内应无电离辉光（蓝光），无极间放电、跳火等现象；管电流表无指示，稳定指示在0mA。如有蓝色辉光，且强度随管电压增加而增强，说明该X线管的真空度不良。

（2）X线管灯丝加热实验：①首先用万用表直流电阻R×1挡，测量X线管灯丝直流电阻，其直流电阻一般应不大于3Ω。②断开高压变压器初级连接线，在确认灯丝加热电路输出电压正常后，将阴极高压电缆插入X线管管套的插座内，并拧紧固定环。调整控制台上的工作方式选择，使控制台处于透视工作方式。合上电源闸，开机通电，通过X线管透明窗口，可看到X线管小焦点灯丝燃亮情况，当从透视状态切换到摄影状态时，X线管小焦点灯丝熄灭，大焦点灯丝亮。在不同管电流下，观察灯丝亮度。管电流大时，灯丝电压高，灯丝亮度高。小焦点的灯丝电压低，亮度低。

3. 旋转阳极启动实验　在阳极转动时，应听到管内转子转动的声音。但在转动时不应有过大的噪声或摩擦声，且转子在快速转动时其阳极靶盘不应有明显的偏心现象。

【思考题】

1. 当X线管真空度下降时，X线管将出现什么现象？为什么？

2. 当X线管灯丝断路时，X线管将出现什么现象？

（卢钦棠）

实验二　倍压整流电路的工作特性

【实验目的】

1. 了解倍压整流 X 线机的基本结构与工作原理。

2. 熟悉万用表和示波器的使用。

3. 掌握倍压整流电路的工作原理与特性。通过接线，引导学生将电路符号与实物联系起来，将电路原理图与实际电路联系起来；通过测量该电路中各关键测试点电信号的数值和波形，加深对电路的理解。

【实验器材】

自耦变压器（输入 220V，输出 0～250V）一台、X 线机整流电路实验箱（倍压整流实验电路）一台、双踪示波器一台、数字万用表 VC-97 型一块、单相电源插头 250V/5A 一只、导线若干。

【实验原理】

实验图 2-1 所示，ZB$_1$ 为管电压调节自耦变压器，T$_1$ 为模拟高压变压器，U_1 为 T$_1$ 初级电压，U_2 为 T$_1$ 次级电压，ZB$_2$ 为灯丝加热电压调节自耦变压器，T$_2$ 为模拟灯丝加热变压器，XG 为电子管模拟 X 线管，D$_1$～D$_2$ 为二极管模拟高压整流硅堆。D$_3$～D$_4$ 为管电流测量隔离二极管。当 X 线管灯丝正常加热时，调节自耦变压器 ZB$_1$，管电流表指示正常电流值，倍压整流高压次级电容充电电路如下。

交流电正半周，A 端为"＋"、B 端为"－"时：高压变压器对 C$_1$ 充电，充电回路为 A→D$_1$→R$_1$→C$_1$→D$_3$→E→R→B→高压变压器次级线圈→A。

交流电负半周，B 端为"＋"、A 端为"－"时，高压变压器对 C$_2$ 充电，充电回路为 B→R→E→D$_4$→R$_2$→C$_2$→D$_2$→A→高压变压器次级线圈→B。

【方法与步骤】

1. 接线　根据实验图 2-1 接线。接线完毕后，应反复检查接线是否正确。最后经老师复查后，方可通电。

2. 调零　首先将自耦变压器 ZB$_1$、ZB$_2$ 调到零位。

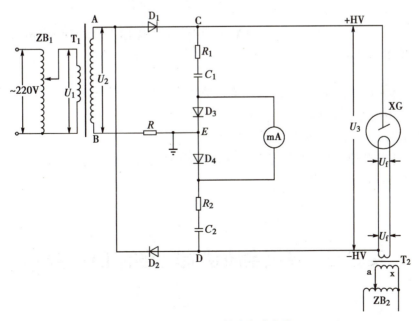

实验图 2-1　倍压整流实验电路

3．通电　合上实验台 220V 电源空气开关，给单相自耦变压器、X 线机整流电路实验箱、示波器通电。接通实验箱上的电源开关，数字管电流表读数为 0mA。

（1）调灯丝加热电压 U_f：通过调整自耦变压器 ZB_2 的输出电压调节旋钮，以改变灯丝加热变压器 T_2 的初级电压，进而调整灯丝加热电压 U_f。

（2）调管电压 U_a：通过调整自耦变压器 ZB_1，改变模拟高压变压器 T_1 的次级输出电压，以调整管电压 U_a。

4．测试

（1）空载时输入、输出电压的相互关系：使灯丝加热电压为 0V，此时管电流表读数为 0mA。调节自耦变压器 ZB_1，使 T_1 的输入电压 U_1 分别为 10V、20V、30V，分别测出 U_2、U_3 值，并填入实验表 2-1 中。

实验表 2-1　空载下输入、输出电压的关系表

U_1/V	U_2/V	管电流 /mA	U_3/V
10		0	
20		0	
30		0	

制作管电压图表（$U_1 \sim U_3$）。由交流电压 U_2 和直流电压 U_3 的关系，确定该电路为倍压整流电路。

（2）负载时输入、输出电压的相互关系：调整灯丝加热电压，使管电流指示在 0.5mA，分别测出实验表 2-2 中各电压值。

实验表 2-2　负载下输入、输出电压关系表

U_1/V	U_2/V	管电流 /mA	U_3/V
10		0.5	
20		0.5	
30		0.5	

（3）管电压波形测量：调整管电压为 20V，管电流 0.2mA 时，根据示波器测量的 U_3 波形，记录管电压的最大值 U_{3max}、最小值 U_{3min}，并计算管电压的脉动率。

（4）其他电压波形：当管电压固定在 20V 时，管电流为某一值，用示波器观测 CE、DE、CD、BE 间的电压波形。

（5）不同管电流下管电压波形：在 $U_3 = 20$V 时，调整灯丝电压，使管电流为 0mA、0.5mA、1mA，观测管电压波形，并绘出图形。

【思考题】

1．简述倍压整流电路的工作原理。

2．为什么直流电压表 U_3 的指示值与波形的峰值不一致？

3．为什么负载时，本电路 U_2 和 U_3 不是倍压关系？

4．实验图 2-1 中的整流管 D_1、D_2 所承受的反向电压是多大？

5．D_3、D_4 在电路中起什么作用？

（刘燕茹）

实验三　单相全波整流电路的工作特性

【实验目的】

本实验模拟单相全波整流 X 线机的主电路。

1. 了解单相全波整流 X 线机的基本结构与工作原理。

2. 熟悉万用表和示波器的使用。

3. 掌握单相全波整流电路的工作原理和 X 线管的特性。通过接线，引导学生将电路符号与实物联系起来，将电路原理图与实际电路联系起来；通过测量该电路中各关键测试点电信号的数值和波形，加深对电路的理解。

【实验器材】

自耦变压器（输入 220V，输出 0～250V）一台、X 线机整流电路实验箱（单相全波整流实验电路）一台、数字万用表 VC-97 型一块、示波器一台、单相电源插头 250V/5A 一只、导线若干。

【实验原理】

如实验图 -2 所示，ZB_1 为管电压调节自耦变压器，T_1 为模拟高压变压器，ZB_2 为灯丝加热调节自耦变压器，T_2 为模拟灯丝加热变压器，XG 为电子管模拟 X 线管，$D_1 \sim D_4$ 为二极管模拟高压整流硅堆。当 X 线管正常加热时，调节自耦变压器 ZB_1，管电流表指示正常电流值，管电流流向如下。

交流电正半周，HV（A）为"＋"，HV（B）为"－"时：HV（A）→D_1→XG 阳极→XG 阴极→D_3→HV（B）→N→D_8→mA（＋）→mA（－）→D_5→HV（NE）→HV（A）。

交流电负半周，HV（B）为"＋"，HV（A）为"－"时：HV（B）→D_4→XG 阳极→XG 阴极→D_2→HV（A）→NE→D_6→mA（＋）→mA（－）→D_7→N→HV（B）。

【方法与步骤】

1. 接线　根据实验图 3-1 接线。接线完毕后，应反复检查接线是否正确。最后经老师复查后，方可通电。

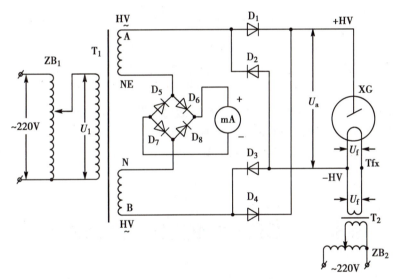

实验图 3-1　单相全波整流实验电路图

2. 调零　首先将自耦变压器 ZB_1、ZB_2 顺时针调到零位。

3. 通电　合上实验台 220V 电源空气开关，给单相自耦变压器、示波器和 X 线机整流电路实验箱通电。接通实验箱上的电源开关，数字管电流表读数为 0mA。

注意：关闭实验箱上的电源开关，只能切断实验箱的得电电路，使电流等于零，但不能切断供电电源。即关闭实验箱上的电源开关后，电源虽无电流输出，但电源线上仍有电压存在，接触电源线，仍能引起触电事故。

（1）调灯丝加热电压：通过调整自耦变压器 ZB_2 输出电压（不超过 80 伏）调节旋钮，以改变灯丝变压器 T_2 的初级电压，进而调整灯丝加热电压（几伏）。

（2）调管电压：通过调整自耦变压器 ZB_1，改变模拟高压变压器 T_1 的次级输出电压，以调整管电压。

（3）先调灯丝加热电压，再调管电压，随时观察管电流表的指示（不超过100mA，如管电流表指示"E"，则应立即降低灯丝加热电压）。

4. 数据测量　掌握X线管的工作特性。

（1）灯丝发射特性曲线：如实验表3-1所示，分别在灯丝加热电压 U_f 为1.2V、1.4V、1.6V、1.8V、2.0V、2.2V时，测量管电压 U_a 为20V、30V两种条件下管电流的数值，根据测量结果，做出灯丝发射特性曲线（$I_a - U_f$）。如发现曲线不理想，可适当加宽灯丝加热电压的调节范围，直到能看出线性部分、转折部分和指数上升部分为止。

实验表3-1　灯丝发射特性测试表

灯丝电压 U_f/V	1.2	1.4	1.6	1.8	2.0	2.2
U_a=20V						
U_a=30V						

（2）阳极特性曲线：如实验表3-2所示，在管电压 U_a 为15V、20V、25V、30V、35V、40V时，分别测量灯丝加热电压 U_f 为1.2V、1.8V两种条件下管电流的数值，根据测量结果，做出阳极特性曲线（$I_a - U_a$）。如发现曲线不理想，可适当加宽管电压 U_a 的调节范围，直到能看出线性部分、转折部分和饱和部分为止。

实验表3-2　阳极特性测试表

管电压 U_a/V	15	20	25	30	35	40
U_f=1.2V						
U_f=1.8V						

5. 用示波器观察管电压 U_a 的波形（U_a=20V）。

6. 在 $D_1 \sim D_4$ 中断开任一只整流二极管，用示波器测量管电压波形。

【思考题】

1. 在单相全波整流电路中，当任一只整流二极管短路或断路时，将出现什么现象？

2. 根据做出的灯丝发射特性曲线和阳极特性曲线分析X线管的工作特性。

3. 实验时若管电流表无读数，请分析故障原因。

（刘燕茹）

实验四　CR设备的操作与图像处理

【实验目的】

1. 掌握CR操作的基本原理。

2. 熟悉CR图像获得与传输方法。

3. 熟悉CR图像处理的基本方法。

【实验器材】

CR设备一台。

【实验原理】

1. 影像信息处理　影像的数字化信号经图像处理系统处理，可以在一定范围内任意改变图像的特性，图像处理的主要功能有如下几点。

（1）灰阶处理：通过图像处理系统的调整可使数字信号转换为黑白图像对比，在人眼能辨别的范围内进行选择，以达到最佳的视觉效果，有利于观察不同的组织结构。

（2）窗位调整：以某一数字信号为0，即中心，使一定灰阶范围内的组织结构以其对X线吸收系数的差别得到最佳显示，同时可对数字信号进行增强处理。窗位调整可提高影像对比，有利于显示组织结构。

计算机X线摄影（CR）系统，实现传统X线摄影信息数字化，使传统X线摄影的模拟信息直接转换为数字信息；能提高图像的分辨、显示能力，突破传统X线摄影技术的固有局限性；可采用计算机技术，实施各种图像后处理功能，增加显示信息的层次；可降低X线摄影的辐射剂量，减少辐射损伤，而且只需要一次曝光就能捕捉到多层次的图像信息来满足诊断的要求，在曝光量不足或过量时能在一定程度上较好显示图像，避免因X线摄影参数选择不当而导致重拍，从而减少受检者X线受照剂量。

2. CR工作站　又称为CR医学图像工作站、CR图像工作站。以方便快捷、操作简易为首要前提的设计理念，从医生实际工作角度出发，用于图像存储与胶片打印、图像处理、诊断及报告书写。以多种方式连接各种CR设备，完成医学图像数字化获取、处理、存储、调阅、查询、打印、报告整个流程的所有功能。CR医学图像工作站基于全院PACS设计，完全符合DICOM3.0以及HL7等国际标准，可轻松接入PACS，为将来系统的升级做好初步准备。

CR工作站是图像处理与测量工具，一方面具有强大丰富的图像处理功能：缩放、移动、漫游、伪彩、负像显示、旋转、增强、镜像、电影回放、窗宽窗位调节、感兴趣区（region of interest，ROI）调窗；另一方面提供灰度值、长度、角度、面积、心胸比值等数据的测量；此外，还提供直线、矩形、圆形、椭圆形、箭头、曲线、多边形等多种标注方式，同时提供长度、周长、面积、ROI最大值、ROI最小值、ROI平均值、ROI标准方差等测量与计算及注释处理；一般都具有图像的导入、导出功能，可以方便地将图像导出保存为DICOM DIR、DICOM、BMP、JPG格式。

【方法与步骤】

1. 系统启动

（1）合上系统电源开关，打开稳压电源开关。

（2）释放CR扫描仪插销，并打开前门盖。

（3）按下不间断电源（uninterruptible power supply，UPS）上的"I/TEST"（启动检测）键不要松开直到听到"嘀"的一声长音。

（4）关闭并插上前门，CR扫描仪进行初始化，初始化完成后主菜单在触摸屏上显示出来，经过预热后CR扫描仪进入工作状态。

（5）按下"PACS GC workgroup"图像处理工作电源，电脑主机进行自检，通过后进入登录页面，选择"技师"模式并输入密码进入技术员操作界面。

2. 病人信息资料输入

（1）点击CR扫描仪"main menu"（主菜单）中的"study data"（检查数据）键进入"patient query"（病人查询）屏幕。

（2）点击病人查询屏幕下方的"men patient"键进入病人资料输入屏幕。

（3）输入病人的信息资料，包括姓名、年龄、性别、编号等。

（4）通过条码扫描器输入投照过并已记录病人影像信息的IP条码，同时输入病人的受检部位、照片方向、体位、IP摆放方向等信息。

（5）点击病人查询屏下方"submit"（分送）键进行确认。

（6）以上1～5操作步骤也可在"ROP"（遥控操作台）上进行操作。

3. 扫描及图像的传送

（1）将IP放置在CR传输架上，黑面朝右，黄色角朝上，点击主菜单中"scan cassette"键进入扫描屏幕。

（2）在扫描屏幕中点击"start"键进行扫描（注：CR800插入扫描槽中即可进行扫描）。

（3）扫描完成并对图像进行认可后（因设置时将图像传输设为QC方式，故需认可）将已扫描过的IP取下，同时点击主菜单中的"image review"（读片）键，在读片屏幕中点击"accept image"键进行图像传输,将图像传输至工作站进行图像后处理。

(4)通过 PACS GC 工作站对图像窗宽、窗位等进行处理调整后,选择所需传输的激光打印机和胶片规格,点击"打印"按钮,激光打印机即可自动进行打印。

4.关闭系统

(1)在 CR 扫描仪主菜单屏幕,点击"utility menu"键进入"system shut down"屏幕,选择"shut down/power off"点击"OK"键,系统自动完成关闭。

(2)"PACS GC workgroup"图像处理工作站点击"关闭系统"后出现"是""否"对话框,选择"是"后工作站自动关闭。

5.关闭稳压器电源和系统总电源。

【思考题】

1.根据实验内容绘制 CR 系统操作流程图。

2.根据实验总结 CR 工作站的主要特色。

(于广浩)

实验五　DR 设备的操作与图像处理

【实验目的】

1.掌握 DR 设备整体结构。

2.熟悉 DR 设备的操作方法。

3.了解 DR 工作站的图像处理功能。

【实验器材】

DR 设备一台。

【方法与步骤】

1.DR 的使用操作

(1)开机:先打开显示器电源,再打开 UPS 电源,启动 DR 探测器控制单元;打开高压发生器电源,高压上电的同时 X 线球管、Bucky、L/U 形臂也同时上电;打开工作站电源,运行 DR 主应用程序并输入用户名、密码进行登录,登录后进入到 DR 主程序操作界面。为了延长球管的使用寿命同时提高球管的利用率,在每天开机后,最好要进行球管预热校对。

(2)拍片准备:进入拍片室,做好病人曝光前的准备工作,包括整理清洁床面,L/U 形臂、滤线器、球管等部件运动障碍排除,准备防护用具。

(3)录入病人相关信息,包括病人姓名、性别、病人 X 线检查编号、出生日期、年龄、送检医师、检测部位描述等。

(4)选择适当的曝光条件:通常条件下,曝光条件在系统调试时已经设定,只需选择正确的病人体型和拍摄部位即可;但为了得到更理想的图像,可以根据病人的具体情况,对曝光条件进行微调,然后进行曝光操作。如果选择了 AEC 功能,在单击"AEC"按钮的同时,确认适当的管电压与管电流值,适当增大曝光时间,选择适当的 AEC 监测点控制曝光,即可以得到合格的图像。

(5)确认病人检查部位、曝光:把病人拍摄部位、滤线器、X 线管的相对位置、病人的姿势调整正确,然后进行曝光。

(6)预览、调整、保存、传输图像:曝光完成后,预览图像会显示在屏幕上,可以对预览图像进行一定的调整,保存图像并进行传输。

(7)关机:首先关闭当前打开的 DR 应用程序窗口,退出对应的系统并关机;关闭高压发生器电源;关闭 UPS 电源和显示器电源。

2. DR 图像处理

（1）DR 工作站图像处理

1）图像处理功能：缩放、移动、漫游、伪彩、负像显示、旋转、增强、镜像、电影回放、窗宽窗位调节、ROI 调窗；提供灰度值、长度、角度、面积、心胸比值等数据的测量。

2）提供多种标注功能：提供直线、矩形、圆形、椭圆形、箭头、曲线、多边形等多种标注方式，同时提供长度，周长、面积、ROI 最大值、ROI 最小值、ROI 平均值、ROI 标准方差等测量与计算及注释处理。

3）具有图像的导入、导出功能，可以方便地将图像导出保存为 DICOM DIR、DICOM、BMP、JPG 格式。

（2）胶片打印

1）可以支持市场上的各种品牌胶片打印机。

2）可自定义排版方式，可拼接、合并排版；可对图像进行放大、缩小、漫游等打印排版操作。

（3）备份与恢复软件

1）数据备份与管理：采用在线、在线已缓存、离线等多种状态标示图像状态。

2）集成 CD-TO-GO 功能，可插入光驱后自动调阅图像，方便教学等应用。

3）采用国际标准 DICOM DIR 刻录，通过普通 CD 或 DVD 轻松转存。光盘可在其他 PACS 或图像工作站上浏览。

4）具有病例收藏夹功能。

【思考题】

1. 简述数字 X 线摄影与平片 X 线摄影的最大区别。

2. 绘制 DR 操作流程图。

（浦仁旺）

实验六　DSA 设备的基本操作

【实验目的】

1. 熟悉 DSA 设备的工作原理。

2. 熟悉 DSA 设备 C 形臂的定位使用方法。

3. 了解 DSA 设备主要结构的功能。

【实验设备】

DSA 设备一台。

【实验原理】

1. 机架和平板探测器运动　机架运动包括：机架旋转（L1 轴）、C 形臂旋转、C 形臂沿轨道运动、探测器升降，如实验图 6-1 所示。

2. 导管床的运动　导管床可以进行纵向和横向、升降和旋转运动，如实验图 6-2 所示。

【方法与步骤】

1. 一般操作

（1）开机：按住系统控制器上的"开 / 关机"按钮 0.5s，开机大约需要 5min。

（2）登录：开机后在"登录"屏幕上输入用户名、密码；单击"确定"按钮，开始登录程序；成功登录后，跳转到病人管理界面。

（3）切换用户：点击"切换账号"，输入新的用户名和密码，点击"登录"。

（4）急诊登录：急诊用户不用用户名和密码，便于在紧急情况下开始手术。点击"急诊"按钮，进入"病人管理"屏幕。

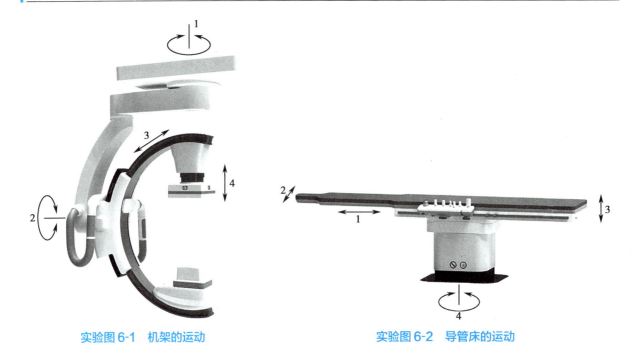

实验图 6-1　机架的运动　　　　　实验图 6-2　导管床的运动

（5）注销：在"设置"屏幕，点击"系统注销"，退出当前登录用户。

（6）关机：在"检查管理"屏幕选择"结束检查"按钮。按住系统控制器上的"开 / 关机"按钮 0.5s，关机大约需要 3min。

（7）重启：按住系统控制器上的"复位"按钮 2s，系统重启大约需要 3min。

2．使用前检查

（1）使用床旁主控制器上的机架和导管床控制按键 / 摇杆，检查运动是否正常。

（2）检查位于参考显示器右下角的几个区域数值是否正常。

（3）如果机架或者导管床位置与显示在参考显示器上的相应值不匹配，请不要进行操作。

3．定位系统

（1）C 形臂运动：使用床旁主控制器。

1）先下压保持，然后左推 / 右推持续操作"C 形臂运动摇杆" ，C 形臂可以持续沿着病人的头足转动。

2）先下压保持，然后左推 / 右推持续操作"C 形臂运动摇杆" ，C 形臂可以持续沿着病人的左右转动。

（2）机架复合运动：使用床旁主控制器。

1）当 C 形臂位于头位时，先下压保持，然后前 / 后持续推"C 形臂横纵轴运动摇杆" ，C 臂可以持续沿床横轴左右运动。

2）当 C 形臂位于左 / 右位时，先下压保持，然后左 / 右持续推"C 形臂横纵轴运动摇杆" ，机架可以持续沿床纵轴头足运动。

（3）机架旋转：使用床旁主控制器。

1）按下"L1 顺时针旋转"按键 ，L1 轴顺时针旋转。

2）按下"L1 逆时针旋转"按键 ，L1 轴逆时针旋转。

3）同时按下"L1 顺时针旋转"和"L1 逆时针旋转"按键 1s 后，机架开始旋转归零。

（4）零位停止：使用床旁主控制器。

1）按下"零位停止"按键 ，指示灯亮，持续操作"C 形臂运动摇杆"可以使机架停止在 0° 位置。

2）如果继续操作"C 形臂运动摇杆"，运动还会继续。

4. 平板探测器的运动　平板探测器上装有控制面板,可以控制运动;床旁主控制器也可以控制运动。

(1)升降:按下"探测器上升 / 下降"按键🔘,直到达到所需高度。

(2)旋转:按下"顺时针旋转"按键🔘,探测器顺时针旋转;按下"逆时针旋转"按键🔘,探测器逆时针旋转。

(3)归位:稍微转动 L1 轴,探测器开始旋转归零位。

5. 导管床的运动　导管床的运动可以由床旁主控制器控制,也可以由床平移控制器控制。

(1)导管床面纵向运动:向下按"床平移"操作杆并将其向左 / 右推,导管床跟随运动。

(2)导管床面横向运动:向下按"床平移"操作杆并将其向前 / 后推,导管床跟随运动。

(3)仅纵向移动导管床:使用床旁主控制器,按下"床横轴锁定"按键🔘,指示灯亮,导管床横向运动锁定,仅能纵向运动;再次按下该按键,指示灯熄灭,导管床横向运动解锁。

(4)导管床升 / 降:使用床旁主控制器,按下"床上升 / 下降"按键⊟⊡,直到达到所需高度。

(5)导管床旋转:使用床旁主控制器,按下"床旋转解锁"按键🔘,指示灯亮,导管床旋转解锁,可以自由旋转。再次按下该按键,指示灯灭,导管床旋转锁定;或者到达零位后自动锁定。

(6)运动停止:使用床旁主控制器,按下"床和 C 形臂同时锁定"按键🔘,锁定除探测器以外的机架和导管床运动。

【思考题】

1. 机架可以进行什么运动?

2. 导管床可以进行什么运动?

3. 请设计机架运动控制步骤,使其达到手术要求位置。

(常世杰)

实验七　CT 设备的使用操作

【实验目的】

1. 了解 CT 设备的基本结构;主要部件的功能和 CT 设备的主要技术参数。

2. 熟悉 CT 设备的基本操作程序和注意事项。

3. 掌握 CT 图像显示中窗宽、窗位的调节及基本图像处理软件的应用。

【实验器材】

CT 设备一台、随机附带的 CT 检查体模或符合国家药品监督管理局测试要求规定的检测体模。

【方法与步骤】

1. 按该型号 CT 设备的操作程序,通电开机。

2. 进行扫描登记

(1)输入扫描登记信息。

(2)输入相应的扫描参数:管电压、管电流、层厚、扫描区域和模式等。

3. 利用定位指示灯,将体模放入扫描域。

4. 扫描。

5. 进行图像显示和处理操作

(1)窗宽、窗位的设置与调节。

(2)操作基本的图像处理功能,如 ROI 的应用、长度测量、面积计算、局部放大等。

6. 关机。

【思考题】

1. 在 CT 设备扫描前需输入哪些基本技术参数? 它们对 CT 图像有何影响?

2. 如何设置窗位、窗宽？为什么调节窗位、窗宽能使图像满足临床诊断要求？对显示器屏幕上显示的图像，如何确定它的实际大小和性质？

（李林枫）

实验八　MRI 设备的日常维护与保养

【实验目的】

1. 了解 MRI 设备场地布局。
2. 熟悉 MRI 设备日常维护与保养的操作流程。
3. 掌握 MRI 设备日常维护与保养的项目和意义。

【实验器材】

MRI 设备一台或 MRI 虚拟仿真实验系统。

【方法与步骤】

（一）MRI 设备场地布局的认知

1. 操作间内的设备分布　进入操作间，了解操作主机、显示器、高压注射器控制面板及后处理工作站等设备的布局。

2. 设备间内的设备分布　进入设备间，了解氦压缩机、主电源柜、稳压柜、电源梯度射频柜、水冷系统、城市供水分流器及上下水、机房专用空调等设备的布局和主要线路走向。

3. 磁体间内的设备分布　进入磁体间，了解 MRI 设备磁体、检查床、射频线圈、高压注射器等设备的布局。

（二）MRI 设备日常维护与保养项目的认知

1. 听冷头的声音　MRI 设备场地的不同地方均可听到冷头工作时发出的"啾啾"声，打开大门进入磁体间内部，越靠近磁体这种持续不断的"啾啾"声越大。

2. 进设备间、磁体间观察并记录数据

（1）进入设备间，移动到机房专用空调前，按下空调的显示面板，查看磁体间内的温度和湿度；移动到水冷机前，查看水冷机液面；移动到温湿度计前，查看设备间内的温度和湿度；移动到氦压缩机前，查看氦压缩机的压力。

（2）进入操作间，移动到磁体制冷系统监控屏前，查看液氦液面、磁体压力、冷头温度、冷却水温度、冷却水流量等数值；移动到温湿度计前，查看操作间内的温度和湿度。

3. 整理 MRI 设备软件系统和磁体间内物品

（1）进入操作间内，移动到主控计算机显示屏前，进行 MRI 软件系统的整理（如冗余图像的删除）；查看交接记录本上的工作交接事宜。

（2）进入磁体间，移动到线圈柜前，查看各种线圈的完好度（注意轻拿轻放）；移动到主磁体和检查床前，查看检查床及主磁体扫描孔，清除异物。

4. 记录　将步骤"2"中查看的相应实验项目数值填入实验表 8-1。

实验表 8-1　MRI 设备日常维护与保养项目记录表

磁体间温度/℃	磁体间湿度/%	氦压缩机压力/MPa	磁体压力/Pa	液氦液面/%	冷头温度/℃	冷却水流量/（L/min）	冷却水温度/℃
记录值							

1．进入 MRI 设备场地后，严格遵守 MRI 检查室的工作纪律，未经实验带教老师同意不得触碰 MRI 设备组件和进行各种操作。

2．进入磁体间前，严格按照 MRI 设备安全操作规程进行绝对禁忌证和随身物品筛查工作。

【思考题】

1．水冷机的工作任务有哪些？

2．MRI 设备场地安装机房专用空调的作用是什么？

（殷志杰）

实验九　MRI 设备性能检测

【实验目的】

1．了解 MRI 设备性能检测体模的基本结构和功能。

2．熟悉 MRI 设备性能检测的基本过程和注意事项。

3．掌握 MRI 设备性能检测的基本项目和意义。

【实验器材】

MRI 设备一台、美国体模实验室 Magphan SMR170 体模（简称体模）一台；或 MRI 虚拟仿真实验系统。

【实验原理】

如实验图 9-1 所示，SMR170 体模符合国家卫生行业标准《医用磁共振成像（MRI）设备影像质量检测与评价规范》（WS/T 263—2006）要求，可用于 MRI 设备的性能评价，进行信噪比、图像均匀性、纵横比、空间线性、空间分辨力、低对比度分辨力、层厚等多个参数检测实验。

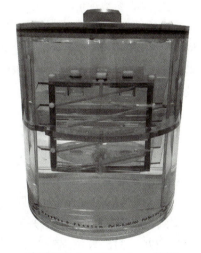

实验图 9-1　Magphan 体模

【方法与步骤】

（一）体模结构认知

体模的基本结构包括：桶盖、圆筒、支撑盘、4 个小瓶、空间分辨力测试卡、低对比度分辨力盘、立方体模块、斜置带。

1．桶盖　有 2 个溶液注入口［体模内需注满 5L 左右，按 1L 蒸馏水 +2g 五水硫酸铜（$CuSO_4 \cdot 5H_2O$）+3.6g 氯化钠（NaCl）比例配制的溶液］、4 个支持柱、2 个螺帽塞。

2．圆筒　外径 20cm、内径 19cm 的亚克力透明圆筒，底面有 4 个支持柱。

3．支撑盘　由两片盘组成，固定立方体模块。盘面有 4 组间隔 20mm、80mm、100mm、120mm，直径为 3mm 的小孔，用于测量空间线性。

4．立方体模块　置于圆筒内，由 6 块 10mm×10mm 的测试板组成，每块测试板上有 4 条斜置带，其厚度 2mm、宽度 10mm，与模块横断面成 14°角。

5．小瓶　固定在立方体模块上面测试板内，呈圆柱形共计 4 个，用于测量不同样品的 T_1 和 T_2。

6．空间分辨力测试卡　含有 11 组分辨力为 1～11lp/cm 的线对组，第 1、2、3 组有 3 个线对，第 4 组有 4 个线对，第 5、6、7、8、9、10、11 组有 5 个线对，分辨力由小到大为 5mm 至 0.45mm。

7．低对比度分辨力盘　固定在立方体模块下面测试板内，含四组圆柱形孔洞，孔洞深度分别为 0.5mm、0.75mm、1.0mm 和 2.0mm，每组均由直径为 4mm、6mm 和 10mm 的三个孔洞组成。

（二）性能检测

1. 体模扫描

（1）体模摆位：将体模放在检查床上的正交头线圈内（注意放置方向：顶部朝向磁体外），打开 MRI 设备的激光定位线，调整体模正中横断面与激光定位线平行。

（2）调整体模水平：将水平仪放置到体模中间，先后与体模横断面、矢状面平行，检测体模放置的左右、前后是否水平；再将水平仪放置到体模螺帽塞上，检测立方体模块是否水平。

（3）定位：盖好正交头线圈的前部，连接线圈插头和检查床上的插座；点击进床键，使体模进入到磁体中心位置。

（4）扫描参数设置与扫描：按设备要求格式录入检测基本信息（身高 175cm、体重 75kg），选择成像方位为"足先进、仰卧位"；选择梯度场变化率和射频脉冲特殊吸收率的安全设置；选择头部标准 SE 序列进行扫描（定位像扫描完成后，应用矢状面定位像判断体模摆位：如体模摆位准确，方形定位像两侧的边长长度一致，且左右水平、对称分布；如果体模摆放不平，体模中心与扫描中心不一致时，两侧的边长不对称，不在同一水平线上。若仅偏差 1° 左右，可以调整扫描角度进行扫描，否则需重新摆位）；在相应的扫描参数设置条框中输入：扫面层数 1 层、FOV 250mm、扫描矩阵 256×256、层厚 10mm、TR 500ms、TE 30ms、激励次数 2 次；在冠状位扫描定位像上，依次拖动扫描线进行第一至第五扫描层面定位（第一扫描层：弛豫测试层，用于测量样品的 T_1 和 T_2；第二扫描层：层厚测试层，用于测量层厚、信噪比、图像均匀性及纵横比；第三扫描层：支撑盘层，用于测量空间线性；第四扫描层：空间分辨力测试卡层，用于测量空间分辨力；第五扫描层：低对比度分辨力盘层，用于测量低对比度分辨力。）；点击"确认"键进行扫描，扫描数据传输到后处理工作站。

2. 性能参数评价

（1）信噪比评价：后处理工作站中，选择第二扫描层图像进入"View"视图中，调节图像窗宽、窗位到适宜清晰度；选择感兴趣区测量工具在图像方框中心区域划定感兴趣区（ROI），大小约 400 个像素，在周围背景 4 个区域划定 ROI，大小均约 100 个像素，将测量数据代入以下信噪比公式计算并记录结果：

$$SNR = \frac{M_1 - M_2}{SD}$$

其中 M_1 为中心区域测量的信号强度，M_2 为周围背景区域测量信号强度的平均值，SD 为中心区域信号强度标准偏差。

（2）图像均匀性评价：后处理工作站中，选择第二扫描层图像进入"View"视图中，调节图像窗宽、窗位到适宜清晰度；选择感兴趣区测量工具在图像方框内中心区域以及边缘 0°、45°、90°、135°、180°、225°、270°、315° 方位，依次划定感兴趣区，大小约 100 个像素；选取 9 个数据中的最大值和最小值，代入以下均匀性公式计算并记录结果：

$$U = 1 - \frac{S_{max} - S_{min}}{S_{max} + S_{min}} \times 100\%$$

其中 U 为图像均匀性，S_{max} 为最大值，S_{min} 为最小值。

（3）纵横比评价：后处理工作站中，选择第二扫描层图像进入"View"视图中，调节图像窗宽、窗位到适宜清晰度；选择长度测量工具分别在图像纵向与横向画两条直线，将测量数据代入以下纵横比公式计算并记录结果：

$$H = \frac{L_z}{L_h} \times 100\%$$

其中 L_z 为纵向示值（mm），L_h 为横向示值（mm）。

（4）空间线性评价：后处理工作站中，选择第三扫描层图像进入"View"视图中，调节图像窗宽、窗位到适宜清晰度；选择长度测量工具测量成组小孔的组内间距，将测量数据代入以下空间线性公式计算并记录结果：

$$L=\frac{|D_0-D|}{D}\times100\%$$

其中 D_0 为标称尺寸（mm），D 为测量尺寸（mm）。

（5）空间分辨力评价：后处理工作站中，选择第四扫描层图像进入"View"视图中，调节图像窗宽最小、窗位到能分辨出分辨力最大的线对组；记录观察到的最大线对组数。

（6）低对比度分辨力评价：后处理工作站中，选择第五扫描层图像进入"View"视图中，调节图像窗宽、窗位使图像显示清晰；记录观察到的孔深最浅、直径最小的圆孔值。

（7）层厚评价：后处理工作站中，选择第二扫描层图像进入"View"视图中，调节窗宽至最小，移动窗位直至斜置带图像消失，此窗位值为斜置带图像信号的最大值（简称最大值）；选择感兴趣区测量工具在周围背景区划定大小约 100 个像素的感兴趣区，感兴趣区信号强度的平均值为背景值；计算斜置带图像信号的峰值，峰值 = 最大值 − 背景值；计算最大值的半值，最大值的半值 =（峰值 /2）+ 背景值；在显示窗宽最小的情况下，将窗位调节到最大值的半值；选择长度测量工具测量 4 个方向的斜置带图像长度，即为斜置带的半值宽度 d_{FWHM}；将测量值分别代入以下公式计算并记录结果：

$$d_{x,y}=d_{\text{FWHM}}\times0.25$$

计算 4 个方向层厚的平均值，即层厚值 d，记录结果。

3. 记录　将实验数据填入实验表 9-1 中。

实验表 9-1　性能参数记录表

	信噪比	图像均匀性 /%	纵横比 /%	空间线性 /%	空间分辨力 /mm	低对比度分辨力	层厚 /mm
记录值							

【思考题】

1. 实验中选择的线圈有哪些类型？
2. 体模摆位时的注意事项有哪些？
3. 各种性能检测参数的意义及影响因素有哪些？

（姚旭峰　殷志杰）

实验十　全数字 B 型超声诊断仪基本设置和操作

【实验目的】

通过实验使学生能熟练地进行全数字 B 型超声诊断仪基本设置和操作；熟悉和掌握全数字 B 型超声仪探头参数、回波处理参数、图像显示、处理参数以及扫描速度等参数的意义和设置调节。

【实验器材】

全数字 B 型超声诊断仪（DP-3300）一台。

【实验原理】

典型全数字 B 型超声诊断仪（DP-3300）外观介绍。

（1）主机各部件名称：如实验图 10-1 所示。

（2）控制面板：如实验图 10-2 所示，按键名称及其功能见实验表 10-1。

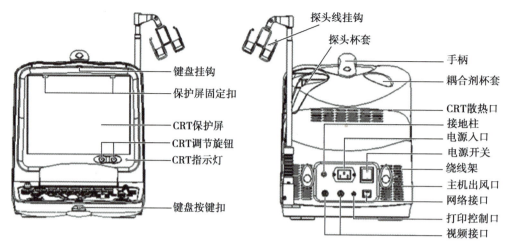

实验图 10-1　全数字 B 型超声诊断仪（DP-3300）外观图

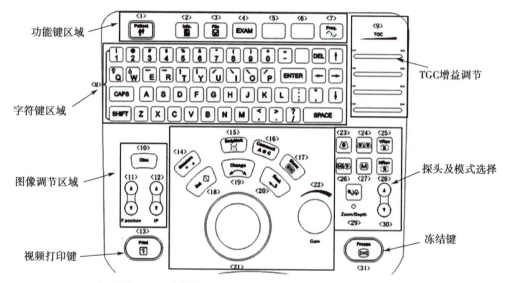

实验图 10-2　全数字 B 型超声诊断仪（DP-3300）控制面板图

实验表 10-1　按键名称及其功能

序号	按键名称		功能
	英文名称	中文名称	
<1>	Patient	新病人	删除存储器中前一位病人的数据，准备检查新病人
<2>	Info	病人资料	病人信息界面显示
<3>	File	文件	保存或加载文档系统
<4>	EXAM	检查模式	通过菜单选择检查模式：腹部、妇科、产科
<5>	Blank key1	空白键 1	预留键
<6>	Blank key2	空白键 2	切换探头（在配置了 2 个探头接口的情况下）
<7>	Freq	变频	切换探头发射频率
<8>	Character & number keys	字符数字键	输入字符和符号 Shift + 字母或数字，可输入同一个键的上排符号。按下 Caps 键，可输入对应字母的大写字母
<9>	TGC	TGC 调节	根据距体表深度调整超声回波接收灵敏度
<10>	Cine	电影同放	进入、退出手动电影同放模式
<11>	F.position	焦点位置	调节焦点位置
<12>	IP	图像处理	调节图像处理参数

序号	按键名称		功能
	英文名称	中文名称	
<13>	Print	打印	视频打印
<14>	Measure	测量	进入测量模式
<15>	Body Mark	体位图	进入体位图选取、插入模式
<16>	Comment	注释	进入注释模式
<17>	Menu	菜单	根据系统状态显示或关闭菜单
<18>	Set	确定	确定选项,确定注释、测量的光标位置等
<19>	Change	切换	在测量中切换标尺的活动端和固定端、打开注释用语库等
<20>	Back	回退	返回上一步操作
<21>	Trackball	轨迹球	调节光标位置
<22>	Gain	增益	调节图像的增益
<23>	B	B 模式	进入 B 模式显示
<24>	B+B	双 B 模式	进入双 B 模式显示
<25>	VRev	垂直翻转	垂直翻转图像
<26>	M+B	M/B 模式	进入 M/B 模式显示
<27>	M	M 模式	进入 M 模式显示
<28>	HRev	水平翻转	水平翻转图像
<29>	Zoom/Depth switch	放大 / 深度	切换其右侧的船形按键为放大状态或深度调节状态
<30>	Ship-like key	船形按键	调节图像的放大倍数或深度
<31>	Freeze	冻结	冻结和解冻图像。如果图像冻结,超声功率输出就停止

（3）图像模式：如实验图 10-3 所示。

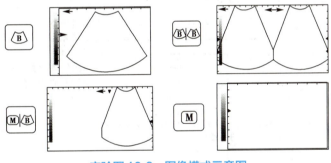

实验图 10-3　图像模式示意图

（4）基本界面：如实验图 10-4 所示,显示区域内容见实验表 10-2。

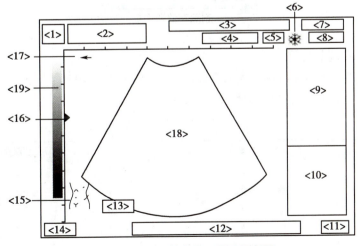

实验图 10-4　基本显示界面示意图

实验表 10-2　显示区域内容说明

序号	显示内容说明
<1>	制造商商标
<2>	预置的医院名称,病人姓名和 ID 显示区域。
<3>	当前图像参数增益 BG/MG,超声功率 AP,BIP/MlP,帧率 FR
<4>	探头型号
<5>	当前探头使用频率显示
<6>	冻结标志(当图像冻结时,该标志出现)
<7>	系统当前日期
<8>	系统当前时间
<9>	菜单显示区域
<10>	测量或计算结果显示区域
<11>	输入法显示
<12>	操作信息提示
<13>	当前图像深度显示
<14>	当前检查模式显示
<15>	体位图标示
<16>	焦点标志(可通过焦点标志了解焦点位置和计算焦点个数)
<17>	左侧的第一条扫描线对应探头的起始扫描位置标志
<18>	超声图像区域
<19>	超声图像灰阶标尺

(5)屏幕参数缩写说明:如实验图 10-5 所示。

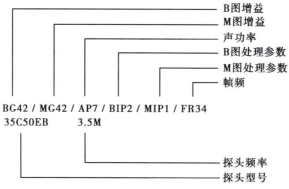

实验图 10-5　屏幕参数缩写说明

【方法与步骤】

1. 探头参数设置和调节实验

(1)探头频率:按"Freq"键,可调节当前探头的频率,显示在屏幕的右上方。
各探头可选择的频率如实验表 10-3 所示。

实验表 10-3　探头可选择的频率范围

探头型号	中心频率 /MHz		显示频率 /MHz	
35C50EB	3.5	5.0	3.5	2.5
65EC10EB	6.5	8.0	6.5	5.0
75L38EB	7.5	10	7.5	5.0
65C15EA	6.5	8.0	6.5	5.0
75L60EA	7.5	10	7.5	5.0

（2）超声功率：调节"B图像菜单"的"超声功率"菜单项。数值显示于屏幕上方的参数区域及"超声功率"菜单项的右侧，如实验图10-6所示。

（3）焦点位置及焦点个数调节：调节"F.position"船形按键调节焦点位置。一个或多个焦点同时在图像的显示范围移动。

通过B图像菜单的"焦点个数"菜单项可调节B图像的焦点个数，当前焦点个数也显示在该菜单项上，如实验图10-7所示。

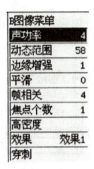

实验图10-6　超声功率菜单项

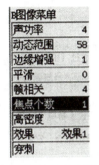

实验图10-7　船形按键及焦点个数菜单项

2. 回波处理参数设置和调节实验

（1）B/M增益：调节"增益"调节旋钮，可同时调节B增益和M增益。

也可通过调节"M图像菜单"的"M增益"菜单项调节M增益。

（2）时间增益控制TGC：移动控制面板上相应的TGC滑标调节相应扫描深度的TGC。此时，TGC曲线自动显示于屏幕的左侧，并随滑标的移动而改变，如实验图10-8所示。调节停止1.5s后，TGC曲线自动消失。

（3）动态范围：通过B图像菜单或M图像菜单的"动态范围"菜单项可分别调节B图像或M图像的动态范围，当前动态范围的参数值也显示在该菜单项上。可调范围在30~90dB之间，调节步长为4dB。

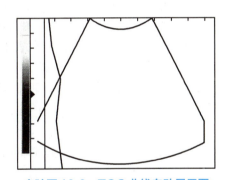

实验图10-8　TGC曲线自动显示图

3. 图像显示、处理参数设置和调节实验

（1）图像处理参数IP：图像处理参数IP通过控制面板的"IP"船形按键调节。按"▲"IP值增大，按"▼"值减小。

B IP值对B图像有效，M IP对M图像有效，冻结时IP值不能改变。

（2）图像放大、深度调节及图像翻转：按下"Zoom/Depth"键可在图像放大和图像深度两者之间切换，"Zoo/Depth"灯亮，船形按键调节的是图像放大倍数，"Zoom/Depth"灯熄灭，船形按键调节的是图像深度。

1）图像放大调节

a. 按"Zoom/Depth"键，待"Zoom/Depth"灯亮，图像窗口中央出现一个图像放大取景方框，如实验图10-9所示。如果是双B图像模式，则只有实时窗口响应放大功能。"Zoom/Depth"键灯亮，表示其右侧的船形按键目前处于放大倍数调节状态。

b. 移动轨迹球，用取景框选取放大图像的中心。

c. 调节船形按键的"▲"或"▼"改变图像放大倍数，取景框大小随之改变。

d. 按"Set"键，取景框消失，屏幕显示放大后的图像。

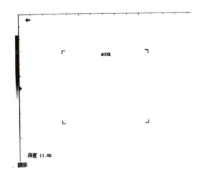

实验图10-9　图像放大取景方框图

e. 移动轨迹球，放大的图像在图像窗口内移动。

f. 调节船形按键的"▲"或"▼"，可改变图像的放大倍数。

g. 再次按"Set"键，放大图像后的图像位置固定，光标出现。

h. 此时调节船形按键的"▲"或"▼"，也可改变图像的放大倍数。

i. 再次按"Zoom/Depth"键，"Zoom/Depth"灯熄灭，退出图像放大状态，恢复显示正常比例图像。

2）图像深度调节：当"Zoom/Depth"灯处于熄灭状态时，调节其右侧的船形按键，可改变图像深度，同时帧率也随着变化。

本系统图像深度范围是2.16～24.8cm，根据使用探头的不同深度可调节范围也不同。

3）图像翻转调节

按"VRev"键可以将图像垂直翻转。

按"HRev"键可以将图像水平翻转。

显示在图像窗左上角的水平翻转状态指示符的含义如下。

"←"的含义是左侧的第一条扫描线对应探头的起始扫描位置；"→"的含义是右侧的第一条扫接线对应探头的起始扫描位置。

（3）边缘增强：通过 B/M 图像菜单的"边缘增强"菜单项可分别调节 B/M 边缘增强。当前 B/M 边缘增强值也显示在该菜单项上。

可调范围在0～3之间。0代表无边缘增强，3代表最大程度的边缘增强。

（4）平滑：通过 B/M 图像菜单的"平滑"菜单项可分别调节 B/M 平滑处理，当前 B/M 平滑处理的值也显示在该菜单项上。

调节范围在0～3之间。0代表最小平滑处理，3代表最大平滑处理。

（5）帧相关：帧相关只对 B 图像有效。可通过 B 图像菜单中"帧相关"来调节。

调节范围在0～7之间。0代表未做帧相关处理，7表示将相邻8帧图像叠加平均值。

4. 扫描速度参数设置和调节实验

（1）M 速度（图像冻结时，不能调节）：M 速度调节仅对 M 图像有效。可通过 M 图像菜单中"M 速度"调节。M 速度调节范围在1～4之间。1代表最慢扫描速度，4代表最快扫描速度。

（2）扫描密度（图像冻结时，不能调节）：通过切换"B 图像菜单"的"高密度"或"高帧率"调节扫描线密度。扫描密度可选两种模式：高密度模式下图像的质量更好，高帧率模式下可得到的图像帧频较高。

【思考题】

1. 调节 B/M 增益、时间增益控制 TGC 时，影响图像的显示效果有何不同？

2. 图像处理参数 IP 的8种图像处理效果各有什么特点？

（李哲旭）

实验十一　SPECT 的使用操作

【实验目的】

1. 了解 ^{99}Mo-^{99m}Tc 发生器的结构和原理；掌握 ^{99m}Tc 淋洗液的制备和 ^{99m}Tc 放射性活度的测量。了解外照射的防护措施和放射性污染的处理原则。

2. 通过 SPECT 的实际使用操作，使学生对核医学成像设备产生一定的感性认识，熟悉 SPECT 的结构、主要部件的作用和主要技术参数。

3. 掌握 SPECT 采集参数的设定和成像过程；图像处理的基本步骤。

【实验器材】

1. ^{99}Mo-^{99m}Tc 发生器；放射性活度计；10ml 真空瓶2个，5ml 或 10ml 盐水瓶一个。

2. SPECT 设备一台。见习病人的实际操作。

【方法与步骤】

1. $^{99m}TcO_4^-$ 放射性活度的测量

（1）消毒盐水瓶和真空瓶，淋洗 $^{99m}TcO_4^-$ 淋洗液。

（2）分装并测量淋洗液的放射性活度。

（3）了解外照射的辐射防护措施和放射性污染的处理原则。

2. SPECT 的操作

（1）按照 SPECT 操作规程输入用户名和密码，开机。

（2）病人基本信息登记、采集类型选择。

输入病人姓名、年龄、SPECT 检查号、身高、体重等。选择数据采集类型，如甲状腺静态采集、心肌血流灌注体层采集、全身骨扫描等。设定矩阵、模拟放大因子、采集信息量和停止时间、探头的模式、体位等。

（3）病人除去金属配饰后仰卧位采集，根据平面图像进行定位。

（4）启动图像采集，结束后传送图像到处理工作站。

（5）图像的显示调整、数据重建、存储。然后将结果发往中文报告系统。

（6）扫描完毕，机器置于停机位。

【思考题】

1. 简述 SPECT 的基本结构和工作原理。

2. 简述核医学成像的基本过程。

3. SPECT 主要的数据采集类型有哪些？

（李　彪）

推 荐 阅 读

[1] 徐跃，梁碧玲. 医学影像设备学 [M]. 3 版. 北京：人民卫生出版社，2010.

[2] 韩丰谈，朱险峰. 医学影像设备学 [M]. 2 版. 北京：人民卫生出版社，2010.

[3] 韩丰谈. 医学影像设备学 [M]. 4 版. 北京：人民卫生出版社，2016.

[4] 黄国祥，李燕. 医学影像设备学 [M]. 4 版. 北京：人民卫生出版社，2020.

[5] 余建明. 实用医学影像技术 [M]. 北京：人民卫生出版社，2015.

[6] 石明国. 医学影像技术学 [M]. 北京：人民卫生出版社，2011.

[7] 石明国. 医学影像设备学 [M]. 北京：高等教育出版社，2008.

[8] 燕树林，牛延涛. 医学影像技术学术语详解 [M]. 北京：人民军医出版社，2010.

[9] 李月卿. 医学影像成像理论 [M]. 2 版. 北京：人民卫生出版社，2010.

[10] 王骏，刘小艳. CT 扫描技术优化进展 [J]. 中国医学装备，2015，12（2）：72-75.

[11] 罗立民，胡轶宁，陈阳. 低剂量 CT 成像的研究现状与展望 [J]. 数据采集与处理，2015，30（1）：24-34.

[12] 林晓珠，沈云，陈克敏. CT 能谱成像的基本原理与临床应用研究进展 [J]. 中华放射学杂志，2011，45（8）：798-800.

[13] 金浩宇，李哲旭. 医用超声诊断仪器应用与维护 [M]. 北京：人民卫生出版社，2011.

[14] 王锐. 医用超声诊断仪器应用与维护实训教程 [M]. 北京：人民卫生出版社，2011.

[15] 赵喜平. 磁共振成像 [M]. 北京：科学出版社，2004.

[16] 韩鸿宾. 磁共振成像设备技术学 [M]. 北京：北京大学医学出版社，2016.

中英文名词对照索引